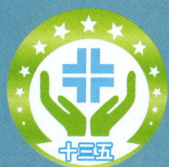

全国高等卫生职业教育创新技能型"十三五"规划教材

◆ 供临床医学、护理、助产、医学检验技术、医学影像技术等专业使用

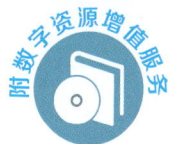

附数字资源增值服务

病原生物学与免疫学

BINGYUAN SHENGWUXUE YU MIANYIXUE

主　编　陈淑增　邱丹缨　谢德秋
副主编　熊群英　钟宇飞　曾令娥
编　委　(以姓氏笔画为序)

许名颖　肇庆医学高等专科学校
许秀秀　泉州医学高等专科学校
李　娜　邢台医学高等专科学校
邱丹缨　泉州医学高等专科学校
张伟明　武汉市第一医院
陈文标　泉州医学高等专科学校
陈莹莹　南京医科大学第二附属医院
陈淑增　泉州医学高等专科学校
钟宇飞　肇庆医学高等专科学校
黄贞杰　泉州医学高等专科学校
黄培健　广东江门中医药职业学院
曾令娥　首都医科大学
谢德秋　肇庆医学高等专科学校
熊群英　广东江门中医药职业学院

华中科技大学出版社
http://www.hustp.com
中国·武汉

内 容 简 介

本书是全国高等卫生职业教育创新技能型"十三五"规划教材。

本书内容包括医学免疫学、医学微生物学、人体寄生虫学三篇。书中穿插大量与教学内容有关的数字资源,各章节配以多媒体课件、自测题、知识链接和实验视频以方便师生使用,可以更为有效地激发学生的学习热情和兴趣。

本书供临床医学、护理、助产、医学检验技术、医学影像技术等专业使用。

图书在版编目(CIP)数据

病原生物学与免疫学/陈淑增,邱丹缨,谢德秋主编.—武汉:华中科技大学出版社,2018.8(2025.1 重印)
全国高等卫生职业教育创新技能型"十三五"规划教材
ISBN 978-7-5680-4255-0

Ⅰ.①病…　Ⅱ.①陈…　②邱…　③谢…　Ⅲ.①病原微生物-高等职业教育-教材　②医学-免疫学-高等职业教育-教材　Ⅳ.①R37②R392

中国版本图书馆 CIP 数据核字(2018)第 182700 号

病原生物学与免疫学　　　　　　　　　　　　　　　陈淑增　邱丹缨　谢德秋　主编
Bingyuan Shengwuxue yu Mianyixue

策划编辑:史燕丽
责任编辑:毛晶晶
封面设计:原色设计
责任校对:曾　婷
责任监印:周治超
出版发行:华中科技大学出版社(中国·武汉)　　　电话:(027)81321913
　　　　　武汉市东湖新技术开发区华工科技园　　　邮编:430223
录　　排:华中科技大学惠友文印中心
印　　刷:武汉科源印刷设计有限公司
开　　本:889mm×1194mm　1/16
印　　张:19.5
字　　数:552 千字
版　　次:2025 年 1 月第 1 版第 7 次印刷
定　　价:79.80 元

全国高等卫生职业教育创新技能型
"十三五"规划教材
编委会

网络增值服务使用说明

欢迎使用华中科技大学出版社医学资源服务网yixue.hustp.com

1.教师使用流程

（1）登录网址：<u>http://yixue.hustp.com</u> （注册时请选择教师用户）

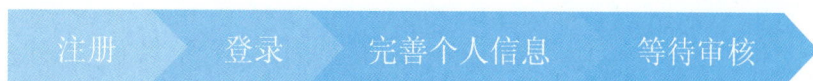

注册 ▶ 登录 ▶ 完善个人信息 ▶ 等待审核

（2）审核通过后，您可以在网站使用以下功能：

管理学生

建立课程　　　　　　布置作业

下载教学
资源　　　　　教师　　　　查询学生学习
　　　　　　　　　　　　　　记录等

2.学员使用流程

建议学员在PC端完成注册、登录、完善个人信息的操作。

（1）PC端学员操作步骤

①登录网址：<u>http://yixue.hustp.com</u> （注册时请选择普通用户）

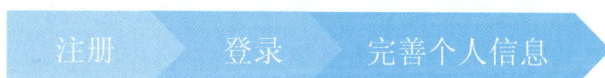

注册 ▶ 登录 ▶ 完善个人信息

②查看课程资源

如有学习码，请在个人中心-学习码验证中先验证，再进行操作。

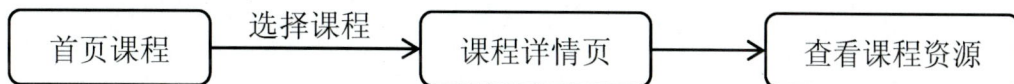

首页课程 ──选择课程──▶ 课程详情页 ──▶ 查看课程资源

（2）手机端扫码操作步骤

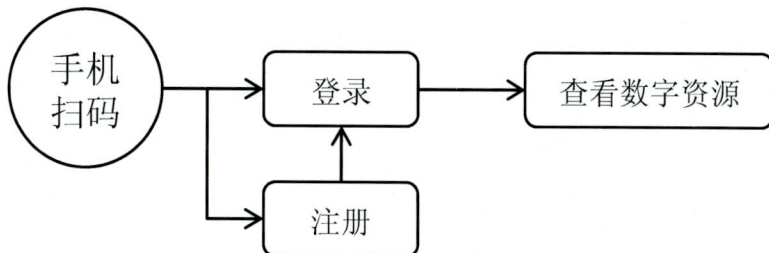

手机扫码 ──▶ 登录 ──▶ 查看数字资源
　　　└──▶ 注册 ──▶ 登录

总　序

随着我国经济的持续发展和教育体系、结构的重大调整,职业教育办学思想、培养目标随之发生了重大变化,人们对职业教育的认识也发生了本质性的转变。我国已将发展职业教育作为重要的国家战略之一,高等职业教育成为高等教育的重要组成部分。作为高等职业教育重要组成部分的高等卫生职业教育也取得了长足的发展,为国家输送了大批高素质技能型、应用型医疗卫生人才。

为了全面落实职业教育规划纲要,贯彻《国务院关于加快发展现代职业教育的决定》和《教育部关于深化职业教育教学改革　全面提高人才培养质量的若干意见》等文件精神,体现"以服务为宗旨,以就业为导向,以能力为本位"的人才培养模式,积极落实高等卫生职业教育改革发展的最新成果,创新编写模式,满足"健康中国"对高素质创新技能型人才培养的需求,2017年8月在全国卫生职业教育教学指导委员会专家和部分高职高专院校领导的指导下,华中科技大学出版社组织全国30余所院校的近200位老师编写了本套全国高等卫生职业教育创新技能型"十三五"规划教材。

本套教材充分体现新一轮教学计划的特色,强调以就业为导向、以能力为本位、以岗位需求为标准的原则,按照技能型、服务型高素质劳动者的培养目标,遵循"三基"(基本理论、基本知识、基本技能)、"五性"(思想性、科学性、先进性、启发性、适用性)、"三特定"(特定目标、特定对象、特定限制)的编写原则,着重突出以下编写特点:

(1)密切结合最新的护理专业课程标准,紧密围绕执业资格标准和工作岗位需要,与护士执业资格考试相衔接。

(2)教材中加强对学生人文素质的培养,并将职业道德、人文素养教育贯穿培养全过程。

(3)教材规划定位于创新技能型教材,重视培养学生的创新、获取信息及终身学习的能力,实现高职教材的有机衔接与过渡作用,为中高职衔接、高职本科衔接的贯通人才培养通道做好准备。

(4)内容体系整体优化,注重相关教材内容的联系和衔接,避免遗漏和不必要的重复。编写队伍引入临床一线教师,力争实现教材内容与职业岗位能力要求相匹配。

(5)全套教材采用全新编写模式,以扫描二维码形式帮助老师及学生在移动终端共享优质配套网络资源,使用华中科技大学出版社提供的数字化平台将移动互联、网络增值、慕课等新的教学理念、教学技术和学习方式融入教材建设中,全面体现"以学生为中心"的教材开发理念。

本套教材得到了各院校的大力支持和高度关注,它将为新时期高等卫生职业教育的发展做出贡献。我们衷心希望这套教材能在相关课程的教学中发挥积极作用,并得到读者的青睐。我们也相信这套教材在使用过程中,通过教学实践的检验和实际问题的解决,能不断得到改进、完善和提高。

全国高等卫生职业教育创新技能型"十三五"规划教材

编写委员会

前　言

　　2017年8月，华中科技大学出版社组织召开了第三届"华中出版杯"全国高等卫生职业教育高峰论坛暨全国高等卫生职业教育创新技能型"十三五"规划教材编写研讨会。会上表彰了一批优秀教材，《病原生物学与免疫学》(第2版)获得"全国高等卫生职业教育优秀教材"一等奖，这既是对第2版教材的肯定，也是对新版教材建设的鞭策与期待。新一轮教材建设体现"以服务为宗旨，以就业为导向，以能力为本位"的人才培养模式；积极落实高等卫生职业教育改革发展的最新成果，创新编写模式，实现了纸质教材与数字技术的融合发展，为广大师生提供网络增值服务。

　　经在武汉、海口召开的两次教材编写会的认真讨论与研究，最终确定了本版教材修订思路：①沿用第2版的基本框架，以医学免疫学篇、医学微生物学篇、人体寄生虫学篇的顺序进行编排。②尽量丰富数字资源的内容。为拓展学生知识面，将学科领域的重要进展、研究热点、发展方向以及相关知识链接、案例分析、临床应用、实验操作等以文字、图片、表格、动画、视频等多种形式置于数字化教学资源平台供师生学习参考，同时各章节配以多媒体课件和自测题以方便师生使用，做到"扫码看课，码上开课"，可以更为有效地激发学生的学习热情和兴趣。③在教材编写上力求体现基本理论、基本知识、基本技能，尽可能使本教材更加符合高职高专医学人才的培养目标和教学基本要求。④在教材内容上有所调整、更新。

　　由于编者水平有限，且病原生物学与免疫学的发展日新月异，编写内容难免存在疏漏之处，敬请同行及使用者批评指正，以便及时勘误。

编　者

目 录

MULU

第一篇　医学免疫学

医学免疫学概述　　　　　　　　　　　　　　　　　　/3

第一章　免疫系统

第一节　免疫器官　　　　　　　　　　　　　　　　/8
第二节　免疫细胞　　　　　　　　　　　　　　　　/12
第三节　免疫分子　　　　　　　　　　　　　　　　/17

第二章　抗原

第一节　概述　　　　　　　　　　　　　　　　　　/22
第二节　决定抗原免疫原性的因素　　　　　　　　　/23
第三节　抗原的特异性与交叉反应　　　　　　　　　/25
第四节　医学上重要的抗原　　　　　　　　　　　　/27

第三章　抗体

第一节　抗体的结构　　　　　　　　　　　　　　　/30
第二节　抗体的生物学活性　　　　　　　　　　　　/33
第三节　各类抗体的主要特性与功能　　　　　　　　/34

第四章　补体系统

第一节　补体系统的概念与组成　　　　　　　　　　/37
第二节　补体系统的激活　　　　　　　　　　　　　/38
第三节　补体系统的主要生物学作用　　　　　　　　/41

第五章　主要组织相容性复合体及其编码分子

第一节　概述　　　　　　　　　　　　　　　　　　/43
第二节　HLA 复合体的结构与遗传特征　　　　　　　/43

1

第三节　HLA 的分子结构、分布与功能　/45

第四节　HLA 在医学上的意义　/48

第六章　免疫应答

第一节　固有免疫应答🖵　/50

第二节　适应性免疫应答　/53

第三节　免疫耐受　/61

第四节　免疫应答调节　/62

第七章　临床免疫

第一节　抗感染免疫　/65

第二节　超敏反应　/68

第三节　常见自身免疫病及免疫缺陷病　/78

第四节　肿瘤免疫与移植免疫　/81

第八章　免疫应用

第一节　免疫预防　/88

第二节　免疫治疗　/91

第三节　免疫检测🖵　/93

第二篇　医学微生物学

医学微生物学概述　/101

第九章　细菌概述

第一节　细菌的形态与结构🖵　/104

第二节　细菌的生理　/110

第三节　细菌的感染　/115

第四节　细菌感染的实验室检查与防治原则🖵　/122

第十章　病毒概述

第一节　病毒的基本生物学性状　/125

第二节　病毒的感染　/129

第三节　病毒感染的实验室检查与防治原则　/131

第十一章　其他微生物概述

第一节　真菌 /134

第二节　支原体 /137

第三节　衣原体 /137

第四节　立克次体 /138

第五节　螺旋体 /139

第六节　放线菌 /140

第十二章　微生物遗传变异

第一节　细菌的遗传变异 /142

第二节　病毒的遗传变异 /145

第三节　微生物遗传变异在医学上的应用 /146

第十三章　医学微生态学

第一节　正常菌群 /148

第二节　条件致病性感染 /149

第三节　微生态平衡与失调 /150

第十四章　微生物分布与消毒灭菌

第一节　微生物分布 /152

第二节　消毒与灭菌 /153

第十五章　医院感染

第一节　医院感染的特点与分类 /159

第二节　医院感染的微生物学 /160

第三节　医院感染的危险因素 /161

第四节　医院感染的预防控制措施 /162

第十六章　呼吸系统感染常见微生物

第一节　呼吸系统感染常见病毒 /164

第二节　呼吸系统感染常见细菌 /169

第三节　呼吸系统感染常见其他微生物 /177

第**十七**章 消化系统感染常见微生物

　　第一节　消化系统感染常见病毒　　　　　　　/180
　　第二节　消化系统感染常见细菌　　　　　　　/188

第**十八**章 泌尿生殖系统感染常见微生物

　　第一节　泌尿生殖系统感染常见的病毒　　　　/200
　　第二节　泌尿生殖系统感染常见细菌　　　　　/202
　　第三节　泌尿生殖系统感染常见的其他微生物　/204

第**十九**章 神经系统感染常见微生物

　　第一节　神经系统感染常见的病毒　　　　　　/207
　　第二节　神经系统感染常见的细菌　　　　　　/210
　　第三节　神经系统感染的其他微生物　　　　　/212

第**二十**章 皮肤黏膜、软组织及创伤感染常见微生物

　　第一节　皮肤黏膜、软组织及创伤感染常见细菌　/215
　　第二节　皮肤黏膜、软组织及创伤感染常见其他微生物
　　　　　　　　　　　　　　　　　　　　　　　/222

第**二十一**章 免疫系统感染常见病毒

　　第一节　人类免疫缺陷病毒　　　　　　　　　/225
　　第二节　EB 病毒　　　　　　　　　　　　　 /229
　　第三节　人类嗜 T 细胞病毒　　　　　　　　 /230
　　第四节　人类疱疹病毒 6、7 型　　　　　　　/230

第**二十二**章 多脏器感染常见微生物

　　第一节　多脏器感染常见的病毒　　　　　　　/232
　　第二节　多脏器感染常见的细菌　　　　　　　/234
　　第三节　多脏器感染常见的其他微生物　　　　/236

第**二十三**章 先天感染常见微生物

　　第一节　先天感染常见的病毒　　　　　　　　/238
　　第二节　先天感染的病原学检查及防治原则　　/240

第三篇　人体寄生虫学

人体寄生虫学概述　　　　　　　　　　　　　　　　　　　　　　　/243

第二十四章　医学蠕虫

第一节　线虫　　　　　　　　　　　　　　　　　　　　　/249
第二节　吸虫　　　　　　　　　　　　　　　　　　　　　/259
第三节　绦虫　　　　　　　　　　　　　　　　　　　　　/267

第二十五章　医学原虫

第一节　概述　　　　　　　　　　　　　　　　　　　　　/274
第二节　根足虫　　　　　　　　　　　　　　　　　　　　/276
第三节　鞭毛虫　　　　　　　　　　　　　　　　　　　　/280
第四节　孢子虫　　　　　　　　　　　　　　　　　　　　/283
第五节　纤毛虫　　　　　　　　　　　　　　　　　　　　/288

第二十六章　医学节肢动物

第一节　概述　　　　　　　　　　　　　　　　　　　　　/289
第二节　常见医学节肢动物　　　　　　　　　　　　　　　/291

主要参考文献　　　　　　　　　　　　　　　　　　　　　　　　/294

· 第一篇 ·

医学免疫学

医学免疫学概述

学习目标

掌握 免疫的基本概念;免疫系统的基本功能。

熟悉 免疫应答的种类与特点。

了解 医学免疫学在临床医学中的地位及免疫学的发展趋势。

医学免疫学(medical immunology)是研究机体免疫系统的组成、功能、免疫应答规律、疾病的免疫学发病机制及免疫诊断和防治的一门学科。免疫学在生命科学和医学中有着重要的作用和地位,其理论已渗透到临床各科。由于细胞生物学、分子生物学和遗传学等学科与免疫学的交叉和渗透,免疫学已成为现代生命科学的前沿学科和现代医学的重要支撑学科。

一、免疫的基本概念

免疫现象对多数生物而言,可视作与遗传生殖、新陈代谢并列的生命体征,是多数物种的独立个体在进化过程中为维持自身生存与物种延续所建立与发展起来的一套识别"自己"与"异己"的生物机制。免疫现象在免疫学研究的不同时期存在着不同的理解,"免疫"概念也处于不断完善当中。

2000多年前,人类就发现一些传染病患者,在其康复后一般不再患同样的传染病,并将这种对疾病再次感染具有的抵抗力,称为"免疫(immunity)"。免疫一词最早源于拉丁语"immunitas",意为免除劳役、免除税役,被免疫学借用引申为免除瘟疫,即抵御传染病的能力。在很长时期内,免疫学的有关研究一直围绕着抗感染,并附属在医学微生物学科中。随着科学技术的不断发展,一些与抗感染无关的免疫现象被逐步揭示,如注射异种动物血清可引起血清病,血型不符输血引起输血反应,某些药物引起过敏反应等。经过百余年的科学实践,人们对免疫的本质及其丰富的内涵有了更加深入的认识:人体有一个完善的免疫系统,能够对"自己"和"异己(非己)"进行识别,对"非己"产生免疫应答并清除之,对"自己"则形成天然耐受,以维护机体内环境的平衡和稳定。正常情况下,对自身成分的耐受和对病原体等异物的排除可对机体产生有益的保护作用;但在异常情况下,免疫超常或低下也可对机体产生有害的作用,如引起自身免疫病、超敏反应、肿瘤和免疫缺陷病等。因此人们对免疫有了新的理解,即免疫对机体既有有利的一面,在一定条件下也有有害的一面;免疫不只局限于抗感染方面,也可以由其他异物诱导而产生。

现代免疫的概念可以概括为:机体识别和排除抗原性异物的一种生理功能。

二、免疫系统的基本功能

机体的免疫系统除了识别和清除外来入侵的抗原(如病原微生物)外,还可识别并清除体内突变的细胞、衰老死亡的细胞或其他有害的成分,而对于自身成分则形成免疫耐受。机体的免疫功能可以概括如下(表0-1)。

Note

表 0-1　免疫系统的三大基本功能

功　　能	抗 原 物 质	效　　应	
		生理性(有利)	病理性(有害)
免疫防御	各种病原微生物	防御病原微生物的侵害	超敏反应、免疫缺陷
免疫监视	突变细胞,损伤或衰老的自身细胞	清除突变细胞、抗肿瘤、清除损伤或衰老的细胞	细胞癌变、持续感染
免疫自稳	自身组织细胞	免疫耐受,维持自身稳定	自身免疫病

1. 免疫防御(immune defence)　识别和排除病原微生物及其有害代谢产物而发挥抗感染功能。若该功能缺陷,反应过低,可反复发生感染,表现为免疫缺陷病;若反应过于强烈,也会造成机体损伤,引起超敏反应。

2. 免疫监视(immune surveillance)　随时发现和清除体内出现的"异己"成分,如由基因突变而产生的肿瘤细胞以及衰老、凋亡的细胞。免疫监视功能低下,可能导致肿瘤的发生和持续性病毒感染。

3. 免疫自稳(immune homeostasis)　通过自身免疫耐受和免疫调节两种主要的机制来达到免疫系统内环境的稳定。一般情况下,免疫系统对自身的组织细胞不产生免疫应答,称为免疫耐受,一旦免疫耐受被打破,免疫调节功能紊乱,会导致自身免疫病的发生。

三、免疫应答的种类与特点

免疫系统将入侵的病原微生物以及机体内的突变细胞和衰老、凋亡的细胞认为是"非己"物质,免疫应答(immune response)是指免疫系统识别和清除"非己"物质的整个过程,可分为固有免疫(innate immunity)和适应性免疫(adaptive immunity)两大类(表0-2)。固有免疫又称先天性免疫或非特异性免疫(non-specific immunity),适应性免疫又称获得性免疫(acquired immunity)或特异性免疫(specific immunity)。

（一）固有免疫

固有免疫是生物在长期进化中逐渐形成的,是机体抵御病原体入侵的第一道防线。参与固有免疫的细胞如单核-巨噬细胞、树突状细胞、粒细胞、NK 细胞和 NKT 细胞,其识别抗原虽然不像 T 细胞和 B 细胞那样具有高度的特异性,但可通过一类模式识别受体(pattern recognition receptor,PRR)去识别病原微生物表达的称为病原体相关模式分子(pathogen associated molecule pattern,PAMP)的结构,从而产生固有免疫应答(详见第六章)。

固有免疫的特点:与生俱有,受遗传控制;人皆有之,没有明显的个体差异;作用范围广泛,无特异性;无免疫记忆。

（二）适应性免疫

适应性免疫应答是指体内 T 细胞、B 细胞接受"非己"物质(抗原)刺激后,自身活化、增殖、分化为效应细胞,产生一系列生物学效应(包括清除抗原等)的全过程(图 0-1)。

与固有免疫相比,适应性免疫具有三个特点。①特异性:指某一特定淋巴细胞克隆仅能识别特定的抗原,应答中产生的免疫效应物质(抗体、效应淋巴细胞)仅能作用于特定的抗原。②自我耐受性:T 细胞和 B 细胞能够识别"自己"和"异己",对自身组织成分不应答,形成免疫耐受;而对抗原性异物能产生特异性应答并将其排除。③记忆性:T 细胞和 B 细胞均具有保存抗原信息的能力,当再次接受同种抗原的刺激时,能产生更强的免疫反应。适应性免疫根据效应机制可分为B 细胞介导的体液免疫和 T 细胞介导的细胞免疫两种类型(详见第六章)。

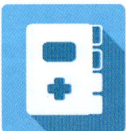

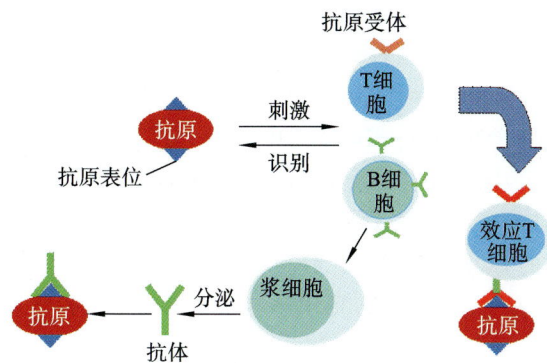

图 0-1　适应性免疫应答示意图

虽然固有免疫与适应性免疫存在着诸多差异(表 0-2)，但是两者却是一个有机的整体，它们相辅相成、密不可分。固有免疫往往是适应性免疫的先决条件和启动因素，适应性免疫的效应分子也可大大促进固有免疫应答的效应。免疫应答是医学免疫学的核心内容，本书的第六章将对固有免疫和适应性免疫进行重点介绍。

表 0-2　固有免疫和适应性免疫的比较

	固 有 免 疫	适应性免疫
获得形式	固有性(或先天性)	后天获得
	无须抗原激发	需抗原激发
发挥作用时相	早期，快速(数分钟甚至 4 天)	4～5 天后发挥效应
免疫原识别受体	模式识别受体	特异性抗原识别受体
免疫记忆	无	有，产生记忆细胞
举例	抑菌、杀菌物质，补体，炎症因子，吞噬细胞，NK 细胞，NKT 细胞，	T 细胞(细胞免疫——效应 T 细胞等)，B 细胞(体液免疫——抗体)

四、免疫学在临床医学中的地位

医学免疫学的显著特征是理论探索性强、实际应用价值大。免疫学理论和免疫学技术与医学实践相结合为疾病的诊断与防治提供理论指导和技术方法，极大地促进了临床医学的发展。

1. 免疫预防　疫苗接种在传染病的预防中已成为一种重要手段，通过计划免疫，我国在控制多种传染病尤其是儿童多发传染病方面已取得显著的成绩。

2. 免疫诊断　应用免疫学的理论、技术和方法诊断各种疾病和测定机体的免疫状态。在医学上，它是确定疾病的病因和病变部位，也是确定机体免疫状态是否正常的重要方法。免疫诊断已成为临床各学科中诊断疾病的最重要手段之一。

3. 免疫治疗　近年来免疫生物治疗发展迅速。从传统的抗体治疗到现代的细胞因子治疗、免疫细胞过继治疗、分子疫苗等的临床应用均获得肯定疗效，为疾病的防治展示了十分广阔的应用前景。

五、医学免疫学的发展与展望

（一）免疫学的发展历程

1. 经验免疫学时期(17 世纪—19 世纪)　早在 16 世纪中后叶，我国古代就首创了接种人痘苗预防天花的方法，且传至东南亚及欧亚各国，对人类寻求预防天花的方法有重要影响，为人类

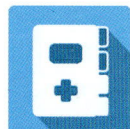

最终攻克天花奠定了坚实的基础。在 18 世纪后叶，英国乡村医生 Jenner 发现了用牛痘苗接种可以预防天花，由此开创了免疫学的里程碑。这一时期人们从经验得知接种人痘苗或牛痘苗可获得免疫力，从而预防天花，但对病原体及获得免疫的本质却全然不知。

2. 科学免疫学时期(19 世纪中叶—20 世纪中叶) 由于微生物学的发展，特别是显微镜的发明和细菌分离技术的产生，法国微生物学家 Pasteur 先后发现了多种病原菌，并成功研制出鸡霍乱、炭疽、狂犬疫苗，拉开了人工主动免疫的序幕。在此阶段，俄罗斯动物学家 Metchnikoff 于 19 世纪末发现了细胞的吞噬作用，提出细胞免疫理论；德国的医学家 Ehrlich 与细菌学家 Behring 发现血清具有抵抗病原菌的作用，提出体液免疫理论，对多种基本免疫现象的本质有了初步认识。

3. 现代免疫学时期(20 世纪中叶至今) 1957 年，Burnet(澳大利亚)在前人研究的基础上提出抗体产生克隆选择学说，该学说认为：体内存在识别各种抗原的免疫细胞克隆，通过细胞受体选择相应的克隆并使之活化产生免疫应答。该学说使免疫学超越传统的抗感染免疫，开始进入最为现代的免疫学新阶段。1959 年，免疫球蛋白的四肽链结构被阐明；1974 年，Dohery(澳大利亚)、Zinkernagel(瑞士)证实了 T 细胞识别抗原具有 MHC 限制性；1975 年，单克隆技术建立；同年 T/B 细胞表面分化抗原表位被成功鉴定；1976 年，T 细胞生长因子被发现，之后各种细胞因子被陆续发现。20 世纪 90 年代以来的 20 年，分子生物学技术蓬勃发展，核酸杂交、聚合酶链反应(PCR)、基因工程、转基因技术等极大地促进了分子免疫学的发展；发现 T 细胞活化需要双信号；其后陆续发现 T/B 细胞激活和发挥效应的细胞内信号转导途径；逐渐阐明抗原提呈的环节和途径；免疫生物治疗也获得长足进展，应用 DNA 疫苗防治传染性疾病指日可待；基因工程抗体的靶向治疗、基因工程细胞因子已在临床广泛应用；细胞过继疗法已用于肿瘤及血液病的治疗。

半个多世纪以来，人们从整体、器官、细胞、分子和基因水平探讨免疫系统的结构与功能，并阐明基本免疫学现象的本质及其机制，在涉及免疫学理论和实践应用的广泛领域展开了深入而系统的研究，不断地取得了突破性进展，大量的研究成果将免疫学及生命科学的诸多奥秘呈现在人类眼前，其中有 10 多项获诺贝尔生理学或医学奖。

(二)免疫学发展的趋势

免疫学由于其独特的方法与手段可为未来医学乃至生命科学的发展提供关键性技术平台，从而能提高医学诊断、治疗与预防的特异性和敏感性，扩大其应用范围。在提示生命科学基本问题、推动医学理论发展和征服难治疾病方面，免疫学与基因组学、蛋白组学等新生学科的结合可能产生新的理论与应用上的突破。

1. 基础免疫学 ①免疫系统自身细胞之间、分子之间及免疫系统与机体各系统之间的联系调节；②免疫细胞生成、分化、发育的条件与调控机制；③新的免疫细胞、免疫分子及其功能的发现；④免疫相关性疾病模型的建立及其机制研究。

2. 临床免疫学 ①预防方面：鉴定、分离引起免疫应答的蛋白抗原及其编码基因，研制和开发新型的疫苗，如 DNA 疫苗等；同时非传染性疫苗的研究得到重视和发展，尤其是防治肿瘤的疫苗。②治疗方面：使用诱导特异性免疫耐受方案替代免疫抑制药物治疗方案，为自身免疫病、过敏性疾病及移植排斥等提供新的治疗手段；发展新型免疫生物制剂，制备免疫治疗细胞、人源抗体等，为治疗免疫缺陷病、肿瘤、感染等提供新手段。③诊断方面：新的免疫学诊断方法不断涌现，常规的免疫学诊断技术向着微量、快速和自动化的方向发展。各种芯片技术(DNA、抗体、蛋白质)已经引入免疫学的诊断技术之中。

目前免疫学正处在快速发展期，一些基本理论及应用正在不断地发展与完善。它仍是挑战人类智慧的具有巨大魅力的一个研究领域，它必将为整个医学界带来新的重大突破。

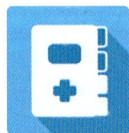

六、本书"医学免疫学"内容概要

在医学领域,免疫学主要应用于疾病的诊、治、防及对疾病发生机制的探索,由于其主要涉及适应性免疫,因此本书将以适应性免疫为主线介绍有关免疫的基本知识。各章节之间的关系如图 0-2 所示。抗原作为适应性免疫应答的启动因素,在 MHC 分子协助下由其刺激免疫系统,使之发生免疫应答。免疫应答可分为细胞免疫和体液免疫,分别通过效应 T 细胞及抗体特异性作用于抗原并将其清除体外,在正常情况下发挥抗感染、抗肿瘤的作用;但如果免疫超常或低下,将引起超敏反应、自身免疫病及免疫缺陷病;另一方面,根据免疫应答具有特异性的特点,可应用免疫原理于疾病的诊断、预防及治疗。

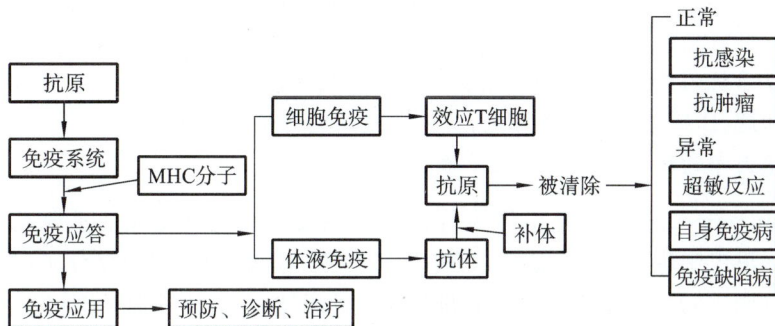

图 0-2　本书所涉及医学免疫学各章之间的关系示意图

小　结

免疫学是当今生命科学的前沿学科和现代医学的支撑学科之一。免疫是机体识别和排除抗原性异物以维护机体内环境平衡和稳定的一种生理功能,涉及生物体生、老、病、死的方方面面。免疫通常对机体是有利的,可发挥免疫防御、自稳、监视三大功能,免疫应答可分为固有免疫和适应性免疫。适应性免疫应答具有特异性、耐受性和记忆性三大特点。免疫应答是把双刃剑,异常免疫应答可导致多种免疫相关的疾病。免疫诊断已成为临床各学科中诊断疾病的最重要手段之一。接种疫苗,预防乃至消灭传染病是免疫学的一项重要任务。免疫治疗已成为临床治疗多种疾病的重要手段。免疫学的发展经历了经验免疫学时期、科学免疫学时期以及现代免疫学时期三个阶段。免疫学在医学领域具有特殊地位,免疫学研究出现了很多具有重大学术影响的科研成果。

能 力 检 测

1. 试述免疫概念的演变与界定。
2. 简述免疫系统的功能与表现。
3. 简述免疫的类型及其特点。
4. 简述现代免疫学时期免疫学所取得的主要成就。

免疫学绪论
自测题

（陈淑增）

第一章 免疫系统

本章PPT

学习目标

掌握 免疫系统的组成及功能;免疫器官的类型及功能。

熟悉 T细胞、B细胞的亚群及功能;其他免疫细胞的特点及功能。

了解 细胞因子的概念、特点、生物学作用。

免疫系统(immune system)是机体执行免疫应答及发挥免疫功能的重要系统。由免疫器官、免疫细胞(如淋巴细胞、树突状细胞、单核-巨噬细胞、粒细胞等)和免疫分子(抗体、补体及细胞因子等)组成(图1-1)。免疫系统识别和排除抗原性异物,与机体其他系统相互协调,共同维持机体内环境稳定和生理平衡。

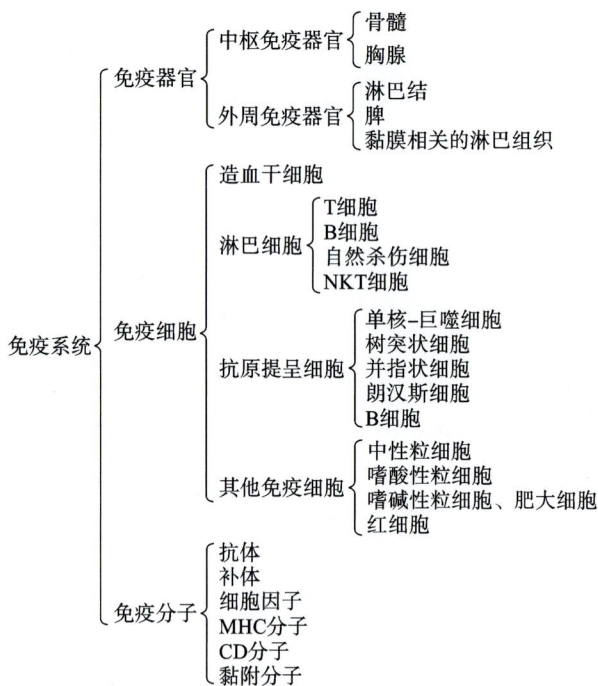

图1-1 免疫系统的组成

第一节 免 疫 器 官

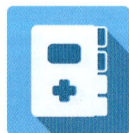

免疫器官(immune organ)按其功能不同,可分为中枢免疫器官(central immune organ)和外

周免疫器官(peripheral immune organ),二者通过血液循环及淋巴循环互相联系并构成免疫系统的完整网络。中枢免疫器官包括骨髓、胸腺,是免疫细胞发生、分化、成熟的场所。外周免疫器官包括淋巴结、脾和黏膜相关的淋巴组织,是成熟免疫细胞定居、产生免疫应答的场所(图1-2)。

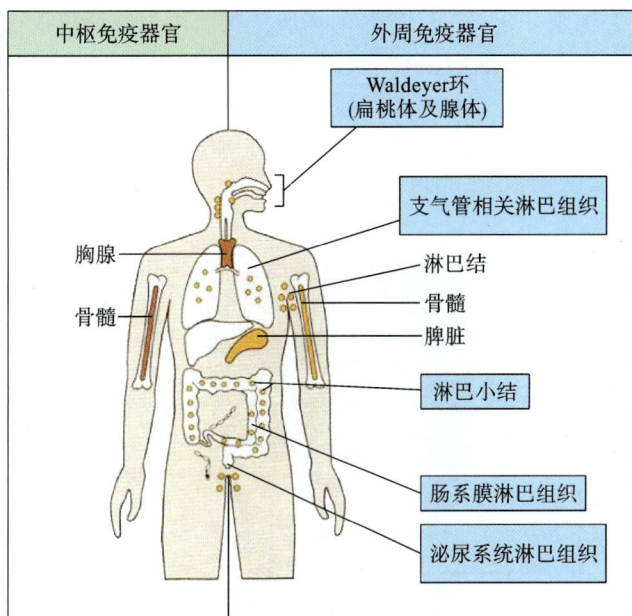

图 1-2 免疫器官示意图

一、中枢免疫器官

(一) 骨髓

骨髓(bone marrow)是人类和哺乳动物的造血器官,也是各种血细胞和免疫细胞的发源地(图1-3),同时也是人类 B 细胞分化成熟的场所。骨髓中的造血干细胞在骨髓微环境中,首先分化为髓样干细胞和淋巴样干细胞,前者最终分化为红细胞、血小板、粒细胞、单核细胞和髓样树突状细胞(dendritic cell,DC);后者分化为祖 B 细胞和祖 T 细胞。祖 B 细胞在骨髓中继续分化为成熟的 B 细胞(图1-3),祖 T 细胞则经血流进入胸腺,分化为成熟 T 细胞。部分淋巴样干细胞还可以在骨髓中分化发育为 NK 细胞和淋巴样树突状细胞。

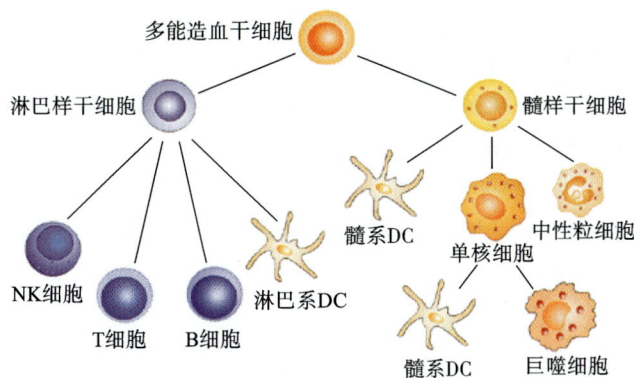

图 1-3 造血干细胞的分化

成熟的 B 细胞、T 细胞随血液循环迁移并定居于外周免疫器官。

骨髓还是浆细胞产生抗体的主要部位。外周 B 细胞受抗原刺激分化为浆细胞后,经淋巴和血循环进入骨髓,在骨髓中可存活多年,并持续产生大量抗体。因此,如骨髓功能受损,不仅会严重损害造血功能,还会导致严重的细胞免疫和体液免疫功能缺陷。

(二)胸腺

胸腺(thymus)是 T 细胞分化、发育、成熟的场所。胸腺由被膜分隔成许多胸腺小叶,内含大量胸腺细胞、胸腺上皮细胞、巨噬细胞、树突状细胞和成纤维细胞等,其中胸腺上皮细胞数量最多,分泌多种胸腺激素,共同构成 T 细胞发育独特的微环境。来自骨髓的祖 T 细胞进入胸腺后,在胸腺微环境的作用下,分化发育为具有免疫活性的 T 细胞(图1-4)。此外,胸腺还具有调节、建立自身免疫耐受及维持免疫稳定等功能。

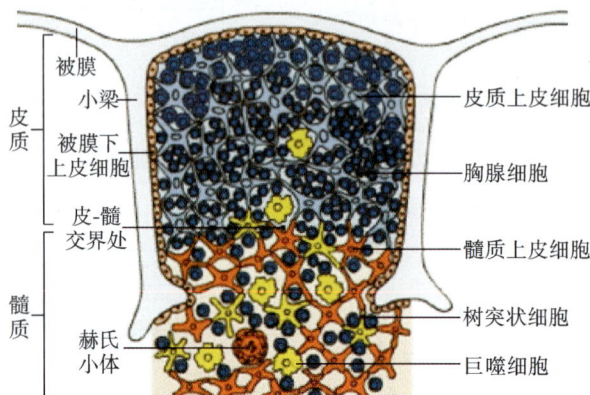

图 1-4 胸腺的结构

老年期胸腺明显缩小,皮质和髓质被脂肪组织取代,胸腺微环境改变,T 细胞发育成熟减弱,导致老年人的免疫功能下降。

胸腺功能缺陷时,可导致免疫缺陷病。

二、外周免疫器官

(一)淋巴结

淋巴结(lymph nodes)是结构最完备的外周免疫器官,广泛存在于全身非黏膜部位的淋巴通道上。在身体浅表部位,淋巴结常位于凹陷隐蔽处,如颈部、腋窝、腹股沟等处;内脏的淋巴结多成群存在于器官门附近。这些部位都是易受病原微生物和其他抗原性异物侵入的部位。

1. 淋巴结的结构　淋巴结表面覆盖有致密的结缔组织被膜,被膜可深入实质构成小梁,作为淋巴结的支架。实质分皮质区和髓质区(图 1-5)。

皮质区又分浅皮质区和深皮质区。浅皮质区靠近被膜下,是 B 细胞定居的场所,称非胸腺依赖区。深皮质区靠近髓质,又称副皮质区,是 T 细胞定居的场所,称胸腺依赖区。深皮质区有许多毛细血管后微静脉,也称高内皮小静脉(HEV),在淋巴细胞再循环中起主要作用。

髓质区由髓索和髓窦组成。髓索主要是 B 细胞定居的场所,也含 T 细胞和巨噬细胞(macrophage,Mφ),髓窦内富含 Mφ,有较强的过滤作用。

2. 淋巴结的功能　①淋巴结是成熟 T 细胞和 B 细胞定居的场所。其中,T 细胞约占淋巴结内淋巴细胞总数的 75%,B 细胞约占 25%。②淋巴结是 T 细胞和 B 细胞受抗原刺激后发生适应性免疫应答的主要部位之一。③过滤作用。侵入机体的病原微生物及其代谢产物等有害物质,通常随淋巴液进入局部引流淋巴结,被淋巴窦内 Mφ 吞噬、杀伤,从而清除抗原性异物,起到净化淋巴液、防止病原体扩散的作用。④参与淋巴细胞再循环功能。淋巴细胞再循环是指定居于外周淋巴器官的淋巴细胞,经淋巴管进入血循环后,再通过外周淋巴器官的毛细血管,经内皮

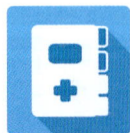

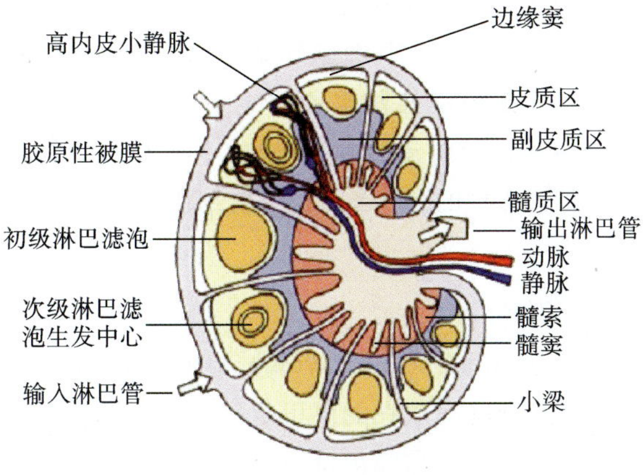

图 1-5　淋巴结结构示意图

小静脉返回到外周淋巴器官的循环过程。淋巴细胞再循环有利于淋巴细胞与全身各处的抗原广泛接触，有促进特异性免疫应答产生和扩大免疫效应的作用。参与淋巴细胞再循环的淋巴细胞主要为 T 细胞，占 80％。

T 细胞、B 细胞的大量增殖导致淋巴结肿大，可反映机体的免疫应答状况。

（二）脾

脾（spleen）是胚胎时期的造血器官，自骨髓开始造血后，脾演变成人体最大的外周免疫器官。

1. 脾的结构　脾表面有被膜包裹。被膜下实质由白髓、红髓组成，两者交界处为边缘区（图 1-6）。

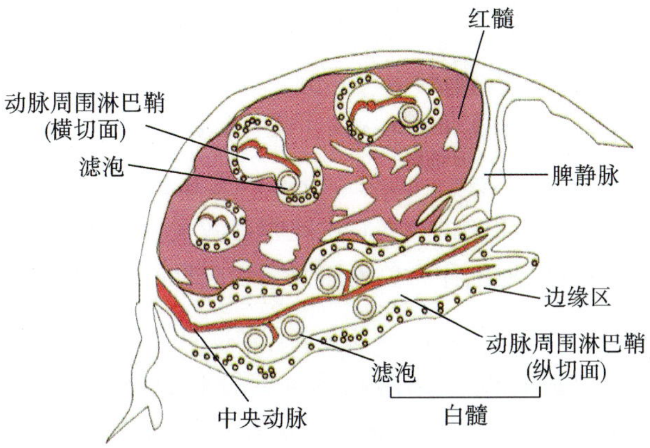

图 1-6　脾脏结构

白髓（white pulp）是淋巴细胞聚集部位，沿中央小动脉周围分布的淋巴鞘为 T 细胞定居的区域；在动脉周围淋巴鞘的旁侧有淋巴滤泡，为 B 细胞区。

红髓（red pulp）由脾索及脾血窦组成，脾索主要含 B 细胞、浆细胞、巨噬细胞和树突状细胞，脾索之间为脾血窦，其内充满血液。脾索和脾血窦壁上的 Mφ 能吞噬和清除衰老的红细胞及抗原异物。

边缘区（marginal zone）位于红髓和白髓的交界处。从胸腺或骨髓迁入脾的淋巴细胞在此进一步成熟。该区域有大量的巨噬细胞，可对抗原进行处理。B 细胞通常会在这里开始活化。边缘区是脾内首先捕获、识别抗原的区域，是引发免疫反应的重要部位，也是血液中淋巴细胞进入脾内淋巴组织的重要途径。

2. 脾的功能　①T 细胞和 B 细胞定居的场所。B 细胞约占脾淋巴细胞总数的 60％，T 细胞

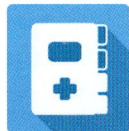

约占40%。②免疫应答发生的重要部位。血液中的病原体等抗原性异物经血液循环进入脾,可刺激 T 细胞、B 细胞活化、增殖,产生效应 T 细胞和浆细胞,并分泌抗体,发挥免疫效应,脾是体内产生抗体的主要器官。③合成并分泌某些重要的生物活性物质,如补体成分和细胞因子等。④过滤作用。体内约90%的循环血液要流经脾,脾内的 Mφ 和网状内皮细胞均有较强的吞噬作用,可清除血液中的病原体、衰老死亡的自身红细胞、白细胞、免疫复合物和异物,从而发挥过滤作用,使血液得到净化。

（三）黏膜相关的淋巴组织

黏膜相关的淋巴组织（mucosal-associated lymphoid tissue,MALT）主要指呼吸道、胃肠道及泌尿生殖道黏膜固有层和上皮细胞下散在的淋巴组织,以及某些带有生发中心的淋巴组织,如扁桃体、肠集合淋巴结及阑尾等,是发生黏膜免疫应答的主要部位。

黏膜是病原微生物等抗原性异物入侵的主要门户,机体近50%的淋巴组织存在于黏膜系统,故 MALT 是人体重要的免疫屏障。MALT 是发生黏膜免疫应答的主要部位。MALT 中的 B 细胞产生的抗体主要是 sIgA 和 IgE,sIgA 在局部黏膜的抗感染中发挥重要作用,IgE 参与 I 型超敏反应。

第二节　免疫细胞

免疫细胞（immune cell）是指所有参加免疫应答或与免疫应答有关的细胞,包括造血干细胞、淋巴细胞、单核-巨噬细胞、抗原提呈细胞及其他免疫细胞等。

一、淋巴细胞

淋巴细胞（lymphocyte）来源于淋巴样干细胞,是一个复杂的具有异质性的细胞群体,包括 T 淋巴细胞、B 淋巴细胞、NK 细胞和 NKT 细胞。淋巴细胞在机体免疫应答中起核心作用。其中最为重要的是 T 淋巴细胞和 B 淋巴细胞,它们在抗原刺激下可活化、增殖和分化,表现出免疫活性,故又将 T 淋巴细胞和 B 淋巴细胞称为免疫活性细胞或抗原特异性淋巴细胞。

（一）T 淋巴细胞

T 淋巴细胞由来源于骨髓的祖 T 细胞在胸腺内分化成熟,故称为胸腺依赖性淋巴细胞（Thymus-dependent lymphocyte）,简称 T 细胞。成熟的 T 细胞定居于外周免疫器官,占外周血淋巴细胞总数的65%～75%。T 细胞有高度的异质性,根据其表面分子和功能的不同,T 细胞可分为若干个亚群。T 细胞可介导细胞免疫应答,在体液免疫应答中亦发挥重要的辅助作用。

1. T 细胞的表面分子及其功能

（1）TCR-CD3 复合物　①TCR 的结构及功能:T 细胞抗原识别受体（T cell antigen receptor,TCR）是所有 T 细胞的特征性表面标志。TCR 是 T 细胞特异性识别和结合抗原的结构,可启动 T 细胞活化,引起免疫应答。TCR 是由两条不同肽链构成的异二聚体,根据所含肽链的不同,TCR 分为 αβTCR 和 γδTCR 两种类型。体内大多数 T 细胞表达 αβTCR。TCR 的胞内区很短,不具备向胞内传递活化信号的条件,TCR 识别抗原所产生的活化信号由 CD3 分子转导至 T 细胞内。②CD3 分子的结构和功能:CD3 分子具有五种肽链,均为跨膜蛋白,其胞质区较长,通常与 TCR 以非共价结合的形式形成 TCR-CD3 复合物,CD3 本身不参与识别抗原,但有传递 T 细

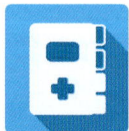

胞活化信号和稳定 TCR 结构的作用(图 1-7)。

（2）CD4 分子和 CD8 分子　成熟的 T 细胞只能表达 CD4 或 CD8 分子，即 CD4$^+$ T 细胞或 CD8$^+$ T 细胞。CD4 和 CD8 分别是 MHC-Ⅱ类和Ⅰ类分子的受体。二者的结合可辅助 TCR 识别抗原，并参与 T 细胞活化信号的转导。CD4 分子还是 HIV 的受体，由于艾滋病毒的攻击对象是 CD4$^+$ T 细胞，因此检测其数量对艾滋病治疗效果的判断和对患者免疫功能的判断有重要作用。

（3）协同刺激分子　① CD28 和 CTLA-4（CD152），均为 B7（CD80/CD86）的配体。B7 表达于抗原提呈细胞表面，CD28 与 B7 结合产生 T 细胞活化所需的第二信号，称协同刺激信号，可促进 T 细胞的增殖和分化（图 1-8），而 CTLA-4 与 B7 结合产生抑制性信号，终止 T 细胞活化。② CD40 配体（CD40 L，CD154），主要表达于活化的 CD4$^+$ T 细胞，CD40 表达于抗原提呈细胞表面。CD40L 与 B 细胞表面的 CD40 结合产生 B 细胞活化的第二信号。③ LFA-1，它可与黏附分子 ICAM-1 结合，介导 T 细胞与抗原提呈细胞间的黏附。常见的协同刺激因子见表 1-1。

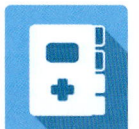

图 1-7　TCR-CD3 复合物结构模式图

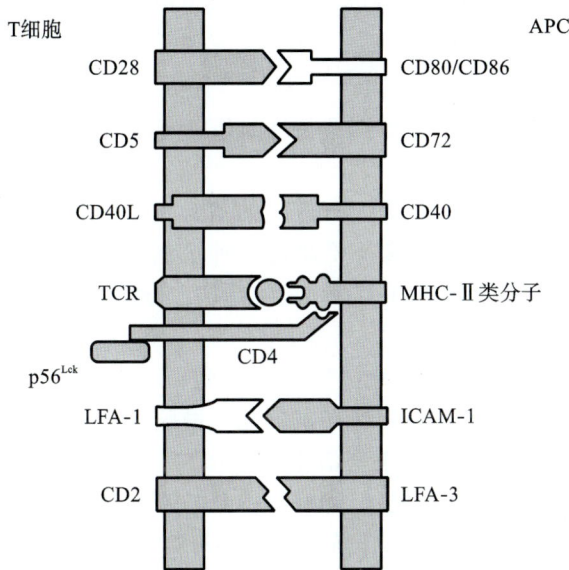

图 1-8　T 细胞与抗原提呈细胞之间的协同刺激分子受体

表 1-1　常见的 T 细胞协同刺激因子

协同刺激分子	分　　布	生物学功能
CD28	90% CD4$^+$ T 细胞和 50% CD8$^+$ T 细胞	与 B7 分子结合，产生 T 细胞活化所需的第二信号，促进 T 细胞的增殖、分化及 IL-2 的生成
CTLA-4	活化的 CD4$^+$ T 细胞和 CD8$^+$ T 细胞	与 B7 分子结合，产生终止 T 细胞活化的抑制信号
CD2	95% 成熟 T 细胞、50%～70% 胸腺细胞和部分 NK 细胞	与 LFA-3 结合，介导 T 细胞与抗原提呈细胞或靶细胞间的黏附，促进 T 细胞活化
CD40L	活化的 CD4$^+$ T 细胞	与 CD40 分子结合，产生 B 细胞活化的第二信号，促进抗原提呈细胞和 T 细胞的活化

（4）**丝裂原受体** T 细胞表面还表达多种能结合丝裂原的膜分子,与相应丝裂原结合后,可直接诱导静息 T 细胞的活化、增殖和分化。刀豆蛋白 A(Con A)、植物血凝素(PHA)、美洲商陆(PWM)是最常用的 T 细胞丝裂原。

（5）**其他表面分子** T 细胞表面还有 MHC 抗原分子,活化后还表达许多与效应功能有关的分子。例如,与其活化、增殖和分化密切相关的细胞因子受体(IL-1R、IL-2R、IL-4R、IL-6R、IL-7R等)及可诱导细胞凋亡的 FasL(CD95)等。

2. T 细胞亚群及功能 T 细胞是一个具有高度异质性的细胞群体,依据其表面标志和功能的不同可划分为不同亚群(表 1-2)。根据 TCR 不同,T 细胞分为 TCRαβ$^+$ T 细胞和 TCRγδ$^+$ T 细胞(分别简称 αβT 细胞和 γδT 细胞)。根据是否表达 CD4 或 CD8 分子,T 细胞可分为 CD4$^+$ T 细胞即辅助性 T 细胞(Th)和 CD8$^+$ T 细胞。

（1）**αβT 细胞和 γδT 细胞** αβT 细胞即通常所谓的 T 细胞,占成熟 T 细胞的 90%～95%,其中约 65% 为 CD4$^+$ T 细胞,30% 为 CD8$^+$ T 细胞。而 TCRγδ$^+$ T 细胞只占 5%～10%,且不受 MHC 限制,主要参与非特异性免疫应答。

（2）**CD4$^+$ Th 细胞** 即辅助性 T 细胞(Th),初始 CD4$^+$ T 细胞接受抗原刺激后首先分化为 Th0 细胞。在细胞因子的诱导下继续分化为 Th1、Th2、Th17 等亚群。①Th1 细胞与抗原接触后,可通过释放 IL-2、IFN-γ、TNF 等细胞因子发挥细胞免疫效应,引起炎症反应或迟发型超敏反应。②Th2 细胞可通过释放 IL-4、IL-5、IL-10、IL-13 等因子,诱导 B 细胞增殖、分化、分泌抗体,辅助体液免疫应答。③Th17 细胞是一类产生 IL-17(促炎因子)的细胞亚群,还能分泌 IL-21、IL-22、IL-26 和 TNF-α 等细胞因子,参与固有免疫和某些炎症的发生,在免疫病理损伤特别是自身免疫病的发生发展中发挥重要作用。

（3）**CD8$^+$ T 细胞** CD8$^+$ T 细胞(Tc 或 CTL)的主要功能是特异性直接杀伤靶细胞(胞内寄生病原体感染的细胞或肿瘤细胞)。其主要通过两种机制发挥细胞毒作用:一是分泌穿孔素(perforin)、颗粒酶(granzyme)等物质直接杀伤靶细胞;二是通过 Fas/FasL 途径诱导靶细胞凋亡(详见第六章)。

（4）**CD4$^+$CD25$^+$ Treg 细胞** 通常称调节性 T 细胞(regulatory T cell,Treg),Treg 的主要功能是通过抑制性调节 CD4$^+$ 和 CD8$^+$ T 细胞的活化与增殖,达到免疫的负调节作用。其通过两种方式发挥作用:①直接接触而抑制靶细胞活化。②分泌 TGF-β、IL-10 等细胞因子抑制免疫应答。在免疫耐受、自身免疫病、感染性疾病、器官移植及肿瘤等多种情况中发挥重要作用。

表 1-2　T 细胞亚群及其主要功能

亚　群	表达抗原	主　要　作　用
辅助性 T 细胞(Th)	CD4$^+$	
Th1		主要分泌 IFN-γ、TNF、IL-2 等细胞因子,调节免疫应答,完成细胞免疫功能
Th2		主要分泌 IL-4、IL-5、IL-10、IL-13 等细胞因子,辅助体液免疫
Th17		分泌 IL-17,参与固有免疫和某些炎症的发生
细胞毒性 T 细胞(Tc/CTL)	CD8$^+$	能特异性杀伤靶细胞
调节性 T 细胞(Treg)	CD4$^+$CD25$^+$	抑制 CD4$^+$ 和 CD8$^+$ T 细胞的活化与增殖,发挥负反馈调节作用

（二）B 淋巴细胞

B 淋巴细胞在骨髓中分化成熟,简称 B 细胞。成熟 B 细胞主要定居于外周免疫器官,约占外

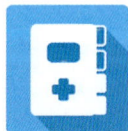

周血中淋巴细胞总数的20％,主要功能是产生特异性抗体,介导体液免疫,同时也是重要的抗原提呈细胞,并参与免疫调节。

1. B细胞表面分子及其功能

（1）B细胞抗原受体（B cell antigen receptor,BCR） B细胞抗原受体是镶嵌于细胞膜脂质分子中的免疫球蛋白,故称为膜表面免疫球蛋白（surface membrane immunoglobulin,SmIg）,SmIg是B细胞的特征性表面标志,是B细胞特异性识别和结合抗原的结构,其Ig类型是单体IgM和IgD。

BCR与细胞膜分子Igα/Igβ（CD79a/CD79b）链结合为复合体（图1-9）,有利于活化信号的传递,从而促进B细胞活化。

（2）协同刺激分子 ①CD40,CD40表达于成熟B细胞,CD40与CD40 L的结合促进B细胞的活化;②CD80和CD86,即B7细胞,在活化的B细胞上表达增强,其配体是CD28;③其他黏附分子,B细胞的表面还有黏附分子如ICAM-1（CD54）、LFA-1（CD11a/CD18）等,在T细胞、B细胞活化及信息传递过程中起很大的作用。

（3）丝裂原的膜结合分子 B细胞表面有脂多糖受体、葡萄球菌A蛋白受体和与T细胞共有的美洲商陆受体,可直接诱导静息B细胞活化、增殖与分化。

（4）其他表面分子 B细胞表面也有MHC抗原分子,还有CD20、CD22、CD32等分子,在B细胞的发育、分化、活化、增殖及调节中起重要作用。

图1-9 BCR复合物模式图

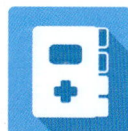

2. B细胞亚群及其功能 根据B细胞表面CD5的表达与否,可把B细胞分成B1细胞和B2细胞两个亚群。B1细胞表面表达CD5,因发育在先,故称为B1细胞。它主要存在于腹膜腔、胸膜腔和肠道固有层。B1细胞参与固有免疫,只对TI-Ag发生免疫应答,产生低亲和力的抗体,无免疫记忆。B2细胞即为通常所指的B细胞,参与适应性免疫,对TD-Ag发生免疫应答,产生高亲和力的抗体,有免疫记忆,还具有提呈抗原及免疫调节作用（详见第六章）。

（三）自然杀伤细胞

自然杀伤细胞（natural killer cells,NK）来源于骨髓淋巴样干细胞,主要分布于外周血液和脾,占外周血中淋巴细胞总数的5％～10％;NK细胞不表达特异性抗原识别受体,不同于T细胞、B细胞。

NK细胞的主要生物学活性是细胞杀伤作用,有两种机制:①直接接触杀伤:NK细胞与靶细胞密切接触,通过分泌穿孔素和颗粒酶直接杀伤靶细胞或通过Fas/FasL途径诱导靶细胞凋亡,它们无须抗原预先致敏就可直接杀伤某些肿瘤和病毒感染的靶细胞。②通过表面IgG Fc受体介导,杀伤与IgG抗体特异性结合的肿瘤和病毒感染的靶细胞。此种以IgG抗体作为中间桥梁定向介导NK细胞对靶细胞的杀伤作用,称为抗体依赖性细胞介导的细胞毒作用（antibody dependent cell-mediated cytotoxicity,ADCC）（图1-10）。此外,NK细胞活化后,还可通过分泌IFN-γ、IL-2和TNF等细胞因子发挥免疫调节作用。

（四）自然杀伤T细胞（NKT细胞）

NKT（natural killer T）细胞是指既表达NK细胞表面标志CD56又表达T细胞表面标志TCRαβ-CD3复合体的淋巴细胞。主要分布于骨髓、肝和胸腺,在脾、淋巴结和外周血中也有少量存在。其主要生物学功能包括两个方面:细胞毒作用和免疫调节作用。NKT细胞可以直接识别

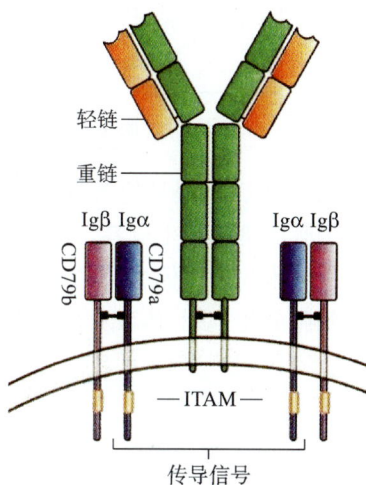

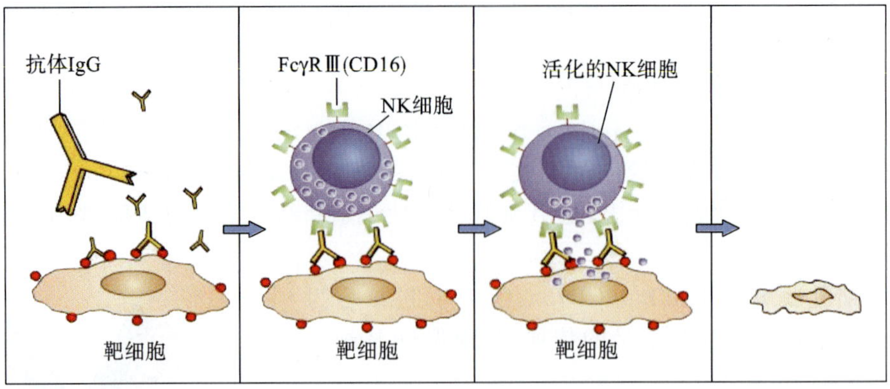

图 1-10　抗体依赖性细胞介导的细胞毒作用（ADCC）示意图

靶细胞表面 CD1 提呈的磷脂和糖脂类抗原，并迅速活化产生应答；也可以被 IL-2 和 IFN-γ 等细胞因子激活迅速产生应答。活化的 NKT 细胞通过分泌穿孔素、颗粒酶或 Fas/FasL 途径杀伤某些肿瘤细胞和病原体感染的靶细胞；通过分泌 IL-4 或 IFN-γ，分别诱导初始 T 细胞向 Th2 或 Th1 细胞分化，参与体液免疫应答或细胞免疫应答，增强机体抗感染和抗肿瘤的作用。

二、单核-巨噬细胞系统

单核-巨噬细胞包括血液中的单核细胞（monocyte）及组织中的巨噬细胞（macrophage，Mφ）。单核细胞来源于髓样干细胞，发育成熟后进入血液，单核细胞从血管移出分布到全身各组织中，发育为巨噬细胞。

1. 单核-巨噬细胞的表面分子　单核-巨噬细胞的表面分子种类很多，多为非特异性。有 IgG Fc 受体、补体受体（C3b、C4bR）、MHC 分子及多种细胞因子受体等。

2. 单核-巨噬细胞的主要免疫功能

（1）吞噬杀伤作用　单核-巨噬细胞能非特异性吞噬和杀灭病原微生物及衰老、损伤和癌变的细胞。因其细胞表面具有补体受体和 IgG Fc 受体，故在有补体或特异性 IgG 抗体参与下，通过调理作用可增强吞噬杀伤作用，但在一定条件下也参与组织损伤。

（2）提呈抗原、启动免疫应答作用　单核-巨噬细胞是重要的抗原提呈细胞。TD-Ag 被单核-巨噬细胞摄取、加工、处理后，以抗原肽-MHC 分子复合物的形式，提呈给具有相应抗原识别受体的 T 细胞，启动特异性免疫应答。

（3）免疫调节作用　单核-巨噬细胞能合成和分泌多种细胞因子，如 IL-10、IL-12、IL-18、IFN、TNF、前列腺素、白三烯、补体成分等，发挥其重要的免疫调节功能。

三、抗原提呈细胞

抗原提呈细胞（antigen presenting cell，APC）是指能摄取、加工、处理抗原，并将抗原信息提呈给抗原特异性淋巴细胞的一类免疫细胞。主要包括 B 细胞、单核-巨噬细胞、树突状细胞等，参见表 1-3。

表 1-3　主要抗原提呈细胞

类　　型	缩写	体 内 分 布	吞噬作用	MHC-Ⅱ类分子	FcR	C3R
单核-巨噬细胞	MO/Mφ	全身组织、器官	＋	＋	＋	＋
树突状细胞	DC	脑以外全身组织和脏器	＋	＋	＋	＋

续表

类　　型	缩写	体　内　分　布	吞噬作用	MHC-Ⅱ类分子	FcR	C3R
并指树突状细胞	IDC	胸腺、淋巴样组织胸腺依赖区	−	+	−	−
朗汉斯细胞	LC	皮肤表面、淋巴结副皮质区	+	+	+	+
B细胞		外周血、淋巴结	−	+	+	+

四、其他免疫细胞

除淋巴细胞、单核-巨噬细胞外,血液中的中性粒细胞、嗜酸性粒细胞和嗜碱性粒细胞、红细胞、血小板以及组织中的肥大细胞等也参与免疫应答,在免疫应答中发挥不同的作用。

第三节　免疫分子

免疫分子包括抗体、补体、MHC分子、CD分子、细胞因子和黏附分子等。本节重点介绍细胞因子。

一、细胞因子

细胞因子(cytokines,CK)是由免疫细胞及组织细胞分泌的在细胞间发挥相互调节作用的一类小分子可溶性多肽蛋白,通过结合相应受体调节细胞的生长分化,调节免疫应答,在一定条件下也参与炎症等多种疾病的发生及损伤组织修复等。

（一）细胞因子的命名和分类

根据细胞因子的结构和功能不同分为白细胞介素、干扰素、肿瘤坏死因子、集落刺激因子、趋化因子和生长因子六类。

1. 白细胞介素　白细胞介素(interleukin,IL)是一组由淋巴细胞、单核-巨噬细胞和其他非免疫细胞产生的介导白细胞和其他细胞间相互作用的细胞因子。目前已发现了38种白细胞介素,分别被命名为IL-1～IL-38。重要白细胞介素的主要来源和主要生物学功能详见表1-5。

2. 干扰素　干扰素(interferon,IFN)是最早发现的细胞因子,因其具有干扰病毒感染和复制的能力故称干扰素。干扰素分为α、β和γ三种类型。IFN-α和IFN-β主要由病毒感染的细胞产生,合称为Ⅰ型干扰素。IFN-γ主要由活化T细胞和NK细胞产生,也称为Ⅱ型干扰素,参见表1-4。

表1-4　人类干扰素的理化性质与生物学性能比较

	Ⅰ型干扰素(IFN-α/β)	Ⅱ型干扰素(IFN-γ)
主要产生细胞	白细胞、成纤维细胞、病毒感染的细胞	活化T细胞、NK细胞
主要诱生剂	病毒	抗原、有丝分裂原
热稳定性(56 ℃,30 min)	稳定	不稳定
酸碱稳定性(pH 2～10)	稳定	不稳定
相对分子质量	1.9万～2.3万	2.0万～2.5万

Note

	Ⅰ型干扰素(IFN-α/β)	Ⅱ型干扰素(IFN-γ)
生物学作用	抗病毒、抗肿瘤、 参与免疫调节作用(弱)	参与免疫调节作用、 抗病毒、抗肿瘤(弱)

3. 肿瘤坏死因子 肿瘤坏死因子(tumor necrosis factor,TNF)是一种能使肿瘤发生出血坏死的物质。单核-巨噬细胞分泌 TNF-α,活化的 T 细胞、NK 细胞分泌 TNF-β。

4. 集落刺激因子 集落刺激因子(colony-stimulating factor,CSF)能够直接刺激多能造血干细胞和不同发育分化阶段的造血祖细胞增殖、分化。目前发现的集落刺激因子有粒细胞-巨噬细胞集落刺激因子(GM-CSF)、粒细胞集落刺激因子(G-CSF)。此外,红细胞生成素(EPO)、干细胞生长因子(SCF)、血小板生成素(TPO)和 IL-3 也是重要的造血刺激因子。

5. 趋化因子 趋化因子(chemokine)是由多种细胞分泌的对不同细胞具有趋化作用的细胞因子。趋化因子的主要功能是招募血液中的单核细胞、中性粒细胞、淋巴细胞等进入感染发生的部位。

6. 生长因子 生长因子(growth factor,GF)是具有刺激细胞生长作用的细胞因子,包括转化生长因子-β(TGF-β)、表皮生长因子(EGF)、血管内皮细胞生长因子(VEGF)、成纤维细胞生长因子(FGF)、神经生长因子(NGF)、血小板生长因子(PDGF)等。有些生长因子在一定条件下也可表现对免疫应答的抑制活性,如 TGF-β 可抑制多种免疫细胞的增殖、分化及效应。

(二) 细胞因子的共同特性

1. 理化特性 多数细胞因子是低相对分子质量的蛋白质或分泌型的糖蛋白,具有可溶性,半衰期短。

2. 细胞因子的分泌特性 细胞因子通常以旁分泌(paracrine)、自分泌(autocrine)的方式作用于邻近细胞或产生细胞因子的自身细胞。多数细胞因子只在产生的局部发挥作用,也有少数细胞因子以内分泌(endocrine)的方式,针对远距离细胞发挥作用。

3. 细胞因子的作用特性 细胞因子对靶细胞的作用无抗原特异性,也不受 MHC 限制,以非特异方式发挥作用。但细胞因子必须以较高的亲和力和其受体结合,才能产生明显的生物学效应。细胞因子具有高效性、多效性、重叠性、拮抗性、协同性和网络性等作用特点。众多细胞因子在机体内有相互促进或相互抑制的作用,形成十分复杂的细胞因子调节网络。

(三) 细胞因子的主要生物学作用

1. 参与免疫应答与免疫调节

(1) 调节免疫识别 例如:IFN-γ 通过上调 MHC-Ⅰ类和Ⅱ类分子的表达,促进单核-巨噬细胞的抗原提呈作用。IL-10 和 IL-13 可抑制巨噬细胞的功能,产生负调节作用。

(2) 参与免疫细胞的增殖 例如:IL-4 、IL-5 、IL-6 、IL-13 等细胞因子可促进 B 细胞活化、增殖和分化为抗体产生细胞。而 IL-2 、IL-7 、IL-18 等细胞因子可以活化 T 细胞并促进其增殖。TGF-β 则发挥负调节作用。

(3) 参与免疫效应 例如:CD8$^+$ 效应 T 细胞释放的 IFN-γ 可以抑制细胞内的病毒复制。Th1 细胞产生的 TNF-α、IFN-γ、GM-CSF 等可促进巨噬细胞的活化并增强其吞噬、杀伤能力。

(4) 参与免疫调节 在免疫应答过程中,免疫细胞之间通过分泌细胞因子相互刺激、相互约束,起到调节免疫的作用。

2. 刺激造血细胞增殖、分化 在免疫应答和炎症反应过程中,由于白细胞、红细胞和血小板不断被消耗,因此机体需不断从骨髓造血干细胞补充这些血细胞。由骨髓基质细胞和 T 细胞等产生的刺激造血的细胞因子在血细胞的生成方面起重要作用。其中起主要作用的是各类集落刺

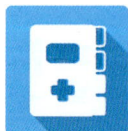

激因子。它们通过促进造血功能而参与调节机体的生理或病理过程。

3. 促进凋亡、直接杀伤靶细胞　在肿瘤坏死因子超家族(TNFSF)中,有部分细胞因子可直接杀伤靶细胞或诱导细胞凋亡。例如:TNF-α 和 LT-α 可直接杀伤肿瘤细胞或病毒感染细胞。活化 T 细胞表达的 FasL 可通过膜型或可溶型形式与靶细胞上的 Fas 结合,诱导其凋亡。

4. 促进损伤组织的修复　多种细胞因子具有促进损伤组织修复的功能。例如:转化生长因子 β(TGF-β)可通过刺激成纤维细胞和成骨细胞促进损伤组织的修复。血管内皮细胞生长因子(VEGF)可促进血管和淋巴管的生成。

重要细胞因子的主要来源和主要生物学功能如表1-5所示。

表 1-5　重要细胞因子的主要来源和主要生物学功能

细胞因子名称	主 要 来 源	主要生物学功能
白介素(IL)	单核-巨噬细胞	促进 T 细胞、B 细胞活化、增殖
IL-1	内皮细胞	刺激下丘脑体温调节中枢,引起发热
	成纤维细胞	刺激肝细胞产生 C 反应蛋白,介导炎症反应
IL-2	活化 T 细胞	诱导活化 T 细胞、B 细胞增殖、分化,增强其发挥杀伤靶细胞的能力
IL-3	活化 T 细胞	刺激多能造血干细胞增殖、分化的能力,并可促进肥大细胞增殖与分化
IL-4	活化 T 细胞	促进 T 细胞、B 细胞分化,诱导 B 细胞发生免疫球蛋白类别转换而产生 IgE
IL-5	活化 T 细胞	促进嗜酸性粒细胞生长与分化;促进 B 细胞生长与分化,诱导 IgA 合成
IL-8	单核-巨噬细胞 内皮细胞	吸引中性粒细胞、嗜碱性粒细胞和 T 细胞定向趋化运动;活化中性粒细胞和嗜碱性粒细胞脱颗粒,释放生物活性介质,诱发炎症反应及过敏反应
IL-10	单核-巨噬细胞 活化 T 细胞	抑制 Th1 细胞合成分泌 IFN-γ 等因子,下调细胞免疫;促进 B 细胞增殖、产生抗体,上调体液免疫;抑制单核-巨噬细胞的功能,降低其提呈抗原的能力
IL-12	单核-巨噬细胞	促进 B 细胞合成分泌及发生免疫球蛋白类别转换
IL-13	活化 T 细胞	诱导 B 细胞增殖分化,促进 IgG4 和 IgE 合成;抑制单核-巨噬细胞合成分泌炎症因子
集落刺激因子 (CSF) M-CSF	单核-巨噬细胞 淋巴细胞 内皮细胞 成纤维细胞	仅在局部发挥作用,可促进单核-巨噬细胞增殖、分化,延长其存活时间,增强其功能
G-CSF	活化 T 细胞 单核-巨噬细胞 内皮细胞 成纤维细胞	刺激粒细胞前体细胞分化成熟;增强成熟粒细胞的吞噬杀伤功能,延长其存活时间
GM-CSF	活化 T 细胞 单核-巨噬细胞 内皮细胞 成纤维细胞	刺激骨髓各系前体细胞生长与分化,刺激骨髓前体细胞向粒细胞和单核细胞分化

细胞因子与
疾病的关系

Note

续表

细胞因子名称	主要来源	主要生物学功能
EPO	肾细胞	刺激红细胞前体细胞的分化成熟
干扰素（IFN） IFN-α	单核-巨噬细胞	抗病毒、抗肿瘤、参与免疫调节作用
IFN-β	活化 T 细胞	抗病毒、抗肿瘤、参与免疫调节作用
IFN-γ	活化 T 细胞 NK 细胞	参与免疫调节作用、抗病毒、抗肿瘤
肿瘤坏死因子 （TNF）TNF-α	单核-巨噬细胞	在局部起到旁分泌和内分泌调节作用，诱导炎症反应；具有致热作用，引起恶病质；参与免疫调节作用、抗病毒、抗肿瘤
TNF-β	活化 T 细胞	只在局部发挥效应，其生物学作用与 TNF-α 相似
趋化因子	白细胞、某些 组织细胞	对不同靶细胞具有趋化作用

二、白细胞分化抗原与黏附分子

免疫应答过程有赖于免疫细胞间的相互作用，包括细胞间直接接触和通过分泌细胞因子或其他活性分子介导的作用。免疫细胞间相互识别的物质基础是细胞表面功能分子，也称为细胞表面标志，包括白细胞分化抗原与黏附分子等。

（一）白细胞分化抗原

1. 白细胞分化抗原的概念　白细胞分化抗原（leukocyte differentiation antigen）是指造血干细胞在分化为不同谱系、各个细胞谱系分化不同阶段及成熟细胞活化过程中，表达的细胞表面标记分子。白细胞分化抗原种类繁多、分布广泛，除分布在白细胞表面外，还分布在红系和巨核细胞/血小板谱系以及许多非造血细胞如血管内皮细胞、成纤维细胞、上皮细胞、神经内分泌细胞等细胞表面。应用以单克隆抗体鉴定为主的方法，将来自不同实验室的单克隆抗体所识别的同一分化抗原（cluster of differentiation）称为 CD。人 CD 的编号已从 CD1 命名至 CD350。

2. 白细胞分化抗原的功能　CD 分子按其执行的功能，主要可分为受体、共刺激（或抑制）分子以及黏附分子等，其中受体包括特异性识别抗原受体及其辅助受体、模式识别受体、细胞因子受体、补体受体以及 Ig Fc 受体等，它们分别起到参与 T 细胞与 B 细胞的识别和信号传导、提供 T 细胞与 B 细胞活化共刺激信号、参与免疫应答等作用。

3. 白细胞分化抗原及其单克隆抗体的临床应用　白细胞分化抗原及其单克隆抗体已在临床免疫学中得到广泛应用。

（1）阐明发病机制　例如人类 CD4 分子是人类免疫缺陷病毒（human immunodeficiency virus，HIV）的受体。HIV 感染 CD4$^+$ T 细胞后导致 CD4$^+$ T 细胞数量减少和功能下降，因此人体感染 HIV 后在临床上突出的表现是获得性免疫缺陷综合征（acquired immunodeficiency syndrome，AIDS）。

（2）在疾病诊断中的应用　检测 HIV 患者外周血中 CD4 阳性细胞的绝对数，对于辅助诊断和判断 HBV 感染、艾滋病病情和药物疗效有重要的参考价值。此外，CD 单克隆抗体免疫荧光染色和流式细胞术分析，可对白血病、淋巴瘤进行免疫学分型。

（3）在疾病预防和治疗中的应用　抗 CD3、CD25 等单克隆抗体作为免疫抑制剂在临床上用于防治移植排斥反应。例如：给体内注射的抗 CD3 单克隆抗体可与 T 细胞结合，通过激活补体溶解 T 细胞，抑制细胞免疫功能，防治移植排斥反应。

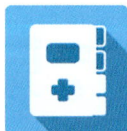

（二）细胞黏附分子

细胞黏附分子（cell-adhesion molecules，CAM）是众多介导细胞间或细胞与细胞外基质间相互接触和结合的分子的统称。黏附分子以受体-配体结合的形式发挥作用，使细胞与细胞间、细胞与基质间，或细胞-基质-细胞间发生黏附，参与细胞的识别、活化和信号转导，细胞的增殖与分化，细胞的伸展与移动，是免疫应答、炎症反应、凝血、肿瘤转移以及创伤愈合等一系列重要生理和病理过程的分子基础。

小　结

免疫系统是机体执行免疫功能的物质基础，由免疫器官、免疫细胞及免疫分子组成。免疫器官可分为中枢免疫器官和外周免疫器官。中枢免疫器官由骨髓及胸腺组成，是免疫细胞发生、分化、发育和成熟的场所。骨髓既是各种血细胞和免疫细胞的来源地，也是B细胞发育、分化、成熟的场所；胸腺是T细胞发育、分化、成熟的场所。外周免疫器官包括淋巴结、脾和黏膜免疫系统，是成熟T细胞、B细胞等免疫细胞定居的场所，也是产生免疫应答的部位。

免疫细胞是免疫系统的功能单元，泛指所有参与免疫应答或与免疫应答有关的细胞。包括造血干细胞、淋巴细胞、抗原提呈细胞及粒细胞、红细胞、肥大细胞等。

在免疫应答过程中起核心作用的是T细胞和B细胞，它们能特异性识别抗原，并能活化、增殖、分化，称为免疫活性细胞或抗原特异性淋巴细胞。T细胞、B细胞表面具有多种表面分子，按功能的不同分为不同的亚群。T细胞介导细胞免疫，B细胞介导体液免疫。

免疫分子是介导免疫应答发生和发展的重要物质基础，包括抗体、补体、细胞因子等。细胞因子是机体多种细胞分泌的小分子蛋白质，通过结合细胞表面的相应受体发挥生物学作用。黏附分子是重要的免疫细胞表面功能分子，参与细胞的识别、活化和信号转导，是免疫应答和组织修复等一系列重要生理和病理过程的分子基础。

（谢德秋）

本章自测题

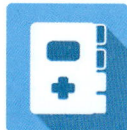

第二章 抗　原

学习目标

掌握　抗原、半抗原、抗原表位的概念;医学上重要的抗原。

熟悉　抗原的基本特性:免疫原性、免疫反应性;影响抗原免疫原性的因素;决定抗原特异性的分子基础;共同抗原和交叉反应。

了解　抗原的分类、抗原表位类型。

第一节　概　述

一、抗原的概念

抗原(antigen,Ag)是一类能刺激机体的免疫系统产生特异性免疫应答,并能与相应的免疫应答产物(抗体或效应淋巴细胞)在体内或体外发生特异性结合的物质。

抗原一般具备两个基本特性:①免疫原性(immunogenicity),即抗原刺激机体产生特异性免疫应答,产生抗体或形成效应淋巴细胞的能力。②免疫反应性(antigenicity),即抗原能与所诱生的抗体或效应淋巴细胞特异性结合的能力。

具有这两种特性的物质称为完全抗原(complete antigen),大多数蛋白质类抗原属完全抗原,如大多数病原微生物、蛋白质等。只有免疫反应性没有免疫原性的物质称为半抗原(hapten),半抗原不能单独诱导机体发生免疫应答,只有和蛋白质耦联后具有了免疫原性才能诱导机体发生免疫应答。赋予半抗原以免疫原性的蛋白质称为载体(carrier)。半抗原多为相对分子质量较小的有机化合物,如二硝基苯(DNP)、多糖、类脂、某些药物等。

二、抗原的分类

抗原物质种类繁多,可根据不同标准对其进行如下分类。

(一) 根据抗原与机体的亲缘关系分类

1. 异种抗原　指来自另一物种的抗原。如:植物花粉,异种动物血清,各种微生物及其代谢产物等。

2. 同种异型抗原　指来自同种生物而基因型不同的个体的抗原物质。如:人类红细胞血型抗原及组织相容性抗原等。

3. 自身抗原　包括修饰的自身抗原和隐蔽的自身抗原。

（二）根据抗原刺激 B 细胞产生抗体是否依赖 T 细胞辅助分类

1. 胸腺依赖性抗原（thymus dependent antigen，TD-Ag）　在刺激 B 细胞产生抗体时需要 T 细胞的辅助，所以称为 TD-Ag。如细胞、病毒及各种蛋白质均为 TD-Ag。TD-Ag 可活化成熟的 B 细胞，诱导产生 IgG 类抗体，能引起回忆应答，同时也可以诱导细胞免疫应答。

2. 非胸腺依赖性抗原（thymus independent antigen，TI-Ag）　在刺激 B 细胞产生抗体时不需要 T 细胞辅助，所以称为 TI-Ag。此类抗原只含有 B 细胞抗原表位，只活化未成熟的 B 细胞，诱导产生的抗体仅为 IgM 类。TI-Ag 一般只引起体液免疫应答，不引起细胞免疫应答和回忆应答。如细菌的脂多糖、荚膜多糖及聚合鞭毛素等。

（三）根据抗原的来源及提呈途径分类

1. 外源性抗原（exogenous antigen）　来源于细胞外的抗原为外源性抗原。这一类抗原首先被 APC 摄取、加工，再与 MHC-Ⅱ类分子结合成复合物，并呈递给 T 细胞，如各种病原微生物、动物蛋白等。

2. 内源性抗原（endogenous antigen）　被病毒感染的细胞合成的病毒蛋白和肿瘤细胞合成的蛋白抗原为内源性抗原。这类抗原与 MHC-Ⅰ类分子结合成复合物，表达于细胞表面并呈递给细胞毒 T 细胞（图 2-1）。

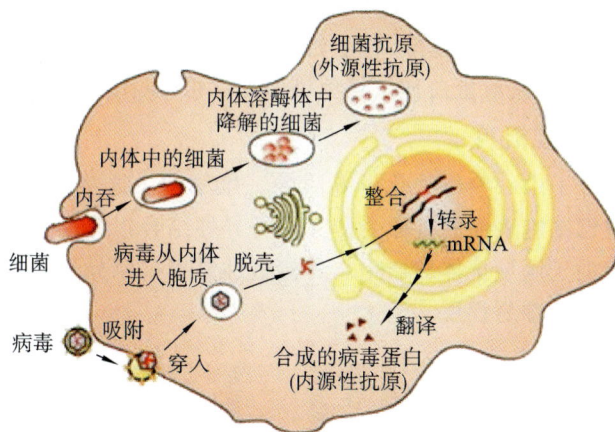

图 2-1　外源性抗原与内源性抗原

（四）抗原的其他分类方法

（1）根据抗原的性能分为完全抗原和半抗原。

（2）根据抗原的获得方式分为天然抗原、人工抗原。

（3）根据抗原的化学组成可分为蛋白质抗原、脂蛋白抗原、糖蛋白抗原、多糖及核蛋白抗原等。

第二节　决定抗原免疫原性的因素

免疫原性乃判断一种物质是否属于抗原的关键特征。免疫原性主要取决于抗原的异物性、物质的理化性质、宿主因素及免疫的途径和方法。

一、抗原的异物性

异物性是指抗原的化学结构与宿主自身成分的差异性，异物性是决定抗原免疫原性的首要

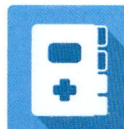

Note

条件。异物是指与宿主自身成分不同,或从未与特异性淋巴细胞接触过的物质。异物包括:①异种物质,如各种病原微生物及其产物、动物蛋白质制剂等,对人而言是异种物质,具有强的免疫原性。一般来说,抗原与机体之间的亲缘关系越远,组织结构差异越大,其免疫原性就越强。②同种异体物质,由于个体间的遗传基因不同,同种异体间组织结构存在一定差异,因此同种异体物质也具有免疫原性,如人类血型抗原、主要组织相容性抗原等。③自身抗原物质,在胚胎期未与淋巴细胞充分接触过的自身成分,如精子、脑组织、眼晶状体蛋白等,或因感染、烧伤、电离辐射、药物等因素的作用而发生结构变化的自身成分,可成为免疫原性强的自身抗原。

二、物质的理化性质

(一)相对分子质量大

具有免疫原性的物质,相对分子质量一般在 10000 以上,而相对分子质量小于 4000 的物质一般无免疫原性(少数例外,如胰岛素)。在一定范围内,相对分子质量越大,免疫原性越强。因为抗原的相对分子质量越大,含有抗原表位越多,结构就越复杂,在体内不易被降解,能持续刺激免疫系统,所以免疫原性越强。

(二)一定的化学组成和结构

抗原物质的化学组成和结构决定其免疫原性。由直链氨基酸组成的蛋白质(如明胶),尽管相对分子质量足够大,但缺乏苯环氨基酸,稳定性差,免疫原性弱。而当蛋白质中含有大量芳香族氨基酸尤其是酪氨基(如牛血清蛋白)时,其免疫原性就很强(图 2-2)。

(三)分子构象与易接近性

分子构象是指抗原分子中一些特殊化学基团的三维结构。这些基团的性质、位置决定着抗原分子是否能与相应淋巴细胞表面的抗原受体互相特异性结合以启动免疫应答(图 2-2)。因此,抗原分子的空间构型有助于诱导抗体的产生。易接近性是指抗原分子的特殊化学基团与淋巴细胞表面相应抗原受体接触的难易程度。

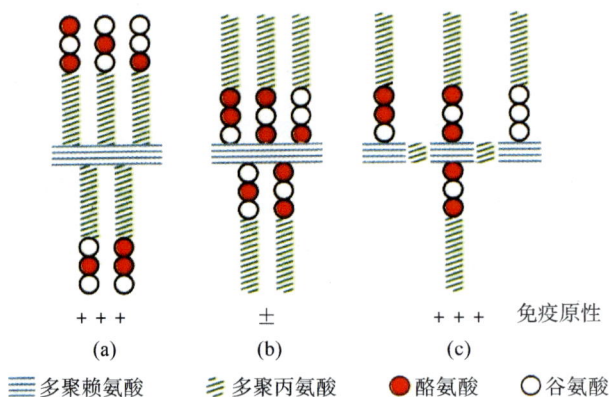

图 2-2　抗原分子表面化学基团的性质及位置对抗原免疫原性的影响

三、宿主因素

(一)遗传因素

机体对抗原的应答是受到基因控制的。不同遗传背景的动物对同一抗原的应答能力不同。这是由于个体遗传基因不同,对同一抗原的免疫应答与否及免疫应答的程度也可不同。

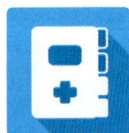

（二）年龄、性别、生理及健康状态

一般来说，青壮年动物比幼年或老年动物对抗原的免疫应答能力要强；新生动物或婴儿由于免疫系统尚未发育完善，因此容易发生细菌感染；雌性动物比雄性动物的免疫能力要强，但在其妊娠期间对抗原的应答能力受到明显的抑制；身体虚弱或健康状态不佳，也会导致机体对抗原的免疫应答能力下降。

四、免疫的途径和方法

抗原进入机体的途径、剂量、次数、两次免疫间隔的时间及免疫佐剂的选择都明显影响机体对抗原的免疫应答。一般来说，抗原剂量要适中，过低和过高都容易诱导机体产生免疫耐受。免疫途径以皮内和皮下免疫为最佳，腹腔注射次之，静脉和口服易诱导耐受。注射次数因疫苗而异，减毒活疫苗所需的免疫次数少，灭活疫苗和类毒素等所需的免疫次数较多，免疫间隔的时间也要适当才有好的免疫效果。选择较好的免疫佐剂可获得或提高免疫应答效果。

为什么皮试选用皮内注射？

第三节 抗原的特异性与交叉反应

抗原的特异性是指抗原刺激机体产生适应性免疫应答，以及其与应答产物即相应抗体或效应 T 细胞结合而产生相互作用的高度专一性。抗原的特异性既表现在免疫原性上，也表现在免疫反应性上。例如接种伤寒疫苗（抗原）只能诱导机体产生针对伤寒沙门菌的抗体，此种抗体也只能与伤寒沙门菌结合，而不能与痢疾杆菌或其他抗原结合。特异性是免疫应答最重要的特点，也是免疫学诊断和免疫学防治的重要理论依据。决定抗原特异性的物质基础是存在于抗原分子内部和表面的抗原表位。

（一）抗原表位的概念与特点

抗原表位（epitope）是抗原分子中决定抗原特异性的特殊的化学基团，又称抗原决定簇（antigenic determinant），是与 TCR/BCR 及抗体特异性结合的基本结构单位。一般由 5～17 个氨基酸或 5～7 个多糖残基/核苷酸残基组成。一个抗原分子可有一种或多种不同的抗原表位。抗原通过抗原表位与相应的淋巴细胞表面的抗原识别受体（TCR/BCR）结合，激活淋巴细胞产生免疫应答，也通过此抗原表位与相应抗体特异性结合，产生免疫反应。因此，抗原表位是被免疫细胞识别的标志，是免疫反应中具有特异性的物质基础。抗原表位的性质、数目、位置和空间构象决定着抗原的特异性。

（二）抗原表位的类型

1. 功能性抗原表位与隐蔽性抗原表位 位于抗原表面的抗原表位，易被相应的淋巴细胞识别，具有易接近性，能启动免疫应答或与相应抗体结合，称为功能性抗原表位。位于抗原分子内部的抗原表位，称为隐蔽性抗原表位，一般不能引起免疫应答。如抗原分子受到某些理化因素的作用，隐蔽的抗原表位暴露，则可改变此抗原的特异性。

2. 顺序抗原表位与构象抗原表位 顺序抗原表位（图 2-3）是指一段序列相连续的肽链，又称线性决定簇。顺序抗原表位多位于抗原分子内部，经抗原提呈细胞（APC）加工处理后，能以抗原肽-MHC 分子复合物的形式表达于 APC 表面，供 T 细胞识别。构象抗原表位是指序列上不相连续的多肽或多糖通过空间构象形成的具有三维结构的抗原表位。构象抗原表位（图 2-3）通常位于抗原分子表面，是 B 细胞（通过 BCR）和抗体识别结合的抗原表位。

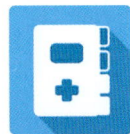

●B细胞抗原表位：1为分子表面的顺序抗原表位　2为构象抗原表位
　　　　　　　　3为隐蔽性抗原表位

●T细胞抗原表位：4、5为顺序抗原表位

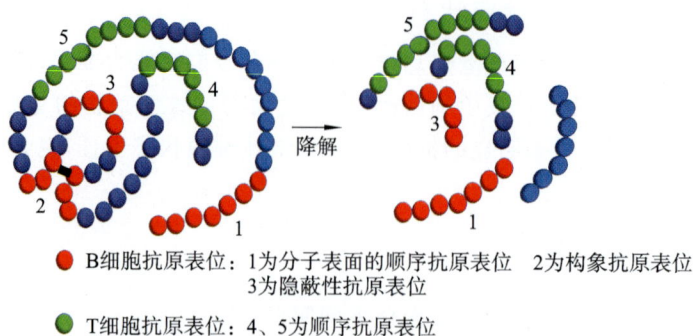

图2-3　顺序抗原表位与构象抗原表位示意图

3. T细胞表位和B细胞表位　在免疫应答中，供 T 细胞抗原受体(TCR)识别的抗原表位称 T 细胞表位；供 B 细胞抗原受体(BCR)识别的抗原表位称 B 细胞表位。T 细胞表位均为顺序抗原表位，可存在于抗原分子的任何部位，多位于分子内部，必须经过 APC 加工处理与 MHC 分子结合后，才能被 T 细胞识别。B 细胞表位多存在于抗原分子表面，可以是顺序抗原表位，也可以是构象抗原表位。

（三）抗原的结合价

抗原结合价是指能和抗体分子结合的功能性抗原表位的数目。半抗原一般为单价，仅能与抗体分子的一个结合部位结合。大多数天然抗原分子结构复杂，由多种、多个抗原表位组成，是多价抗原，可以和多个抗体分子相互结合。

（四）共同抗原与交叉反应

天然抗原的表面常带有多种抗原表位，免疫机体后会产生多种抗体。一般来说，不同抗原分子带有不同的抗原表位，各具有特异性。但是在不同的抗原分子表面也可能存在相同或相似的抗原表位，免疫学中将来源不同但含有相同或相似抗原表位的抗原称为共同抗原。某种抗原刺激机体产生的抗体与具有相同或相似抗原表位的他种抗原之间发生的反应，称为交叉反应(图2-4)。交叉反应是在抗原结构相似的情况下发生的，两者之间并不完全吻合，结合力较弱。

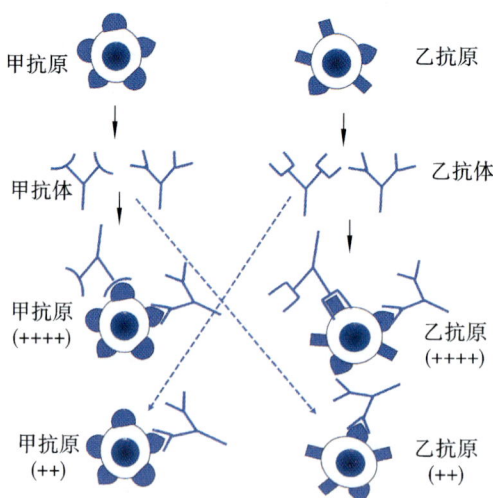

图2-4　交叉反应示意图

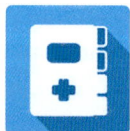

第四节　医学上重要的抗原

一、异种抗原

（一）病原微生物及其代谢产物

各种病原微生物如细菌、真菌、病毒、寄生虫等都是医学上重要的抗原物质。微生物是一种含有多种抗原表位的天然复杂抗原，虽然结构简单，但化学组成却相当复杂，含有多种不同蛋白质以及与蛋白质结合的多糖、类脂等。仅以细菌为例，就可能具有表面抗原、菌体抗原、鞭毛抗原和荚膜抗原等，这些抗原成分均可作为细菌的鉴定、分型的依据。细菌的代谢产物也具有较强的免疫反应性，如细菌的外毒素化学本质为蛋白质，能刺激机体产生相应的抗体即抗毒素。外毒素经 $0.3\%\sim0.4\%$ 的甲醛溶液处理后，可使其失去毒性保留免疫原性，称为类毒素，可作为人工自动免疫制剂。寄生虫的抗原结构就更为复杂，在人体内有不同的发育期，如幼虫、成虫的体表物质及其分泌物都是医学上重要的抗原，医学上检测相应的抗原或抗体有助于协助诊断。

（二）动物免疫血清

外毒素有很强的免疫原性，制成类毒素免疫动物（如牛、马等）后，动物血清中可出现大量的抗毒素，即为动物免疫血清，其本质就是动物经类毒素免疫后所产生的相应抗体，临床上常用抗毒素进行相应疾病的紧急预防和治疗。这种来源于动物血清的抗毒素，对人而言可作为特异性抗体中和相应的外毒素，起到防治疾病的作用；但由于它是异种蛋白，可刺激人体产生抗动物血清蛋白的抗体，当机体再次接受此种动物血清时，可导致超敏反应的发生，因此在使用异种动物血清进行治疗时一定先要做皮试。

二、同种异型抗原

同一种属不同个体之间所存在的不同抗原，称同种异型抗原。医学上常见的同种异型抗原有血型抗原、人类主要组织相容性抗原等，在此主要介绍血型抗原，其他在相应章节有描述。

（一）血型抗原

1. ABO 血型抗原　根据人类红细胞表面所表达的 A、B 抗原不同，将血型分为 A、B、AB、O 四种血型（表 2-1）。ABO 血型不同的血液在体外可出现凝集现象，在体内则可引起溶血反应。在临床输血前，均要进行交叉配血（供血者的红细胞与患者血清、患者的红细胞与供血者的血清），以防止错误输血引起严重的输血反应。

表 2-1　人类红细胞 ABO 血型系统分类

血型	红细胞表面抗原	血清中天然抗体
A	A	抗 B
B	B	抗 A
AB	A 和 B	无抗 A，无抗 B
O	H（无 A、无 B）	抗 A 和抗 B

2. Rh 血型抗原　人的红细胞与恒河猴的红细胞有共同抗原成分，称 Rh 抗原。根据红细胞上是否有 Rh 血型抗原的存在，可将人类红细胞分为 Rh 阳性（Rh$^+$）和 Rh 阴性（Rh$^-$）两种。人

类血清中不存在针对 Rh 血型抗原的天然抗体，只有当 Rh 阳性红细胞进入 Rh 阴性个体时，才会刺激机体产生 IgG 类的抗 Rh 抗体。例如将 Rh^+ 的血液输入 Rh^- 的患者；或 Rh^- 的母亲妊娠 Rh^+ 的胎儿就会导致机体产生抗 Rh 抗体。当再次输入 Rh^+ 的血液或再次妊娠 Rh^+ 的胎儿时，就可能产生输血反应或新生儿溶血症。

（二）人类白细胞抗原（HLA）

HLA 存在于白细胞、血小板等大多数有核细胞表面，以淋巴细胞表达的密度为最高，此类抗原参与免疫应答、免疫调节、移植排斥反应，并和某些疾病相关（详见第五章）。

三、异嗜性抗原

异嗜性抗原是指存在于人、动物、植物及微生物之间的共同抗原。此类抗原可引发某些疾病，如溶血性链球菌的表面成分与人心肌及肾小球基底膜有共同的抗原表位存在。当机体感染了溶血性链球菌后，其刺激机体产生的抗体可与具有共同抗原的心肌组织、肾小球基底膜发生交叉反应，造成组织损伤，导致心肌炎和肾小球肾炎。大肠埃希菌 O14 型的脂多糖与人大肠黏膜间也有异嗜性抗原存在，有可能导致结肠炎的发生。

有些异嗜性抗原可用于对某些疾病的辅助诊断，如外-斐反应就是根据某些立克次体与变形杆菌有异嗜性抗原，在临床上利用变形杆菌 OX19 株和 OX2 株代替立克次体抗原，用以辅助诊断斑疹伤寒。

四、自身抗原

（一）隐蔽的自身抗原

某些自身组织成分在正常情况下与血液和免疫系统是隔绝的，从未接触过免疫细胞，这些组织成分称为隐蔽抗原。如眼球晶体蛋白、甲状腺球蛋白及精子等。在外伤、手术等因素作用下，这些组织成分进入血液，接触免疫细胞，引起自身免疫应答，导致自身免疫病，如晶状体过敏性眼内炎、甲状腺功能亢进和男性不育等。

（二）修饰的自身抗原

正常情况下机体自身组织成分处于免疫耐受状态。当机体受多种因素作用如感染、电离辐射、药物作用时，其自身组织成分及结构发生改变，形成新的抗原表位或暴露出内部隐蔽的表位，这些自身组织成分可刺激机体产生免疫应答，严重者可引起自身免疫病，如用药后引起的血细胞减少症等。

五、肿瘤抗原

肿瘤抗原（tumor antigen）是指细胞癌变过程中出现的抗原物质，包括肿瘤相关抗原（tumor-associated antigen，TAA）和肿瘤特异性抗原（tumor specific antigen，TSA）。

（一）肿瘤相关抗原

肿瘤相关抗原是指非肿瘤细胞所特有的、正常细胞和其他组织上也存在的抗原，只是其含量在细胞癌变时明显增高。此类抗原只表现出量的变化，而无严格的肿瘤特异性。胚胎性抗原是其中的典型代表，如甲胎蛋白（AFP）和癌胚抗原（CEA），可辅助诊断肝癌和结肠癌。分化抗原是某些组织细胞在分化成熟不同阶段表达的抗原，某些特定肿瘤组织可高表达，如卵巢癌组织表达的糖类抗原 CA125，胰腺癌、直肠癌、结肠癌组织表达的 CA199，前列腺组织表达的 PSA，乳腺癌组织表达的 HER-2/neu 等被用来作为相应肿瘤临床免疫学诊断和分型的指标。

（二）肿瘤特异性抗原

肿瘤特异性抗原是指肿瘤细胞特有的或只存在于某种肿瘤细胞而不存在于正常细胞的新抗

原。此类抗原通过肿瘤在同种系动物间的移植而被证实。化学或物理因素诱生的肿瘤抗原、自发的肿瘤抗原和病毒诱导的肿瘤抗原等多属此类。例如,人类黑色素瘤细胞的 MAGE-1 为典型的肿瘤特异性抗原。

六、超抗原

超抗原(superantigen,SAg)是指一类只需要极低浓度(1~10ng/mL)即可非特异性刺激多克隆 T 细胞活化(占 T 细胞总数的 2%~20%),产生极强的免疫应答效应的大分子蛋白质物质。超抗原与普通抗原不同,它具有非特异性、多克隆活化、作用不受 MHC 限制的特点。已知的超抗原有金黄色葡萄球菌肠毒素,它能引起毒素性休克综合征等严重临床症状;超抗原还有 A 族链球菌致热外毒素、小鼠乳腺肿瘤病毒蛋白、热休克蛋白等。因为超抗原的抗原肽一端直接与 TCRVβ 链结合,另一端与抗原提呈细胞表面的 MHC-Ⅱ类分子 α 螺旋外侧结合,以完整形式激活 T 细胞,不涉及抗原表位和 MHC、TCR 的识别,所以无 MHC 限制性。葡萄球菌 A 蛋白(SPA)可非特异性激活 B 细胞。

佐剂及其应用

✚ 小 结

抗原是指能被机体免疫细胞特异性识别而产生免疫应答,并能与相应的应答产物(抗体或致敏 T 细胞)在体内外结合的物质。免疫原性和免疫反应性是抗原的两个基本特性。决定抗原免疫原性的因素包括抗原的异物性、物质的理化性质、宿主因素及免疫的途径和方法等方面。抗原的特异性表现在免疫原性和免疫反应性两个方面,其基础是抗原表位。天然抗原表面具有多种功能性抗原表位,每种抗原表位刺激机体产生一种特异性抗体。带有共同抗原表位的不同抗原称为共同抗原,由共同抗原表位刺激机体产生的抗体分别与两种抗原(共同抗原)发生反应,称为交叉反应。医学上重要的抗原包括病原微生物及其代谢产物、动物免疫血清、异嗜性抗原、同种异型抗原、自身抗原及肿瘤抗原等。

✚ 能 力 检 测

1. 简述 TD-Ag 与 TI-Ag 的区别。
2. 哪些自身物质可作为自身抗原引起免疫应答?
3. 医学上重要的抗原常见的有哪些?
4. 如果 ABO 血型相符,第一次给 Rh^- 个体输入 Rh^+ 血时,会不会发生输血反应?

本章自测题

(曾令娥)

Note

第三章 抗 体

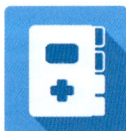

学习目标

掌握 抗体与免疫球蛋白的概念;各类抗体的特性与功能;抗体的生物学活性。

熟悉 抗体的基本结构、功能区。

了解 抗体分子的水解片段及其功能。

抗体(antibody,Ab)是免疫系统在抗原刺激下,由 B 细胞或记忆 B 细胞增殖、分化成的浆细胞所产生的、能与相应抗原特异性结合的免疫球蛋白(immunoglobulin,Ig),主要分布于血清、组织液及外分泌液及某些细胞膜表面,是介导体液免疫的重要效应分子。

在 1968 年和 1972 年,世界卫生组织和国际免疫学会联合会的专门委员会先后决定,将具有抗体活性或化学结构与抗体相似的球蛋白统一命名为免疫球蛋白。免疫球蛋白是血清中一类主要的蛋白,由 α1、α2、β 和 γ 球蛋白等组成。

免疫球蛋白具有蛋白质的通性,对物理及化学因素敏感,不耐热,在 $60\sim70$ ℃时即被破坏,能被多种蛋白水解酶裂解破坏。

第一节 抗体的结构

一、抗体的基本结构

(一) 四肽链结构

抗体的基本结构又称为抗体的单体,是由四条对称的多肽链以二硫键连接构成的,呈"Y"形(图 3-1)。抗体的单体包括两条相同的相对分子质量较大($450\sim550$ 个氨基酸残基)的重链(heavy chain,H 链)和两条相同的相对分子质量较小(214 个氨基酸残基)的轻链(light chain,L链)。重链与重链、重链与轻链间以二硫键相连。四条肽链都有氨基端(N 端)和羧基端(C 端)。

根据重链的结构和恒定区抗原特异性(氨基酸的组成和排列顺序)的差异,可将其分为 μ 链、γ 链、α 链、δ 链、ε 链,由它们构成的免疫球蛋白分别称为 IgM、IgG、IgA、IgD、IgE 五类。

根据轻链的结构和恒定区抗原特异性的差异,可将其分为 κ 链与 λ 链,因此,可将 Ig 分为两个型,即 κ 型和 λ 型。一个天然抗体分子上的两条轻链总是相同的,在同一个体内可以存在分别带有 κ 链或 λ 链的抗体分子。正常人血清免疫球蛋白 κ:λ 约为 2:1,两者比例异常可能反映免疫系统的异常。例如,当人类血清免疫球蛋白 λ 链过多时,提示可能有产生 λ 链的 B 细胞肿瘤。

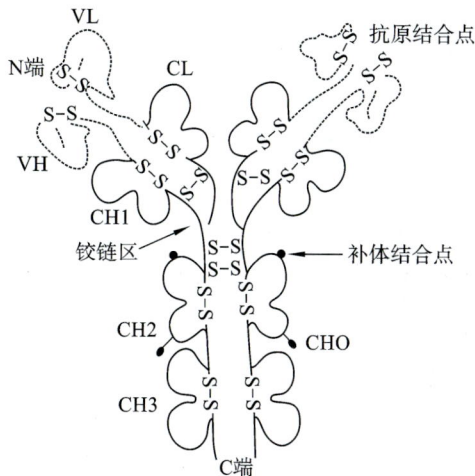

图 3-1　抗体的基本结构和功能区示意图

（二）可变区与恒定区

1. 可变区　在抗体分子近 N 端轻链的 1/2 和重链的 1/4
（γ、α、δ）或 1/5（μ、ε）范围内，氨基酸组成及顺序随抗体特异性
的不同而变化，故称可变区（variable region，V 区）。重链的
可变区和轻链的可变区分别称为 VH 和 VL。VH 和 VL 各
有某些氨基酸残基的组成和排列顺序比可变区的其他区域变
化更大，称为高变区（hypervariable region，HVR）。HVR 负
责特异性识别与结合抗原，能直接与抗原表位结合，由于其空间
结构与抗原表位互补，因此又称为互补决定区（complementarity
determining region，CDR）（图 3-2）。

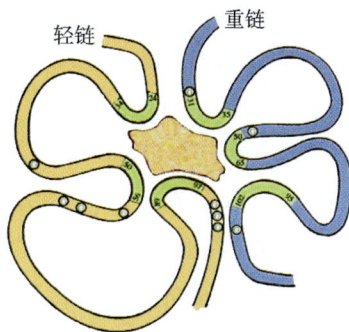

2. 恒定区　抗体分子近 C 端在轻链的 1/2 及重链的 3/4
（或 4/5）区域内，氨基酸组成及顺序在同一物种的同一类抗体中相对稳定，称为恒定区（constant
region，C 区）。重链的恒定区和轻链的恒定区分别称为 CH 和 CL。同一种属个体的同一类别抗
体的恒定区，氨基酸组成和排列顺序比较稳定，具有相同的抗原特异性。针对不同抗原的同一类
抗体，其 V 区不同但 C 区相同。

图 3-2　高变区与抗原表位
结合示意图

（三）铰链区

铰链区（hinge region，HR）位于 CH1 和 CH2 之间，由于此区域的氨基酸含有大量脯氨酸，
富有弹性和伸展性，因此能改变抗体分子"Y"形两臂之间的距离，从而有利于抗体与不同距离的
抗原表位结合。另外，当抗体和抗原结合时，抗体分子的构型从"T"形变成"Y"形，从而暴露补体
结合位点，有利于激活补体。

（四）抗体的其他结构

1. 连接链　连接链（joining chain，J 链）是由浆细胞合成、含丰富的半胱氨酸的多肽链。其
主要功能是将单体抗体分子连接成多聚体并起稳定作用。两个 IgA 单体由 J 链连接形成二聚
体，五个 IgM 单体通过二硫键和 J 链的连接形成五聚体（图 3-3）。

2. 分泌片　分泌片（secretory piece，SP）是分泌型 IgA（sIgA）（图 3-4）上的一个辅助成分。
分泌片由黏膜上皮细胞合成和分泌，为一种含糖的多肽链，以非共价键形式结合到 IgA 二聚体
上，并一起被分泌到黏膜表面。分泌片能保护 sIgA 的铰链区免受蛋白水解酶的降解，并介导
sIgA 从黏膜下转运到黏膜表面。

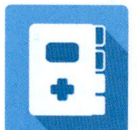

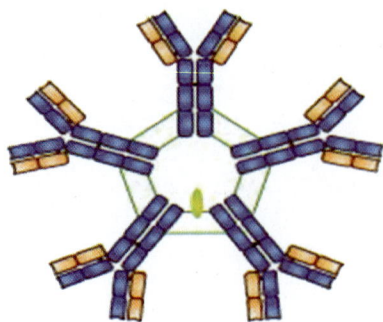

图 3-3 IgM 分子结构示意图

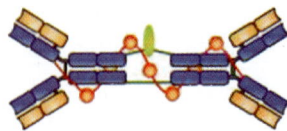

图 3-4 sIgA 分子结构示意图

二、抗体分子的水解片段

在一定条件下,抗体分子经蛋白酶水解后可得到不同的裂解片段,借此可研究抗体的结构与功能。常有的蛋白酶有木瓜蛋白酶和胃蛋白酶。

1. 木瓜蛋白酶的水解片段　用木瓜蛋白酶水解 IgG 分子,将 IgG 从铰链区重链间的二硫键近 N 端侧切断,从而使 Ig 裂解为三个片段(图 3-5),即两个相同的抗原结合片段(Fab)和一个可结晶片段(Fc)。每个 Fab 段可结合的抗原是单价的,即只能结合一个抗原表位,不能形成凝集或沉淀反应。Fc 段在低温下可形成结晶,故称为可结晶片段,Fc 段含 CH2 和 CH3 两个功能区,具有活化补体、亲细胞、能通过胎盘和与细菌蛋白结合等生物学活性。

2. 胃蛋白酶的水解片段　用胃蛋白酶水解 IgG 分子,可将 IgG 从铰链区重链间的二硫键近 C 端切断,将其裂解为一个具有与抗原双价结合的 F(ab')$_2$ 片段和无任何生物活性的小分子多肽碎片(pFc')。F(ab')$_2$ 结合的抗原为双价,可结合两个抗原表位,与抗原结合后可形成凝集或沉淀反应。由于 F(ab')$_2$ 保持了结合相应抗原的生物学活性,又减少或避免了 Fc 段免疫原性可能引起的副作用,因此在生物制品的制备中有实际应用价值,如用胃蛋白酶水解抗毒素免疫血清产生的 F(ab')$_2$ 片段,既具有中和外毒素的作用,又能降低抗毒素的免疫原性,可有效防止超敏反应的发生。

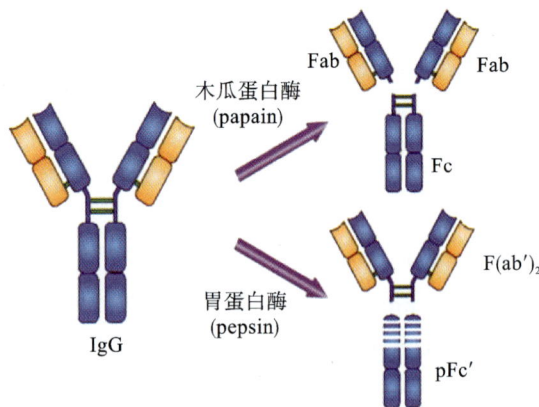

图 3-5 抗体分子(IgG)水解片段示意图

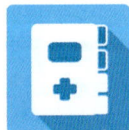

第二节　抗体的生物学活性

一、识别并特异性结合抗原

识别并特异性结合抗原是抗体分子的主要生物学功能,这种特异性结合抗原的功能是由其抗体分子的 V 区的空间构型决定的。抗体结合抗原表位的数目称为抗原结合价。单体的抗体(如 IgG)可以结合两个抗原表位,为 2 价。二聚体(如 sIgA)为 4 价,五聚体(如 IgM)理论上是 10 价,但是它与大分子抗原结合时,因为受空间结构的限制,一般只结合 5 个抗原表位,所以为 5 价。

抗原抗体特异性结合后,参与以下机体的生理与病理免疫过程。

1. 中和外毒素　抗毒素与外毒素特异性结合,可中和外毒素的毒性作用,保护细胞免受毒性作用,IgG 和 IgA 均具有中和作用。

2. 抗病毒感染　抗病毒中和抗体与病毒特异性结合可阻止病毒吸附和穿入细胞,从而阻止病毒感染相应的靶细胞。

3. 抑制细菌黏附　sIgA 与细菌特异性结合,可阻止细菌黏附到呼吸道、胃肠道、泌尿生殖道黏膜上,发挥局部抗感染作用。

4. 引起超敏反应　在异常情况下,抗原抗体特异性结合可引起 I 型、II 型和 III 型超敏反应,导致免疫病理损伤。

5. 引发免疫应答　IgM 和 IgD 是构成 B 细胞抗原(识别)受体(BCR)的主要成分,能特异性识别、结合相应的抗原表位,从而引发机体的免疫应答。

另外,在体外,抗原与抗体反应是一种重要的实验室诊断方法,可用已知抗原测未知抗体,或用已知抗体测未知抗原,从而协助诊断临床疾病。

二、活化补体系统

抗原-抗体复合物是经典途径激活补体的激活物。当 IgM、IgG1、IgG2 和 IgG3 与抗原结合后,由于抗体的构象发生改变,使 IgG 的 CH2 区或 IgM 的 CH3 区补体结合点暴露,结合补体,通过经典途径激活补体系统,产生多效应功能。IgA1、IgG4、IgE 不能通过经典途径激活补体,但是,凝聚的 IgA1、IgG4、IgE 等可以通过旁路途径活化补体。

三、结合细胞

抗体可以通过 Fc 段与多种细胞(如巨噬细胞、中性粒细胞、NK 细胞、肥大细胞等)表面的 Fc 受体(FcR)结合,表现出以下免疫效应。

1. 调理作用　调理作用指抗体(IgG、IgM)与细菌等颗粒性抗原特异性结合后,通过 Fc 段与中性粒细胞、巨噬细胞表面的 Fc 受体结合,促进吞噬细胞对抗原的吞噬作用(图 3-6)。

2. 抗体依赖细胞介导的细胞毒作用(ADCC)　指抗体 IgG 与带有相应抗原的靶细胞(如病毒感染的细胞、肿瘤细胞)结合后,其 Fc 段与 NK 细胞、巨噬细胞、中性粒细胞表面相应的 Fc 受体(FcR)结合,细胞被激活而直接杀伤靶细胞(图 3-7)。NK 细胞是介导 ADCC 的主要细胞。抗体与靶细胞上的抗原结合是特异性的,而表达 IgG FcR 的细胞杀伤靶细胞的作用是非特异性的。

3. 介导 I 型超敏反应　IgE 为亲细胞抗体。IgE 与肥大细胞和嗜碱性粒细胞表面的 IgE 的 Fc 受体(FcR)结合,使其致敏。如果相同的变应原再次进入机体,与致敏肥大细胞和嗜碱性粒细

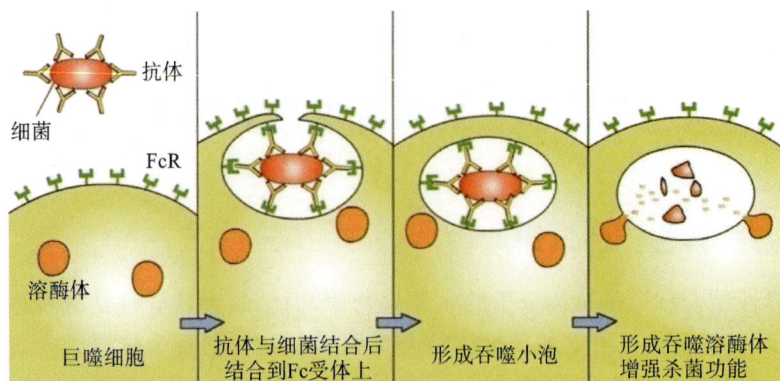

图 3-6　抗体介导的调理作用示意图

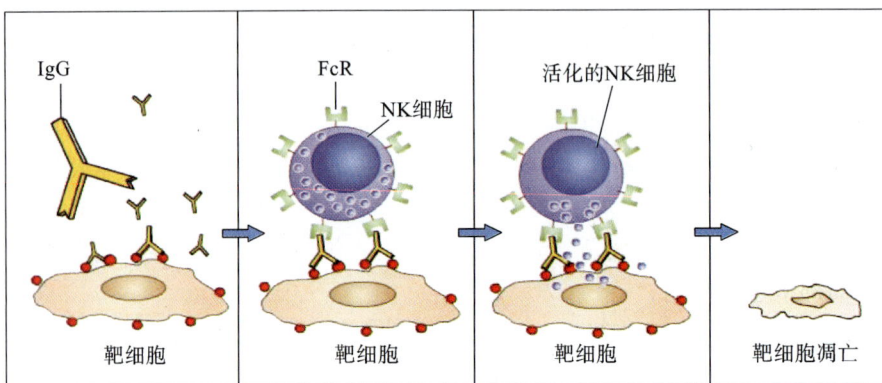

图 3-7　ADCC 示意图

胞表面的 IgE 结合，就会诱导细胞释放组胺等生物活性物质，引起Ⅰ型超敏反应。

四、穿过胎盘和黏膜

母体与胎儿之间存在着胎盘屏障，IgG 能借助 Fc 段选择性地与胎盘屏障母体一侧的滋养层细胞结合，从而转移到滋养层细胞内，并主动穿过胎盘进入胎儿血循环。IgG 是唯一可通过胎盘的抗体。这是一种重要的自然被动免疫，对于新生儿的抗感染有重要作用。

此外，sIgA 可经呼吸道、消化道黏膜上皮细胞到达黏膜表面，是发挥黏膜局部免疫功能的最主要因素。IgG 穿过胎盘及 sIgA 经初乳传递给婴儿是机体自然被动免疫的重要因素。

第三节　各类抗体的主要特性与功能

各类抗体在体内的含量、分子结构、分布及功能都各有其特性。

一、IgG

IgG 主要由脾、淋巴结中的浆细胞合成和分泌，在出生后 3 个月开始合成，3～5 岁接近成人水平。它以单体形式存在。根据 IgG 的铰链区的氨基酸组成和重链二硫键的数目、位置不同，将 IgG 分为四个亚型：IgG1、IgG2、IgG3 和 IgG4。IgG 含量高，占成人血清 Ig 总量的 75％～80％；IgG 分布广，且较其他 Ig 更易透过毛细血管壁弥散到组织间隙，几乎分布于全身各组织和体液

（包括脑脊液）；IgG 半衰期长，为 20～23 天，其为再次免疫应答的主要抗体，通常为高亲和力抗体。IgG 是唯一能通过胎盘的抗体，在新生儿抗感染中起重要作用。IgG 是抗感染的主要抗体，大多数抗菌、抗病毒抗体和抗毒素都属于 IgG 类。

另外，引起Ⅱ、Ⅲ型超敏反应的抗体也多属于 IgG 类。

二、IgM

IgM 主要由脾、淋巴结中的浆细胞合成和分泌，为五聚体，是五类 Ig 中相对分子质量最大的一类，称为巨球蛋白。IgM 一般不能通过血管壁，其主要分布在血液中，占成人血清 Ig 总量的 5%～10%。由于 IgM 有较多的抗原结合价，因此具有强大的抗感染作用。它激活补体，凝集作用明显比 IgG 强。单体 IgM 以膜结合型（mIgM）表达于 B 细胞表面作为 B 细胞识别抗原的特异性受体。

IgM 是在个体发育中最早合成的抗体，胚胎晚期即可合成，如果新生儿脐带血 IgM 升高提示胎儿发生了宫内感染。机体感染病原体引起的免疫应答过程中，最早产生的抗体也是 IgM，其半衰期短，为 5～10 天。因此，IgM 可作为感染的早期诊断依据。IgM 在感染早期发挥了重要的抗感染作用，对于防止菌血症、败血症的发生有重要意义。人体如果缺乏 IgM 可导致致死性败血症。

此外，人体的天然血型抗体也是 IgM 类，是造成血型不符引起输血反应的重要因素。IgM 还参与了某些自身免疫病及Ⅱ、Ⅲ型超敏反应的病理损伤过程。

三、IgA

IgA 在出生后 4～6 个月才能合成。IgA 分为两型：血清型 IgA 和分泌型 IgA（sIgA）。

血清型 IgA 为单体，主要由肠系膜淋巴组织中的浆细胞产生，主要存在于血清中，占血清 Ig 总量的 10%～15%。血清型 IgA 具有中和毒素、调理吞噬等生物学作用。

分泌型 IgA（sIgA），主要由呼吸道、消化道、泌尿生殖道等的黏膜固有层的浆细胞合成，为二聚体。其广泛分布于呼吸道、消化道、泌尿生殖道等黏膜表面，以及泪液、唾液、初乳等外分泌液中，在局部抗感染中发挥重要作用。sIgA 合成功能低下的幼儿，易患呼吸道、消化道感染。产妇初乳中 sIgA 的含量很高，对婴儿呼吸道和消化道的抗感染具有重要的作用。

四、IgD

IgD 在正常人血清中的含量很低，占血清 Ig 总量的 0.2%，半衰期为 3 天。IgD 为单体结构。血清中 IgD 的生物学功能尚不清楚。表达于 B 细胞表面的 IgD 称为膜结合型 IgD（mIgD），是 B 细胞识别抗原的特异性受体（BCR）。

五、IgE

正常人血清中的 IgE 含量极低，仅占血清 Ig 总量的 0.002%，含量较稳定，但在某些过敏性疾病和某些寄生虫感染患者的血清中 IgE 的含量明显升高。IgE 的半衰期较短，为 2～3 天。IgE 是单体结构，在个体发育中合成较晚，主要由呼吸道（鼻咽部、扁桃体、支气管）和胃肠道等黏膜固有层中的浆细胞产生。这些部位常是变应原入侵和超敏反应发生的场所。IgE 是引起Ⅰ型超敏反应的主要抗体，又称为亲细胞抗体。在超敏反应性疾病患者的血清中 IgE 水平波动很大。在鼻液、支气管分泌液、乳汁及尿液中可检出 IgE，其水平与血清 IgE 相似。

另外，IgE 具有抗寄生虫感染的作用。IgE 通过与嗜酸性粒细胞结合而介导 ADCC 的细胞毒效应杀死虫体。

临床应用

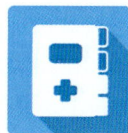

Note

小　结

抗体(Ab)是 B 细胞受抗原刺激,增殖、分化为浆细胞后合成并分泌的,能够与相应抗原特异性结合的球蛋白。具有抗体活性或化学结构与抗体相似的球蛋白统称为免疫球蛋白。抗体的基本结构是由四条多肽链(两条 L 链和两条 H 链)通过二硫键连接构成的对称结构。分为可变区、恒定区和铰链区,它们共同完成免疫效应。可变区为抗原结合部位,能特异性结合抗原。铰链区可以使抗体分子的构象发生改变,为激活补体提供条件。恒定区具有激活补体,结合吞噬细胞、NK 细胞、肥大细胞等表面的 Fc 受体和穿过胎盘、黏膜的功能。根据 Ig 的 H 链的恒定区抗原性的不同,将抗体分为 IgM、IgG、IgA、IgD、IgE 五类。

五类抗体在体内的含量、分子结构、分布及功能都各有其特性,发挥着不同的免疫效应。IgG 在血清和胞外液中的含量最高,分布广泛,是唯一可以通过胎盘的抗体,是机体抗感染的主要抗体。由于 IgM 是个体发育及初次免疫应答中最早合成和分泌的,因此在抗感染早期起着重要作用。IgA 有血清型和分泌型,sIgA 是机体黏膜抗感染的重要因素。血清型 IgD 的确切免疫功能尚未清楚。IgE 与Ⅰ型超敏反应的发生和机体抗寄生虫免疫有关。

能力检测

1. 简述抗体的结构及其功能。
2. 试比较五类 Ig 的抗感染作用。
3. 脐血和血清中 IgM 含量增高有什么医学意义?
4. IgG 与 IgM 激活补体、调理作用有什么区别?为什么?
5. 婴儿通过什么途径从母体获得抗体?有何意义?
6. 简述多克隆抗体与单克隆抗体的区别。

(谢德秋)

本章自测题

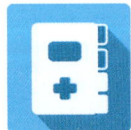

第四章 补体系统

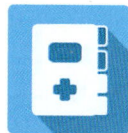
学习目标

掌握 补体的概念及生物学作用。

熟悉 补体系统的组成及补体的三条激活途径的基本过程与区别。

了解 补体系统的调节。

本章PPT

第一节 补体系统的概念与组成

一、补体系统的概念

补体(complement,C)是存在于人及脊椎动物血清和组织液中的一组经活化后具有酶活性的蛋白质,由30余种可溶性蛋白和膜结合蛋白组成,故又称补体系统。补体系统参与机体的抗感染及免疫调节过程,可介导免疫病理损伤,是体内重要的免疫效应系统。

二、补体系统的组成和命名

(一)补体系统的组成

补体系统按其性质和功能可以分为三大类。

1. 补体固有成分 存在于体液中,参与补体活化级联反应,包括:①参与经典激活途径的C1、C4、C2;②参与甘露聚糖结合凝集素激活途径(MBL途径)的 MBL、丝氨酸蛋白酶;③参与旁路激活途径的 B 因子、D 因子和 P 因子;④上述三条途径的共同成分 C3、共同末端通路的 C5、C6、C7、C8 和 C9。

2. 补体调节蛋白 以可溶性或膜结合形式存在,主要参与补体激活过程的调控,包括 C1 抑制物、I 因子、C4 结合蛋白、H 因子、S 蛋白、衰变加速因子(DAF)、膜辅助因子蛋白、同种限制因子、膜反应溶解抑制因子等。

3. 补体受体 存在于细胞膜上,介导补体活性片段或调节蛋白的生物学效应,包括 CR1～CR5、C3aR、C5aR、C2aR、C4aR 等。

(二)补体系统的命名

由于补体系统的组成和功能的复杂性,其命名较为复杂,一般有以下规律可循:①参与补体经典激活途径的固有成分,按其被发现的先后分别称为 C1(q、r、s)、C2…C9。②补体系统的其他成分以英文大写字母表示,如 B 因子、D 因子、P 因子、H 因子。③补体调节蛋白多以其功能命

Note

37

名,如 C1 抑制物、C4 结合蛋白、促衰变因子等。④补体活化后的裂解片段,以该成分的符号后面附加小写英文字母表示,如 C3a、C3b 等,通常 a 表示小片段,b 表示大片段。⑤灭活的补体片段,在其符号前加英文字母 i 表示,如 iC3b。

(三)补体成分的生成及理化性质

肝细胞和巨噬细胞是产生补体的主要细胞。补体系统占人体血清球蛋白总量的 10%,其中含量最高的是 C3,补体的含量相对稳定,不因免疫而增加,仅在发生某些疾病时有所变化。补体性质不稳定,易受各种理化因素影响,56 ℃加热 30 min 即可灭活,即使在室温下补体也易失活,而在 −20 ℃以下冷冻干燥后能较长时间保存。另外,紫外线照射、机械震荡、酸、碱、乙醇等理化因素均可破坏补体。

第二节 补体系统的激活

在生理情况下,血清中大多数补体成分均以非活化形式存在。只有在某些活化物的作用下或在特定的反应表面上,补体各成分才依次被激活,产生一系列连锁的酶促反应,表现出相应的生物学作用。补体系统的激活过程可分为三条途径,即经典途径(classical pathway)、旁路途径(alternative pathway)和 MBL 途径(mannan binding lectin pathway)。

一、经典途径

经典途径是由免疫复合物(immune complex,IC)结合 C1q,启动后续补体成分的途径。

(一)激活物

经典途径的激活物主要是抗原与 IgM 和某些 IgG 亚类(IgG1、IgG2、IgG3)结合形成的免疫复合物。

(二)激活过程

参与经典途径的补体成分依次为 C1、C4、C2、C3、C5～C9。整个激活过程可分为识别阶段、活化阶段和膜攻击阶段。

1. 识别阶段 C1 识别免疫复合物并活化形成 C1 酯酶的阶段,即经典途径的启动阶段。

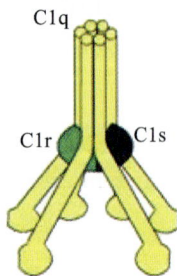

图 4-1 C1 分子结构示意图

C1 是由 C1q、C1r、C1s 分子组成的多聚体复合物(图 4-1)。其中 C1q 的相对分子质量最大,为六聚体,其羧基末端盘卷成球状,是 C1q 识别并结合抗体的部位。

抗体与抗原特异性结合形成免疫复合物后,抗体 Fc 段上的补体结合位点被暴露出来,C1q 即能识别并与之结合。当两个以上 C1q 球形头部被 IC 中的 IgG/IgM Fc 段结合、固定后,C1q 6 个亚单位的构象改变,导致 C1r 被裂解,形成 C1r 小片段即激活的 C1r,激活的 C1r 可裂解 C1s 成为 2 个片段,其中小片段的 C1s 具有酯酶活性。

2. 活化阶段 形成 C3 转化酶($\overline{C4b2a}$)和 C5 转化酶($\overline{C4b2a3b}$)的阶段。

具有活性的 C1 酯酶先作用于 C4,在 Mg^{2+} 存在下,C4 裂解为 C4a 和 C4b,C4a 释放入液相,C4b 吸附在靶细胞表面。随后 C1 酯酶作用于 C2,C2 也被裂解成 C2a 和 C2b 两个片段,C2b 被释放入液相,而 C2a 可与 C4b 形成 $\overline{C4b2a}$ 复合物,即 C3 转化酶。此酶使 C3 裂解为 C3a 和 C3b,C3a 被释放入液相,新生的 C3b 可与 $\overline{C4b2a}$ 结合,形成 C5 转化酶($\overline{C4b2a3b}$)(图 4-2)。

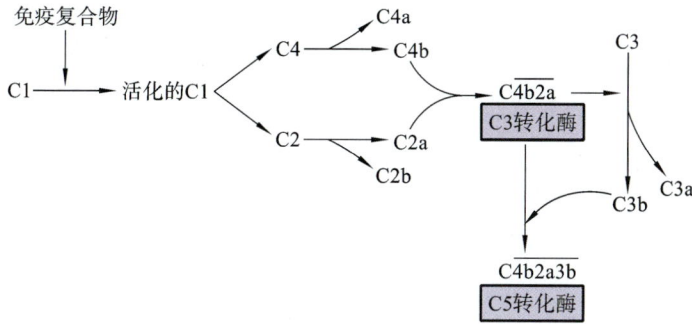

图 4-2　补体激活经典途径示意图

3. 膜攻击阶段　形成膜攻击复合物(membrane attack complex,MAC),使靶细胞溶解的阶段。

C5 转化酶($\overline{C4b2a3b}$)结合并裂解 C5,将 C5 裂解成 C5a 和 C5b。C5a 释放入液相,C5b 结合在靶细胞表面,并依次与 C6、C7 结合形成 $\overline{C5b67}$ 复合物,插入靶细胞膜脂质双分子层中,进一步与 C8 结合,形成 $\overline{C5b678}$ 复合物,牢固地附着于靶细胞表面。$\overline{C5b678}$ 复合物与 12～15 个 C9 分子联结成 C5b～9($\overline{C5b6789n}$),即膜攻击复合物(MAC)。C9 多聚体呈中空状态,插入靶细胞膜的脂质双分子层,形成直径为 11 nm 的跨膜孔道,使胞内电解质流出,而胞外水分大量涌入,最终导致靶细胞肿胀、裂解(图 4-3)。

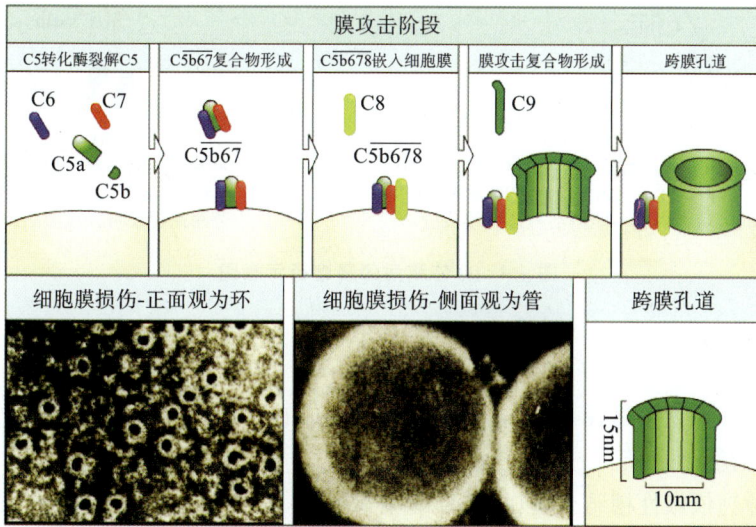

图 4-3　补体激活的共同末端效应

二、旁路途径

该途径越过 C1、C4、C2 直接激活 C3,故又称为 C3 途径或替代途径,该途径不依赖抗体,激活是发生在抗体产生之前,因此在感染早期发挥着重要的抗感染作用,是机体抵御病原微生物感染的非特异性防线。

(一) 激活物

主要为补体激活提供固相接触面的成分,如细菌的细胞壁成分(肽聚糖、脂多糖、磷壁酸),酵母多糖,凝聚的 IgA 或 IgG4 等。

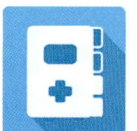

(二) 激活过程

正常生理情况下，体内就有少量的 C3 在缓慢地分解，形成少量的 C3a 和 C3b，随即被血清中的补体调节蛋白迅速地灭活。当体内有细菌感染时，C3b 吸附在细菌细胞壁的表面，可与 B 因子结合形成 $\overline{C3bB}$，血清中的 D 因子可使结合状态中的 B 因子裂解成 Ba 和 Bb，Ba 释放入液相，Bb 与 C3b 形成 $\overline{C3bBb}$ 复合物，此为旁路途径的 C3 转化酶，若与血清中的 P 因子结合成 $\overline{C3bBbP}$ 复合物，则较为稳定，不易被灭活。

结合于激活物表面的 $\overline{C3bBbP}$ 可裂解更多的 C3 分子，从而形成大量的 C3a 和 C3b，C3a 释放入液相，C3b 与 $\overline{C3bBb}$ 结合，形成 $\overline{C3bBb3b}$ 或 $\overline{C3bnBb}$，此即旁路途径的 C5 转化酶，其后进入膜攻击阶段即共同的末端效应（图 4-4）。

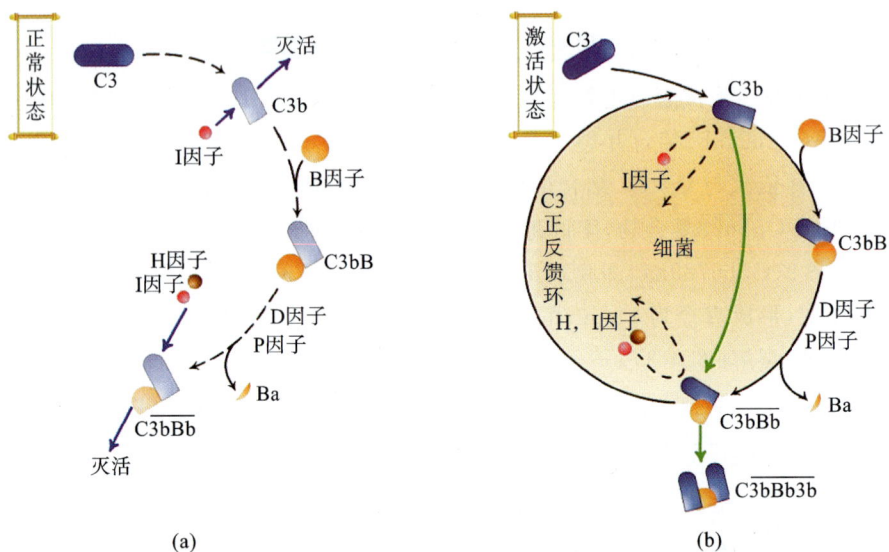

(a) 正常生理情况下，C3与B因子、D因子等相互作用，可产生极少量的C3bB和C3bBb，但极易被H因子和I因子作用而灭活，因此不能激活补体后续成分。

(b) 当有旁路途径激活物存在时，H因子、I因子的作用被抑制，旁路途径就可以被激活。

图 4-4　补体激活旁路途径示意图

三、MBL 途径

MBL 途径又称凝集素途径，是指细菌和病毒表面的甘露糖残基与血清中的 MBL 结合，进而激活 C4、C2、C3 的活化途径。

MBL 是一种钙依赖性糖结合蛋白，属于凝集素家族，可与甘露糖残基结合。正常情况下，血清中 MBL 水平极低，在病原微生物感染早期，机体发生急性期反应时，其水平明显升高。MBL 首先与某些细菌表面的甘露糖残基结合，继而与丝氨酸蛋白酶结合，形成 MBL 相关的丝氨酸蛋白酶（MASP）。MASP 具有与活化的 C1q 同样的生物学活性，可裂解 C4 和 C2 分子形成 C3 转化酶，其后的激活过程与经典途径相同。

四、三条激活途径的特点及比较

补体系统是机体重要的非特异性的免疫系统，三条激活途径彼此联系，互相促进，并具有共同的末端效应。旁路途径和 MBL 途径不需免疫复合物的参与，在感染早期即可发挥重要的非特异性免疫作用。经典途径是机体产生相应抗体后，补体抗感染的重要途径。三条激活途径的比较如图 4-5 所示。

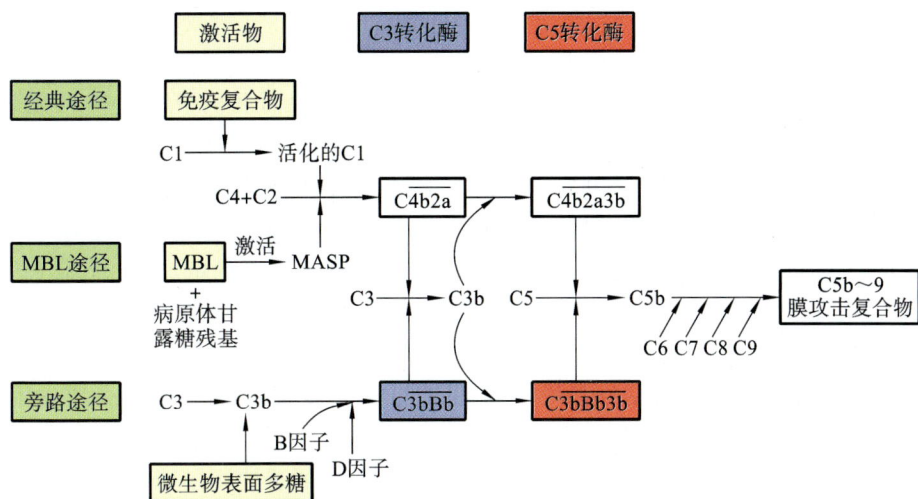

图 4-5　补体激活三条途径的比较示意图

第三节　补体系统的主要生物学作用

补体的生物学活性主要通过其激活后产生的 MAC 和多种水解片段介导。补体系统对机体的作用是多方面的，既可参与机体的防御效应和自身稳定，又可引起免疫损伤。

一、溶解细胞作用

补体系统激活后，在靶细胞表面形成 MAC，从而导致靶细胞溶解。这种补体介导的溶菌、溶细胞作用是机体抵抗病原微生物感染的重要防御手段。补体的溶细胞作用效果因细胞种类不同而异。其中对革兰阴性菌、支原体及各种血细胞等的作用比对革兰阳性菌的作用大得多。补体的溶细胞反应不仅可以抗菌，也可抵抗其他微生物及寄生虫的感染。有补体缺陷的患者，机体易受病原微生物的侵害。在某些病理情况下，针对细胞表面抗原的自身抗体与抗原特异性结合，活化补体，形成 MAC，导致自身细胞的溶解，从而引起自身免疫病。

二、调理作用

补体激活过程中产生的 C3b、C4b 一端可与细菌及其他颗粒物质结合，另一端能与中性粒细胞或巨噬细胞表面的相应受体结合，从而促进吞噬细胞黏附、吞噬及杀伤病原微生物，这称为补体的调理作用（图 4-6）。

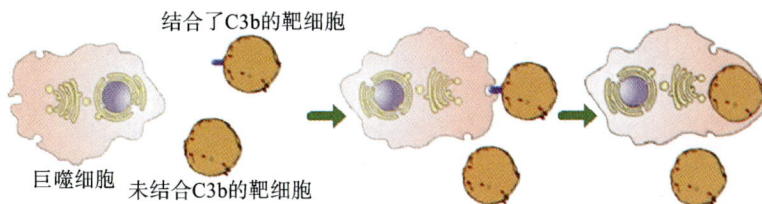

图 4-6　补体的调理作用示意图

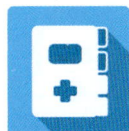

补体系统
的调节

三、清除免疫复合物

抗原、抗体在体内结合形成的免疫复合物,如未被及时清除而沉积于组织中,可活化补体造成组织损伤。补体有清除免疫复合物的功能。其机制如下:①C3b 或 C4b 与循环中的免疫复合物结合后,通过免疫黏附作用与表达相应受体的红细胞、血小板等结合,并随血流进入肝、脾后被巨噬细胞(肝脏的库普弗细胞)吞噬清除;②补体与 IgFc 的结合能在空间上干扰 IgFc 之间相互作用,从而抑制新的免疫复合物形成,并使已经形成的免疫复合物不稳定,发生解离。

四、炎症介质作用

补体活化后裂解产生的某些活性片段(如 C2a、C3a、C4a 及 C5a)具有炎症介质作用,主要表现为激肽作用、过敏毒素样作用和趋化作用。

1. 激肽样作用　C2a、C4a 具有激肽样作用,可增加血管的通透性,引起炎性渗出、水肿。

2. 过敏毒素作用　C3a、C4a、C5a 可使肥大细胞、嗜碱性粒细胞脱颗粒释放组胺及其他血管活性介质,引起血管扩张、毛细血管通透性增强、平滑肌收缩和支气管痉挛等过敏症状,故称其为过敏毒素。C5a 的作用最强。

3. 趋化作用　C5a 对中性粒细胞有很强的趋化作用,又称趋化因子,能吸引中性粒细胞向炎症部位聚集,加强对病原体的吞噬和清除,同时增强炎症反应。

五、参与特异性免疫应答

补体既参与非特异性免疫反应,又参与特异性免疫应答。补体主要通过以下几个环节参与调节机体特异性免疫应答:①通过调理作用,促进抗原提呈;②促进 B 细胞活化,当 C3b 与 B 细胞膜上补体受体结合后,产生一种非特异性的活化信号,可使 B 细胞增殖、分化为可分泌抗体的浆细胞;③保存抗原,诱导记忆 B 细胞的形成,记忆细胞的存活需要抗原的持续刺激,免疫复合物可通过结合于其表面的补体与滤泡树突状细胞(FDC)表面补体受体相互作用而被滞留于生发中心,以免疫复合物形式存在的抗原得以持续刺激生发中心的记忆 B 细胞,从而维持后者的存活。

能力检测

1. 简述补体的概念、性质及补体系统的组成。
2. 比较补体激活的三条途径的异同。
3. 简述补体的生物学作用。

(邱丹缨)

测定补体活性的血清采送的注意事项

补体与临床疾病

本章自测题

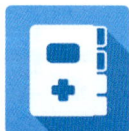

Note

第五章　主要组织相容性复合体及其编码分子

学习目标

掌握　MHC 分子与 HLA 的概念。
熟悉　HLA 的分子结构、分布与功能；HLA 在医学上的意义。
了解　HLA 复合体的结构与遗传特征。

第一节　概　　述

一、MHC 分子、HLA

20 世纪初发现，动物的自体组织移植可维持良好功能，而不同种属或同种属不同系别的个体间进行组织移植，会出现排斥反应。后证明移植排斥的实质是一种免疫反应，其诱因是存在于供体和受体组织细胞表面的同种异型抗原。这种代表个体差异的同种异型抗原，称为移植抗原（transplantation antigen）或组织相容性抗原（histocompatibility antigen）。组织相容性抗原包括多种复杂的抗原系统，凡能引起慢而弱的排斥反应的抗原称为次要组织相容性抗原，凡能引起快而强的排斥反应的抗原称为主要组织相容性抗原或 MHC 分子。因为人类的主要组织相容性抗原最早是用血清学方法在白细胞中发现的，所以人类的 MHC 分子又称为人类白细胞抗原（human leucocyte antigen，HLA）。

二、MHC、HLA 复合体

编码主要组织相容性抗原的是染色体上一组紧密连锁的基因群，称为主要组织相容性复合体（major histocompatibility complex，MHC）。从鱼到人类都存在结构、功能相似的 MHC，如小鼠的 H2 复合体、人的 HLA 复合体。MHC 是目前已知多态性最丰富的基因系统，它不仅控制着移植排斥反应，还与机体免疫应答、免疫调节及某些病理状态的产生密切相关。

第二节　HLA 复合体的结构与遗传特征

一、HLA 复合体的结构

人类的 HLA 复合体位于第 6 号染色体短臂，共有 224 个基因座位，其中 128 个为功能性基因,96 个为假基因。根据编码产物的分布与功能不同,HLA 复合体可分为三个基因区,从着丝粒一侧起依次为Ⅱ类、Ⅲ类和Ⅰ类基因区(图 5-1)。

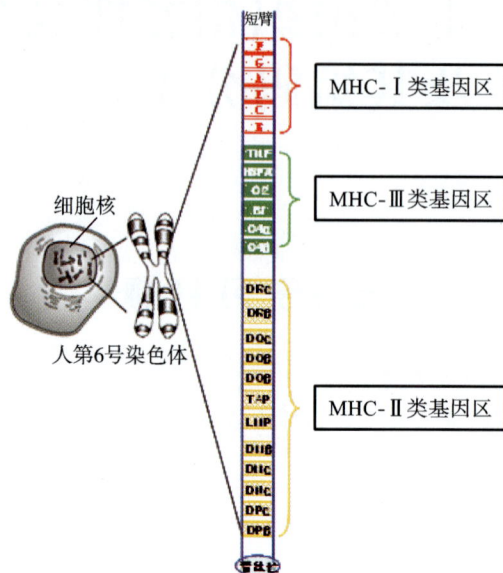

图 5-1　HLA 复合体的结构示意图

（一）HLA-Ⅰ类基因区

HLA-Ⅰ类基因区包括多个等位基因位点,编码产物有 HLA-A、B、C 等经典的Ⅰ类抗原(分子)及 HLA-E、F、G 等非经典Ⅰ类抗原,可表达于几乎所有有核细胞表面。

（二）HLA-Ⅲ类基因区

已定位的至少有 36 个基因,其中与免疫系统有关的基因有 C4B、C4A、C2、Bf、肿瘤坏死因子(TNF)和热休克蛋白 70(HSP70),分别编码 C4、C2、B 因子、TNF-α、TNF-β 和 HSP70 分子。大多数Ⅲ类基因产物合成后分泌到体液中去,参与免疫应答及炎症反应。

（三）HLA-Ⅱ类基因区

HLA-Ⅱ类基因区主要包括经典的 DP、DQ、DR 亚区,编码产物为 HLA-DP、DQ、DR 等HLA-Ⅱ类抗原(分子)。此区还包括新近确定的 TAP、LMP、DO、DM 等亚区,编码产物表达于部分细胞表面。

二、HLA 复合体的遗传特征

（一）单倍型遗传

HLA 复合体在一条染色体上的基因组合称为单倍型(haplotype,又称单元型),在体细胞两条染色体上的组合称为基因型(genotype),其表达的 HLA 抗原特异性型别称为表型。

由于一条染色体上 HLA 各位点之间距离非常近,很少发生同源染色体间的交换。在遗传过程中,亲代的 HLA 单倍型作为一个整体遗传给下一代。因此,子女的 HLA 基因型中,一个单倍型与父亲相同,另一个与母亲相同(图 5-2)。而子代同胞间的 HLA 基因型完全相同的概率为25%,完全不相同的概率也为 25%,一个单倍型相同的概率为 50%。这一特点可应用于器官移植的供者选择及法医学的亲子鉴定。

（二）共显性遗传

HLA 复合体为共显性遗传,即每对等位基因都能编码抗原,共同表达于细胞膜上,而不形成ABO 血型系统中的隐性基因及免疫球蛋白基因中的等位基因排斥现象,这就大大增加了 HLA

抗原系统的复杂性和多态性(图5-2)。

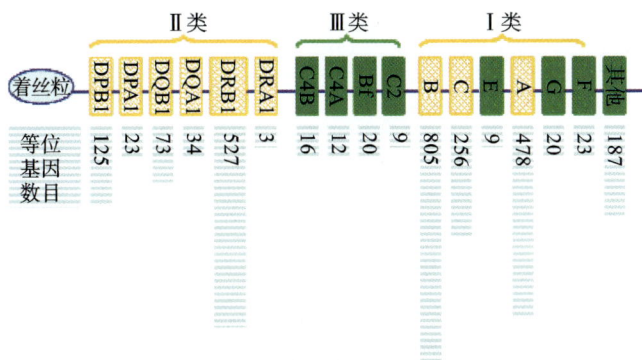

图 5-2 HLA 复合体单倍型遗传及共显性遗传示意图

(三) 高度多态性

多态性(polymorphism)是指在随机婚配的群体中,同一基因位点可存在两个或两个以上的等位基因(allele),可能编码两种以上的基因产物。

HLA 复合体是多位点的共显性复等位基因系统,具有高度多态性,主要体现在经典的Ⅰ、Ⅱ类基因,正式命名显示多态性的 HLA 基因座位有 31 个,共 2320 个等位基因,如图 5-3 所示为常见基因座位的等位基因数目。在远交人群中,有数以百亿计的 HLA 单倍型和基因型,除同卵双生外,无关个体间 HLA 型别完全相同的概率极小,这给同种移植时选择供体造成极大困难,但 HLA 复合体的高度多态性保证了种群对各种病原体能产生合适的免疫应答,以保证群体的延续及其稳定性的维持。

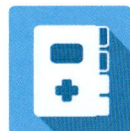

图 5-3 HLA 复合体基因多态性及一些主要基因座位的等位基因数目

(四) 连锁不平衡

单倍型基因非随机分布的现象称为连锁不平衡(linkage disequilibrium)。如某些基因经常在一起出现,其单倍型频率比理论值高,而另一些基因又较少出现。连锁不平衡的产生原因尚不清楚,目前研究证实连锁不平衡与某些疾病的发生有一定相关性。

第三节 HLA 的分子结构、分布与功能

一、HLA 的分子结构及分布

HLA-Ⅰ类分子的结构及分布,如图5-4、表5-1所示。

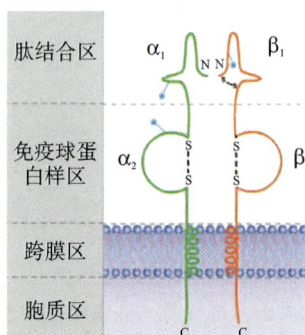

图 5-4　HLA-Ⅰ类分子结构示意图

表 5-1　HLA-Ⅰ类分子的结构及分布

结　　构	分　　布
HLA-Ⅰ类分子是由 MHC-Ⅰ类基因编码的 α 链与第 15 号染色体编码的 β_2 微球蛋白（β_{2m}）非共价结合的糖蛋白。 α 链由胞外区、跨膜区和胞质区组成。胞外区可进一步分为 α_1、α_2 和 α_3 三个功能区。α_1、α_2 共同构成抗原结合槽，可结合抗原肽；β_{2m} 与 α_3 功能区连接，其功能为有助于Ⅰ类抗原的表达和稳定，α_3 为 T 细胞 CD8 分子的识别部位。 胞质区负责将细胞外信息向胞内传递	经典的 HLA-Ⅰ类分子广泛分布于人体各种有核细胞表面，包括血小板和网织红细胞。成熟红细胞、神经细胞和成熟的滋养层细胞一般不表达。 各种组织细胞表达 HLA-Ⅰ类抗原的数量不同，以外周血白细胞、脾、淋巴结、胸腺细胞的含量最为丰富。 滋养层细胞虽不表达经典的 HLA-Ⅰ类分子，却表达 HLA-G 和 E 分子，在母胎免疫耐受形成中可能起重要作用

HLA-Ⅱ类分子的结构及分布，如图 5-5、表 5-2 所示。

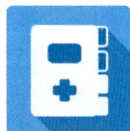

图 5-5　HLA-Ⅱ类分子结构示意图

表 5-2　HLA-Ⅱ类分子的结构及分布

结　　构	分　　布
HLA-Ⅱ类分子是由 MHC-Ⅱ类基因编码的 α 链和 β 链非共价连接的糖蛋白。 α 链和 β 链均由胞外区、跨膜区和胞质区组成，胞外区各含两个功能区 α_1、α_2 和 β_1、β_2。α_1、β_1 共同构成抗原结合槽，可结合抗原肽；α_2 与 β_2 具有 Ig 恒定区样结构，为 T 细胞 CD4 分子的识别部位。 胞质区负责将细胞外信息向胞内传递	经典的Ⅱ类抗原（HLA-DR、DP、DQ）的分布面较窄，主要分布于 B 细胞、Mφ 等 APC、胸腺上皮细胞、血管内皮细胞、活化的 T 细胞及精细胞上。有些组织在病理情况下亦可表达Ⅱ类抗原。 分布在细胞表面的 HLA-Ⅰ、Ⅱ类抗原，也可以可溶性形式出现在血清、尿液、唾液、精液及乳汁中

二、HLA 的生物学功能

(一) 参与对抗原的处理与提呈

HLA 最主要的功能之一是作为抗原提呈分子。两类 HLA 分子所提呈的抗原具有不同的特点(图 5-6、图 5-7)。MHC-Ⅰ类分子识别和提呈病毒抗原、肿瘤抗原等内源性抗原肽,与辅助受体 CD8 结合,对 Tc 的识别起限制作用。MHC-Ⅱ类分子识别和提呈细菌、蛋白质等外源性抗原肽,与辅助受体 CD4 结合,对 Th 的识别起限制作用。

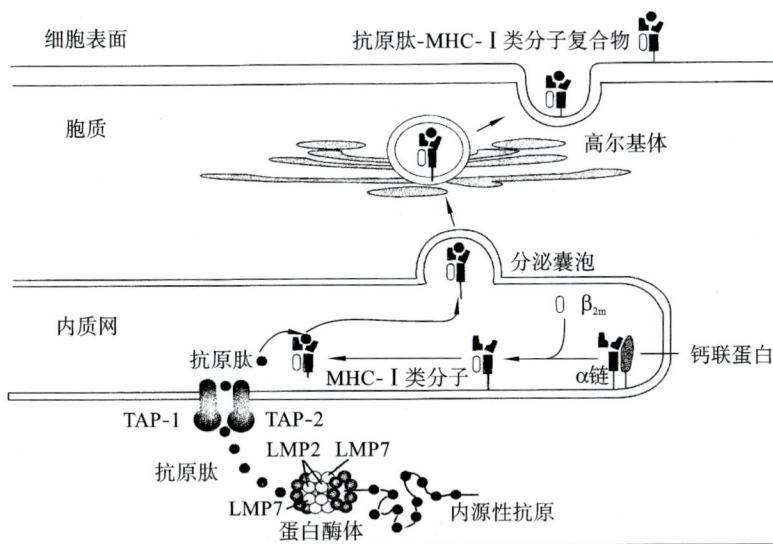

图 5-6　MHC-Ⅰ类分子参与对内源性抗原的处理与提呈

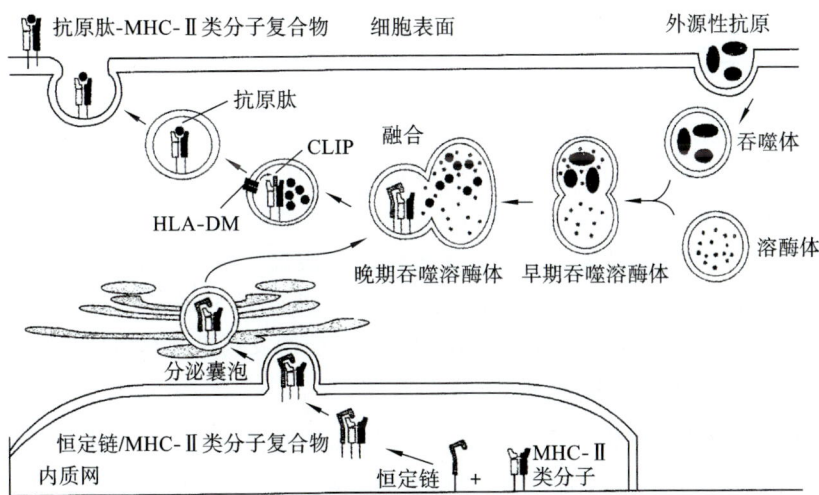

图 5-7　MHC-Ⅱ类分子参与对外源性抗原的处理与提呈

(二) 参与 T 细胞发育

经典的 HLA-Ⅰ、HLA-Ⅱ类分子通过胸腺中的阳性选择与阴性选择参与 T 细胞发育。①阳性选择:胸腺皮质的双阳性 T 细胞,凡与胸腺上皮细胞表面 MHC-Ⅰ类或 MHC-Ⅱ类分子有适度亲和力者,分别分化为 CD8 或 CD4 单阳性 T 细胞,反之,发生凋亡而被清除。②阴性选择:进入胸腺髓质的单阳性 T 细胞,凡与胸腺巨噬细胞(或 DC)表面自身抗原肽-MHC 分子复合物结合者,即发生凋亡。由此,自身反应性 T 细胞被清除,从而建立中枢性免疫耐受。

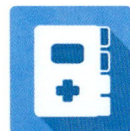

Note

（三）MHC 限制性

免疫应答过程中 Th 细胞与 B 细胞、Th 细胞与 APC 细胞、Tc 细胞与靶细胞之间发生相互作用时，需识别是否是自身 MHC 分子，只有当作用双方的 MHC 分子一致时，免疫应答才能发生，这一现象称为 MHC 限制性（MHC restriction）。现已明确，Tc 与靶细胞之间的相互作用受 MHC-Ⅰ类分子限制，Th 细胞与 APC 细胞之间、Th 细胞与 B 细胞之间、Th 细胞与 Tc 细胞之间的相互作用受 MHC-Ⅱ类分子限制。

（四）参与免疫调节

经典的 HLA-Ⅰ、HLA-Ⅱ类分子参与构成抗原肽-HLA-TCR 三分子复合体启动免疫应答（详见第一篇第六章）；非经典的 HLA-E、HLA-G 可抑制 NK 细胞的杀伤活性，参与母胎免疫耐受及调节 T 细胞功能。

（五）参与免疫应答的遗传控制

机体对抗原物质的免疫应答受 Ir 基因控制。人的 Ir 基因位于 HLA-Ⅱ类基因区内，通过其编码产物实现对免疫应答的遗传控制，表现为不同个体具有不同的 HLA 分子谱，对特异性抗原应答的强弱不同。

（六）诱导移植排斥反应

在同种组织器官移植或输血中，HLA-Ⅰ、HLA-Ⅱ类分子可在受者体内诱导产生相应的抗体和特异的 Tc 细胞，从而攻击移植物细胞，发生排斥反应。

第四节　HLA 在医学上的意义

一、HLA 与疾病的关系

（一）HLA 与疾病的相关性

近年研究发现，某些疾病的发生与一些特殊型别的 HLA 相关。例如，强直性脊柱炎患者中 90% 以上带有 HLA-B27；发作性睡眠患者几乎均有 HLA-DR2 抗原。与 HLA 有关的疾病，大多是发病机理不明，并伴有免疫功能异常和有遗传倾向的疾病。由于近年已检出了众多的多态性 HLA 基因，有可能在 DNA 水平上探讨 HLA 与疾病的相关性，并最终在 HLA 复合体中发现某些疾病的易感基因或保护基因，这将有助于阐明某些疾病的发病机制及制订全新的防治措施。

（二）HLA 表达异常与某些疾病的关系

1. HLA-Ⅰ类抗原表达异常　研究发现，许多肿瘤细胞表面 HLA-Ⅰ类抗原缺失或密度降低，或 HLA 特异性改变，使 Tc 不能对其识别，从而逃避了 Tc 对肿瘤细胞的杀伤，促进肿瘤的生长与转移。

2. HLA-Ⅱ类抗原表达异常　裸淋巴细胞综合征（bare lymphocyte syndrome，BLS）患者的 B 淋巴细胞及其他 APC 表面 HLA-Ⅱ类抗原表达缺陷，而其他体细胞则表达正常；此类患者往往表现为严重的免疫缺陷，常于婴儿期死亡。Graves 病患者的甲状腺上皮细胞、Ⅰ型糖尿病患者的胰岛 β 细胞等均有 HLA-Ⅱ类抗原异常表达。其机理可能是局部感染而诱生 γ 干扰素（IFN-γ），后者诱导Ⅱ类抗原表达。自身细胞异常表达Ⅱ类抗原，就可能将自身抗原递呈给自身反应性 T 细胞，从而启动自身免疫应答。激活的自身反应性 T 细胞又能大量产生 IFN-γ，诱导更多的自身细胞表达Ⅱ类抗原，加重和延续自身免疫应答，导致迁延不愈的自身组织损伤。

二、HLA 与器官移植

器官移植是近代医学重要的治疗手段之一。被移植的器官或组织的存活率高低与供、受者间的 HLA 抗原是否匹配及匹配程度密切相关,且 HLA-Ⅱ类抗原的配合比 HLA-Ⅰ类抗原更为重要。

三、HLA 与输血反应

多次接受输血的患者体内可产生抗 HLA 的抗体,导致白细胞和血小板被破坏而发生非溶血性输血反应,因此,对多次接受输血者应尽量选择 HLA 抗原相同和不含有抗 HLA 抗体的血液。

四、HLA 与法医学

由于 HLA 的多基因性和高度多态性,HLA 可视为个体特异性的终身遗传标记。在无血缘关系的人群中,HLA 的基因型和表现型完全相同的概率极低,且家庭内 HLA 以单倍型方式遗传,因此,HLA 基因型和(或)表现型的检测,已成为法医学上的个体识别和亲子鉴定的重要手段。

小　结

MHC 是位于脊椎动物染色体上一组紧密连锁的具有高度多态性的基因群,其产物(如人类的 HLA 分子)不但参与移植排斥反应和 T 细胞的分化发育,而且在免疫应答的启动和免疫调节中发挥重要作用。HLA 在器官移植、法医学鉴定上具有极高的应用价值,越来越多的研究证实,特定类型的 HLA 可作为某些疾病的遗传标志而具有重要诊断价值。

能力检测

1. 人类 MHC 是如何构成的?
2. MHC 有哪些免疫功能? HLA 抗原有哪些医学意义?
3. MHC-Ⅰ、MHC-Ⅱ类抗原的分布情况如何? 在免疫中起什么作用?
4. 比较 HLA-Ⅰ、HLA-Ⅱ类分子在结构、组织分布和与抗原肽相互作用等方面的异同点。

本章自测题

(邱丹缨)

Note

第六章 免疫应答

本章PPT

学习目标

掌握 免疫应答的概念与类型;参与固有免疫应答的物质与作用;适应性免疫应答的基本过程与特点;抗体产生的规律及其意义;体液免疫与细胞免疫的生物学效应与特点比较。

熟悉 固有免疫应答与适应性免疫应答的关系;固有免疫应答的生物学意义;体液免疫应答与细胞免疫应答的过程与比较;免疫耐受、免疫调节的概念。

了解 诱导免疫耐受的条件、研究免疫耐受的医学意义;免疫应答的调节机制。

免疫应答是医学免疫学的核心内容。免疫系统对抗原的识别与排除的整个过程称为免疫应答。根据免疫应答识别的特点、效应机制及免疫获得形式,通常把免疫应答分为固有免疫应答和适应性免疫应答两大类。

第一节 固有免疫应答

固有免疫应答(innate immune response)是指体内固有免疫细胞和固有免疫分子识别、结合病原体及其产物或其他抗原性异物后,被迅速活化,产生相应生物学效应,从而将病原体等抗原性异物杀伤、清除的过程。固有免疫应答是机体抵御病原体入侵的第一道防线,不但具有非特异性抗感染的作用,而且参与机体对衰老、损伤或突变细胞的清除作用,并启动和参与适应性免疫应答。

一、固有免疫系统的组成

固有免疫系统(innate immune system)是生物体在长期种系进化过程中逐渐形成的天然免疫体系,主要由组织屏障、固有免疫细胞、固有免疫分子组成。

(一)组织屏障结构及其作用

1. 皮肤黏膜屏障 由皮肤和黏膜组织构成的物理屏障具有机械屏障作用,在正常情况下可有效阻挡病原体侵入体内。黏膜上皮细胞的迅速更新、呼吸道黏膜上皮细胞纤毛的定向摆动及黏膜表面分泌液的冲洗作用,都有助于清除黏膜表面的病原体。皮肤及黏膜分泌物中含有多种杀菌、抑菌物质,主要包括:皮脂腺分泌的不饱和脂肪酸;汗腺分泌的乳酸;胃液中的胃酸;泪液、唾液,呼吸道、消化道和泌尿生殖道黏液中的溶菌酶与抗菌肽等。这些抗菌物质构成化学屏障,抵抗病原体的入侵。其次,寄居在皮肤及黏膜表面的正常菌群构成的微生物屏障,可通过与病原体竞争结合上皮细胞和营养物质的作用或通过分泌某些杀菌、抑菌物质,对病原体产生抵抗作用。

2. 血脑屏障　血脑屏障是由软脑膜、脉络丛的毛细血管壁和包在血管壁外的星形胶质细胞共同组成的胶质膜。其组织结构致密,能阻挡血液中的病原体和其他大分子物质进入脑组织及脑室,对中枢神经系统产生保护作用。因为婴幼儿血脑屏障尚未发育完善,所以容易发生中枢神经系统感染。

3. 血胎屏障　此屏障由母体子宫内膜的基蜕膜和胎儿绒毛膜滋养层细胞共同构成。血胎屏障可防止母体内病原体和有害物质进入胎儿体内,从而保护胎儿免遭感染,而不妨碍母子间营养物质的交换,使胎儿得以正常发育。在妊娠三个月内,血胎屏障发育尚未完善,此时孕妇若感染风疹和巨细胞等病毒,可导致胎儿畸形或流产。

(二) 固有免疫细胞及其作用

1. 吞噬细胞　包括中性粒细胞和单核-巨噬细胞,是执行非特异性免疫的效应细胞,可及时清除侵入体内的病原体,在机体早期抗感染免疫中发挥重要作用。

(1) 中性粒细胞　占血液白细胞总数的 $60\% \sim 70\%$,来源于骨髓。中性粒细胞胞质中含有髓过氧化物酶、溶菌酶、酸性磷酸酶、碱性磷酸酶、防御素和杀菌渗透增强蛋白等。中性粒细胞具有很强的趋化作用和吞噬功能,当病原体在局部引发感染时,它们可迅速穿越血管内皮细胞进入感染部位,对入侵的病原体发挥吞噬杀伤和清除作用。中性粒细胞表面具有 IgG Fc 受体和补体 C3b 受体,可通过调理作用促进和增强其吞噬杀伤作用。

(2) 单核-巨噬细胞　体内执行非特异性免疫作用的效应细胞,同时在特异性免疫应答的各个阶段也发挥重要作用(详见第一章)。

2. 自然杀伤细胞 (NK) 与 NKT 细胞　同属非特异性免疫细胞,其作用详见第一章。

3. γδT 细胞　γδT 细胞是执行非特异免疫作用的 T 细胞,主要分布于黏膜和皮下组织。γδT 细胞表面抗原受体识别抗原不受 MHC 限制,且识别的抗原种类有限,主要是某些病原微生物或感染/突变细胞表达的共同抗原,如热休克蛋白、病毒蛋白等。γδT 细胞是皮肤黏膜局部抗病毒感染的重要效应细胞,对肿瘤细胞也有一定的杀伤作用,其杀伤机制与 CD8$^+$ CTL 基本相同。活化的 γδT 细胞还可通过分泌多种细胞因子介导炎症反应或参与免疫调节。

吞噬过程视频

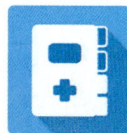

(三) 固有免疫分子及其主要作用

1. 补体系统　参与固有免疫应答最重要的一类免疫效应分子(详见第四章)。

2. 细胞因子　病原体感染机体后,可刺激免疫细胞和感染的组织细胞产生多种具有不同生物学作用的细胞因子,具有抗病毒、促进炎症反应、增强抗肿瘤等作用。

3. 溶菌酶　溶菌酶是一种不耐热的碱性蛋白质,广泛分布于唾液、血液等各种体液、外分泌液和吞噬细胞溶酶体中。溶菌酶通过破坏革兰阳性菌细胞壁的肽聚糖,而使细菌细胞溶解。革兰阴性菌对溶菌酶不敏感。

4. 防御素　防御素(defensin)是一组耐蛋白酶的富含精氨酸的小分子多肽,对细菌、真菌和某些有包膜病毒具有直接杀伤作用。

5. 乙型溶素　乙型溶素是血清中一种对热较稳定的碱性多肽,在血浆凝固时由血小板释放。乙型溶素可作用于革兰阳性菌的细胞膜,产生非酶性破坏效应,对革兰阴性菌无效。

二、固有免疫应答的机制与特点

(一) 固有免疫应答机制

1. 固有免疫的识别对象　固有免疫细胞的识别对象主要是病原体及其产物共有的保守结构,统称为病原体相关模式分子(pathogen associated molecular pattern,PAMP)。PAMP 在病原微生物中广泛分布而不表达于正常组织细胞表面。PAMP 主要包括革兰阳性菌的磷壁酸(LTA)和肽聚糖(PGN)、革兰阴性菌的脂多糖(LPS)、某些病毒和真菌成分及细菌 DNA、双链

Note

RNA 等。因正常宿主细胞不产生 PAMP,故 PAMP 成为固有免疫系统区分"自己"与"非己"的结构标志之一。

此外,固有免疫细胞在某些情况下还可识别凋亡、死亡、突变、损伤及老化的细胞,以及受损细胞所释放的某些胞内组分(如热休克蛋白等),后者统称为损伤相关的模式分子(damage associated molecular pattern,DAMP)。

2. 固有免疫的识别方式——模式识别 不同于适应性免疫应答中 TCR 与 BCR 对抗原的特异性识别,固有免疫细胞识别 PAMP 的受体被统称为模式识别受体(pattern recognition receptor,PRR)。模式识别受体可与广泛类别病原微生物表面的 PAMP 及宿主凋亡、衰老损伤细胞的 DAMP 发生结合,启动即时效应。

(二) 固有免疫应答的特点

固有免疫应答在识别方式和效应特点上不同于适应性免疫应答,主要归纳如下。

1. 反应迅速 固有免疫细胞一旦识别 PAMP,就立刻被激活并发挥效应。

2. 泛特异性 固有免疫细胞的识别与应答机制并非精确地针对特异性抗原表位,而仅针对病原体及其产物的共有保守结构(PAMP),故具有泛特异性。

3. 无细胞增殖与分化 固有免疫细胞可借模式识别受体(PRR)与 PAMP 结合而迅速激活并产生促炎细胞因子,但不发生细胞增殖、分化与克隆增殖。

4. 短效且无免疫记忆 固有免疫细胞寿命较短,且不形成特定的记忆细胞,因此固有免疫应答不但持续时间短,而且无免疫记忆。

三、固有免疫应答的生物学意义

(一) 参与抗感染

固有免疫细胞和分子在体内分布广泛且反应迅速,故在抵御细菌、病毒及寄生虫感染中发挥重要作用,这在感染早期机体尚未形成特异性免疫的情况下尤为重要。此外,固有免疫也参与抗感染特异性免疫应答的效应阶段。固有免疫缺陷可增加机体对感染的易感性。

(二) 参与抗肿瘤

各类固有免疫细胞均具有一定的抗肿瘤效应,例如:NK 细胞可杀伤肿瘤细胞;激活的巨噬细胞也可发挥抗肿瘤作用;NKT 细胞、$\gamma\delta$T 细胞均可监视恶性肿瘤的发生。

(三) 参与机体的免疫自稳

受损或死亡细胞所释放的 DAMP 可诱发炎症反应,有助于机体清除衰老、损伤、变性的细胞,并促进组织修复。当 DAMP 相关的炎症失控或转为慢性炎症时,则可能参与自身免疫病、代谢性疾病及肿瘤的发生发展。

(四) 参与适应性免疫应答

1. 启动适应性免疫应答 巨噬细胞在吞噬、杀伤、清除病原体等的同时,将抗原降解为小分子肽段后以抗原肽-MHC 复合物的形式提呈给 T 细胞为其活化提供第一信号。此外,巨噬细胞识别、结合病原体后,其表面共刺激分子(如 B7 和 ICAM 等)表达增加,有助于 T 细胞活化第二信号的产生。T 细胞在两种信号作用下活化,启动特异性免疫应答。

2. 协同抗体和效应 T 细胞发挥免疫效应 抗体本身不具有杀菌和清除病原体的作用,只有在固有免疫细胞和固有免疫分子参与下,通过调理吞噬、ADCC 和补体介导的溶菌效应等作用机制,才能有效杀伤、清除病原体等抗原性异物。效应 T 细胞通过释放多种细胞因子活化吞噬细胞和 NK 细胞,增强其吞噬杀伤功能,从而有效清除入侵的病原体。

3. 影响适应性免疫应答的类型 固有免疫细胞可通过对不同病原体的识别,产生不同种类

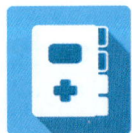

的细胞因子。这些细胞因子决定特异性免疫细胞的分化方向,从而决定了适应性免疫应答的类型。例如:①胞内病原体或肿瘤可诱导 DC 合成分泌以 IL-12 为主的细胞因子,诱导初始 T 细胞分化为 Th1 细胞,引起细胞免疫应答;②当机体感染蛋白质抗原或某些病原体时,DC 与 T 细胞相互作用后,可产生以 IL-4 为主的细胞因子,可诱导初始 T 细胞分化为 Th2 细胞,辅助活化 B 细胞增殖、分化为浆细胞,产生体液免疫应答。

4. 影响 B 细胞记忆 现已知 DC 和补体/补体受体等在诱导和维持免疫记忆中发挥重要作用。记忆 B 细胞的维持有赖于抗原的持续刺激,而树突状细胞(DC)借助其表面的补体受体,可将以免疫复合物形式存在的抗原长时间滞留在细胞表面,从而维持记忆性 B 细胞的生存。

此外,固有免疫也可影响某些非感染性疾病,如超敏反应性疾病、自身免疫病、移植排斥反应等的发生和发展。

第二节 适应性免疫应答

一、概述

适应性免疫应答(adaptive immune response)又称获得性免疫应答或特异性免疫应答,是指免疫活性细胞受到抗原刺激后发生活化、增殖并分化成为效应细胞,最终通过效应细胞或抗体将抗原清除的全过程。

(一)适应性免疫应答的类型

适应性免疫应答根据主导应答的淋巴细胞类型和效应机制的不同,将其分为 T 细胞介导的细胞免疫应答和 B 细胞介导的体液免疫应答。

(二)适应性免疫应答的基本过程

适应性免疫应答过程可分为以下三个阶段。

1. 感应阶段 指抗原提呈细胞(APC)摄取、加工处理、提呈抗原和 T 细胞、B 细胞识别抗原的阶段。

2. 反应阶段 指 T 细胞、B 细胞识别、接受抗原刺激后而活化、增殖、分化的阶段。B 细胞活化、增殖、分化为浆细胞并合成、分泌抗体;T 细胞活化、增殖、分化成效应 T 细胞。其中有部分细胞分化成为长寿的记忆细胞(Tm,Bm)。

3. 效应阶段 指免疫应答产生的效应产物(抗体及效应淋巴细胞)分别发挥体液免疫效应和细胞免疫效应的阶段。

(三)抗原提呈细胞对抗原的加工处理和提呈

1. 外源性抗原加工处理和提呈途径 简称外源性途径,又称溶酶体途径。其过程简述如下(图 6-1):①外源性抗原被 APC 摄入胞质形成吞噬体;②吞噬体与溶酶体融合形成吞噬溶酶体/内体;③外源性抗原在吞噬溶酶体内被蛋白水解酶降解成小分子抗原肽;④同时,在内质网中,新合成的 MHC-Ⅱ类分子进入高尔基体,通过分泌小泡与吞噬溶酶体融合,形成一种称之为MHC-Ⅱ类器室的特化胞内囊泡,在其中 HLA-DM 分子的协助下,MHC-Ⅱ类分子与抗原肽结合,形成抗原肽-MHC-Ⅱ类分子复合物;⑤通过胞吐作用与细胞膜融合,抗原肽-MHC-Ⅱ类分子复合物表达于 APC 表面,供 CD4+ T 细胞识别。

2. 内源性抗原加工处理和提呈途径 简称内源性途径,又称 MHC-Ⅰ类途径。其过程简述如下(图 6-2):①内源性抗原由胞质进入蛋白酶体;②由蛋白酶体中的多种蛋白水解酶将内源性

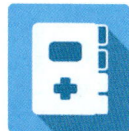

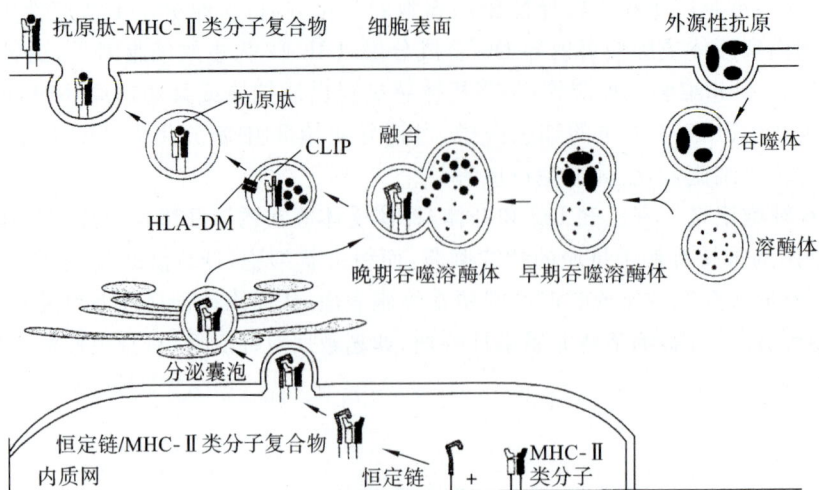

图 6-1　外源性抗原加工处理和提呈途径

抗原降解为抗原肽；③内源性抗原肽与内质网膜上抗原肽转运体（TAP）结合，介导抗原肽进入内质网腔；④MHC-Ⅰ类分子在内质网中合成后，与进入内质网的抗原肽结合，形成抗原肽-MHC-Ⅰ类分子复合物；⑤抗原肽-MHC-Ⅰ类分子复合物以分泌囊泡的形式进入胞质，并通过胞吐作用表达于 APC 表面，供 CD8$^+$ T 细胞识别。

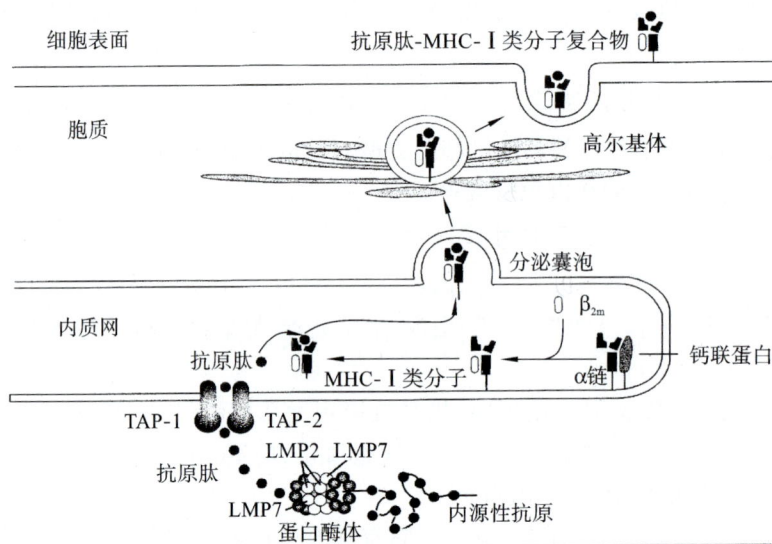

图 6-2　内源性抗原加工处理和提呈途径

3. MHC 分子对抗原的交叉提呈途径　　MHC 对抗原的提呈存在交叉提呈现象。在某些情况下，外源性抗原可由 MHC-Ⅰ类分子提呈，而内源性抗原也能由 MHC-Ⅱ类分子提呈。但这种交叉提呈不是抗原提呈的主要形式。内、外源性抗原加工、处理途径的特点比较如表 6-1 所示。

表 6-1　内、外源性抗原加工、处理途径的特点比较

	内源性抗原	外源性抗原
抗原肽处理部位	蛋白酶体	溶酶体
抗原提呈细胞	所有有核细胞	专职抗原提呈细胞
参与的 MHC 分子	MHC-Ⅰ类分子	MHC-Ⅱ类分子
MHC 分子与抗原肽结合部位	内质网腔	MHC-Ⅱ器室内
呈递对象	CD8$^+$ T 细胞	CD4$^+$ T 细胞

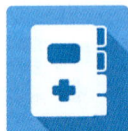

（四）适应性免疫应答的特点

适应性免疫应答的特点如下。①排异性：T细胞、B细胞通常对自身正常组织细胞产生天然免疫耐受，对非己抗原性异物产生免疫排斥反应。②特异性：机体接受某种抗原刺激后，只能产生对该种抗原的特异性免疫应答，相应的免疫应答产物（抗体和效应T细胞）只能对该种抗原和表达此抗原的靶细胞产生作用。③记忆性：在抗原特异性T(B)淋巴细胞活化、增殖、分化阶段，有部分中途停止分化，成为免疫记忆细胞，当机体再次接触相同抗原时，这些长寿免疫记忆细胞可迅速增殖、分化产生相应体液和（或）细胞免疫效应。④MHC限制性：抗原的处理提呈及T细胞抗原识别受体(TCR)对抗原识别均需要自身MHC分子参与。

二、B细胞介导的体液免疫应答

B细胞接受抗原刺激后活化、增殖、分化为浆细胞而合成、分泌抗体所发挥的特异性免疫效应称为体液免疫(humoral immunity, HI)。TD-Ag和TI-Ag均可诱发体液免疫应答。

（一）B细胞对TD抗原的应答

TD抗原引起的体液免疫应答至少需要三种免疫细胞参与，即抗原提呈细胞、$CD4^+$ Th细胞和B细胞。TD抗原诱导的体液免疫应答可分为感应、反应、效应三个阶段。

1. 感应阶段　抗原初次进入机体一般由树突状细胞(DC)摄取，加工处理后以抗原肽-MHC-Ⅱ类分子复合物形式提呈给$CD4^+$ Th0细胞。抗原再次进入机体则主要由单核-巨噬细胞或B细胞呈递给$CD4^+$ Th0细胞。B细胞可通过BCR直接识别抗原表位，获取抗原信息。它作为APC时通过受体内化的方式摄取抗原。

2. 反应阶段

（1）$CD4^+$ Th0细胞的活化、增殖与分化　$CD4^+$ Th0细胞通过表面TCR-CD3复合体、CD4分子与APC表面相应抗原肽-MHC-Ⅱ类分子复合物结合(TCR识别抗原肽、CD4识别MHC-Ⅱ类分子称双识别)相互作用后，获得活化第一信号；通过细胞表面共刺激分子CD28等与APC表面相应共刺激分子B7(CD80/CD86)等互补结合后，获得活化第二信号(图6-3)。双信号使$CD4^+$ Th0活化，从而表达CD40L和IL-2、IL-4、IL-12、IFN-γ等多种细胞因子的受体，并在相应细胞因子作用下进一步增殖、分化。在以IL-4为主的细胞因子作用下增殖、分化形成$CD4^+$ Th2细胞克隆。Th2细胞可产生大量以IL-4、IL-5、IL-6、IL-10和IL-13为主的细胞因子，协助和促进B细胞的增殖、分化。

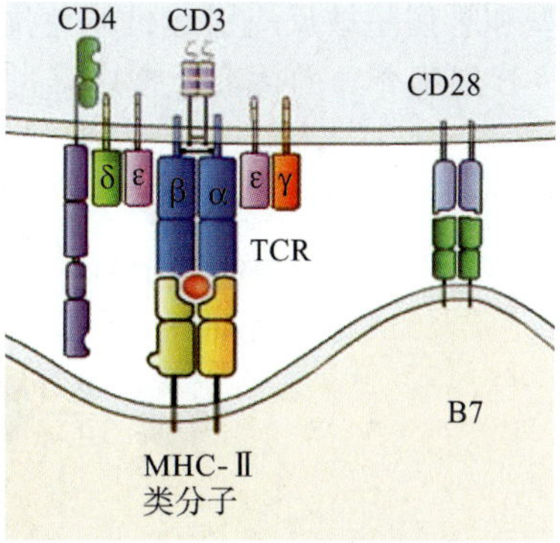

图6-3　$CD4^+$ Th细胞活化的双识别与双信号

（2）B细胞活化、增殖、分化　B细胞活化也需要双信号刺激。B细胞表面BCR识别结合抗原，获得活化第一信号，该信号由Igα/Igβ传入细胞内；第二信号由B细胞表面协同刺激分子CD40与活化$CD4^+$ Th2细胞表达的CD40L互补结合，向B细胞传递活化的第二信号，导致B细胞活化。活化B细胞表达多种细胞因子(IL-2、IL-4、IL-5、IL-6)的受体，与活化$CD4^+$ Th2细胞产生的相应细胞因子结合后，进一步增殖、分化为浆细胞。

B细胞与Th细胞的相互作用如图6-4所示。

（3）浆细胞合成、分泌抗体　在不同细胞因子的作用下，浆细胞合成、分泌不同类型的抗体，发挥体液免疫效应。同时有部分B细胞停止分化，成为长寿免疫记忆B细胞。记忆B细胞再次被相同抗原刺激后，能够在记忆T细胞协助下迅速活化，产生大量抗原特异性抗体。

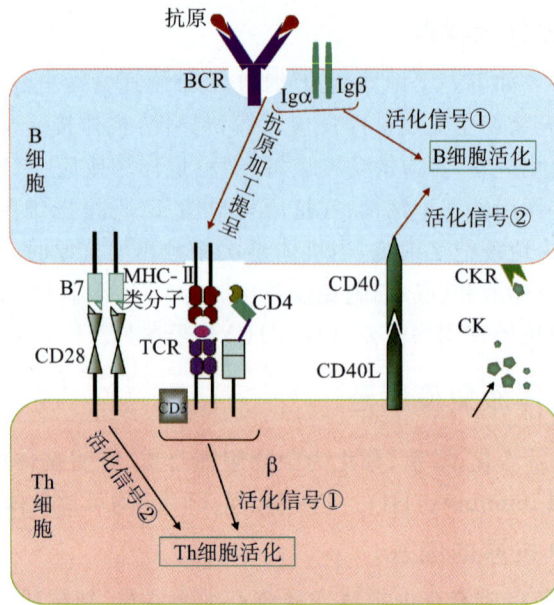

图 6-4　B 细胞与 Th 细胞相互作用示意图

3. 效应阶段　此阶段是抗体发挥生物学作用的阶段。

通过浆细胞分泌的抗体发挥生物学效应：①中和作用，通过可变区结合抗原直接中和外毒素毒性或中和病毒阻止病毒感染；②激活补体，发挥溶解细胞的作用；③调理作用，通过 Fc 段增强吞噬细胞的吞噬功能；④参与 ADCC 作用，通过抗体的参与强化 NK 细胞、Mφ 等细胞杀伤病毒感染细胞和肿瘤细胞等靶细胞的作用；⑤参与超敏反应，IgE、IgM、IgG、IgA 等抗体可参与 Ⅰ 型、Ⅱ 型和Ⅲ型超敏反应引起机体免疫损伤。

B 细胞介导的体液免疫应答过程如图 6-5 所示。

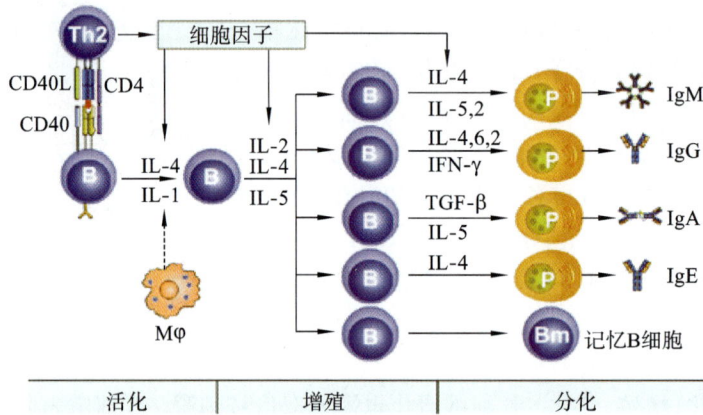

图 6-5　体液免疫应答过程示意图

（二）B 细胞对 TI 抗原的应答

TI 抗原具有多价、重复的抗原表位等特征。这些抗原通常能够被 B 细胞亚群中的 B1 细胞识别，根据抗原分子的结构特征，可将 TI 抗原分为 TI-1 和 TI-2 两种类型。TI-1 型抗原如细菌脂多糖（LPS）有如下特点：①高浓度 TI-1 型抗原可通过与 B 细胞表面丝裂原受体结合，多克隆诱导 B 细胞增殖、分化，产生多克隆抗体。②低浓度 TI-1 型抗原可通过表面抗原表位和丝裂原分子与具有相应抗原受体和丝裂原受体的 B 细胞结合，使之增殖、分化，产生某种泛特异性抗体。TI-2 型抗原是由众多相同抗原表位构成的抗原分子，主要包括葡聚糖、聚合鞭毛素和

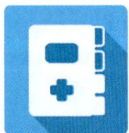

细菌荚膜多糖。该种抗原可通过与 B 细胞表面相应抗原受体(mIgM)交联结合,而使 B 细胞活化,进而增殖、分化,产生某种泛特异性抗体。

目前已知,对 TI 抗原产生免疫应答的细胞为 CD5$^+$B1 细胞,此类 B 细胞应答不受 MHC 限制,主要产生 IgM 类抗体,不发生 Ig 类别转换,也没有免疫记忆。

(三) 体液免疫应答的一般规律

TD 抗原进入机体引起特异性体液免疫应答,产生抗体,发挥生物学效应,研究证实抗原初次和再次进入机体,其应答规律有非常大的差异。初次应答和再次应答的比较如下(表 6-2)。

表 6-2　抗体产生初次应答与再次应答的比较

特点	初次应答	再次应答
潜伏期	长,7~10 天	短,2~3 天
抗体类型	IgM 为主	IgG 为主
抗体含量	低	高
抗体亲和性	低	高
抗体维持时间	短	长

1. 初次应答(primary response)　初次应答是抗原第一次进入机体时引起的免疫应答。初次应答具有以下特点:①诱导期较长:一般 1~2 周后血清中才出现抗体;②抗体效价(滴度)低;③在体内维持时间短;④首先出现 IgM 类抗体:当 IgM 接近消失时才出现 IgG 类抗体;⑤抗体亲和力低。

2. 再次应答(secondary response)　再次应答是机体再次接触相同抗原时引起的免疫应答,又称回忆应答(anamnestic response)。再次应答的特点如下:①诱导期短:一般为 1~2 天。②抗体效价(滴度)高:往往比初次应答高几倍甚至十几倍。③在体内维持时间长。④增多的抗体主要是 IgG,IgM 的含量与初次应答相似。⑤抗体亲和力高(图 6-6)。

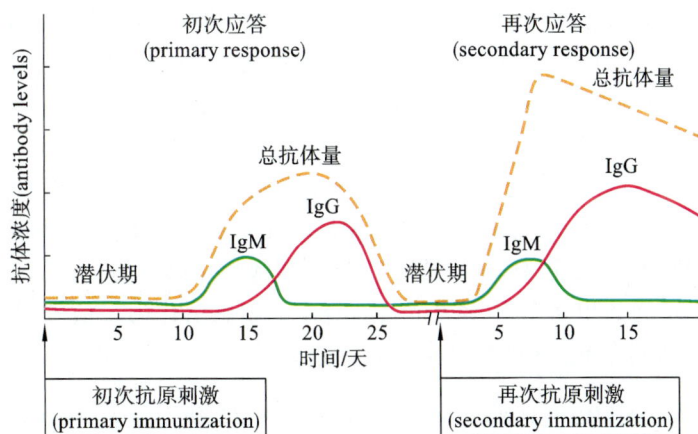

图 6-6　抗体产生一般规律示意图

通过初次应答与再次应答特点的比较,可以看出再次应答具有产生抗体比初次应答快、效价与亲和力高、维持时间长等优点。这是由于初次应答时记忆细胞形成的缘故。抗体产生的规律已广泛应用于传染性疾病的预防和诊治。①预防接种:根据该规律,在疫苗接种及免疫血清制备中,制订最佳的接种方案或免疫程序,通过再次或多次加强免疫,使机体产生高效价、高亲和力、维持时间较长的抗体,达到理想的免疫效果,以便获得对某种传染病更强、更持久的免疫力。②某些疾病的免疫学诊断:利用 IgM 类抗体产生最早的特点,通过检测针对某种病原体的特异性 IgM 类抗体作为近期感染的指标;若以 IgG 类抗体或总抗体作为诊断病原体感染的指标,则

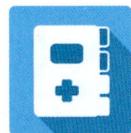

应动态观察,取疾病的早期和恢复期双份血清,抗体效价增高 4 倍以上才有诊断意义。

(四)体液免疫应答的特点

1. 清除的抗原 体液免疫清除的抗原为细胞外游离的或细胞表面的抗原,在抗细胞外感染和Ⅰ型、Ⅱ型、Ⅲ型超敏反应中发挥免疫作用。

2. 效应速度 体液免疫反应速度快,可在数分钟至数十小时内发生,除抗毒素可直接中和外毒素的毒性外,其他免疫效应均需补体、吞噬细胞、NK 细胞等作用的配合。

3. 体液免疫的转移 可通过注射免疫血清(含有特异性抗体的血清)的方式转移给另一机体,使其被动获得体液免疫。

三、T 细胞介导的细胞免疫应答

T 细胞介导的适应性免疫应答是指 T 细胞特异性识别抗原后活化、增殖、分化为效应 T 细胞,从而发生的一系列特异性免疫效应的过程。诱导细胞免疫应答的抗原主要是 TD 抗原。参与细胞免疫应答的细胞有抗原提呈细胞、CD4+Th1 细胞和 CD8+CTL 细胞(Tc)。

(一)T 细胞介导的细胞免疫应答过程

1. 感应阶段

(1) APC 对外源性抗原的加工处理与提呈 当外源性抗原进入机体后,由 APC 摄取、加工处理后以抗原肽-MHC-Ⅱ类分子复合物形式提呈给 CD4+Th0 细胞。

(2) APC 对内源性抗原的加工处理与提呈 内源性抗原由受感染的靶细胞加工处理,并以抗原肽-MHC-Ⅰ类分子复合物形式表达于 APC 表面,供 CD8+CTL 细胞识别。

2. 反应阶段

(1) CD4+Th0 细胞活化、增殖、分化成为效应 CD4+Th1 细胞 CD4+Th0 细胞通过双识别获得活化的第一信号,即 CD4+Th0 细胞通过表面 TCR-CD3 复合物,与 APC 表面相应的抗原肽-MHC-Ⅱ类分子复合物特异性结合,并通过 CD3 分子将抗原刺激信号转至胞内,同时 CD4 分子与提呈抗原肽的 MHC-Ⅱ类分子结合,产生 T 细胞活化的第一信号;APC 表面的 B7 与 CD4+Th0细胞表面的 CD28 相互作用后,诱导产生 T 细胞活化第二信号,双信号导致 CD4+Th0 细胞活化(图 6-7)。活化的 CD4+Th0 细胞在以 IL-12 为主的细胞因子作用下分化为 CD4+Th1 细胞即效应 Th1 细胞,其中部分 CD4+Th1 细胞成为长寿的记忆性 T 细胞(Tm)。

(2) CD8+T 细胞(CTL)的活化 CD8+T 细胞的活化也需要双信号,即 CD8+T 细胞通过表面 TCR 特异性识别结合 APC 表面相应抗原肽-MHC-Ⅰ类分子复合物中的抗原肽,同时 CD8 分子与提呈抗原肽的 MHC-Ⅰ类分子结合,诱导产生 T 细胞活化第一信号;CD8+T 细胞通过表面 CD28 与 APC 表面 B7 间的相互作用,诱导产生 CD8+T 细胞活化第二信号(图 6-7)。在双信号作用下,CD8+T 细胞充分活化、增殖并分化成为效应 CTL。

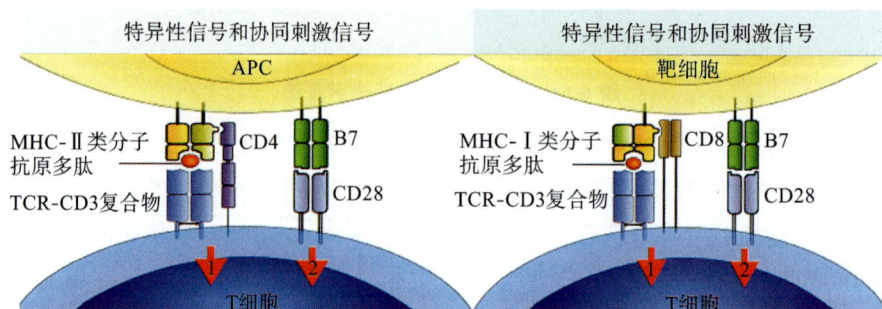

图 6-7 T 细胞活化的双信号

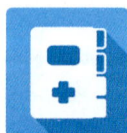

3. 效应阶段

1) 效应 Th1 细胞介导的炎症反应　当效应 CD4$^+$ Th1 细胞与同种抗原再次相遇可释放多种细胞因子,如 IL-2、IFN-γ、TNF-β 等,一方面通过刺激 CD4$^+$ T 细胞、CD8$^+$ T 细胞增殖、分化,增强 NK 细胞、Mφ 细胞杀伤活性,以正反馈的方式扩大免疫效应,另一方面吸引中性粒细胞、单核细胞等迁移至局部组织并活化和增强其吞噬活性,从而产生以淋巴细胞和单核-巨噬细胞浸润为主的慢性炎症反应或迟发型超敏反应。

效应 CD4$^+$ Th1 细胞释放的主要细胞因子生物学作用如表 6-3 所示。

表 6-3　效应 CD4$^+$ Th1 细胞释放的主要细胞因子及其作用

细胞因子	主　要　作　用
IL-2	①刺激 CD4$^+$ T 细胞增殖、分化,分泌 IL-2、TNF-β 和 IFN-γ ②刺激 CD8$^+$ Tc 细胞增殖、分化成为效应 Tc 细胞 ③增强 NK 细胞、Mφ 细胞的杀伤活性 ④诱导 LAK 和 TIL 的抗瘤活性
IFN-γ	①增强 APC 的 MHC-Ⅱ/Ⅰ类分子表达,提高抗原提呈能力 ②活化增强 Mφ 细胞的吞噬杀伤功能 ③活化 NK 细胞,增强抗肿瘤和抗病毒作用
TNF-β(LT)	①产生慢性炎症反应和杀伤靶细胞 ②抗病毒作用 ③激活中性粒细胞、Mφ 细胞,释放 IL-1、IL-6、IL-8
IL-3、GM-CSF	刺激骨髓产生新的 Mφ 细胞

2) 效应 CTL 介导的细胞毒作用　当效应 CTL 与靶细胞相遇,通过表面 TCR-CD3 复合物识别结合靶细胞表面的抗原,同时 CD8 分子与靶细胞表面的 MHC-Ⅰ类分子结合,通过释放穿孔素、颗粒酶和 Fas-FasL 等途径导致靶细胞破裂或凋亡(图 6-8)。具体作用机制如下。

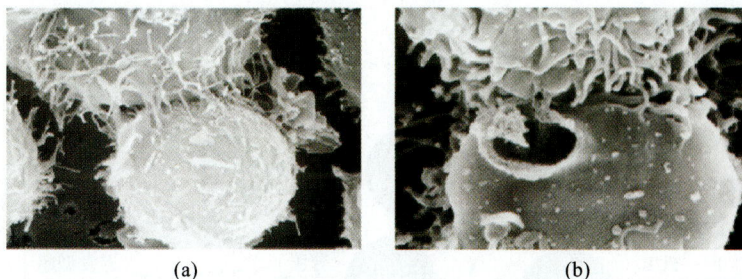

(a)　　　　　　　　　　　(b)

图 6-8　CTL 杀伤靶细胞的电镜结果

(1) 穿孔素/颗粒酶途径　穿孔素(perforin)和颗粒酶(granzyme)均储存于效应 CTL 的胞质颗粒中。穿孔素结构类似于补体 C9,单体可插入靶细胞膜,在钙离子存在的情况下,多个穿孔素聚合成内径约为 16 nm 的孔道(图 6-9),使颗粒酶等细胞毒蛋白迅速进入靶细胞。颗粒酶是一类丝氨酸蛋白酶,进入靶细胞后通过激活凋亡相关的酶系统而诱导靶细胞凋亡。

(2) 死亡受体途径　效应 CTL 可表达 FasL,或分泌 TNF-α。这些效应分子可分别与靶细

Note

胞表面的 Fas(凋亡抗原)和 TNF 受体结合,通过激活胞内胱天蛋白酶(caspase)参与的信号转导途径,诱导靶细胞凋亡(图 6-9)。

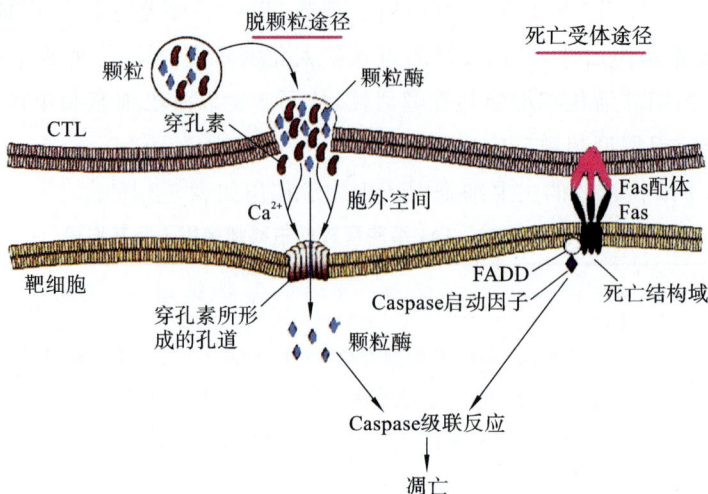

图 6-9　CTL 作用机制示意图

　　效应 CTL 细胞对靶细胞的杀伤作用具有特异性,受 MHC-Ⅰ类分子限制,在杀伤靶细胞的过程中,效应 CTL 细胞本身无任何损害,可重新攻击、连续杀伤特异性的靶细胞。

　　(二) 细胞免疫的生物学效应与特点

　　1. 细胞免疫的生物学效应　　①抗胞内病原体感染;②抗肿瘤作用;③参与移植排斥反应。CD4$^+$Th1 细胞主要通过细胞因子发挥作用,在排除异物的同时产生炎症反应,对机体造成损伤。CD8$^+$CTL 细胞则特异杀伤具有自身 MHC 分子的靶细胞,在清除病毒感染、抗肿瘤、抗同种移植排斥反应中发挥重要作用。

　　2. 细胞免疫的特点　　①清除的抗原:主要为胞内寄生病原微生物及细胞抗原(如肿瘤细胞、移植的组织细胞等)。②效应发生迟缓:反应高峰多在接触抗原后 48～72 h 出现。③细胞抗原可由效应 CTL 细胞直接杀伤,细胞内寄生的病原微生物可由效应 Th1 细胞释放细胞因子,激活吞噬细胞予以清除。④可转移:细胞免疫可通过细胞因子等制品转移给另一机体,使另一机体被动获得细胞免疫功能。

　　适应性免疫应答途径如图 6-10 所示。

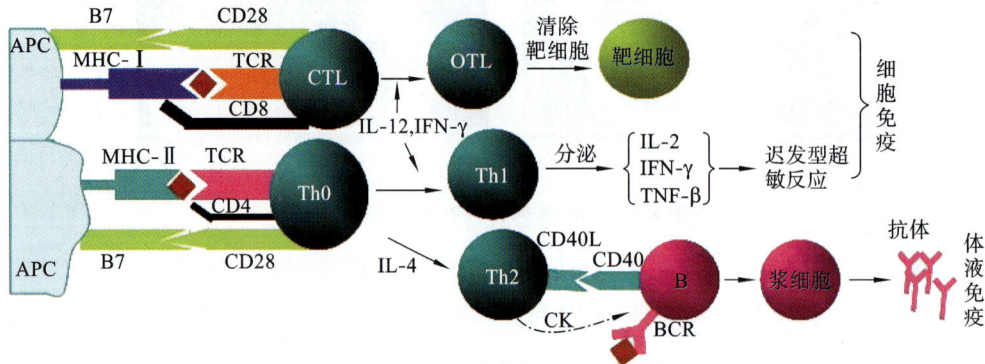

图 6-10　适应性免疫应答途径示意图

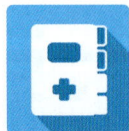

固有免疫应答与适应性免疫应答特点的比较如表 6-4 所示。

表 6-4　固有免疫应答与适应性免疫应答特点的比较

	固有免疫应答	适应性免疫应答
参与的主要分子	补体、细胞因子、抗菌蛋白、酶类物质	特异性抗体
识别受体	模式识别受体,胚系基因直接编码,较少多样性	特异性抗原识别受体,胚系基因重排编码,具有高度多样性
主要参加的细胞	黏膜上皮细胞、吞噬细胞、DC、NK 细胞、NKT 细胞、γδ T 细胞、B1 细胞	αβ T 细胞、B2 细胞、APC
作用时相	即刻至 96 h	96 h 后启动
识别特点	识别保守分子,泛特异性	识别抗原决定簇,有高度特异性
作用特点	未经克隆扩增和分化,迅速产生免疫作用,没有免疫记忆功能,无 MHC 限制性	经克隆扩增、分化为效应细胞后发挥免疫作用,有免疫记忆功能,有 MHC 限制性
维持时间	短	较长
抗感染作用	早期非特异	特异性抗感染,清除病原体

第三节　免疫耐受

一、免疫耐受的概念

免疫耐受(immunological tolerance)是指机体免疫系统接受某种抗原作用后产生的特异性免疫无应答状态。对某种抗原产生耐受的个体,对其他抗原仍产生正常的免疫应答。免疫耐受是一种特殊形式的免疫应答,能诱导免疫耐受的抗原称为耐受原(tolerogen)。免疫耐受具有一般免疫应答的共性,即需经耐受抗原诱导产生,具有特异性和记忆性。正常免疫耐受机制的建立对维持机体自身稳定具有重要意义。

免疫耐受不同于免疫抑制,后者是指机体对任何抗原都不反应或反应减弱的非特异性免疫无应答或应答减弱状态。免疫抑制常常是由于遗传所致免疫系统缺陷、免疫功能障碍或应用免疫抑制药物、放射线、抗淋巴细胞血清等影响免疫系统功能正常发挥而造成的。

免疫耐受分为天然耐受(natural tolerance)和获得性耐受(acquired tolerance)。

天然耐受即自身抗原诱导产生的免疫耐受。获得性耐受即外来抗原诱导产生的免疫耐受。

影响免疫耐受形成的因素如下。

1. 抗原因素(性质、剂量)　小分子可溶性、非聚合状态的抗原,如多糖和脂多糖等多为耐受原。抗原剂量随抗原种类、细胞类型、动物种属(品系)和年龄而异。

2. 抗原的注射部位　抗原经静脉注射最易诱导免疫耐受,腹腔注射次之,皮下注射和肌内注射最难。口服某些抗原后可在黏膜局部产生免疫应答,同时可引起全身性免疫耐受,称为耐受分离。

3. 抗原的持续存在　耐受原持续存在是维持机体免疫耐受状态的重要条件。

4. 机体因素　免疫耐受形成的难易与机体免疫系统的发育成熟程度有关。胚胎期最易形成免疫耐受,新生期次之,成年期最难。未成熟免疫细胞易于诱导产生免疫耐受,成熟免疫细胞难以诱导产生耐受。另外,免疫抑制措施的联合应用可诱导机体产生免疫耐受。

二、研究免疫耐受的意义

不论在理论上还是在医学实践中，免疫耐受的研究均有重要意义。免疫耐受及其机制的研究，较好地解释了机体如何"识别"并清除"非己"成分，从而对自身抗原不应答的现象；阐明了免疫应答的调节机制，有助于我们理解免疫应答的形成机制。免疫耐受的诱导、维持和破坏与许多临床疾病的发生、发展和转归有关，有助于疾病的预防、诊断和预后判断。例如，防治Ⅰ型超敏反应、自身免疫病和器官移植排斥反应，可通过建立免疫耐受的途径来解决；而对于某些传染性疾病和肿瘤等，则可通过打破免疫耐受，激发免疫应答来促进和加强机体对病原体、肿瘤的清除。

第四节　免疫应答调节

免疫应答调节（regulation of the immune response）是指在遗传基因控制和神经-内分泌系统参与下，在抗原刺激机体发生免疫应答的过程中，免疫系统内部各种免疫细胞和免疫分子相互促进、相互制约，以及免疫系统与其他系统之间相互作用而使机体产生最适应答，以维持机体免疫功能稳定的复杂生理过程。

一、基因水平上的免疫调节

免疫应答受控于遗传因素，机体对抗原是否产生免疫应答及应答水平由个体遗传背景所决定。免疫应答基因主要包括 MHC 和 TCR、BCR 的基因。人类免疫应答水平与 HLA 的基因密切相关。

二、细胞水平上的免疫调节

（一）CD4$^+$ Th 细胞的调节

Th1 细胞分泌 IL-2 和 IFN-γ 等细胞因子，介导细胞免疫效应同时可抑制 Th0 细胞向 Th2 细胞分化，使体液免疫功能下降。Th2 细胞通过分泌 IL-4 和 IL-10 等细胞因子增强体液免疫效应，抑制细胞免疫功能。调节性 T 细胞（Treg 细胞）可通过分泌 TGF-β、IL-10，使特异性体液和细胞免疫应答及吞噬细胞和 NK 细胞的吞噬杀伤功能显著下降。

（二）CD8$^+$ CTL 细胞的调节

CTL 分泌 IL-2 和 IFN-γ 等细胞因子增强细胞免疫功能，抑制体液免疫功能。CTL 分泌 IL-4 和 IL-10 等细胞因子，增强体液免疫功能。

（三）NKT 细胞、$\gamma\delta$ T 细胞的调节

NKT 细胞活化后，可使肿瘤和病毒感染的细胞溶解破坏，也可分泌细胞因子而发挥免疫调节作用。

（四）免疫细胞表面抑制性受体介导的负反馈调节

免疫细胞可表达激活性受体和抑制性受体两类受体。

三、分子水平上的免疫调节

（一）抗原对免疫应答的调节

抗原的性质、剂量和免疫途径可影响免疫应答的类型，若抗原剂量适当，经皮下或皮内免疫，可

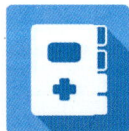

获得正免疫应答;若抗原剂量过高或过低,或经口进入体内,常可诱导产生免疫耐受。

（二）抗体负反馈调节

高浓度抗体能有效封闭抗原,并使其从体内迅速清除,从而降低或抑制抗原对免疫细胞的刺激作用。高浓度抗体能诱导机体产生抗独特型抗体,能通过其 Fc 段与 Fcγ R-Ⅱ结合,从而使 B 细胞表面 BCR 与 Fcγ R-Ⅱ交联,产生抑制信号,终止 B 细胞增殖、分化和产生抗体。低浓度 IgG 类抗体与相应抗原结合形成的免疫复合物,可经抗原分子表面多价抗原表位与 B 细胞表面 BCR 特异性结合,同时又可经 IgG 抗体的 Fc 段与同一 B 细胞表面的 Fcγ R-Ⅱ结合,使 BCR 与 Fcγ R-ⅡB 发生交联,产生抑制信号,终止 B 细胞增殖、分化和产生抗体。

（三）独特型-抗独特型网络调节

Jerne(1974)提出:体内某种抗原特异性抗体(Ab1)数量足够大时,其 V 区独特型抗原决定簇可诱导机体产生抗独特型抗体(Ab2)。抗独特型抗体(Ab2)可分为针对 CDR 独特型抗原决定簇的 β 型抗独特型抗体(Ab2β)和针对 FR 独特型抗原决定簇的 α 型抗独特型抗体(Ab2α)两类。

四、神经、内分泌、免疫系统相互调节

神经、内分泌、免疫三大系统在控制机体生命活动过程中起重要作用。三大系统通过相互刺激、相互制约构成的多维控制网络,对于维持机体的正常生理功能具有极其重要的意义(图 6-11)。

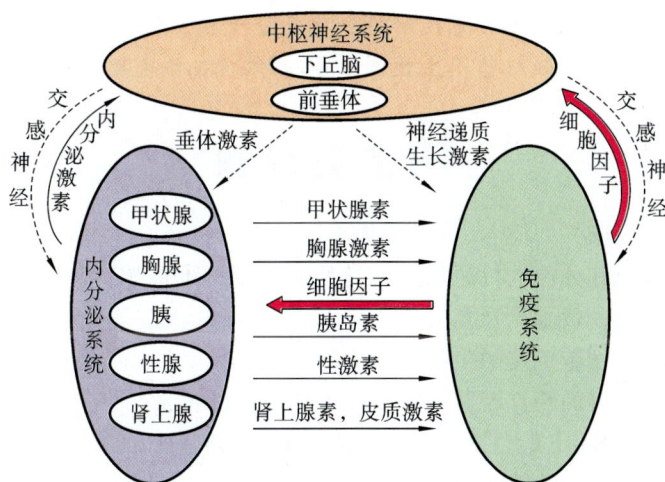

图 6-11　神经、内分泌、免疫系统的关系

神经-内分泌系统主要由大脑、垂体和内分泌腺(如甲状腺、甲状旁腺、胰腺、肾上腺、睾丸、卵巢等)组成。大脑是神经系统的最高中枢,有免疫功能分区现象。中枢和外周免疫器官直接受外周自主神经支配。下丘脑是生命中枢,也是免疫调节的重要器官。下丘脑通过释放下丘脑激素调节垂体激素的生成,进而通过垂体激素刺激、影响内分泌腺相应激素的合成和分泌。由下丘脑-垂体-肾上腺组成的神经-内分泌系统对机体免疫功能具有重要的负反馈调节作用,可通过分泌神经递质、激素和细胞因子对免疫功能产生调节作用,如生长激素、催乳素、雌激素、甲状腺素等对多种免疫细胞具有促进分化和增强功能的作用。另外,应激也会对免疫功能造成影响,恐惧、悲伤、精神打击、焦虑,以及创伤引起的刺激都可引起糖皮质激素分泌增多,进而引起免疫抑制,导致免疫功能降低。同样,免疫细胞不仅可以接受神经-内分泌系统的调控,其本身也可产生多种神经递质、细胞因子和激素样物质,对神经-内分泌系统产生调节作用。

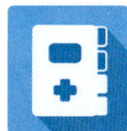

Note

小　结

　　免疫应答包括固有免疫应答和适应性免疫应答。固有免疫应答的特点是反应速度快、无特异性、短效且无免疫记忆。参与固有免疫应答的物质包括屏障结构、固有免疫细胞、固有免疫分子。固有免疫应答可以有效地启动和影响适应性免疫应答过程，并参与适应性免疫应答的效应阶段。

　　适应性免疫应答的特点是后天获得，有明显的排异性、特异性、记忆性、MHC 限制性。适应性免疫应答分为体液免疫和细胞免疫应答两种类型，基本过程包括感应阶段、反应阶段和效应阶段。抗原提呈途径是其中的一个关键步骤，外源性抗原通过 MHC-Ⅱ类分子途径提呈给 $CD4^+ T$ 细胞，内源性抗原主要通过 MHC-Ⅰ类分子途径提呈给 $CD8^+ T$ 细胞。TD 抗原引起的体液免疫应答主要由 B 细胞在 Th2 细胞辅助下分化为浆细胞产生抗体而发挥生物学作用，抗体在初次应答和再次应答的产生规律有明显不同，再次接受抗原刺激时，机体在较短的潜伏期产生有高亲和力、高水平的以 IgG 为主的抗体，并且持续时间较长。细胞免疫应答分为 $CD4^+ Th1$ 介导的炎症反应和 $CD8^+ CTL$ 介导的溶解破坏靶细胞的细胞免疫应答过程。其中 T 细胞、B 细胞活化均需要双信号。

　　免疫耐受是指机体免疫系统接受某种抗原作用后产生的特异性免疫无应答状态。

　　免疫调节是指在遗传基因控制和神经-内分泌系统参与下，在抗原刺激机体发生免疫应答的过程中，免疫系统内部各种免疫细胞和免疫分子相互促进、相互制约，以及免疫系统与其他系统之间相互作用，使机体产生最适应答，以维持机体免疫功能稳定的复杂生理过程。

能 力 检 测

1. 简述适应性免疫应答的概念、类型及基本过程。
2. 比较内源性抗原和外源性抗原加工及其处理途径的异同点。
3. 简述抗体产生的一般规律及意义。
4. 比较体液免疫和细胞免疫的生物学效应与特点。
5. 简述固有免疫应答的特点及其与适应性免疫应答的关系。
6. 简述 $CD4^+ Th1$ 细胞（炎症 T 细胞）和 $CD8^+ CTL$ 细胞（$CD8^+$ 效应 T 细胞）的形成过程及其效应作用。
7. 比较固有免疫应答与适应性免疫应答的异同点。
8. 什么是免疫调节和免疫耐受？

（陈淑增）

本章自测题

第七章 临 床 免 疫

机体的免疫系统通过适度的免疫应答清除异物性抗原,以维持自身生理平衡及内环境的稳定。适度的免疫应答可以对机体产生有效的保护作用,如抗感染免疫;但是当免疫应答过强或过弱,都可能导致疾病的发生,如引起超敏反应、自身免疫病、慢性感染、肿瘤、移植排斥反应等。本章将介绍几类常见的免疫性疾病。

第一节　抗感染免疫

学习目标

掌握　抗细菌、抗病毒、抗真菌免疫的主要途径。
了解　抗感染免疫对机体的重要作用。

本节PPT

抗感染免疫是指机体对病原微生物的免疫防御功能,包括固有免疫和适应性免疫,二者共同发挥抗病原微生物感染的作用。

一、抗细菌免疫

致病菌侵入机体首先要突破机体的天然抗菌屏障,经过 7~10 天后,机体才产生适应性免疫。根据致病菌与宿主细胞的关系,可分为胞外菌和胞内菌:胞外菌是指寄居在宿主细胞外的组织间隙和组织液、血液、淋巴液等体液中的细菌,致病以化脓性感染与毒素作用为主;胞内菌是指寄居在宿主细胞内生长繁殖的细菌,致病以免疫损伤为主。

(一) 抗胞外菌感染的免疫

大多数致病菌是胞外菌。机体抗胞外菌感染包括固有免疫和适应性免疫,主要以体液免疫为主。

1. 吞噬细胞的吞噬作用　胞外菌可被中性粒细胞吞噬,且容易被杀灭与消化。主要通过溶菌酶、乳酸、H_2O_2 或髓过氧化物酶杀菌。

2. 抗体和补体的作用　机体对胞外菌的清除主要依靠特异性抗体的作用。抗体对胞外菌的作用主要表现为以下几个方面。①阻止细菌黏附:黏膜局部分泌的 sIgA 对阻止病原菌的黏附起重要作用。特异性的 sIgA 与细菌菌毛等黏附素结合后,干扰致病菌在黏膜上皮细胞的定植。②调理吞噬作用:由于吞噬细胞表面具有抗体 IgG 的 Fc 受体和补体 C3b 受体,因此,抗体和补体可通过调理作用提高吞噬细胞的吞噬杀伤能力。③抗体与补体联合参与的溶菌作用:抗体(IgG、IgM)与病原菌结合,通过经典途径激活补体,使细菌溶解。补体的溶菌作用主要针对革兰阴性菌感染。事实上,在机体产生针对病原体的抗体并经经典途径激活补体之前,体内的补体系统即可经 MBL 途径或替代途径被活化,它们是感染早期机体固有免疫的重要效应机制之一。④抗毒素的中和作用:抗毒素(IgG)与游离的外毒素结合,通过空间障碍作用或封闭外毒素的生物活性部位,使外毒素不能发挥毒性作用。抗毒素对已与易感细胞受体结合的外毒素无中和作用,故临床上使用抗毒素时应注意"早期、足量"的原则。

3. 细胞免疫的作用 参与抗胞外菌免疫的 T 细胞主要是 CD4$^+$ Th2 细胞。它们除辅助 B 细胞产生抗体外,尚能产生多种细胞因子,引起局部炎症。

(二) 抗胞内菌感染的免疫

胞内菌感染常呈慢性感染。病变主要由免疫病理性损伤引起,常有肉芽肿形成并多伴有迟发型超敏反应。抗胞内菌感染主要依靠以 T 细胞为主的细胞免疫。

1. 吞噬细胞 胞内菌主要被单核-巨噬细胞吞噬。活化的单核-巨噬细胞能有效杀伤多种胞内菌。中性粒细胞、NK 细胞也发挥一定的作用。

2. 细胞免疫 抗胞内菌感染的免疫主要是通过 Th1 细胞和 CTL 细胞来完成。CD4$^+$ Th1 可分泌多种细胞因子,激活并增强巨噬细胞对受感染细胞的杀伤能力。CTL 在抗某些胞内菌(如结核分枝杆菌)感染中可直接杀伤受感染细胞。

3. 黏膜局部免疫 大多数胞内菌经黏膜组织侵入体内,故黏膜表面 sIgA 抗体对胞内菌入侵有抵抗作用。

二、抗病毒免疫

机体抗病毒免疫机制包括固有免疫与适应性免疫两个重要组成部分。两者在限制病毒复制与彻底清除病毒的过程中都具有重要意义。

(一) 固有免疫

机体抗病毒的固有免疫,除与抗其他微生物的机制一样,有皮肤黏膜等的屏障作用及吞噬细胞、补体、NK 细胞的作用外,还有干扰素的作用。其中干扰素与 NK 细胞在抗病毒非特异性免疫中起主要作用,是最具有针对性的因素。

1. 干扰素(IFN) 干扰素是由病毒或其他干扰素诱生剂刺激人或动物细胞产生的一种糖蛋白,具有抗病毒、抑制肿瘤及免疫调节等多种生物活性。

(1) 干扰素的诱生 病毒及其他细胞内繁殖的微生物、细菌内毒素、原虫及人工合成的双链 RNA 等均可诱导细胞产生干扰素,其中以病毒和人工合成的双链 RNA 诱生能力最强。受干扰素诱生剂作用的巨噬细胞、淋巴细胞及体细胞均可产生干扰素。干扰素的种类、来源、生物学活性如表 7-1 所示。

表 7-1 干扰素的种类、来源与生物学活性

种类		来源	主要生物学活性
α	Ⅰ型干扰素	白细胞	抗病毒、抗肿瘤、免疫调节
β	Ⅰ型干扰素	成纤维细胞	抗病毒、抗肿瘤、免疫调节
γ	Ⅱ型干扰素	T 淋巴细胞	免疫调节、抗病毒、抗肿瘤

(2) 干扰素的主要生物学活性 ①抗病毒作用,干扰素具有广谱的抗病毒作用,其抗病毒机制如下(图 7-1):干扰素与宿主细胞或邻近细胞表面的干扰素受体结合,诱导该细胞合成多种抗病毒蛋白,这些蛋白可以阻断病毒的转录和翻译,抑制病毒增殖和复制,从而终止病毒感染。干扰素抗病毒的特点:广谱性,一种干扰素对所有病毒的增殖均具有抑制作用;间接性,干扰素不能直接杀死病毒,而是诱导细胞产生抗病毒蛋白;种属特异性,干扰素的作用一般在同种细胞间有

高活性。②抗肿瘤作用,干扰素能直接抑制肿瘤细胞的生长,目前被用于某些肿瘤的治疗。③免疫调节作用:干扰素能活化巨噬细胞和 NK 细胞,增强对靶细胞的杀伤活性。

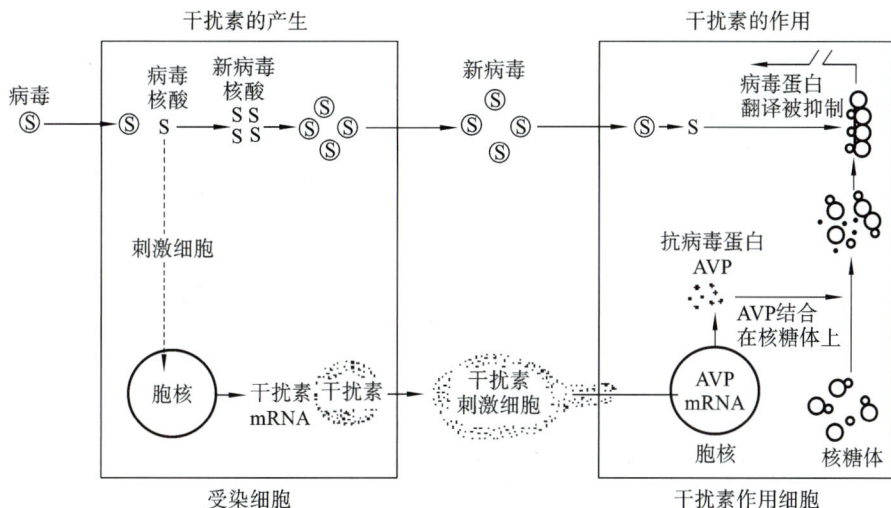

图 7-1　干扰素的诱生和作用

2. NK 细胞　具有杀伤病毒感染的靶细胞和肿瘤细胞的作用。NK 细胞无特异性抗原识别受体,也不依赖于特异性抗体。与靶细胞作用后,能快速发挥杀伤效应。

通过干扰素和巨噬细胞、NK 细胞等的作用,机体在病毒感染早期即可清除病毒。当入侵病毒未能被固有免疫所遏制,随着病毒的增殖,适应性免疫发挥作用。

(二) 适应性免疫

病毒具有较强的免疫原性,可诱导机体产生有效的体液免疫和细胞免疫。其中尤以细胞免疫对病毒的清除更显重要。

1. 体液免疫　由于病毒在细胞内复制的特点,决定了体液免疫在抗病毒感染中的作用有限,主要通过中和抗体作用于细胞外游离的病毒。IgG 抗体是主要的抗病毒中和抗体,对相同病毒的再感染有预防作用。中和抗体能与游离病毒结合,阻止病毒的吸附和侵入。同时所形成的免疫复合物一方面可被吞噬细胞吞噬清除,另一方面又可激活补体导致病毒裂解。

2. 细胞免疫　细胞免疫通过两种效应细胞发挥抗病毒作用。①细胞毒性 T 细胞(Tc 细胞):Tc 细胞表面的 TCR 识别并结合靶细胞表面的病毒特异性抗原,随后通过细胞裂解和凋亡两种机制直接杀死靶细胞。这是机体终止病毒感染的主要机制。②炎性 T 细胞(Th1 细胞):Th1 细胞可释放多种细胞因子,通过活化吞噬细胞、NK 细胞和 CTL,破坏病毒感染细胞。

总之,机体抗病毒感染的免疫力是由固有免疫和适应性免疫共同作用构成的,然而不同病毒引起的抗病毒免疫的持续时间也不同。一般来说,引起全身感染并有明显病毒血症(如麻疹病毒、脊髓灰质炎病毒引起的感染)者,其免疫持续时间长,尤其是只有单一血清型的病毒感染,病后往往能获得持久性、牢固性免疫,如乙型脑炎病毒引起的感染。若病毒感染只局限于局部或黏膜表面,则免疫持续时间短,如鼻病毒引起的感染。有些病毒的抗原易发生变异,则病后免疫持续时间只能是短暂的,如流感病毒引起的感染。

三、抗真菌免疫

一般而言,固有免疫在阻止真菌病的发生上起作用,适应性免疫中的细胞免疫对真菌病的恢复起一定作用。但真菌感染后,机体不能获得牢固持久的免疫力。

1. 固有免疫　皮肤黏膜屏障在防御真菌感染中发挥最主要的作用。完整的正常皮肤黏膜

干扰素抗
病毒机制

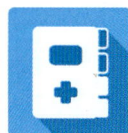

Note

能防止真菌侵入。皮肤的皮脂腺分泌的脂肪酸具有杀真菌作用,儿童头皮皮脂腺分泌的脂肪酸量少,故易患头癣;成人足汗较多及脚趾间和足底缺乏皮脂腺,故易患足癣。消化道和阴道内的正常菌群也能抑制某些真菌的生长。

2. 适应性免疫 多数真菌能刺激机体产生抗体,虽然因真菌细胞壁厚,无法将其灭杀,但抗体可抑制真菌吸附于体表并可提高吞噬率。细胞免疫发挥重要作用。真菌刺激机体后特异性淋巴细胞增殖,释放 IFN-γ 和 IL-2 等激活巨噬细胞、NK 细胞和 CTL 等,参与对真菌的杀伤作用。播散性真菌感染患者常伴有 T 细胞功能的抑制,如 AIDS 等。真菌感染可引发迟发型超敏反应,临床上常见的癣菌疹就是真菌感染所引起的一种迟发型超敏反应。

小　结

抗感染免疫的主要作用形式及其机制如表 7-2 所示。

表 7-2　抗感染免疫的主要作用形式及其机制

类别	作用对象	常见病原体	非特异性免疫机制	特异性免疫机制
抗胞外菌	细胞外寄生菌	化脓性球菌、志贺菌、破伤风梭菌等	以中性粒细胞吞噬作用为主,补体参与杀菌	抗体可阻止黏附、调理作用,促进补体溶菌
抗胞内菌	细胞内寄生菌	结核分枝杆菌、麻风分枝杆菌、嗜肺军团菌等	活化的巨噬细胞能有效杀伤胞内菌,补体可能参与	Th1 是抗胞内菌感染的重要免疫因素,抗体参与杀灭作用
抗外毒素	外毒素	破伤风梭菌等梭菌属细菌、白喉棒状杆菌等	吞噬细胞参与	特异性抗体中和游离的外毒素,对已结合的外毒素无作用
抗病毒	病毒	肝炎病毒、疱疹病毒、风疹病毒等	干扰素、NK 细胞起主要作用	细胞免疫发挥主要作用,中和性抗体可以阻止游离病毒的入侵
抗真菌	真菌	毛癣菌等皮肤癣菌	皮肤黏膜屏障起主要作用	细胞免疫为主,抗体可抑制真菌吸附体表

(许秀秀)

第二节　超敏反应

学习目标

掌握　超敏反应的概念及分型;Ⅰ型超敏反应的发生机制、特点及防治原则。

熟悉　Ⅱ～Ⅳ型超敏反应的发生机制及特点;各型超敏反应临床常见疾病。

超敏反应(hypersensitivity)又称变态反应或过敏反应,指机体对某些抗原初次应答后,再次

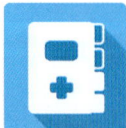

接触相同抗原时发生过强免疫应答而导致生理功能紊乱和(或)组织细胞损伤。超敏反应实质上是机体对抗原物质产生的异常、病理性适应性免疫应答,其过程可分为两个阶段。①致敏阶段:抗原初次刺激机体,使机体形成对该抗原的过度敏感性。②发敏阶段:致敏机体再次接触同种抗原时诱发超敏反应,导致生理功能紊乱和(或)组织细胞损伤。诱发超敏反应的抗原称为变应原或过敏原。变应原可以是完全抗原或半抗原,来源于体外或体内。

超敏反应按其发生机制及临床特点,可分为四型:Ⅰ型又称速发型;Ⅱ型又称细胞毒型;Ⅲ型又称免疫复合物型;Ⅳ型又称迟发型。Ⅰ、Ⅱ和Ⅲ型均由抗体介导,Ⅳ型由 T 细胞介导。

一、Ⅰ型超敏反应

Ⅰ型超敏反应又称速发型超敏反应或过敏反应,为局部反应或全身反应,主要由 IgE 抗体介导,肥大细胞和嗜碱性粒细胞是其关键的效应细胞,所释放的生物活性介质如组胺、白三烯是引起各种临床表现的重要分子基础。

(一) 参与Ⅰ型超敏反应的主要成分和细胞

1. 变应原　引起Ⅰ型超敏反应的变应原种类繁多(表 7-3),临床常见有:①吸入性变应原。②食物类变应原。③药品类或化学物质:其本身没有免疫原性,但进入机体后可作为半抗原与某种蛋白结合而获得免疫原性,成为变应原。④某些酶类物质:如枯草菌溶素、尘螨中的半胱氨酸蛋白可引起呼吸道过敏反应。

表 7-3　常见变应原种类

种　　类	常见变应原
吸入性变应原	植物花粉、动物皮毛、螨类的碎片或排泄物、昆虫的毒液及酶类、霉菌孢子和菌丝、粉尘、化学物质、生活用品的纤维等
食物类变应原	小麦制品、水果与蔬菜、豆类和坚果、牛奶、鸡蛋、肉、鱼、虾等海产品,真菌类食物及食物添加剂(染料、香料等)、防腐剂、调味剂和保鲜剂等
药品类	青霉素、磺胺、普鲁卡因、阿司匹林、抗毒素、有机碘等

2. IgE 抗体　针对某种变应原的特异性 IgE 抗体是引起Ⅰ型超敏反应的主要因素。正常人血清中 IgE 抗体含量极低,而过敏反应患者血清 IgE 可高达正常人的 1 000～10 000 倍。IgE 的产生依赖于 IL-4,其能诱导特异性 B 细胞向 IgE 类别转换并增殖、分化成产生 IgE 的浆细胞。IgE 主要由鼻咽、扁桃体、气管及胃肠道等处黏膜固有层淋巴组织中的浆细胞合成,变应原常入侵此类部位而引发超敏反应。IgE 为亲细胞抗体,它可在不结合抗原的情况下,通过其 Fc 段与肥大细胞或嗜碱性粒细胞表面的高亲和力 IgE Fc 受体结合,使机体处于致敏状态。

3. 肥大细胞和嗜碱性粒细胞　肥大细胞和嗜碱性粒细胞在形态学上非常类似,均来源于骨髓髓样前体细胞。肥大细胞主要分布于消化道、呼吸道和泌尿生殖道的黏膜上皮及皮肤下的结缔组织内靠近血管处。嗜碱性粒细胞主要分布于外周血中,数量较少,但也可被招募到超敏反应发生部位而发挥作用。两种细胞表面均具 IgE Fc 受体,数量为 4 万～10 万,胞质中含有嗜碱颗粒,颗粒中储存有肝素、白三烯、组胺和嗜酸性粒细胞趋化因子等生物活性介质。

4. 嗜酸性粒细胞　嗜酸性粒细胞来源于骨髓髓样前体细胞。主要分布于呼吸道、消化道和泌尿生殖道黏膜上皮下的结缔组织内,循环血中仅有少量存在。嗜酸性粒细胞活化后表达 IgE Fc 受体,并诱导内含颗粒脱出,释放有毒性作用的颗粒蛋白(主要包括嗜酸性粒细胞阳离子蛋白、主要碱性蛋白、嗜酸性粒细胞衍生的神经毒素)和酶类物质(主要包括嗜酸性粒细胞过氧化物酶和嗜酸性粒细胞胶原酶等),这些物质可杀伤寄生虫和病原微生物;另一类介质与肥大细胞和嗜碱性粒细胞释放的介质类似,如白三烯、血小板活化因子等。嗜酸性粒细胞还能释放组胺酶和

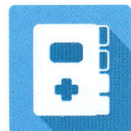

酯酶,分别灭活组胺和白三烯,对Ⅰ型超敏反应起到一定的抑制作用。

(二)发生机制

1. 致敏阶段 变应原进入机体后,诱导特异性B细胞产生IgE类抗体。IgE以其Fc段与肥大细胞或嗜碱性粒细胞表面的IgE Fc受体结合,而使机体对该变应原处于致敏状态。表面结合特异性IgE的肥大细胞或嗜碱性粒细胞,称为致敏靶细胞。通常致敏状态可维持数月甚至更长。如长期不接触相应变应原,致敏状态逐渐消失。

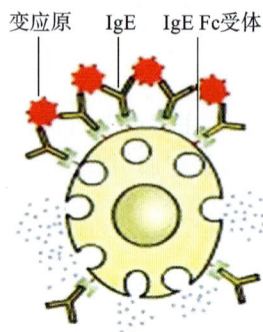

图 7-2　IgE Fc 受体交联
致敏靶细胞活化

2. 发敏阶段

(1)IgE 受体交联引发细胞活化　处于致敏状态的机体再次接触相同变应原时,变应原与致敏的肥大细胞或嗜碱性粒细胞表面 IgE 特异性结合。当变应原同时与致敏靶细胞表面的 2 个以上相邻 IgE 结合,使多个 IgE Fc 受体交联形成复合物,致其构型改变,从而启动激活信号,通过复杂的胞内信号转导,导致嗜碱颗粒与细胞膜融合,从而释放生物活性介质,称为脱颗粒(图 7-2)。

(2)释放生物活性介质　生物活性介质分为两类:①预存于嗜碱颗粒内的介质,包括组胺、激肽原酶、嗜酸性粒细胞趋化因子,这些介质随着颗粒脱出而释放;②新合成的介质,包括前列腺素 D2、白三烯、血小板活化因子、细胞因子(IL-3、IL-4、IL-5、IL-6、IL-13 及 TNF)等。各种生物活性介质及生物学作用如表 7-4 所示。

表 7-4　致敏靶细胞释放的主要生物活性介质及生物学作用

生物活性介质种类	生物学作用
组胺	小静脉、毛细血管扩张、通透性增加,胃肠道、呼吸道、子宫、膀胱平滑肌收缩,黏膜腺体分泌增加
缓激肽	支气管平滑肌收缩,毛细血管扩张、通透性增加,嗜酸性粒细胞、中性粒细胞趋化作用
白三烯	支气管平滑肌收缩,毛细血管扩张、通透性增加,黏膜腺体分泌增加
前列腺素 D2	支气管平滑肌收缩,毛细血管扩张、通透性增加,黏膜腺体分泌增加
血小板活化因子	活化血小板,释放组胺、5-羟色胺等血管活性胺类,增强扩大Ⅰ型超敏反应
细胞因子	IL-4、IL-13 扩大效应,Th2 细胞效应,IL-3、IL-5、GM-CSF 促进嗜酸性粒细胞生成与活化

(3)局部或全身性Ⅰ型超敏反应发生　活化的肥大细胞和嗜碱性粒细胞释放的生物活性介质作用于效应组织和器官,引起局部或全身性的过敏反应。根据反应发生的快慢和持续时间的长短,可分为速发相反应和迟发相反应两种类型。速发相反应通常在接触变应原后数秒内发生,可持续数小时,主要由组胺、前列腺素等引起,表现为毛细血管扩张,血管通透性增强,平滑肌收缩,腺体分泌增加。迟发相反应发生在变应原刺激后 $4\sim6$ h,可持续数天以上,表现为局部以嗜酸性粒细胞(约占 30%)、中性粒细胞、巨噬细胞、Th2 细胞和嗜碱性粒细胞浸润为特征的炎症反应。活化的嗜酸性粒细胞释放的白三烯、主要碱性蛋白、血小板活化因子、嗜酸性粒细胞源性神经毒素等,在迟发相反应中,特别是在持续性哮喘的支气管黏膜的炎症反应及组织损伤中起重要作用。Ⅰ型超敏反应发生机制如图 7-3 所示。

另一方面,当机体发生Ⅰ型超敏反应时,不但炎症局部有大量嗜酸性粒细胞浸润,而且外周血中嗜酸性粒细胞的数量也增多。现在有研究表明嗜酸性粒细胞通过释放一系列生物活性介质,一方面可杀伤寄生虫和病原微生物、灭活组胺和白三烯而发挥负反馈调节作用,另一方面有

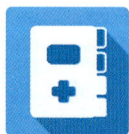

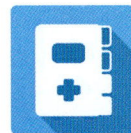

图 7-3　Ⅰ型超敏反应发生机制示意图

促进过敏性炎症反应和加重局部炎症的作用。

（三）特点

Ⅰ型超敏反应的特点如下：①速发，反应发生快、消退也快；但迟发相反应发生较慢并伴有炎性改变。②IgE 抗体介导为主。③以引起生理功能紊乱为主，一般不导致严重的组织细胞损伤，反应具有可逆性。④有明显个体差异和遗传倾向。

（四）临床常见疾病

1. 过敏性休克　过敏性休克是一种最严重的过敏反应，多见于再次注射药物或抗毒素血清后数秒甚至数分钟内发生。出现胸闷、气急、呼吸困难、面色苍白、出冷汗、手足发凉、脉搏细速、血压下降、意识障碍或昏迷，严重者抢救不及时可致死亡。

（1）药物过敏性休克　药物半抗原进入体内与蛋白质结合为变应原，诱导机体产生 IgE 而致敏，再次应用相同药物即可发生Ⅰ型超敏反应。最常见为青霉素所致的过敏性休克。青霉素相对分子质量低，本身无免疫原性，但其降解产物（青霉噻唑醛酸、青霉烯酸等）可与体内蛋白质结合为完全抗原。青霉素制剂中的大分子杂质也可能成为变应原。青霉素在弱碱性环境中，易形成青霉烯酸，因此使用青霉素应临用前配制。少数人初次注射青霉素也会发生过敏性休克，可能是由于曾使用过被青霉素污染的医疗器械或吸入空气中的青霉菌孢子等所致。

（2）血清过敏性休克　临床上使用动物免疫血清如破伤风抗毒素进行治疗或紧急预防时，也可引发过敏性休克，可能与患者曾注射过相同的动物血清制剂，处于致敏状态有关。严重的血清过敏性休克患者，在短时间内可发生死亡。

2. 呼吸道过敏反应　最常见者为支气管哮喘和变应性鼻炎，主要由病原微生物、花粉、真菌孢子、尘螨、动物皮毛等引起。支气管哮喘多在吸入或食入变应原及感染后发生，临床表现为支气管平滑肌痉挛、黏液分泌增多、气道变应性炎症。其急性发作属速发相反应，48 h 后进入迟发相，才出现典型的气道炎症表现，此时嗜酸性粒细胞等炎症细胞释放细胞因子及其他炎症介质，可严重损伤呼吸道上皮细胞，加重临床症状。

3. 消化道过敏反应　有些人食入鱼、虾、蛋、奶、蟹等食物或服用某些药物后，可发生胃肠道过敏症，出现恶心、呕吐、腹痛、腹泻等症状，严重时可出现过敏性休克。胃肠道过敏反应可能与胃肠道黏膜表面 sIgA 含量减少和蛋白水解酶缺失有关。

4. 皮肤过敏反应　皮肤过敏反应包括荨麻疹、湿疹、血管性水肿等，多由药物性、食物性或吸入性变应原诱发,也可由某些肠道寄生虫感染或物理性因素(如寒冷)诱导局部肥大细胞释放介质而引发。

(五) 防治原则

1. 远离变应原

(1)询问过敏史　通过询问过敏史寻找可疑变应原,明确变应原后应避免接触。

(2)检出变应原　通过皮肤试验检出变应原。皮肤试验是将容易引起过敏反应的药物、生物制品或其他可疑变应原经稀释后(例如,青霉素 25 U/mL、抗毒素血清1∶100、花粉1∶10000、尘螨1∶100000),取 0.1 mL 在受试者前臂内侧做皮内注射,15～20 min后观察结果。如注射部位局部出现红晕、水肿,直径大于 1 cm,或虽无红肿,但注射处有痒感或全身有不适反应者,为阳性反应。青霉素皮试阳性者应忌用青霉素,应改用其他抗生素。抗毒素血清皮试阳性者可行脱敏注射法。

2. 脱敏疗法

(1)异种免疫血清脱敏注射法　对于需要使用抗毒素血清治疗而皮试阳性的患者,可采用脱敏注射进行脱敏。即采用小剂量、短间隔(20～30 min)连续注射的方法。其脱敏机制可能为:微量变应原进入机体与致敏靶细胞上的 IgE 结合后释放的生物活性介质数量少,不足以引起明显的临床症状,且组胺等生物活性介质被体内组胺酶等灭活。短时间内连续多次注射,逐渐消耗了致敏靶细胞中所有预存颗粒,使机体暂时处于脱敏状态,此时可以通过不同途径足量注射抗毒素血清。但是经一定时间(1～2 天)机体再次处于致敏状态。

(2)特异性变应原脱敏疗法　某些患者的变应原已被确定,但难以避免与之再接触,可应用低剂量变应原,反复多次皮下注射进行脱敏。其作用机制可能如下:①通过改变抗原进入途径,诱导机体产生大量特异性 IgG 类抗体,降低 IgE 抗体应答;②IgG 类封闭抗体,通过与相应变应原结合,阻断变应原与致敏靶细胞上的 IgE 结合;③诱导特异性 Treg 细胞产生免疫耐受。

3. 药物治疗

(1)抑制生物活性介质合成和释放　①肾上腺素、异丙肾上腺素和前列腺素 E,可通过激活腺苷酸环化酶,促进环腺苷酸(cAMP)合成;而甲基黄嘌呤和氨茶碱可抑制磷酸二酯酶的活化,阻止 cAMP 的分解,这两类药物的作用均可使细胞内 cAMP 浓度升高,抑制致敏靶细胞脱颗粒释放生物活性介质。②阿司匹林为环氧合酶抑制剂,可抑制前列腺素 D2 合成。③色甘酸钠可稳定细胞膜,阻止致敏靶细胞脱颗粒释放生物活性介质。

(2)生物活性介质拮抗药物　①异丙嗪、赛庚啶、苯海拉明、扑尔敏等抗组胺药,可通过与组胺竞争效应器官上的组胺受体而发挥拮抗组胺的作用;②阿司匹林可拮抗缓激肽;③孟鲁斯特、扎鲁斯特可拮抗白三烯。

(3)改善效应器官反应性药物　①肾上腺素可使外周毛细血管收缩,升高血压,对救治过敏性休克有重要意义,并可解除支气管平滑肌痉挛;②葡萄糖酸钙、氯化钙、维生素 C 可以解痉,降低毛细血管通透性和减轻皮肤黏膜的炎症。

二、Ⅱ型超敏反应

Ⅱ型超敏反应又称细胞溶解型或细胞毒型超敏反应,是由组织细胞上的抗原与相应的抗体发生特异性结合,通过激活补体、巨噬细胞、NK 细胞等,导致组织细胞被破坏。

(一) 发生机制

1. 靶细胞的形成　Ⅱ型超敏反应中常见的靶细胞是血细胞,如白细胞、红细胞和血小板,以及肺基底膜和肾小球毛细血管基底膜等组织细胞。组织细胞成为靶细胞的原因主要有以下几种。

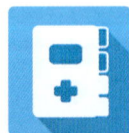

（1）感染　①病原微生物特别是病毒感染可致自身细胞抗原改变,或致某些隐蔽的自身抗原暴露;②某些病原微生物组分与自身成分间存在异嗜性抗原。

（2）药物等化学物质对组织细胞的修饰　药物作为半抗原,一旦吸附在血细胞表面,致使血细胞成为靶细胞,或者药物、其他化学物质改变组织细胞的表面结构而使之成为靶细胞。

（3）同种异型组织细胞进入机体　如血型不符的输血、供/受者 HLA 型别不同的器官移植,使供者的组织细胞在受者体内成为靶细胞。

（4）机体免疫耐受机制被破坏。

上述诸因素都可导致靶细胞的形成,靶细胞表面抗原诱导机体产生相应抗体。介导Ⅱ型超敏反应的抗体主要为 IgG 类和 IgM 类。

2. 抗体引起靶细胞损伤的主要机制　抗体与靶细胞表面相应抗原结合后通过以下三条途径损伤靶细胞。

（1）激活补体而溶解靶细胞　抗体与靶细胞表面抗原结合,通过经典途径激活补体,形成膜攻击复合物而溶解靶细胞。

（2）促进吞噬细胞吞噬　抗体通过调理作用,补体裂解片段也通过免疫黏附和调理作用,促进吞噬细胞吞噬靶细胞。

（3）ADCC 作用　IgG 与靶细胞表面抗原结合,其 Fc 段与 NK 细胞表面 FcγR 结合,从而介导 ADCC 作用,杀伤靶细胞。

上述效应均导致靶细胞大量死亡或溶溃,并出现相应病变(图 7-4)。

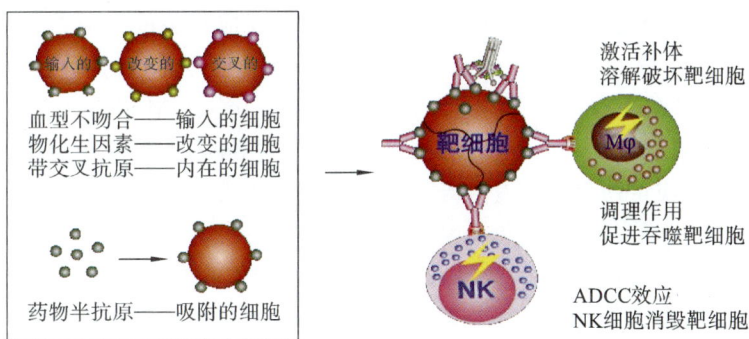

图 7-4　Ⅱ型超敏反应免疫损伤机制示意图

（二）特点

Ⅱ型超敏反应特点:①介导的抗体为 IgG 和 IgM;②补体、巨噬细胞和 NK 细胞参与靶细胞免疫损伤作用;③靶细胞主要是血细胞或某些自身组织细胞。

（三）临床常见疾病

1. 输血反应　常由 ABO 血型不符的输血引起。如将 A 型供血者的血液误输给 B 型受血者,则 A 型红细胞表面的血型抗原 A 与 B 型受血者血清中的抗 A 抗体(IgM)特异性结合,通过激活补体导致红细胞溶解破坏,出现溶血、血红蛋白尿等现象,严重的输血反应可引起死亡。输血反应也可见于反复输入异型 HLA 者血细胞引起非溶血性输血反应。

2. 新生儿溶血症　多由母子 Rh 血型不合引起。Rh⁻ 的妇女由于分娩、流产、输血等原因接受 Rh 抗原刺激,从而产生抗 Rh 抗体(IgG 类)。在此情况下妊娠,且胎儿血型为 Rh⁺ 时,孕妇体内的抗 Rh 抗体通过胎盘进入胎儿体内,并与胎儿红细胞 Rh 抗原结合,激活补体,导致胎儿红细胞溶解,引起流产或新生儿溶血症。对初产妇在分娩后 72 h 内注射抗 Rh 抗体,可阻断 Rh⁺ 红细胞对母体的致敏,从而预防再次妊娠时发生新生儿溶血症;对患儿则须立即换输 Rh⁻ 血。母子间 ABO 血型不合引起的新生儿溶血症也不少见,但症状较轻。

Ⅱ型超敏反应案例

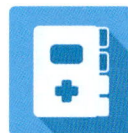

3. 药物过敏性血细胞减少症 此症由于使用某些药物所致。青霉素、磺胺、氨基比林、奎尼丁、非那西丁、氯丙嗪、司眠脲等药物半抗原与血细胞膜表面蛋白质结合,诱生特异性抗体。此种抗体与结合于血细胞表面的药物半抗原结合,通过激活补体、调理吞噬及 ADCC 作用,导致血细胞溶解,发生药物过敏性溶血性贫血、粒细胞减少症和血小板减少性紫癜。

4. 自身免疫性溶血性贫血 某些药物如甲基多巴、吲哚美辛等,或病毒感染,可造成红细胞膜成分改变,通过诱生自身抗体而引起自身免疫性溶血性贫血。

5. 肺-肾综合征 肺-肾综合征又称 Goodpasture 综合征,患者产生针对基底膜的 IgG 类抗体,该自身抗体与肺泡基底膜和肾小球基底膜结合,激活补体或通过调理吞噬作用,导致肺出血和肾炎。其机制可能是病毒、药物、有机溶剂等损伤肺泡基底膜,诱导产生自身抗体。

三、Ⅲ型超敏反应

Ⅲ型超敏反应又称免疫复合物型或血管炎型超敏反应,是由于抗原-抗体复合物(免疫复合物,IC),在一定条件下沉积在肾小球基底膜、血管壁、皮肤或关节滑膜等组织中,激活补体系统而引起的组织炎性病理改变。

(一)发生机制

正常情况下免疫复合物的形成有利于机体对抗原异物的清除,如大分子免疫复合物可被单核-巨噬细胞吞噬、清除,小分子免疫复合物可被肾滤过排出体外。只有中等大小的可溶性免疫复合物形成并长期存在于血循环中时,才有可能沉积在毛细血管基底膜引起Ⅲ型超敏反应。

1. 中等大小可溶性免疫复合物的形成 与Ⅲ型超敏反应相关的抗原包括:①内源性抗原,如肿瘤抗原、变性 DNA、核抗原等;②外源性抗原,如病原微生物抗原、异种血清、药物半抗原与组织蛋白质结合所形成的完全抗原等。这些抗原主要诱生 IgG、IgM 或 IgA 类抗体,再遇相应抗原时与之结合形成免疫复合物。当抗体过剩或轻度抗原过剩时,所形成免疫复合物为中等大可溶性复合物(相对分子质量约为 100 万),既不易被吞噬细胞吞噬,又难于经肾脏滤过排出,可在血循环中滞留较长时间,从而有利于免疫复合物沉积。

2. 可溶性免疫复合物沉积 免疫复合物的沉积不但与复合物的数量、结构、清除情况有关,还与下列因素相关:①血管通透性增加。免疫复合物可直接与血小板表面的 Fc 受体结合,使血小板活化释放组胺等介质,另外免疫复合物也可激活补体产生 C3a、C5a,使肥大细胞、嗜碱性粒细胞、血小板活化释放组胺等介质,可使血管内皮细胞间隙增大,血管通透性增强,有助于免疫复合物沉积、嵌入血管内皮细胞的间隙中。②血管内高压及形成涡流有助于免疫复合物向组织内沉积。因此,免疫复合物易沉积于血流静脉压力较高的部位如肾小球基底膜和关节滑膜、血流缓慢的血管分叉处、血流量大而易产生涡流的部位等。

3. 免疫复合物引起的组织损伤 免疫复合物沉积或镶嵌于血管基底膜,但并不直接损伤组织,而是通过以下方式引起免疫损伤造成血管基底膜炎症和组织损伤。

(1)激活补体 沉积的免疫复合物通过激活补体,产生具有趋化作用和过敏毒素作用的活性片段(C3a、C5a、C5b67):一方面吸引中性粒细胞聚集在免疫复合物沉积的部位,在吞噬免疫复合物时释放蛋白水解酶、胶原酶、弹性纤维酶、碱性蛋白等酶类物质导致血管基底膜和周围组织的损伤;另一方面趋化至局部的肥大细胞、嗜碱性粒细胞可释放组胺等活性介质导致局部血管通透性增高,引起渗出和局部水肿。同时补体激活过程中形成的膜攻击复合物也可导致组织细胞的溶解破坏。

(2)活化血小板 免疫复合物和 C3b 可使血小板活化,产生 5-羟色胺等血管活性介质,引起血管扩张,通透性增加,还可使血小板聚集,激活凝血机制而形成微血栓,造成局部组织缺血、出血,加重局部组织的损伤程度(图 7-5)。

```
                        ┌─────────────────────┐
                        │ 可溶性抗原与相应抗体结合 │
                        └─────────────────────┘
         ┌──────────────────────┼──────────────────────┐
  ┌─────────────┐        ┌─────────────┐        ┌─────────────┐
  │ 大分子不溶性  │        │ 中等大小可溶性 │        │ 小分子可溶性  │
  │ 免疫复合物   │        │ 免疫复合物   │        │ 免疫复合物   │
  └─────────────┘        └─────────────┘        └─────────────┘
        │                      │                      │
   吞噬细胞清除          ┌─────────────┐          肾小球滤过排出
                        │ 沉积于血管壁基底膜 │
                        └─────────────┘
                              │
                        ┌─────────┐
                        │ 激活补体 │
                        └─────────┘
         ┌──────────────────┼──────────────────┐
  ┌───────────┐     ┌──────────────┐     ┌─────────┐
  │ C3a、C5a  │     │ C3a、C5a、C5b67 │     │  C3b   │
  └───────────┘     └──────────────┘     └─────────┘
       │                   │                   │
 ┌───────────┐      ┌───────────┐       ┌───────────┐
 │ 激活嗜碱性粒细胞 │     │ 吸引中性粒细胞 │       │  凝血系统  │
 └───────────┘      └───────────┘       └───────────┘
       │                   │                   │
 ┌───────────┐      ┌───────────┐       ┌───────────┐
 │  释放组胺  │      │ 吞噬免疫复合物 │      │  血小板聚焦 │
 └───────────┘      └───────────┘       └───────────┘
       │                   │                   │
 ┌───────────┐      ┌───────────┐       ┌───────────┐
 │ 局部水肿、浸润 │     │ 释放溶酶体酶 │       │  微血栓形成 │
 └───────────┘      └───────────┘       └───────────┘
       │                   │                   │
       │            ┌───────────┐       ┌─────────────┐
       │            │ 局部组织破坏 │      │ 局部组织缺血出血 │
       │            └───────────┘       └─────────────┘
       └──────────────────┼──────────────────┘
                  ┌─────────────────┐
                  │ 血管周围炎症与组织损伤 │
                  └─────────────────┘
```

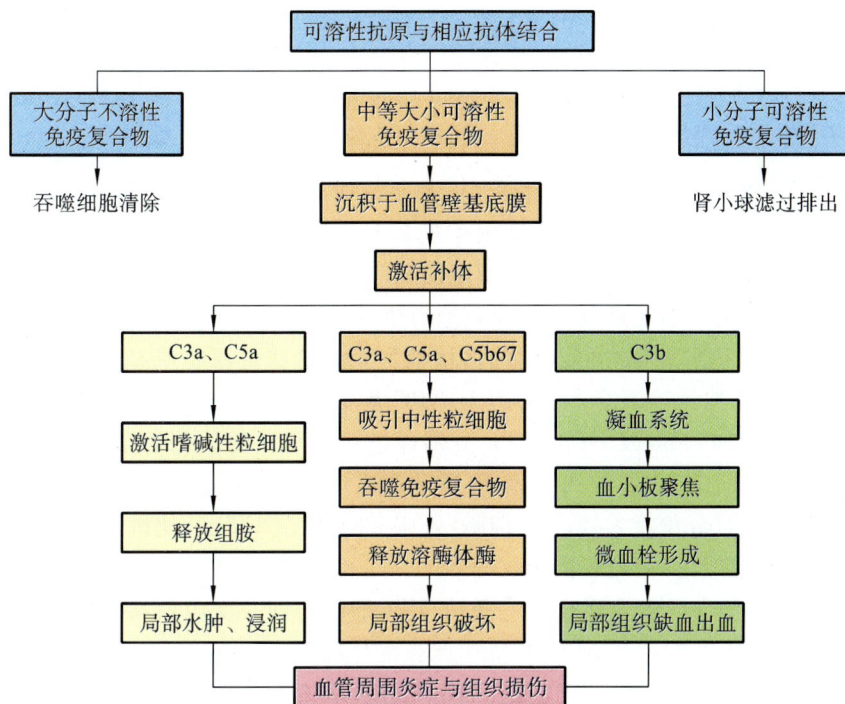

图 7-5 Ⅲ型超敏反应发生机制示意图

（二）特点

本型的特点包括：①介导反应的抗体为 IgG、IgM、IgA；②中等大可溶性免疫复合物的形成与沉积是引起Ⅲ型超敏反应的关键；③以中性粒细胞浸润释放溶酶体酶为主要损伤机制；④补体系统、中性粒细胞、嗜碱性粒细胞、血小板参与反应，导致发生血管炎和组织损伤。

（三）临床常见疾病

Ⅲ型超敏反应所致疾病被称为免疫复合物病，分为两类：局部免疫复合物发生于抗原进入的部位；全身免疫复合物是 IC 随血流播散沉积在多个部位所致。

1. 局部免疫复合物病

（1）Arthus 反应　指给家兔皮下多次注射马血清，局部出现剧烈炎症反应。其原理为：多次注射异种蛋白刺激机体产生大量抗体，局部注射的抗原与过量相应抗体结合形成免疫复合物，沉积于局部血管基底膜，导致病理损伤。

（2）类 Arthus 反应　胰岛素依赖型糖尿病患者反复注射胰岛素后，体内可产生过量抗胰岛素抗体，再次注射胰岛素可在局部出现水肿、充血、出血和坏死等反应，主要原因是胰岛素与相应抗体在局部形成免疫复合物所致。注射狂犬病疫苗也可出现类似反应。

2. 全身性免疫复合物病

（1）链球菌感染后肾小球肾炎　约占急性肾小球肾炎的 80%，常见于 A 群链球菌等感染 2~3 周后，因抗 A 群链球菌抗体与相应抗原结合形成免疫复合物，沉积于肾小球基底膜所致。此外，在葡萄球菌、肺炎链球菌、乙型肝炎病毒和疟原虫感染后，也可引起免疫复合物型肾小球肾炎。

（2）血清病　初次大剂量注射抗毒素血清 7~14 天后，患者出现发热、皮疹、关节肿痛、淋巴结肿大、蛋白尿等临床表现。原因是初次注入大量异种蛋白，可刺激机体生成少量抗体，后者与尚未被清除的较多量抗原结合，形成中等分子免疫复合物，随血流运行至全身各处沉积，引起临床症状。此外，大剂量使用青霉素、磺胺等药也可出现血清病样反应。

四、Ⅳ型超敏反应

Ⅳ型超敏反应又称迟发型超敏反应（delayed type hypersensitivity，DTH），是由于效应 T 细胞与相应变应原作用后引起的以单核细胞浸润和组织损伤为主的炎症反应。

（一）发生机制

Ⅳ型超敏反应的发生机制与生理性细胞免疫基本一致，本质是以细胞免疫为基础而引发的免疫病理损伤。细胞免疫缺陷者不发生Ⅳ型超敏反应。

1. 抗原致敏 引起Ⅳ型超敏反应的变应原有细胞内寄生的病原生物（细菌、病毒、真菌、寄生虫等）、化学物质、细胞抗原（如肿瘤细胞、移植细胞）等，这些抗原物质经 APC 摄取、加工处理成抗原肽-MHC-Ⅰ/Ⅱ类分子复合物，表达于 APC 表面，提供给抗原特异性的 T 细胞（$CD4^+$ Th0、$CD8^+$ CTL）。$CD4^+$ Th0 及 $CD8^+$ CTL 分别通过双识别获得活化的第一信号，同时通过 T 细胞表面 CD28 与 APC 表面的 B7 相互作用诱导产生 T 细胞活化第二信号，$CD4^+$ Th0、$CD8^+$ CTL 被活化，随后增殖、分化成为效应 T 细胞（效应 Th1、效应 CTL），使机体处于致敏状态。

2. T 细胞介导炎症反应和组织损伤

（1）效应 Th1 细胞介导的炎症反应 效应 Th1 细胞与同一变应原特异性结合后释放细胞因子如 IFN-γ、TNF、IL-2、IL-3、GM-CSF 等引起炎症反应和组织损伤。IL-3 和 GM-GSF 促进单核细胞的增生，巨噬细胞数量增加；IFN-γ、TNF 可引起单核-巨噬细胞趋化、活化、释放溶酶体酶而引起组织损伤；TNF-β、TNF-α 对靶细胞及周围组织可产生细胞毒作用引起组织损伤，还可使血管内皮细胞黏附分子增加，促进血中单核细胞、中性粒细胞进入炎症部位，扩大炎症反应，加重组织损伤等。

（2）效应 CTL 介导的细胞毒作用 效应 CTL 识别并结合靶细胞表面相应抗原，通过脱颗粒途径或 FasL/Fas 途径，引起靶细胞溶解和凋亡。

Ⅳ型超敏反应发生机制归纳如下（图 7-6）。

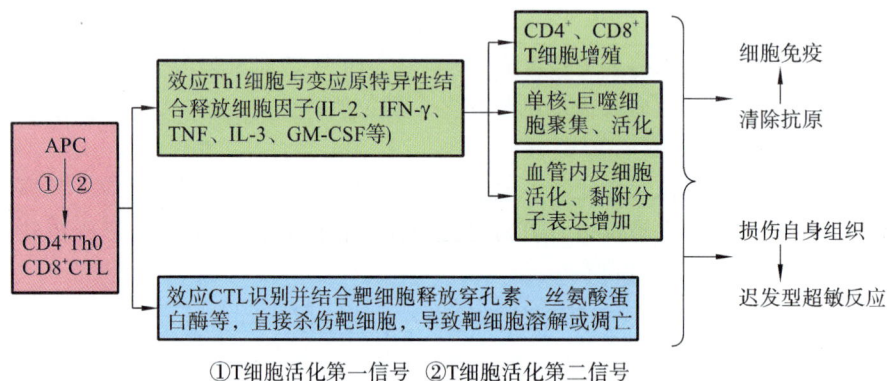

①T细胞活化第一信号 ②T细胞活化第二信号

图 7-6 Ⅳ型超敏反应发生机制

（二）特点

Ⅳ型超敏反应明显不同于其他型超敏反应：①抗体、补体不参与反应，只有效应 T 细胞和细胞因子参与；②反应发生慢（24～72 h），消失也慢，故称迟发型超敏反应；③病变特征是以单核细胞浸润和组织损伤为主的炎症反应；④无明显的个体差异。

（三）临床常见疾病

1. 感染性迟发型超敏反应 机体对胞内感染的病原体（如胞内寄生菌、病毒、某些寄生虫和真菌等）主要产生细胞免疫应答，但在清除病原体或阻止病原体扩散的同时，可因产生 DTH 而

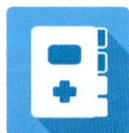

致组织炎症损伤。例如:肺结核患者对结核杆菌产生 DTH,可出现肺空洞、干酪样坏死;念珠菌病、皮肤癣菌病等真菌病及血吸虫病等寄生虫病的组织炎症损伤均为感染性迟发型超敏反应的表现。此外,单纯疱疹的皮损主要是由于效应 CTL 损伤病毒感染细胞而引起迟发型超敏反应所致。

2. 接触性迟发型超敏反应　某些个体接触油漆、染料、化妆品、农药、药物或塑料制品,可发生接触性皮炎。其机制为:小分子半抗原与皮肤角蛋白、胶原蛋白或细胞结合成为完全抗原,可刺激 T 细胞分化、增殖成效应 T 细胞,再次遇此类物质即诱发 DTH,出现皮肤损伤。

3. 移植排斥反应　进行同种异型组织器官移植时,由于供者与受者的 HLA 抗原不同型,在移植后 10 天左右,受者体内形成效应 T 细胞,与移植的组织器官发生移植排斥反应,移植的组织器官发生坏死、脱落。移植排斥反应的速度与程度与供、受者之间亲缘关系有关,亲缘关系越远,则排斥反应越快、越严重。

4. DTH 参与的其他疾病　DTH 在超敏反应性脑脊髓炎、甲状腺炎、多发性神经炎等疾病的发生、发展中也起着重要作用。

超敏反应根据发生机制分为四型,但临床实际往往非常复杂。有些不是单一型而是混合型。有的超敏反应性疾病可由多种免疫损伤机制引起,如肾小球肾炎可由Ⅲ型和Ⅱ型超敏反应引起;有的同一种变应原可引起不同类型的超敏反应,如青霉素除诱发Ⅰ型超敏反应出现过敏性休克外,还可能通过Ⅱ、Ⅲ、Ⅳ型超敏反应机制诱发不同病症。

小　结

超敏反应是机体对抗原物质产生的异常、病理性适应性免疫应答,但非适应性免疫也参与超敏反应的发生和发展,并发挥重要作用。

Ⅰ型超敏反应主要由 IgE 介导,肥大细胞、嗜碱性粒细胞释放生物活性介质引起机体生理功能紊乱。Ⅱ型超敏反应由 IgG、IgM 介导,在补体、吞噬细胞、NK 细胞参与下引起靶细胞溶解破坏。Ⅲ型超敏反应由免疫复合物沉积于血管基底膜,引起血管炎等组织损伤。Ⅳ型超敏反应由效应 T 细胞介导,引起以单核细胞浸润和组织损伤为主的炎症反应。各型超敏反应的发生机制不同,临床表现也不同,各有其典型的疾病。其中Ⅰ型超敏反应最常见,反应发生快,严重时可引起过敏性休克,抢救不及时可引起死亡。临床上应根据超敏反应的发生机制,采取切实有效的措施,积极防治超敏反应性疾病。

能 力 检 测

1. 青霉素引起的过敏性休克和吸入花粉引起的支气管哮喘属于哪一型超敏反应? 其发病机制如何? 简述其防治方法和原理。

2. 简述链球菌感染引起急性肾小球肾炎的发病机制。

3. ABO 血型不符的输血将会出现什么现象? 为什么?

4. 注射 TAT 后可能会引起哪些超敏反应性疾病? 简述其发生机制。

5. 药物所致的血细胞减少症是如何发生的?

6. 在Ⅱ型和Ⅲ型超敏反应性疾病发生过程中,两者的参与因素有何异同?

7. 请以结核杆菌感染为例,试述Ⅳ型超敏反应的发生机制与其他三型有何不同。

Ⅳ型超敏反应案例

本节自测题

(陈淑增　张伟明)

Note

第三节　常见自身免疫病及免疫缺陷病

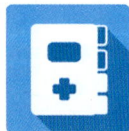学习目标

掌握　自身免疫病、免疫缺陷病的概念、分类。
熟悉　自身免疫病、免疫缺陷病的发病机制与主要临床特点。
了解　自身免疫病和免疫缺陷病的防治原则。

一、自身免疫病

自身免疫（autoimmunity）是指机体免疫系统对自身细胞或自身成分发生免疫应答，产生自身抗体和（或）自身反应性 T 淋巴细胞的现象。自身免疫反应存在于所有的个体，并不引起机体的病理性损伤，在许多正常人血清中可发现多种微量的自身抗体或自身反应性 T 细胞。这种自身免疫现象能促进体内衰老、受损细胞的清除，帮助免疫系统完成免疫自稳效应，以保持机体生理环境的稳定。

自身免疫病（autoimmune disease，AID）是指机体免疫系统对自身成分发生应答，导致机体出现病理改变和相应临床症状的疾病。

（一）自身免疫病的基本特征

自身免疫病有以下特征。①患者血液中可以检出高效价的自身抗体和（或）自身反应性 T 细胞。②病变组织中有免疫球蛋白沉积或淋巴细胞浸润。③自身抗体和（或）自身反应性 T 细胞介导对患者自身细胞或自身成分的免疫应答，造成损伤或功能障碍；病情转归与自身免疫应答的强度相关；应用免疫抑制剂可控制病情。④疾病可通过血清或淋巴细胞发生被动转移；应用自身抗原或自身抗体可复制出具有相似病理变化的动物模型。

（二）自身免疫病的发病机制

自身抗体和（或）自身反应性 T 细胞介导的对自身细胞或自身成分发生的免疫应答是自身免疫病发生的原因。自身免疫病实际上是由自身抗体、自身反应性 T 细胞或二者共同引起的针对自身抗原的超敏反应性疾病，其发病机制和超敏反应的发病机制相同。诱发 AID 的因素很多，主要包括抗原因素、遗传因素和年龄、性别及环境因素。AID 发生的相关因素如下。

1. 隐蔽抗原释放　正常情况下机体不能建立对隐蔽抗原的免疫耐受，出生后由于感染或外伤等原因，隐蔽抗原释放后与免疫系统接触，诱导自身免疫应答，导致自身免疫病的发生。

2. 自身抗原改变　某些理化因素或生物学因素可直接引起组织抗原变性或改变细胞代谢过程的基因表达，从而改变自身抗原的性质，诱导自身应答，导致自身免疫病。

3. 共同抗原　一些异嗜性抗原进入人体后可诱发针对相应组织的免疫应答。

4. 遗传因素　遗传因素对自身免疫病的发生也起一定的作用。例如，某些带有特殊 HLA 抗原的人群容易发生自身免疫病。

5. 多克隆 B 细胞活化　有许多 B 细胞活化剂（如细菌脂多糖等）可以直接作用于 B 细胞，使多克隆 B 细胞活化，绕过了 T 细胞的控制而产生自身免疫应答。

6. 免疫调节机制紊乱　当调节作用失控或抑制细胞缺陷时，可以使禁忌克隆的细胞复活，重新获得对自身抗原的应答能力，从而导致发生自身免疫病。当人体患有免疫缺陷病或恶性肿

瘤时易伴发自身免疫病。

（三）自身免疫病的分类及常见的自身免疫病

按病变组织涉及的范围进行分类，自身免疫病可分为器官特异性自身免疫病和全身性自身免疫病两大类。

1. 器官特异性自身免疫病　病变一般局限于某一特定的器官，其产生原因是针对特定器官或腺体细胞的靶抗原的自身免疫反应。此外，某些自身抗体可通过对靶器官或腺体的正常功能过度刺激或抑制而引发器官特异性自身免疫病。典型的器官特异性自身免疫病有桥本甲状腺炎、毒性弥漫性甲状腺肿（Graves disease）和胰岛素依赖型糖尿病（IDDM）。

2. 全身性自身免疫病　全身性自身免疫病又称为系统性自身免疫病，由针对多种器官和组织的靶抗原的自身免疫反应引起，病变可见于多种器官和组织。系统性红斑狼疮（SLE）是典型的全身性自身免疫病，患者的病变分布于皮肤、肾脏和脑等多种器官和组织。

发生于人类的常见自身免疫病如表 7-5 所示。

表 7-5　发生在人类的自身免疫病举例

疾病	自身抗原	主要症状	发病范围
自身抗体介导的自身免疫病			
自身免疫性溶血性贫血	血型抗原和药物	贫血	器官特异性
自身免疫性血小板减少性紫癜	血小板整合素	异常出血	器官特异性
肺出血-肾炎综合征	基底膜Ⅳ型胶原	肾小球肾炎、肺出血	器官特异性
弥漫性甲状腺肿	甲状腺刺激素受体	甲状腺功能亢进	器官特异性
桥本甲状腺炎	甲状腺球蛋白、过氧化酶	甲状腺功能低下	器官特异性
重症肌无力	乙酰胆碱受体	进行性肌无力	器官特异性
风湿热	与链球菌胞壁抗原交叉的心脏、关节组织成分	关节炎、心肌炎、心脏瓣膜瘢痕	器官特异性
不孕症	精子	不孕	器官特异性
免疫复合物介导的自身免疫病			
强直性脊柱炎	免疫复合物	脊柱、骨损坏	全身性
类风湿关节炎	由类风湿因子形成	关节炎	全身性
系统性红斑狼疮	由抗核抗体形成	肾小球肾炎、血管炎、红斑	全身性
自身反应性 T 细胞介导的自身免疫病			
多发性硬化症	髓磷脂碱性蛋白	神经系统症状	全身性
桥本甲状腺炎	甲状腺炎抗原	甲状腺功能低下	器官特异性
胰岛素依赖型糖尿病	胰岛 β 细胞	高血糖	器官特异性
类风湿关节炎	关节滑膜抗原	关节炎症和损伤	全身性

自身免疫病的防治

二、免疫缺陷病

免疫缺陷病（immunodeficiency disease，IDD）是由免疫系统先天发育不全或后天损害而使免疫细胞的发育、分化、增殖和代谢异常，并导致机体免疫功能降低或出现缺陷所表现出的临床综合征。

IDD 按病因不同分为原发性免疫缺陷病（primary immunodeficiency disease，PIDD）和继发性免疫缺陷病（secondary immunodeficiency disease，SIDD）两大类。

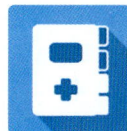

（一）原发性免疫缺陷病

原发性免疫缺陷病是由于免疫系统遗传基因异常或先天性免疫系统发育障碍而致免疫功能不全引起的疾病。根据所累及的免疫细胞或免疫分子，可分为 B 细胞缺陷、T 细胞缺陷、联合免疫缺陷、补体缺陷和吞噬细胞缺陷等。

（二）继发性免疫缺陷病

继发性免疫缺陷病又称为获得性免疫缺陷病（acquired immunodeficiency disease，AIDD），是指出生后由于某些后天因素造成的、继发于某些疾病或使用药物后产生的免疫缺陷性疾病，其缺陷的程度、类型及预后与造成免疫功能低下的原因有关。继发性免疫缺陷病的常见原因如下。

1. 感染　某些病毒、细菌和寄生虫（如人类免疫缺陷病毒、麻疹病毒、风疹病毒、巨细胞病毒、EB 病毒、结核分枝杆菌、麻风分枝杆菌等）感染，可不同程度地影响机体免疫系统，导致获得性免疫缺陷。

2. 恶性肿瘤　免疫系统肿瘤如霍奇金病能进行性损伤患者的免疫系统，导致免疫功能障碍。

3. 低蛋白血症　多种病理状态（如肾小球肾炎、恶性贫血、严重营养不良、严重消化系统疾病等）可导致低蛋白血症，使抗体、细胞因子等免疫效应分子合成与分泌不足，造成免疫功能降低甚至免疫缺陷。此为引起获得性免疫缺陷病最常见的因素。

4. 医源性免疫缺陷　长期应用免疫抑制剂、某些抗生素及核泄漏事故或大剂量放射线照射导致的放射性损伤等均可引起免疫缺陷。

（三）免疫缺陷病的临床表现

免疫缺陷病的临床表现复杂多样，主要临床表现的共同特征如下。

1. 反复、慢性且难以控制的感染　感染是免疫缺陷最主要、最常见、最严重的表现和后果，尤其是条件致病微生物所致的感染。感染的性质主要取决于免疫缺陷的类型，体液免疫缺陷、吞噬细胞和补体缺陷导致的感染，主要由化脓性细菌如葡萄球菌、链球菌和肺炎双球菌等引起，临床表现为气管炎、肺炎、中耳炎。细胞免疫缺陷导致的感染主要由病毒、真菌、胞内寄生菌和原虫引起。

2. 易发生肿瘤　特别是白血病和淋巴系统恶性肿瘤。

3. 伴发疾病　伴发自身免疫病、炎症性疾病和超敏反应性疾病。

4. 遗传倾向　多数 PIDD 有遗传倾向。

（四）免疫缺陷病的治疗原则

免疫缺陷病的基本治疗原则为：尽可能减少感染并及时控制感染；通过过继免疫细胞或移植免疫器官以替代受损或缺失的免疫系统组分。

1. 抗感染　应用抗生素治疗反复发作的细菌感染，并应用抗真菌、抗原虫、抗病毒药物，以控制感染，缓解病情。

2. 免疫重建　进行造血干细胞移植以补充免疫细胞，重建机体免疫功能，目前已用于治疗 SCID、DiGeorge 综合征等。

3. 基因治疗　某些原发性免疫缺陷病是单基因缺陷所致，如由于腺苷脱氨酶（ADA）或嘌呤核苷磷酸化酶（PNP）缺乏导致的联合免疫缺陷病、白细胞黏附缺陷病等，通过基因治疗可获得良好疗效。例如，分离患者 $CD34^+$ 细胞，转染正常 ADA 基因后再回输患者体内，可成功治疗 ADA 缺乏导致的 SCID。

4. 免疫制剂　补充各种免疫分子（免疫球蛋白、细胞因子）以增强机体的免疫功能。例如：用混合 γ 球蛋白治疗抗体缺乏的免疫缺陷病，以维持免疫球蛋白缺乏症患者的血清免疫球蛋白

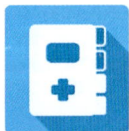

水平,有助于防止普通细菌感染;应用基因工程抗体可预防特异病原体感染;应用重组 IL-2 可增强 AIDS 患者的免疫功能。

小　结

　　自身免疫是机体免疫系统对自身组织成分产生的免疫应答。自身免疫病实际上是由自身抗体、自身反应性 T 细胞或二者共同引起的针对自身抗原的超敏反应性疾病。按病变组织涉及范围进行分类,自身免疫病可分为器官特异性自身免疫病和全身性自身免疫病两大类。目前自身免疫病的治疗原则仍以抑制免疫、抗炎与缓解症状为主。对已经造成器官损伤的情况,考虑保护受损器官并恢复其功能。

　　免疫缺陷病是由免疫系统先天发育不全或后天损害而使免疫细胞的发育、分化、增殖和代谢异常,并导致机体免疫功能降低或缺陷所表现出的临床综合征。其原因可以是免疫器官、免疫细胞、免疫分子及其信号转导的缺陷所致。根据发病原因不同,免疫缺陷病分为原发性免疫缺陷病和继发性免疫缺陷病两大类。免疫缺陷病的临床表现复杂多样,其主要临床特征为:患者易发生反复感染,恶性肿瘤的发病率高,临床症状多变且累及多个器官系统。免疫缺陷病的基本治疗原则为:减少感染并及时控制感染;通过过继免疫细胞或移植免疫器官进行治疗。

免疫缺陷病
案例分析

能 力 检 测

1. 简述自身免疫病和免疫缺陷病的类型及其特点。
2. 简述自身免疫病的发病机制。
3. 简述自身免疫病与免疫缺陷病的防治原则。

第四节　肿瘤免疫与移植免疫

学 习 目 标

本节 PPT

掌握　肿瘤抗原的概念、分类及肿瘤标志物的概念。
熟悉　移植物抗宿主反应、宿主抗移植物反应的概念及移植排斥反应的类型。
了解　机体的抗肿瘤免疫效应机制及肿瘤的免疫逃逸机制;肿瘤的免疫治疗和免疫诊断。

一、肿瘤免疫

　　肿瘤(tumor)是机体在各种致癌因素作用下,局部组织的某一个细胞在基因水平上失去对其生长的正常调控,导致其克隆性异常增生而形成的异常病变。肿瘤免疫学是研究肿瘤的免疫原性、机体抗肿瘤免疫的机制及肿瘤的免疫诊断和免疫防治的科学。

(一) 肿瘤抗原

　　肿瘤抗原是指细胞癌变过程中出现的新抗原、肿瘤细胞异常或过度表达的抗原物质的统称。肿瘤抗原根据特异性不同分为以下两类。

Note

1. 肿瘤特异性抗原(tumor specific antigen,TSA)　TSA 是指仅存在于某种肿瘤细胞表面的抗原。宿主的免疫系统能对 TSA 发生体液免疫和(或)细胞免疫应答。如 Boon 发现的黑色素瘤基因编码的产物 MAGE、BAGE 就是黑色素瘤的特异性抗原。

2. 肿瘤相关抗原(tumor associated antigen,TAA)　TAA 为一类存在于肿瘤细胞表面,可被机体免疫系统识别并可刺激机体产生相应抗体的大分子物质。这类分子并非肿瘤细胞所特有,但在细胞癌变后其含量明显增加,如鳞癌相关抗原(SCC)。另外,某些胚胎抗原如 AFP、CEA 可在正常胚胎内合成,出生后逐渐消失,但患肿瘤时又大量产生且可在血清中出现。

(二)机体抗肿瘤的免疫效应机制

机体对肿瘤的免疫应答机制涉及多种免疫成分,它们相互作用、相互协调,共同承担着免疫监视作用。抗肿瘤免疫效应一般以细胞免疫为主,参与抗肿瘤的免疫细胞有巨噬细胞、T 细胞、B 细胞和 NK 细胞等。

1. 抗体的抗瘤作用　肿瘤抗原可以刺激机体产生特异性抗体,主要通过以下几种方式发挥其效应。①激活补体的溶细胞作用,抗体与肿瘤细胞表面的抗原结合后,通过激活补体溶解肿瘤细胞。②NK 细胞、巨噬细胞等效应细胞借助 ADCC 作用直接杀伤肿瘤细胞。③调理吞噬作用,肿瘤特异性 IgG 类抗体与肿瘤细胞发生特异性结合后,可促进和增强吞噬细胞对肿瘤细胞的吞噬作用;抗体活化补体,借助 C3b 与吞噬细胞表面的 CR1 结合,发挥调理吞噬作用。④抗体与肿瘤细胞的结合,可以封闭肿瘤细胞表面的受体,从而影响肿瘤细胞的生长、黏附和转移等生物学行为。

2. T 细胞的抗瘤作用　T 细胞免疫应答在杀伤肿瘤细胞、控制肿瘤生长中起重要作用。CD4$^+$ T 细胞主要抗瘤效应有:①释放 IFN-γ、TNF 等因子与肿瘤细胞结合,促进 MHC-Ⅰ类分子表达,提高靶细胞对 CTL 的敏感性,TNF 还有直接破坏肿瘤细胞的功能;②释放 IL-2 等多种细胞因子,激活 CD8$^+$ T 细胞、NK 细胞和巨噬细胞,增强效应细胞杀伤能力;③促进 B 细胞增殖、分化产生抗体,通过体液免疫途径杀伤肿瘤细胞;④少数 CD4$^+$ T 细胞可识别某些肿瘤细胞 MHC-Ⅱ类分子提呈的抗原肽,直接杀伤肿瘤细胞。CD8$^+$ CTL 杀伤肿瘤细胞具有高度特异性,只能识别由特定 MHC-Ⅰ类分子提呈的抗原肽,并杀伤相应的肿瘤细胞。

3. NK 细胞的抗瘤作用　NK 细胞具有广谱的抗肿瘤作用,能够杀伤各种肿瘤细胞和病毒感染细胞。NK 细胞主要通过 KAR 和 KIR 之间的作用和平衡发挥识别和杀伤作用。新近的研究表明,靶细胞表达的 MHC-Ⅰ类分子是 KIR 的配体,两者相互作用产生的抑制信号可抑制 NK 细胞的激活。但通常肿瘤细胞 MHC-Ⅰ类分子表达低下或异常,缺乏抑制信号,导致 NK 细胞激活,发挥杀伤效应。另外,某些细胞因子可以有效地促进 NK 细胞低亲和力 Fc 受体的表达,增强其 ADCC 作用。

4. 巨噬细胞的抗瘤作用　巨噬细胞也是参与杀伤肿瘤的效应细胞,其杀伤肿瘤的机制可能为:通过其表达 FcγR 而发挥 ADCC 作用;分泌某些细胞因子(TNF)直接杀伤肿瘤细胞;吞噬肿瘤细胞,通过胞内自由氧基的产生和溶酶体中多种酶的释放,溶解肿瘤细胞;激活的巨噬细胞可释放细胞因子,刺激 T 细胞增殖、分化,增强 NK 细胞活性,杀伤肿瘤细胞。

(三)肿瘤的免疫逃逸机制

虽然机体的免疫系统能对肿瘤细胞产生免疫应答,并消除肿瘤,但是某些肿瘤能够逃避机体免疫系统的攻击,仍有一定比例的原发性肿瘤在宿主体内生长,并易于转移和复发,这就是肿瘤免疫逃逸。肿瘤的免疫逃逸机制相当复杂,涉及肿瘤细胞本身、肿瘤生长的微环境和宿主免疫系统的功能等多个方面的问题。下面仅介绍可能与肿瘤逃避机体免疫监视的下列有关因素。

1. 肿瘤细胞免疫原性低下　肿瘤抗原编码基因显示表达的异质性和遗传的不稳定性。某些肿瘤抗原即使在正常细胞上不存在,由于其免疫原性极弱,因此也无法诱导特异性的免疫应答,而且肿瘤抗原易被多糖覆盖成隐蔽性抗原。另外,以下因素的参与也决定了肿瘤细胞的免疫原性低下。①MHC-Ⅰ类分子减少或缺乏:MHC-Ⅰ类分子在各种组织类型的肿瘤中表达减少或缺失可造成肿瘤在宿主体内持续性生长、转移性增强和预后不良。②抗原加工处理缺陷:LMP和TAP是肿瘤抗原加工过程中的重要成分,肿瘤细胞遗传的不稳定性可能造成LMP和TAP基因的突变、丢失,进而影响MHC-Ⅰ类分子和抗原肽的结合及其在肿瘤细胞膜上的表达,降低了CTL杀伤靶细胞的敏感性。③缺乏共刺激信号:许多肿瘤细胞往往缺乏B7分子或其他黏附分子,无法为T细胞活化提供第二信号,导致T细胞不能活化。

2. 封闭因子引起免疫促进作用　血清中存在的封闭因子遮盖了肿瘤细胞表面的抗原决定簇。封闭因子有三种:①封闭性抗体,封闭肿瘤细胞表面的抗原决定簇,不但对肿瘤无害,而且阻止了效应淋巴细胞和抗体对肿瘤细胞的杀伤作用;②可溶性肿瘤抗原,竞争性结合效应细胞表面的抗原受体,阻止抗体介导的反应;③抗原-抗体复合物,既能封闭肿瘤抗原,又能与效应细胞受体或Fc受体结合。在上述三种封闭因子中以抗体和可溶性肿瘤抗原的免疫复合物居多,实验证明这种复合物可抑制CTL对肿瘤细胞的杀伤作用。

3. 信号转导缺陷　T细胞通过TCR识别MHC提呈的抗原肽,启动下游的信号转导系统,引发T细胞增殖、分化,产生特异性免疫应答。研究发现,肿瘤患者的肿瘤浸润性T细胞及荷瘤动物脾脏中的T细胞信号转导分子表型往往发生改变或表达水平下降,造成机体细胞免疫和体液免疫无法发挥有效的抗肿瘤作用。

4. 肿瘤细胞分泌免疫抑制因子　肿瘤细胞可分泌多种免疫抑制因子和表达某些蛋白质分子,下调免疫效应细胞的活性,保护肿瘤细胞免受特异性CTL的杀伤。例如,肿瘤细胞分泌的TGF-β、IL-10和VEGF,具有负向调节机体对肿瘤的免疫应答和促进肿瘤生长的双重作用。

5. 肿瘤浸润淋巴细胞功能障碍　来自肿瘤的某些因子可抑制肿瘤浸润淋巴细胞的激活,还可抑制IL-2R的转录并引起IL-2 mRNA的翻译缺陷。特别是肿瘤细胞表达的FasL可以诱导肿瘤浸润淋巴细胞的凋亡。这不仅是一种肿瘤免疫逃逸,还是一种反击机制。

(四)肿瘤的免疫治疗

肿瘤的免疫治疗是应用免疫学的原理和方法,提高肿瘤细胞的免疫原性和对效应细胞杀伤的敏感性,激发和增强机体抗肿瘤免疫应答的能力,并应用免疫细胞和效应分子输注宿主体内,以协同机体免疫系统杀伤肿瘤、抑制肿瘤生长。

1. 非特异性免疫刺激剂及细胞因子治疗

(1)非特异性免疫刺激剂　应用具有免疫调节作用的非特异性刺激因子(如卡介苗、内毒素、脂质A、海藻糖、胸腺肽、左旋咪唑等)通过非特异性地激发机体的免疫系统,增强机体的抗肿瘤免疫应答能力,而达到杀伤肿瘤细胞的目的。

(2)细胞因子　细胞因子具有广泛的生物学作用,能参与调节体内许多生理和病理过程的发生和发展。有的细胞因子具有直接和间接的杀伤肿瘤细胞的能力。目前在抗肿瘤免疫治疗中常用的细胞因子有IL-2、IFN-γ、GM-CSF、IL-4、IL-6、IL-12、TNF-α等。

2. 特异性主动免疫疗法

(1)肿瘤疫苗治疗　肿瘤疫苗治疗是通过给患者体内导入肿瘤抗原来激发患者的特异性抗肿瘤免疫反应。由于疫苗治疗具有特异性、免疫效应维持时间长等优点,目前肿瘤疫苗治疗已成为热点研究课题,多肽疫苗、核酸疫苗、全蛋白疫苗、抗独特性抗体疫苗、重组病毒疫苗、细菌疫苗、基因修饰的肿瘤细胞疫苗、DC疫苗等得到广泛研究,部分疫苗已进入临床试验阶段。

(2)过继性免疫细胞治疗　过继性免疫细胞治疗是指将体外激活的自体或异体免疫效应细胞输注给细胞免疫功能低下的患者,以杀伤患者体内的肿瘤细胞。尤其适用于血液/免疫系统肿瘤的患者。理想的过继性免疫细胞治疗应具有以下特点。①可大量获得;②具有肿瘤特异性;

③抗肿瘤活性强；④体内应用可耐受；⑤可聚集在肿瘤灶；⑥可在体内存活、增殖。

（3）单克隆抗体治疗　　单克隆抗体治疗恶性肿瘤已得到了广泛而深入的研究，单抗与毒素、药物、放射线同位素、免疫佐剂或一些细胞因子结合，可以增强对肿瘤的杀伤力或诱导肿瘤局部的免疫反应。

从总体上看，肿瘤生物治疗目前尚处于实验阶段和临床试验阶段，大多数还是一种辅助性抗癌疗法，要发展成为一类成熟的、常规的抗癌疗法，仍然任重道远。

（五）肿瘤的免疫诊断

用特异性单克隆抗体对肿瘤细胞表面与细胞内的相关标志进行检测，有助于对淋巴瘤、白血病及某些表达肿瘤相关抗原的实体瘤进行免疫诊断及病理学诊断，甚至可进行体内定位诊断和提供预后判断信息。肿瘤的免疫诊断包括以下三个方面。

1. 检查肿瘤标志物　　肿瘤标志物（tumor marker）是指肿瘤在发生和增殖的过程中，由恶性肿瘤细胞本身合成和释放，或存在于恶性肿瘤细胞，或由机体对肿瘤细胞发生反应而产生，能够反映肿瘤发生、发展的一类物质。主要存在于患者的血液、体液、细胞或组织中，但不存在于正常成人组织或仅少量表达于胚胎组织，在肿瘤组织中的含量大大超过正常组织里的含量，它们的存在或量变可以提示肿瘤的性质，对了解肿瘤组织的发生、发展、细胞分化、细胞功能及肿瘤的分类、早期诊断、疗效观察、预后评价及高危人群随访观察等具有较大的实用价值。常见的标记物质有肝癌的甲胎蛋白，结肠癌、胰腺癌等的癌胚抗原，绒毛膜癌、葡萄胎的绒毛膜促性腺激素等。

2. 检查特异性抗体　　目前检测肿瘤特异性抗体的方法尚不完善，特异性也未确定。

3. 检查细胞免疫状态　　由于肿瘤免疫以细胞免疫为主，因此，人们采用皮肤试验、巨噬细胞移动抑制试验、T 细胞或其亚群的检测等来判断患者的预后。

二、移植免疫

移植是指应用异体（或自体）的正常细胞、组织或器官置换病变的或功能缺损的细胞、组织或器官，以维持和重建机体的生理功能。根据移植物的来源及其遗传背景不同，可将移植分为四类：自体移植、同系移植、同种（异体）移植、异种移植。目前临床主要进行同种（异体）移植。

（一）同种异体移植排斥反应的机制

同种异体间的器官移植一般均会发生排斥反应，其本质是受者免疫系统对供者移植物的免疫应答。同种异体移植后，由于供、受者之间的组织相容性抗原不同，移植物可刺激受者的免疫系统产生免疫应答，因此导致排斥反应。

移植排斥反应发生与否及其强弱，取决于供、受者间组织相容性抗原的差异程度、受者的免疫状态、移植物种类以及排斥反应防治措施是否得当等因素。

1. 引起同种异体移植排斥反应的抗原

引起同种异体移植排斥反应的抗原称移植抗原或组织相容性抗原，存在于机体细胞的表面。主要的移植抗原如下。

（1）主要组织相容性抗原　　同种异体移植时引起移植排斥反应最强的移植抗原当属 HLA，其中Ⅰ、Ⅱ类分子是触发移植排斥反应的首要抗原，尤其是 HLA-DR 抗原。

（2）次要组织相容性抗原　　在供受者 HLA 完全配型的情况下，发生的轻度、缓慢的移植排斥反应，与个体间存在的次要组织相容性抗原密切相关。

（3）其他参与排斥反应发生的抗原　　①人 ABO 血型抗原：当受者血清中的血型抗体与移植物血管表面的 ABO 抗原结合，通过激活补体而引起血管内皮细胞损伤和血管内凝血，导致超急性排斥反应的发生。②组织特异性抗原：特异地表达于某一器官、组织或细胞表面的抗原，属独立于 HLA 抗原和 ABO 血型抗原之外的一类抗原系统。

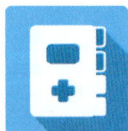

2. 同种异体移植排斥反应的效应机制

同种异体移植物首先引发非特异性免疫应答,导致移植物炎症反应及相应组织损伤,随后才发生特异性免疫应答。细胞免疫是导致移植物组织细胞损伤的主要机制。

(1) 细胞免疫损伤机制　在同种异体移植排斥反应中,CD4$^+$ Th1 细胞和巨噬细胞释放多种细胞因子,导致迟发型超敏反应,造成移植物组织损伤。此外,CD8$^+$ CTL 细胞也可直接杀伤移植物细胞。

(2) 体液免疫损伤机制　移植抗原特异性 CD4$^+$ Th2 细胞被激活,可辅助 B 细胞活化并分化为浆细胞,分泌针对同种异体抗原的特异性抗体,引起 II 型超敏反应,损伤血管内皮细胞,使血小板聚集和移植物细胞溶解。

(二) 移植排斥反应的类型

移植排斥反应包括宿主抗移植物反应和移植物抗宿主反应两大类。前者见于一般器官移植,后者主要发生在骨髓移植或其他免疫细胞移植。

1. 宿主抗移植物反应

根据排斥反应发生的时间和强度以及发生机制和病理表现,宿主抗移植物反应(HVGR)大致分为以下三种类型。

(1) 超急性排斥反应(hyperacute rejection)　移植器官在血液循环恢复后的一段时期内(0~48 h)发生的不可逆转的体液排斥反应,见于反复输血、多次怀孕、长期血液透析或再次移植的个体。其原因是预存于受体的移植物抗体随血液进入移植物,通过与血管内皮细胞结合,激发一系列免疫应答损伤。此外,供体器官灌流不畅或缺血时间过长等,也可能导致超急性排斥反应的发生。

(2) 急性排斥反应(acute rejection)　急性排斥反应是同种异型器官移植中最常见的一种排斥反应,一般在移植后数天甚至 2 周出现。其原因可能是残留于供者移植物内的抗原提呈细胞对受者机体的免疫系统提供最初的抗原性刺激。急性排斥反应中,可出现特征性的急性血管排斥反应,其发生机制为:①激活的 T 细胞直接杀伤血管内皮细胞,或通过分泌细胞因子激活炎性细胞引起内皮细胞坏死;②受者产生针对血管内皮细胞同种抗原的 IgG 类抗体,通过补体依赖的细胞毒作用,导致移植物血管坏死。细胞免疫应答在急性排斥反应中发挥主要作用。

(3) 慢性排斥反应(chronic rejection)　慢性排斥反应发生于移植后数周、数月甚至数年。病程进展缓慢。正常组织结构的丧失和纤维化是此类排斥反应的病理特点。慢性排斥反应的另一病理特征是血管平滑肌细胞增生,导致移植物的血管破坏。慢性排斥反应中移植脏器的功能衰退可能由免疫和非免疫两种机制造成。CD4$^+$ T 细胞的间断活化可能发挥主要作用。Th1 细胞和巨噬细胞介导慢性迟发型超敏反应炎症,Th2 细胞辅助 B 细胞产生抗体,通过激活补体和 ADCC 作用,损伤移植器官的血管内皮细胞。

2. 移植物抗宿主反应

移植物抗宿主反应(GVHR)是由移植物中的抗原特异性淋巴细胞识别宿主组织抗原而发生的一种排斥反应,主要见于骨髓移植后,此外,胸腺、脾脏的移植,以及新生儿接受大量输血时也可能发生。急性 GVHR 一般以 Th1 反应为主;慢性 GVHR 一般以 Th2 反应为主。GVHR 一旦发生,一般均难以逆转,不仅会导致移植失败,还会给受者造成严重后果。GVHR 的发生主要由以下原因引起:①受者与移植物间组织相容性抗原不符;②移植物中含有足够数量的免疫细胞,尤其是 T 细胞;③受者处于免疫无能或免疫功能极度低下的状态。

骨髓移植中供、受者间遗传背景的差异可同时导致 GVHR 和 HVGR。但由于接受骨髓移植的患者多伴有严重的免疫缺陷,故实际上很少发生明显的 HVGR。移植物抗宿主病的发生程度和发生率与供、受者间 HLA 型别匹配的程度密切相关。研究显示:GVHR 的发生主要是骨髓

Note

移植物中供者来源的 T 细胞,被宿主的异型组织相容性抗原(包括主要与次要组织相容性抗原)所激活,增殖、分化为效应 T 细胞。这些激活的效应细胞在受者体内移动,对宿主的组织或器官发动免疫攻击,从而导致 GVHR。此外,细胞因子网络的失衡可能是造成 GVHR 组织损伤的重要原因。

(三)移植排斥反应的防治原则

1. 供者的选择和移植物预处理

大量的临床资料表明,器官移植的成败主要取决于供、受者间的组织相容性。因此,必须进行一系列的检测,尽量选择较理想的供者。

(1)超急性排斥相关因素的检查　检查红细胞血型,测定受者血清中细胞毒性预存抗体。人红细胞血型抗原是一种引起超急性排斥的重要抗原,故供者的 ABO、Rh 血型抗原必须与受者相同,或至少符合输血原则。而供者淋巴细胞和受者血清必须做交叉细胞毒试验,检测出受者血清中是否含有针对供者淋巴细胞的抗体,以防止超急性排斥反应的发生。

(2)HLA 分型　HLA 等位基因的匹配程度是决定供者与受者之间的组织是否相容的关键因素。不同的 HLA 基因座位的产物对移植排斥的影响各异。在同种肾移植中,HLA-DR 座位对移植排斥最为重要,其次为 HLA-B 和 HLA-A 座位。倘若供、受者间 HLA 配型好,则可以减少免疫抑制剂的治疗需要量,减少感染等并发症的发生。

(3)次要组织相容性抗原型别鉴定　包括供者的性别选择和其他次要组织相容性抗原分型。在 MHC 型别相符的情况下,雌性受者可能排斥雄性供体,但同性别个体之间的移植一般不会发生排斥。在分子水平对次要组织相容性抗原进行分型,对选择骨髓移植供者具有肯定的意义。

(4)交叉配型　为了避免组织相容性抗原配型中的遗漏,或由于某些同种异型间的差异,应用目前的 HLA 分型技术尚难以检出,有必要进行交叉配型,这在骨髓移植中尤为重要。

(5)移植物预处理　在移植实质脏器时,应尽可能清除移植物中的过路细胞,将有助于减轻或防止 HVGD 的发生。

2. 对受者的处理

在受者符合相应器官移植适应证的前提下,除了进行必要的组织配型或交叉配型外,对预接受器官移植者,在移植前应用一定剂量的免疫制剂,可有效地提高器官移植的成功率。

3. 移植后的免疫监测

移植后对受者进行免疫监测,有助于早期诊断和监测排斥危象的出现,以便及时采取措施,防止排斥反应的发生和发展。另外,免疫监测对选择免疫抑制剂的种类、剂量和疗程等也有一定的参考价值。临床常用监测指标如下:①淋巴细胞亚群百分比及功能监测;②免疫分子水平测定,如抗体、补体、细胞因子、HLA 分子及黏附分子等。

小　结

肿瘤免疫是机体在肿瘤抗原刺激以前对肿瘤具备的固有免疫和在刺激以后产生的适应性免疫效应共同作用的结果。根据肿瘤的抗原特异性,可将肿瘤抗原分为肿瘤特异性抗原和肿瘤相关抗原。机体对肿瘤的免疫应答机制涉及多种免疫成分,包括体液免疫和细胞免疫,以及各种免疫分子,它们相互作用、相互协调,共同承担着免疫监视的作用。抗肿瘤免疫效应一般以细胞免疫为主,参与抗肿瘤的免疫细胞有巨噬细胞、T 细胞、B 细胞、NK 细胞等。

虽然机体的免疫系统能对肿瘤细胞产生免疫应答,但是某些肿瘤由于免疫原性低下、封闭因子的作用、信号转导缺陷、分泌免疫抑制因子和肿瘤浸润淋巴细胞功能障碍等逃避了机体免疫系统的攻击。随着生物技术的发展，肿瘤免疫治疗已扩展为生物治疗。

　　器官移植是用正常的组织器官替代病损的组织器官，根据发生移植排斥反应的强弱程度，移植排斥可分为异种移植、同种异型移植、同系移植和自体移植。移植排斥反应发生与否及其强弱，与供、受者间组织相容性抗原的差异程度、受者的免疫状态、移植物种类以及排斥反应防治措施是否得当等因素有密切关系。参与的抗原有主要组织相容性抗原、次要组织相容性抗原、ABO 血型抗原及组织特异性抗原等。移植排斥反应包括宿主抗移植物反应和移植物抗宿主反应两大类。器官移植的成败主要取决于供、受者间的组织相容性。可以通过超急性排斥相关因素、HLA 分型、次要组织相容性抗原型别鉴定、交叉配型、移植物预处理等方法选择较理想的供者。同时，受者移植前应用一定剂量的免疫制剂，可有效地提高器官移植的成功率。移植后对受者进行免疫监测，有助于早期诊断和监测危象的出现，以防止排斥反应的发生和发展。

能力检测

1. 简述肿瘤相关抗原、肿瘤特异性抗原和肿瘤标志物的概念。
2. 简述机体抗肿瘤免疫效应的机制。
3. 简述肿瘤的免疫逃逸机制。
4. 简述肿瘤免疫治疗方法和生物制剂类型以及肿瘤的免疫诊断类型。
5. 简述同种异型排斥反应的发生机制。
6. 简述移植排斥反应发生的类型。
7. 简述移植排斥反应的防治原则。

（陈淑增）

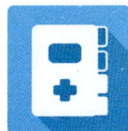

第八章 免疫应用

学习目标

掌握 人工自动免疫法和人工被动免疫法的概念、特点、用途；死疫苗和减毒活疫苗的特点。

熟悉 新型疫苗的特点；常用的免疫学检测方法、原理、应用；预防接种的程序。

了解 过继免疫治疗的特点与制剂；免疫增强剂和免疫抑制剂。

免疫学与临床医学紧密结合是现代免疫学发展的重要特征之一。免疫学已广泛应用于临床医学的各个领域，包括传染病与非传染病的诊断、预防、治疗及用免疫学理论来阐明某些疾病的发病机制和发展规律等。

第一节 免疫预防

应用免疫方法使机体产生特异性免疫是预防传染病的主要措施。特异性免疫的获得有自然免疫和人工免疫两种方式。自然免疫主要指机体感染病原体后建立的特异性免疫，也包括胎儿或新生儿经胎盘或乳汁从母体获得抗体。人工免疫则是人为地使机体获得特异性免疫，是免疫预防的重要手段，它包括人工自动免疫和人工被动免疫（表8-1）。

表8-1 人工免疫的比较

比较项目	人工自动免疫	人工被动免疫
接种物质	抗原（细菌疫苗、病毒疫苗等）	抗体（抗毒素、人免疫球蛋白等）
生效时间	慢，1～4周	快，立即生效
维持时间	长，数月甚至数年	短，2～3周
主要用途	预防	紧急预防、治疗

一、人工自动免疫

人工自动免疫（artificial active immunization）是给机体接种疫苗，使之产生特异性免疫，从而预防感染的措施。习惯上将细菌性制剂、病毒性制剂及类毒素统称为疫苗（vaccine）。人工自动免疫后产生的免疫力出现较慢，但维持较持久，故临床上主要用于预防。

（一）灭活疫苗（死疫苗）

灭活疫苗是指用理化方法将病原微生物灭活后制备而成的制剂。由于死疫苗不能在机体内生长繁殖，因此要维持血清抗体水平，常需多次接种。死疫苗的主要作用是诱导机体产生特异性抗体。由于灭活的病原体不能进入宿主细胞内,难以通过内源性抗原提呈途径诱导而产生效应CTL,因此不具有细胞免疫效应,免疫效果有一定的局限性。但死疫苗具有稳定、易保存等特点。常用的死疫苗有霍乱、伤寒、百日咳、流感、乙脑、狂犬病疫苗等。

(二) 减毒活疫苗

减毒活疫苗是指用减毒或无毒的活病原微生物制备而成的制剂。活疫苗接种后可在体内生长繁殖,一般只需接种一次。多数活疫苗的免疫效果好,作用持久,既可诱导体液免疫,又可诱导细胞免疫。但活疫苗稳定性差,不易保存,存在回复突变的可能性。孕妇和免疫缺陷者一般不宜接种活疫苗。常用的活疫苗有卡介苗、麻疹、风疹、脊髓灰质炎疫苗等。死疫苗与活疫苗的比较如表 8-2 所示。

表 8-2　死疫苗与活疫苗的比较

区 别 点	死 疫 苗	活 疫 苗
制剂特点	死菌,强毒株	活菌,无毒或弱毒株
接种量及次数	量较大,2～3 次	量较小,1 次
保存及有效期	易保存,有效期约 1 年	不易保存,4 ℃数周
免疫效果	较低,维持数月甚至 2 年	较高,维持 3～5 年,甚至更长

(三) 类毒素

类毒素是用细菌的外毒素经 0.3%～0.4% 的甲醛溶液脱毒处理后制成的。类毒素虽失去毒性但保留免疫原性,接种机体后能诱导产生抗毒素。常用的类毒素有白喉、破伤风类毒素,这两种类毒素常与百日咳疫苗混合制成百白破三联疫苗。

(四) 新型疫苗

1. 亚单位疫苗　亚单位疫苗是去除病原体中与激发保护性免疫无关甚至有害的成分,保留有效免疫成分而制成的疫苗。如提取乙型肝炎病毒表面抗原阳性者血浆中的表面抗原,制成乙型肝炎亚单位疫苗等。亚单位疫苗可减少无关抗原成分的不良反应,毒性显著低于全菌疫苗。

2. 合成疫苗　合成疫苗是将人工合成的具有免疫保护作用的抗原肽结合到载体上,再加入佐剂而制成的疫苗。其优点如下:①可以大量生产,不会因某些微生物培养困难而造成原料缺乏;②避免了减毒活疫苗返祖和病毒核酸疫苗致畸的危险性;③可制成多价疫苗;④既能诱导细胞免疫,又能诱导体液免疫。

3. 基因工程疫苗

(1) 重组抗原疫苗　重组抗原疫苗是利用 DNA 重组技术制备的只含保护性抗原的纯化疫苗。此类疫苗的优点是不含活的病原体和病毒核酸,安全有效,成本低廉。目前获准使用的有乙型肝炎疫苗、口蹄疫疫苗等。

(2) 重组载体疫苗　重组载体疫苗是将编码病原体的有效免疫原的基因插入载体(减毒的病毒或细菌疫苗株)基因组中,接种后,随疫苗株在体内增殖,大量抗原得以表达。如果将多种病原体的有关基因插入载体,则成为可表达多种保护性抗原的多价疫苗。目前使用最广的载体是痘苗病毒。

(3) 核酸疫苗　核酸疫苗用编码有效免疫原的基因与细菌质粒构建成重组体,直接接种机体后,使机体表达保护性抗原并获得特异性免疫。核酸疫苗在体内可持续表达,免疫效果好,维持时间长。

二、人工被动免疫

人工被动免疫(artificial passive immunization)是给机体输入抗体或细胞因子等制剂,用以

转基因
植物疫苗

Note

治疗或作为紧急预防的措施。输入这些免疫物质后,机体立即获得免疫力,但由于这些物质并非由接种者自己产生,故维持时间短暂,为2～3周。

(一)抗毒素

抗毒素是用外毒素或类毒素免疫动物制备的免疫血清,具有中和外毒素的作用。该制剂来自动物血清,对人来说是异种蛋白,使用时应注意超敏反应的发生,常用的有白喉、破伤风抗毒素等。

(二)人免疫球蛋白制剂

该类制剂是从人血浆或人胎盘血中分离免疫球蛋白而制成的。由于多数成人隐性或显性感染过某些常见传染病,血清中含有一定量的相应抗体,但因不同地区和人群的免疫状况不同,因此不同批号制剂所含的抗体种类和效价不尽相同。肌内注射剂主要用于麻疹、甲型肝炎、丙型肝炎、脊髓灰质炎等疾病的预防。静脉注射剂须经特殊精制,主要用于原发性免疫缺陷病和慢性淋巴细胞性白血病、艾滋病等继发性免疫缺陷病的治疗。人特异性免疫球蛋白是由对某种病原体具有高效价抗体的血浆制备而成,用于预防特定的病原微生物感染。

(三)细胞因子与单克隆抗体

细胞因子制剂与单克隆抗体制剂是近年来研制的新型免疫治疗剂,有望成为肿瘤、艾滋病、自身免疫病等的有效治疗手段(详见免疫治疗相关内容)。

三、预防接种

接种疫苗是预防和控制传染病的重要手段。我国根据某些特定传染病的疫情监测和人群免疫情况分析,有计划地进行人群免疫接种(表8-3),从而预防相应传染病,最终达到控制并消灭传染病的目的。

表8-3　我国计划免疫程序表

	年龄	疫苗种类
基础接种	出生	卡介苗、乙肝疫苗
	1个月	乙肝疫苗第2针
	2个月	脊髓灰质炎疫苗初服
	3个月	脊髓灰质炎疫苗复服、百白破第1针
	4个月	脊髓灰质炎疫苗复服、百白破第2针
	5个月	百白破第3针
	6个月	乙肝疫苗第3针、流脑多糖疫苗第1针(12月份接种)
	8个月	麻疹疫苗初种
	1岁	乙脑疫苗免疫2针,间隔7～10天(5月份接种)
加强接种	1岁半	百白破加强1针、麻疹疫苗复种、脊髓灰质炎疫苗加服、流脑多糖疫苗第2针(12月份接种)
	2岁	乙脑疫苗加强1针(5月份接种)
	3岁	乙脑疫苗加强1针(5月份接种)
	4岁	脊髓灰质炎疫苗加强1次
	5岁	百白破加强1针、麻疹疫苗复种、乙脑疫苗加强1针、卡介苗复种

1. 预防接种的注意事项　预防接种应注意以下事项。①预防接种时要严格按生物制品使用说明的规定进行接种。②应注意生物制品是否变质、过期或保存不当而失效。③应注意并及

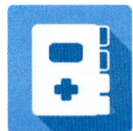

时处理接种后的局部或全身反应。免疫接种后有的人可出现局部红肿、疼痛、淋巴结肿大、发热、头痛、乏力、全身不适等反应,一般症状较轻,不需处理,1~2天即恢复正常。个别人反应剧烈,严重的可出现过敏性休克、接种后脑炎等,应及时处理。

2. 预防接种禁忌证　下列情况不宜进行预防接种:①免疫功能缺陷者;②高热,严重心血管疾病,肝、肾疾病,活动性肺结核,活动性风湿热,急性传染病,甲亢,严重高血压,糖尿病等患者;③正在使用免疫抑制剂者;④妊娠期及月经期妇女;⑤湿疹及其他严重皮肤病者,不宜做皮肤划痕法接种。

第二节　免疫治疗

免疫治疗是应用生物制剂或药物来改变机体的免疫功能状态,以达到治疗疾病的目的。免疫治疗的方法很多,常见的有治疗性疫苗、抗体、细胞因子及其拮抗剂、免疫增强剂、免疫抑制剂、造血干细胞移植、过继免疫等。

一、治疗性疫苗

人工给予疫苗以增强免疫应答或诱导免疫耐受,从而达到治疗疾病的目的。将用于疾病治疗的疫苗称为治疗性疫苗,以区别于预防疾病的预防性疫苗。以下介绍几类治疗性疫苗。

(一) 微生物抗原疫苗

人类的许多肿瘤与微生物感染有关,如EB病毒与鼻咽癌、人乳头瘤病毒与宫颈癌、幽门螺杆菌与胃癌等。因此,使用这些疫苗可预防和治疗相应的肿瘤。

(二) 肿瘤疫苗

肿瘤疫苗是将具有肿瘤免疫原性的疫苗进行免疫接种,刺激机体免疫系统产生抗肿瘤免疫效应,用于治疗肿瘤。目前实验室和临床试验的肿瘤疫苗很多,包括基因修饰的瘤苗、人工合成的肿瘤多肽疫苗、热休克蛋白-肽复合物肿瘤疫苗等。

(三) 分子疫苗

合成肽疫苗、重组载体疫苗和DNA疫苗可作为肿瘤和感染性疾病的治疗性疫苗。如乙型肝炎多肽疫苗可诱导抗病毒感染的免疫效应。

此外,类毒素疫苗、荚膜多糖疫苗等均可作为治疗性疫苗进行免疫治疗。

二、抗体

以抗体为基础的免疫治疗主要用于抗感染、抗肿瘤和抗移植排斥反应。

(一) 多克隆抗体

常用的多克隆抗体制剂有抗毒素、人免疫球蛋白制剂(包括丙种球蛋白、胎盘球蛋白、人特异性免疫球蛋白)等(详见人工被动免疫相关内容)。

(二) 单克隆抗体

1. 抗细胞表面分子的单克隆抗体　可应用抗人CD3单克隆抗体治疗急性心、肝、肾移植排斥反应。此外,抗人CD3单克隆抗体还可以消除骨髓中成熟的T细胞,防止移植物中T细胞导致移植物抗宿主反应(graft versus host disease,GVHD)的发生。

2. 细胞因子拮抗剂　IL-1和TNF是重要的炎症介质,因此抗IL-1或抗TNF的单克隆抗

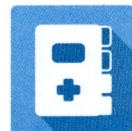

体可以中和体液中的 IL-1 或 TNF,减轻炎症反应,用于治疗类风湿关节炎等慢性炎症性疾病。

3. 抗体导向药物治疗　化疗药物、毒素、同位素等细胞毒性物质对肿瘤细胞有很强的杀伤作用,但因为缺乏特异性,易损伤正常细胞,可导致不良反应或严重毒副作用。利用高度特异性的单克隆抗体作为载体,将细胞毒性物质靶向性地携至肿瘤病灶局部,可以比较特异地杀伤肿瘤。目前,根据所导向的细胞毒性物质不同,该导向疗法分为以下几种:放射免疫疗法、抗体导向化学疗法、免疫毒素疗法等。

(三) 基因工程抗体

基因工程抗体是用人抗体的部分氨基酸序列代替某些鼠源性抗体的氨基酸序列,保留其结合抗原的特异性部位,经修饰而成。由于基因工程抗体经改造后具有更佳的生物学活性,其免疫原性大大降低,且对各种水解酶的抵抗力增强,因此比天然抗体具有更广阔的应用前景。

三、细胞因子及其拮抗剂

1. 细胞因子补充和添加疗法　通过各种途径将细胞因子作为药物输入机体,纠正病理生理作用下引起的细胞因子相对或绝对不足,以达到治疗疾病的目的。临床应用的细胞因子主要有 IFN、抗肿瘤细胞因子(IL-2、IL-4、IL-6、TNF-α 等)、促进造血的细胞因子(CSF)等。

2. 细胞因子阻断疗法　通过阻断细胞因子与其受体的结合及信号传导而抑制细胞因子的病理作用。该法适用于自身免疫病、移植排斥反应、感染性休克等的治疗。如 TNF 单克隆抗体可以减轻甚至阻断感染性休克的发生。

3. 细胞因子基因疗法　细胞因子基因疗法是将细胞因子或其受体基因通过一定技术导入体内,使其在体内持续表达,发挥治疗效应。如以造血干细胞移植为基础的细胞因子转染造血干细胞,以治疗造血障碍性疾病。

四、造血干细胞移植和过继免疫治疗

1. 造血干细胞移植　造血干细胞移植是在患者造血或免疫功能极其低下的情况下,移植自体或异体的造血干细胞,从而达到促进造血和免疫功能的目的。此法可治疗免疫缺陷病、再生障碍性贫血及白血病等。常用方法主要是骨髓移植、外周血干细胞移植和脐血干细胞移植。

2. 过继免疫治疗　过继免疫治疗是将经体外扩增、活化的自体或异体免疫效应细胞输入机体,增强免疫应答,直接或间接杀伤肿瘤细胞、病毒感染细胞。免疫效应细胞包括 NK 细胞、细胞因子激活的杀伤细胞(CIK)、肿瘤浸润淋巴细胞(TIL)等。

五、免疫调节剂治疗

免疫调节剂是一类分子结构各不相同、作用机制也不尽相同的物质,按其作用可分为免疫增强剂和免疫抑制剂,在临床上广泛应用于感染、免疫缺陷、肿瘤、自身免疫病的治疗。

(一) 免疫增强剂

免疫增强剂是一类具有促进和调节免疫应答作用的制剂。常用的免疫增强剂如表 8-4 所示。

表 8-4　常用的免疫增强剂

类　　型	常 用 制 剂
微生物制剂	卡介苗、短小棒状杆菌、胞壁酰二肽
细胞因子	IFN-α、IFN-β、IFN-γ、IL-2
合成物质	聚肌胞苷酸、吡喃共聚物、嘧啶

CAR-T 细胞
药物

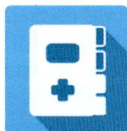

续表

类　　型	常　用　制　剂
化学药物	左旋咪唑、西咪替丁
激素	胸腺肽、胸腺生成素
中药制剂	黄芪多糖、灵芝多糖、人参多糖

（二）免疫抑制剂

免疫抑制剂能抑制机体的免疫功能,常用于防止移植排斥反应的发生和自身免疫病的治疗。常用的免疫抑制剂如表 8-5 所示。

表 8-5　常用的免疫抑制剂

类　　型	常　用　制　剂
真菌代谢产物	环孢素、FK-506、麦考酚酸酯、西罗莫司
抗肿瘤药物	环磷酰胺、硫唑嘌呤
激素	糖皮质激素
单克隆抗体	抗 T 细胞及其亚群单克隆抗体、抗 MHC 单克隆抗体
中药制剂	雷公藤多苷、川芎

第三节　免　疫　检　测

免疫学检测技术的用途非常广泛,可用于免疫相关疾病的诊断、疗效评价及发病机制的研究等。随着免疫学理论的进展和相关技术的发展,新的检测方法层出不穷。本节仅介绍常用免疫学检测技术的基本原理及其应用。

一、抗原、抗体的检测

抗原与抗体发生特异性结合反应的物质基础是抗原的抗原决定簇与抗体的抗原结合部位之间的互补性。在体外一定条件的影响下,抗原-抗体反应可出现凝集、沉淀等肉眼可见的现象。由于这种结合具有特异性,因此,既可用已知抗原检测未知抗体,又可用已知抗体检测未知抗原,进而达到诊断疾病或实验研究的目的。因抗原的物理性状、参加反应的物质和试验条件等不同,故抗原-抗体反应有多种类型,常用的反应类型如下。

（一）凝集反应

颗粒性抗原(如细菌、红细胞等)与相应抗体结合,在一定条件下(合适的电解质、pH 值、抗原与抗体比例等)出现肉眼可见的凝集小块,称为凝集反应(agglutination)。有直接凝集反应、间接凝集反应、协同凝集试验等多种试验方法。

1. 直接凝集反应　细菌或细胞等颗粒性抗原与相应抗体直接结合所出现的凝集反应(图 8-1)。主要有玻片法和试管法。玻片法为定性试验,常用于检测未知抗原,如 ABO 血型鉴定、细菌鉴定等。试管法是在试管中倍比稀释待检血清,加入已知颗粒性抗原进行的凝集反应,常用于定量检测抗体,如诊断伤寒、副伤寒的肥达反应。

2. 间接凝集反应　可溶性抗原与相应抗体结合,不能形成肉眼可见的免疫复合物,如将这

图 8-1　直接凝集反应

些可溶性抗原吸附于某种与免疫无关的颗粒状载体表面形成致敏载体,再与相应抗体结合,被动地使致敏载体凝集,称为间接(或被动)凝集反应。可用红细胞、聚苯乙烯乳胶、活性炭等颗粒作载体,分别称间接血凝、间接乳凝、间接炭凝试验。常用来测定待检血清中细菌、病毒、螺旋体、寄生虫抗体及自身抗体(抗核抗体、类风湿因子等)。

(二)沉淀反应

可溶性抗原与相应抗体在比例适合的条件下,形成肉眼可见的沉淀物,称沉淀反应(precipitation)。有环状沉淀反应、琼脂扩散试验等多种试验方法。

1. 单向琼脂扩散试验　单向琼脂扩散试验是将抗体预先在琼脂中混匀,倾注于玻片上,待其凝固后,在琼脂板上打孔,孔中加抗原,经一定时间扩散后,若抗原与抗体发生反应,则在孔周形成白色沉淀环。根据沉淀环直径大小可测定抗原的含量。用于各类免疫球蛋白和补体各成分含量的测定。

2. 对流免疫电泳　对流免疫电泳是区带电泳与琼脂凝胶扩散相结合的一项抗原、抗体检测技术(图 8-2)。试验时,先将抗原加到琼脂板的小孔内进行电泳,然后在琼脂板中央与电泳方向平行挖一小槽,加入相应的免疫血清,两者经一定时间相互扩散后,就会在抗原与抗体比例最适处形成沉淀弧。通过与正常血清形成的沉淀弧数量、位置和外形进行比较,即可分析样品中所含抗原成分的性质和含量。此方法样品用量少、特异性高、分辨力强,常用于血清蛋白组分分析、抗原或抗体纯度鉴定等。

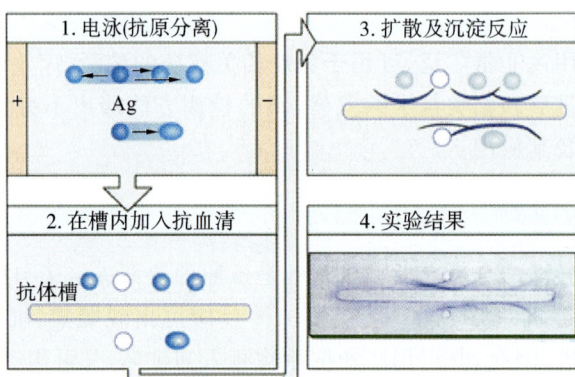

图 8-2　对流免疫电泳

(三)免疫标记技术

免疫标记技术(immunolabelling technique)是采用易于检测的物质对抗原或抗体进行标记,通过检测标记物来间接反映抗原-抗体反应情况的一类免疫技术。该类技术具有灵敏度高、可进行定性或定量等优点,是目前应用最广泛的免疫学检测技术。常用的标记物有荧光素、酶、放射性核素、胶体金等。

1. 免疫荧光法(IF)　免疫荧光法是用荧光素标记抗体,再与待检标本中的抗原反应,置于荧光显微镜下观察,抗原-抗体复合物发出荧光,从而对标本中的抗原进行检测(图 8-3)。

2. 酶免疫测定　酶免疫测定(enzyme immunoassay,EIA)是用酶做标记物,标记抗原或抗体,再加入酶作底物,根据有无颜色反应及颜色的深浅来判断标本中相应抗体或抗原的有无及其含量。

直接法　　　间接法

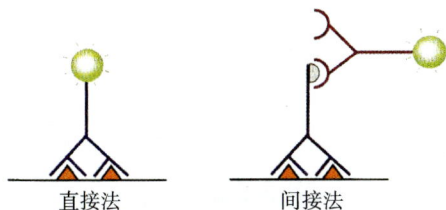

图 8-3　免疫荧光法

（1）酶联免疫吸附试验（ELISA）　酶联免疫吸附试验是目前应用最广泛的酶免疫技术（图 8-4）。其原理是将已知的抗原或抗体包被在固相载体表面，使抗原-抗体反应在载体表面进行，通过洗涤将载体上的抗原-抗体复合物与游离成分分开。目测或借助酶标仪检测有色产物，可进行定性和定量检测。

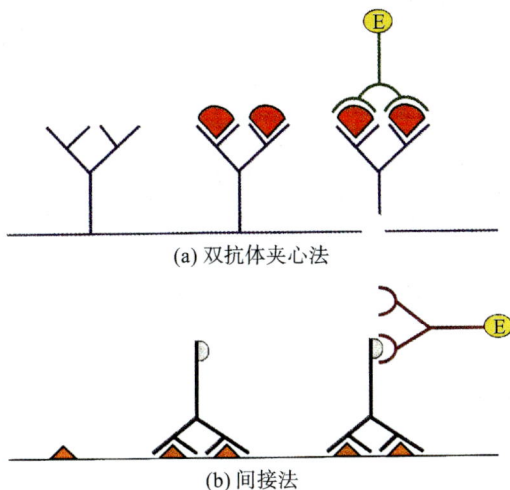

（a）双抗体夹心法

（b）间接法

图 8-4　ELISA

（2）免疫组化技术（immunohistochemistry technique）　免疫组化技术是用标记物标记抗体与组织或细胞的抗原反应，结合形态学检查，对抗原做定性、定量、定位检测的技术。现广泛应用的有酶免疫组化（辣根过氧化物酶标记）、免疫金银组化（胶体金颗粒标记）、免疫电镜（铁蛋白、胶体金、过氧化物酶标记）等。

3. 免疫印迹法（immunoblotting）　它将凝胶电泳与固相免疫结合，把电泳分区的蛋白质转移至固相载体（如硝酸纤维素膜）上，再用酶免疫、化学发光、放射自显影等技术进行检测（图 8-5）。免疫印迹法广泛应用于分析抗原组分及其活性、检测多种病毒的抗体或抗原。

4. 化学发光免疫分析（chemiluminescence immunoassay）　化学发光免疫分析是以发光物质标记抗原或抗体，与待检标本进行免疫反应后，通过自动发光仪测定光子的产量，来反映待检样品中抗原或抗体的含量。该法灵敏度高，常用于测定血清中的超微量活性物质，如甲状腺素等激素。

5. 免疫金标技术（immunogold labeling technique）　免疫金标技术是以金、银作为标记物的免疫技术。当这些标记物在相应的配体处大量聚集时，肉眼可见红色或粉红色斑点，因而用于定性或半定量的快速免疫检测方法中。主要方法有免疫层析法和快速免疫金渗透法，可用于检测 HBsAg、HCG 和抗双链 DNA 抗体等，具有简单、快速、准确和无污染等优点。

6. 免疫 PCR（immuno-PCR，IM-PCR）　免疫 PCR 是将免疫学和聚合酶链反应（PCR）技术相结合而创建的一种新的检测技术。方法与 ELISA 的原理类似，不同的是以 DNA 分子作为标记物。结合一抗或二抗后以检测相应抗原或抗体，再用 PCR 法扩增，根据该 DNA 分子的存在与

ELISA 实验视频

早早孕检测视频

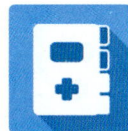

Note

分离凝胶　　　　　斑点槽　　　　斑点免疫印迹标准

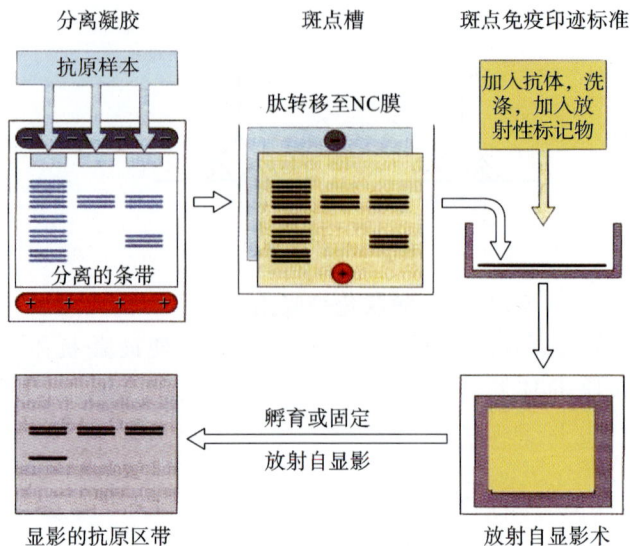

图 8-5　免疫印迹原理示意图

否,确定检测的结果。该技术有望成为临床微量物质检测的实用手段。

7. 放射免疫测定法(radioimmunoassay,RIA)　放射免疫测定法是用放射性核素标记抗原(或抗体)与相应抗体(或抗原)结合,通过测定抗原-抗体复合物的放射活性判断结果。本方法可进行超微量分析,敏感性高,可用于测定抗原、抗体、抗原-抗体复合物,如激素、药物、IgE 等的测定。

二、免疫细胞的测定

B 细胞介导体液免疫,T 细胞介导细胞免疫。因此检测 B 细胞、T 细胞的数量和功能是了解机体免疫状态的重要手段。外周血是患者主要的检测标本。

(一) 免疫细胞数量检测

1. B 细胞数量检测　目前多通过检测 mIg 来了解成熟 B 细胞的数量。用荧光素标记的抗Ig 直接和淋巴细胞反应,在荧光显微镜下呈现特异性荧光的细胞为 mIg 阳性细胞,即 B 细胞。正常人外周血 mIg 阳性细胞一般为 8%～12%。

2. T 细胞亚群检测

(1) 免疫荧光法　用荧光色素标记淋巴细胞特异性表面标志的单克隆抗体,通过直接或间接免疫荧光法鉴定淋巴细胞或亚群。

(2) 流式细胞仪检测(flow cytometry,FCM)　样品经多种荧光素标记的抗体染色,因荧光素吸收与发射光谱的波长不同,信号能同时被接收,因而能同时分析细胞表面多个分子的表达及表达程度。可检测 T 细胞、B 细胞、NK 细胞、单核-巨噬细胞、树突状细胞等的数目,$CD4^+$ T 细胞/$CD8^+$ T 细胞值,以及白血病、淋巴瘤的免疫学分型。

(3) 免疫磁珠法(immune magnetic bed,IMB)　细胞表面抗原能与连接有磁珠(平均直径<1.5 μm 的磁性颗粒)的特异性单克隆抗体结合,在外加磁场中,通过抗体与磁珠相连的细胞被吸附而滞留在磁场中,无该种表面抗原的细胞不在磁场中停留,从而使细胞得以分离。例如,用抗 CD4 交联的磁珠可将 T 细胞中的 $CD4^+$ T 细胞与 $CD8^+$ T 分离,从而获得高纯度的 $CD4^+$ T 细胞。

(二) 免疫细胞功能检测

1. B 细胞功能检测　常通过 B 细胞增殖试验及测定抗体形成细胞的数目来反映 B 细胞的

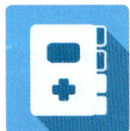

Note

功能状态。其基本原理是 B 细胞受丝裂原刺激后进行分裂增殖,将其温育一定时间后检查抗体形成细胞的数目,从而判断 B 细胞的应答能力。

2. T 细胞功能检测

(1) T 细胞增殖试验　体外培养的 T 细胞经植物血凝素、刀豆蛋白 A 等丝裂原以及特异性抗原刺激可转化为淋巴母细胞。在增殖过程中细胞 DNA、RNA、蛋白质的合成增加,细胞形态发生改变,最终细胞分裂。

(2) 细胞毒试验　细胞毒试验是测定 T 细胞功能的重要方法。Tc 细胞是细胞免疫应答的主要效应细胞之一,对靶细胞有直接杀伤作用。测定其杀伤活性,可作为了解机体细胞免疫功能和探索疾病机制的重要方法之一。该试验可用于肿瘤免疫、移植排斥反应、病毒感染等方面的研究。

3. 吞噬细胞功能测定　吞噬细胞功能测定可反映非特异性免疫功能。吞噬细胞的吞噬活动大致分趋化、吞噬和胞内杀灭作用等 3 个阶段,在免疫学实验和临床检验中已建立相应的检测方法,如趋化功能测定和吞噬功能测定。

4. 细胞因子检测　细胞因子的检测有助于了解其在免疫调节中的作用、鉴定分离的淋巴细胞、监测某些疾病状态的细胞免疫功能。主要检测方法有以下 3 种:①免疫学测定法,常用方法有 ELISA、放射免疫测定法及免疫印迹法等;②生物活性测定法,可根据细胞因子的生物学活性,选用相应的实验系统,包括细胞增殖法、直接杀伤法等;③分子生物学检测法,制备细胞因子的 cDNA 探针或根据已知的核苷酸序列人工合成寡聚核苷酸探针,用 PCR、原位杂交、斑点杂交等方法检测特定细胞因子的基因表达。

免疫学检测方法在临床中的应用广泛,常用于感染性疾病、免疫缺陷病、自身免疫病、超敏反应性疾病、肿瘤等疾病的诊断和患者免疫状态的检测。此外,激素、酶类的检测有助于内分泌疾病的诊断,抗精子抗体的检测有助于男性不育的诊断。

小　结

用人工免疫的方法可使机体获得特异性免疫,常用的制剂是疫苗,常规疫苗包括死疫苗、减毒活疫苗和类毒素。减毒活疫苗在体内可持续刺激,使机体产生持久的免疫力,效果显著优于死疫苗。预防接种的有序实施,可有效控制传染病的流行。近年来发展了许多新型的疫苗,如亚单位疫苗、合成疫苗、基因工程疫苗等。免疫调节与治疗是通过增强或抑制机体的免疫功能来达到治疗疾病的目的。免疫检测是利用抗原-抗体特异性结合的特性,检测未知抗原或抗体的技术。这些技术的应用有助于疾病的诊断和治疗效果的判定。

能 力 检 测

1. 常用的人工自动免疫制剂有哪些? 各有什么特点?
2. 简述免疫治疗的常用手段。
3. 试述抗原-抗体反应检测的常用方法。

本章自测题

（陈淑增）

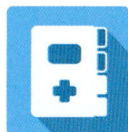

Note

97

· 第二篇 ·

医学微生物学

医学微生物学概述

掌握 微生物与病原微生物的概念；微生物的分类与特点。

了解 医学微生物学在临床医学中的地位；微生物与人类的关系。

微生物绪论 PPT

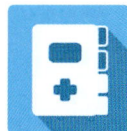

医学微生物学（medical microbiology）主要研究与医学有关的病原微生物的生物学特性、致病和免疫机制及特异性诊断、防治措施，是人类在探索感染性疾病的病因、流行规律及防治措施过程中，随着科学技术的进步而逐渐发展和完善的一门重要的基础医学学科。

一、微生物的概念、分类与特点

微生物（microorganism）是存在于自然界的一大群肉眼不能直接观察到，必须借助显微镜放大几百倍乃至几万倍后方能看到的微小生物。微生物不但体积微小、结构简单，而且还具有种类多、繁殖快、易变异、分布广等特点。

存在于自然界的微生物达数十万种以上，按其分化程度、化学组成与结构分为以下三大类。

1. 非细胞型微生物 该类微生物是最小的一类微生物。无典型细胞结构，由单一类型核酸（RNA/DNA）和蛋白质外壳组成，缺乏产生能量的酶系统，只能在活细胞内生长繁殖，如病毒。

2. 原核细胞型微生物 该类微生物具备细胞结构，但细胞核的分化程度低，无核仁、核膜，仅有由环状 DNA 盘绕而成的拟核。细胞器不完善，只有核糖体。这类微生物可分为古生菌和细菌两大类。至今尚未发现具有肯定致病性的古生菌。细菌的种类繁多，包括细菌、支原体、衣原体、立克次体、螺旋体和放线菌等六类，后五类的结构和组成与细菌接近，故从分类学观点，它们属于广义细菌的范畴。

3. 真核细胞型微生物 该类微生物具备典型的细胞结构，细胞核的分化程度高，有核膜和核仁，细胞器完整。真菌属此类微生物。

二、微生物与人类的关系

绝大多数微生物对人类和动物、植物是有益的，而且有些是必需的。只有少数微生物能引起人类和动物、植物的病害。

微生物在自然界的分布极为广泛。在地球上的每个角落都有微生物的存在，如各种水源、土壤、岩层、空气及动物、植物的体内。绝大多数微生物对人类是有益且必需的。自然界的物质循环依靠微生物的代谢活动进行。例如，土壤中的微生物能将死亡动物、植物的有机氮化合物转化为无机氮化合物，供植物生长所需，而植物又被人类所利用。如果没有微生物的存在，自然界的物质循环就不能进行，人类将无法生存。如今，微生物在人类生活和生产活动中被广泛应用。在工业上，微生物被应用于如食品、制药、纺织、化工、制革、石油、冶金、新能源；在农业上，微生物被应用于如微生物饲料、微生物肥料、微生物农药、微生物食品、微生物能源；在环保上，微生物被应

Note

用于如微生物降解塑料、甲苯等有机物、处理污水废气等；在生命科学中，微生物在基因工程技术中的作用更显辉煌，微生物不但作为研究材料、模型被广泛应用，且一些微生物如大肠埃希菌、酵母菌等作为基因载体被用来生产人类需要的多种生物制剂，如乙型肝炎疫苗、胰岛素、干扰素等。

正常情况下，寄生在人类和动物口、鼻、咽部和消化道中的微生物是无害的，有的不仅能拮抗病原微生物的入侵，还能对人类具有营养作用，如定植在肠道中的大肠埃希菌不仅能产生大肠菌素以拮抗痢疾志贺菌，还能合成机体所需的 B 族维生素、维生素 K 和多种氨基酸等。

仅有少数微生物具有致病性，能引起人类和动物、植物的病害，这些微生物称为病原微生物。它们可引起人类的结核、破伤风、痢疾、肝炎、流感、艾滋病、狂犬病等，以及动物、农作物的病害。有些微生物，在正常情况下不致病，只有在特定情况下导致疾病，这类微生物称为机会致病性微生物。此外，有些微生物的破坏性还表现在使工业产品、农副产品和生活用品的腐烂和霉变等。

三、医学微生物学的发展历程

其发展历程可分为三个阶段。

1. 微生物学经验时期　在古代，人们虽未观察到微生物，但早已将微生物知识运用于疾病预防、工农业生产及食物保存。如我国古代已有将水煮后饮用，衣服煮蒸过后再穿的消毒概念；民间使用盐腌、糖渍、烟熏、风干等保存食物的方法。在 11 世纪北宋末年，刘真人提出肺痨由"虫"引起；夏禹时代（公元前两千年前）就有仪狄造酒的记载；北魏（386—534 年）贾思勰所著的《齐民要术》中详细记载了制醋的方法；18 世纪清乾隆年间，师道南对当时鼠疫猖獗流行进行描述，已正确认识到鼠疫与鼠的关系。

2. 实验微生物学时期　自从 1676 年荷兰 Leeuwenhoek 第一个对原核生物进行观察，人类才真正观察到微生物，为微生物的存在提供了科学依据。1857 年，法国学者 Pasteur 证实酿酒中的发酵与腐败都是由不同微生物引起的，并创立了巴氏消毒法，使人们认识到微生物不但在形态上有差异，而且其生理学特性也不相同，从此开始了微生物生理学研究。同一时期，以德国学者 Koch 为代表的一批杰出科学家用他们划时代的成果，为微生物学的发展奠定了基础。如 Koch 发明了细菌的人工培养技术，分离出许多纯种细菌，并创造了染色方法和使实验动物感染的方法，为各种病原体的发现提供了必需的技术条件和科学方法。1882 年，俄国学者发现了第一个病毒，由此启发人们相继发现了许多对人类致病的病毒。

3. 现代微生物学时期　随着生物遗传学、生物化学、细胞生物学、免疫学、分子生物学及电子显微镜技术、细胞培养、组织化学、标记技术、核酸杂交、色谱技术、电子计算机技术等相关生物技术的发展和应用，特别是微生物学与分子生物学的融合，推动了医学微生物学的迅猛发展。其主要成就如下。

（1）新病原微生物的发现与研究　自 1973 年以来，新发现的病原微生物有 30 多种，其中主要的有人类免疫缺陷病毒，埃博拉病毒，人类疱疹病毒 6、7、8 型，丙、丁、戊、庚型肝炎病毒，汉坦病毒，轮状病毒，SARS 冠状病毒，新型甲型 H1N1 流感病毒，猫抓热巴尔通体，军团菌，肺炎衣原体，幽门螺杆菌，伯氏疏螺旋体，朊粒等。

（2）致病机制的研究　应用分子生物学技术对病原微生物致病机制的研究已深入到分子水平和基因水平，目前已有 150 多种细菌完成基因测序，已发现的病毒基本上完成了基因测序。病原微生物基因组序列的测定意义重大，除能更好地了解其结构、功能、致病机制及其与宿主的相互关系外，还能发现更特异的分子靶标作为诊断、分型的依据，为临床筛选有效药物和开发疫苗提供参考。

（3）诊断技术　利用基因型方法对病原微生物进行分类、鉴定及做流行病学分析；特别是在临床微生物学检验中，开发了多种类型的快速检验技术，极大地提高了感染性疾病的快速诊断率。

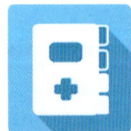

（4）防治措施　采用分子生物学技术制备对人类无害的多种新型疫苗，如亚单位疫苗、基因工程疫苗、核酸疫苗等，用于传染性疾病的预防；治疗方面，研制了一系列新型抗菌药物和新型抗病毒制剂等。

在医学微生物学及其相关的学科发展中，全球有近 60 位科学家因有突出贡献而荣获诺贝尔生理学或医学奖，可见医学微生物学在生命科学中的重要地位。

四、医学微生物学在临床医学中的地位

据世界卫生组织（简称 WHO）报道，近年全球平均每年有 1700 多万人死于传染病，传染病的发病率和死亡率在所有疾病中居第一位。这些危害人类健康及威胁人类生命的急、慢性传染病，感染性疾病，绝大部分是由病原微生物引起的，涉及内、外、妇、儿、五官、感染等临床各科。随着社会经济的发展，东西方文化的交流，人类生活的改善和行为方式的改变及环境、气候的变化，感染性疾病面临新的问题：人类感染性疾病的"病原谱"发生了巨大变化，新发和再发的病原微生物感染不断发生；不少疾病尚缺乏有效的防治措施；抗生素滥用导致耐药性的产生，机会性感染增多；医院感染形势严峻。这些临床感染上的新问题使人类健康受到了新的威胁。人类与病原微生物的斗争远没有结束。医学微生物学将在控制、消灭传染病及感染性疾病，保障人类健康等方面做出更大贡献。

小　结

微生物是存在于自然界的一大群肉眼不能直接观察到，必须借助显微镜放大几百倍乃至几万倍方能看到的微小生物。能引起动物、植物疾病的微生物称为病原微生物。微生物具有种类多、繁殖快、易变异、分布广等特点。微生物可分为三大类：非细胞型微生物（如病毒）、原核细胞型微生物（如细菌）、真核细胞型微生物（如真菌）。医学微生物学的研究成果令人瞩目，但距离控制和消灭传染病的目标还很远，目前，由病原微生物引起的多种感染性疾病仍严重威胁着人类的健康。

能力检测

1. 试述微生物、病原微生物的定义及医学微生物学的研究范畴。
2. 试述微生物的种类与特点。
3. 举例说明微生物与人类的关系。

（陈淑增）

微生物绪论
自测题

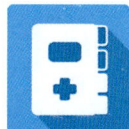

第九章　细菌概述

细菌为原核细胞型微生物,是一类个体微小,具有细胞壁的单细胞微生物。本章将介绍细菌的形态、结构、生理及细菌的感染。通过学习了解细菌的基本形态、基本结构与特殊结构,了解细菌生长繁殖条件及代谢产物与致病的关系,了解细菌的致病性,对细菌性感染的诊断和防治具有重要的实际意义。

第一节　细菌的形态与结构

学习目标

掌握　细菌细胞壁的主要组成;革兰阳性菌和革兰阴性菌细胞壁的不同点及意义;细菌的特殊结构及意义。

熟悉　医学上重要的质粒;革兰染色结果及医学意义。

了解　细菌形态结构的其他检查方法。

一、细菌的形态

(一) 大小

细菌(bacterium)是单细胞生物,体形微小,结构简单,通常以微米(μm)作为测量单位(1 μm=1/1 000 mm)。不同种类细菌的大小不一,多数球菌的直径为 1 μm,中等大小的杆菌长 2～3 μm,宽 0.3～0.5 μm。观察细菌需经显微镜放大几百倍或几千倍才能看到。细菌大小可因菌龄和环境因素影响而异。

(二) 形态

按外形将细菌分为球菌、杆菌、螺形菌三类,如图 9-1 所示。

1. 球菌(coccus)　外形呈球形或近似球形,直径为 0.8～1.2 μm。由于在繁殖时二分裂平面不同,分裂后新菌排列的相互关系不同,可将它们分成双球菌、链球菌、四联球菌、葡萄球菌等。

2. 杆菌(bacillus)　菌体的形态多数呈直杆状,也有的菌体微弯。菌体两端多呈钝圆形,少数两端平齐(如炭疽芽孢杆菌),也有两端尖细(如梭杆菌)或末端膨大呈棒状(如白喉棒状杆菌)。排列一般为分散存在而无一定的排列形式,偶有成对或链状,个别呈特殊的排列如栅栏状或 V、Y、L 字样。

3. 螺形菌(spirillar bacterium)　如果菌体只有一个弯曲呈弧形或逗点状,称为弧菌,如霍乱弧菌;反之,如果菌体有多个弯曲,但不超过 3～5 个弯曲,则称为螺形菌,如鼠咬热螺菌。

本节PPT

Note

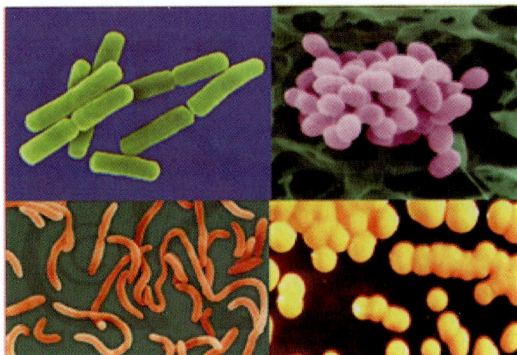

图 9-1　细菌的基本形态

二、细菌的结构

细菌的基本结构包括细胞壁、细胞膜、细胞质、核质等,除基本结构外,有些细菌还具有特殊结构,如荚膜、鞭毛、菌毛、芽孢等(图 9-2)。细菌的结构对于细菌的鉴定及其致病性、免疫性都有重要意义。

(一) 基本结构

1. 细胞壁　位于细菌细胞的最外层,是一层质地坚韧而略有弹性的膜状结构。其组成比较复杂且随不同细菌而异。细菌细胞壁的主要功能:①维持菌的固有外形,保持细菌完整并具有一定的形态;②抵抗低渗环境及参与细胞内、外物质交换;③有免疫原性;④与细菌致病性有关。

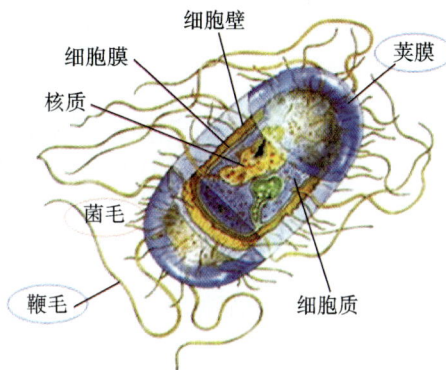

图 9-2　细菌的结构

用革兰染色法将细菌分为革兰阳性菌与革兰阴性菌两大类,两类细菌的共有组分是肽聚糖,但各有其特殊组分。

(1) 肽聚糖　革兰阳性菌与革兰阴性菌的细胞壁的主要成分是肽聚糖。革兰阳性菌的肽聚糖由聚糖链、四肽侧链、五肽交联桥三部分构成,革兰阴性菌的肽聚糖由聚糖链、四肽侧链两部分构成(图 9-3)。聚糖链是由 N-乙酰葡糖胺和 N-乙酰胞壁酸间通过 β-1,4 糖苷键连接间隔排列,四肽侧链连接在胞壁酸上,四肽侧链和五肽交联桥的组成及连接方式随菌种而异。

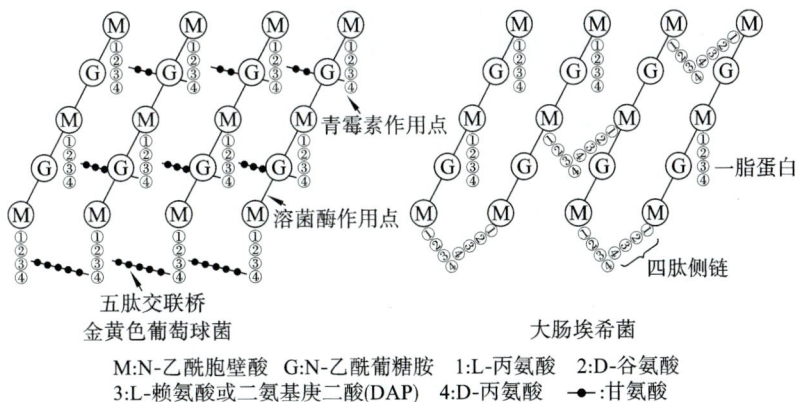

M:N-乙酰胞壁酸　G:N-乙酰葡糖胺　1:L-丙氨酸　2:D-谷氨酸
3:L-赖氨酸或二氨基庚二酸(DAP)　4:D-丙氨酸　—●—:甘氨酸

图 9-3　细菌肽聚糖结构

(2) 革兰阳性菌细胞壁的构成　革兰阳性菌的肽聚糖是坚韧的三维立体结构且层数多(15~50),占细胞壁干重的 50%~60%,其余是其特有的磷壁酸成分(图 9-4)。磷壁酸按结合部位分为膜磷壁酸和壁磷壁酸两种。

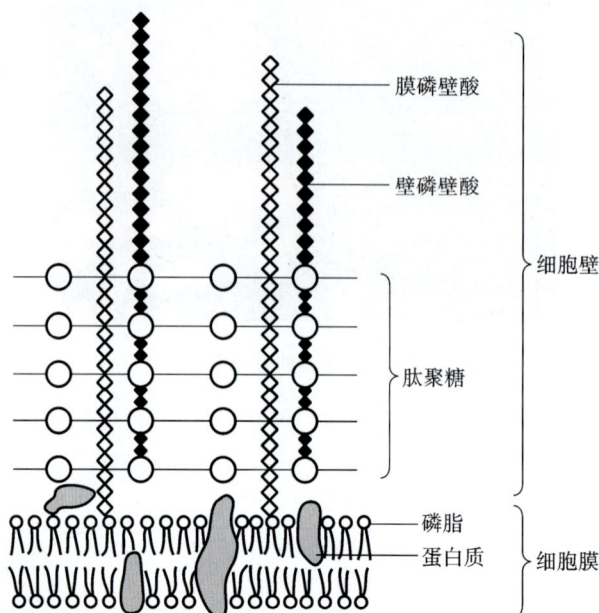

图 9-4 革兰阳性菌细胞壁结构示意图

（3）革兰阴性菌细胞壁的构成 革兰阴性菌的肽聚糖含量少（1~3层）且结构疏松。在肽聚糖层外侧由内向外依次为脂蛋白、脂质双层、脂多糖。脂多糖又由脂质 A、核心多糖和 O-特异性多糖三部分组成（图 9-5）。

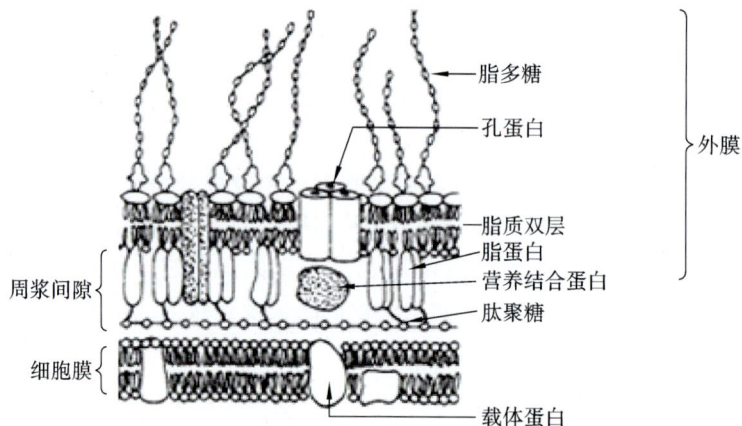

图 9-5 革兰阴性菌细胞壁结构示意图

青霉素抑制五肽桥与四肽侧链之间的连接，使细菌不能合成完整的细胞壁而死亡。溶菌酶破坏肽聚糖的 β-1,4 糖苷键引起细菌死亡。革兰阴性菌细胞壁的肽聚糖含量少，又有外膜的保护作用，故对溶菌酶和青霉素不敏感。

革兰阴性菌与革兰阳性菌的细胞壁有明显的不同，对于鉴别细菌、选择用药、判定细菌的致病性都有重要意义（表 9-1）。

表 9-1 革兰阳性菌与革兰阴性菌细胞壁的比较

细胞壁结构	革兰阳性菌	革兰阴性菌
强度	较坚韧	较疏松
厚度	厚,20~80 nm	薄,10~15 nm

续表

细胞壁结构	革兰阳性菌	革兰阴性菌
肽聚糖层数	多,可达 50 层	少,仅 1～2 层
肽聚糖含量	多,占细胞干重 50%～80%	少,占细胞干重 5%～20%
糖类含量	多,约 45%	少,15%～20%
脂类含量	少,1%～4%	多,11%～22%
磷壁酸	有	无
外膜	无	有
对青霉素、溶菌酶的敏感性	敏感	不敏感

（4）细菌 L 型　即细菌细胞壁缺陷型,是指细菌细胞壁中的肽聚糖结构受到理化或生物因素的直接破坏或合成被抑制后,在高渗环境下仍能存活的细胞壁缺陷型细菌。其形态呈高度多形性,不易着色、不易培养,但在高渗环境下培养时能缓慢生长。细菌 L 型仍有致病能力,在临床上可引起尿路感染、骨髓炎、心内膜炎等。因此,当临床上遇有症状明显而常规细菌培养为阴性时,应考虑到细菌 L 型感染的可能性。细菌 L 型也常在使用作用于细胞壁的抗菌药物（如青霉素、头孢菌素等）的治疗过程中诱发产生。

2. 细胞膜　细胞膜为位于细胞壁内侧、包绕细胞质、质地柔韧并富有弹性的液性膜状结构,厚约 7.5 nm,占细菌干重的 10%～30%。主要功能有物质转运、生物合成和分泌、呼吸等。

3. 细胞质　细胞质是细胞膜内的溶胶状物质,是细菌新陈代谢的重要场所,是合成蛋白质和复制核酸的场所,也是进行同化和异化作用的场所。胞质内还含有一些十分重要的颗粒物质。

（1）质粒（plasmid）　质粒是染色体外的遗传物质,基因数目少,为 100～200 个,携带特定遗传信息而控制细菌的某些性状。质粒能在细胞质中独立自行复制,传给子代;也可通过接合或转导作用等将质粒传递给无质粒的细菌。很多细菌含有质粒,例如金黄色葡萄球菌、大肠杆菌、痢疾杆菌、沙门氏菌、白喉棒状杆菌等,医学上重要的质粒有 F 质粒（性菌毛质粒）、R 质粒（耐药性质粒）等。

（2）核糖体　核糖体是合成蛋白质的场所。链霉素、红霉素等能与细菌的核糖体结合,干扰细菌蛋白质的合成,从而抑制细菌的生长繁殖。

（3）胞质颗粒　多数为细菌储存的营养物质,包括多偏磷酸盐、糖、脂类等。胞质颗粒中较常见的是异染颗粒,经染色后颜色明显不同于菌体的其他部位。如白喉棒状杆菌的异染颗粒,对细菌鉴别有一定的意义。

4. 核质　细菌是原核生物,无核膜和核仁,DNA 缠结成团,裸露于胞质中,故称核质或拟核,核质具有细胞核的功能,控制着细菌的遗传和变异等各种生物学性状。

（二）特殊结构

1. 荚膜（capsule）　荚膜是某些细菌在生长繁殖过程中分泌的一层黏液性物质,包围在细胞壁外,通常这种黏液层厚度小于 0.2 μm,成分是多糖或多肽（图 9-6）。它具有保护菌体免受巨噬细胞等的捕捉和吞噬,因而具有抗吞噬、侵袭力强、与致病性关系密切等特点。如肺炎双球菌、炭疽芽孢杆菌等都有这类荚膜。有些细菌的荚膜层较薄,小于 0.2 μm,称为微荚膜,如链球菌的 M 蛋白、伤寒沙门菌的 Vi 抗原、大肠杆菌的 K 抗原等。

2. 鞭毛（flagella）　鞭毛是伸向于菌体表面细长弯曲呈波浪状的丝状物,成分是蛋白质,有免疫原性,是细菌的运动器官。根据鞭毛数目和排列方式,可将鞭毛分为单毛菌、双毛菌、丛毛菌和周毛菌（图 9-7）。鞭毛在菌体上的位置和数量对鉴别细菌有重要意义。

某些细菌的鞭毛还与细菌的致病性有关,如霍乱弧菌、空肠弯曲菌等可以借助快速的鞭毛运

Note

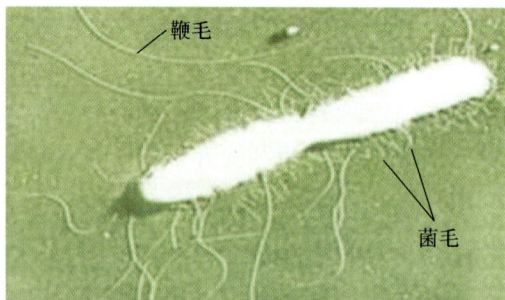

(a)   (b)

图 9-6   细菌的荚膜

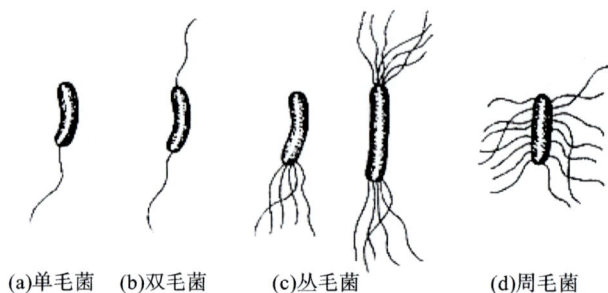

(a)单毛菌   (b)双毛菌   (c)丛毛菌   (d)周毛菌

图 9-7   细菌的鞭毛

动穿透小肠黏膜表面覆盖的黏液层,有利于菌体黏附到肠黏膜上皮细胞的表面,产生毒性物质导致病变发生。有鞭毛的细菌能在液体环境中自由游动,有利于其趋向营养物质而逃避有害物质。

鞭毛抗原可用于鉴定细菌或进行细菌分类。由于鞭毛运动活泼,当在半固体培养基中采用穿刺接种培养时,穿刺线的周围会出现云雾状扩散生长的现象,由此可判断该种细菌是否具有鞭毛。

3. 菌毛(pili)　菌毛是菌体上短而且直的丝状物。成分是蛋白质,有免疫原性。菌毛在普通光学显微镜下看不到,必须用电子显微镜观察。

菌毛分两类:一类是普通菌毛,数目多,短粗,有黏附作用,与致病性有关;另一类是性菌毛,通常有3～4根,稍长(图 9-8),带有性菌毛的细菌是雄性菌,通过性菌毛可以把质粒传给雌性菌,使受体菌获得质粒所控制的遗传性状。

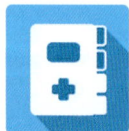

图 9-8   细菌的菌毛

4. 芽孢(spore)　芽孢是在一定条件下,细菌胞质脱水浓缩,在菌体内形成一个圆形或椭圆形的折光性强的小体。通常一个菌细胞只能形成一个芽孢。芽孢的位置对鉴定细菌有重要的参考价值。例如,炭疽芽孢杆菌的芽孢是在菌体中央,破伤风梭菌的芽孢是在菌体末端,肉毒梭菌的芽孢位于菌体次极端(图 9-9)。

芽孢不能繁殖,只有在适宜条件下,一个芽孢发育成一个细菌,此时的细菌才是繁殖体。芽

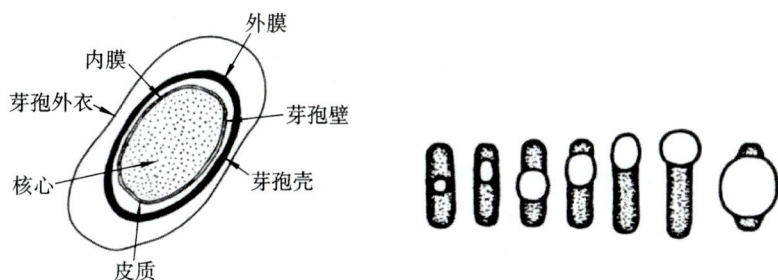

图 9-9　细菌芽孢的形态与位置

孢对高温、干燥、化学消毒剂及辐射等有很强的抵抗力,因此医疗器械、敷料、培养基等的灭菌以杀灭芽孢为指标。

三、细菌形态检查法

(一) 不染色标本检查法

细菌不染色标本检查法适用于观察细菌的动力,形态大小和繁殖方式等。常用的方法有以下几种。

1. 压滴法　取菌液一滴,置于载玻片上,然后在菌液上压上一张盖玻片,即可进行镜检。这是观察细菌动力的一种简便方法。

2. 悬滴法　取盖玻片一张,在四周涂凡士林少许,在盖玻片中央滴一滴菌液,再取凹玻片一张,使凹窝对准盖片中心有菌液处,覆于其上粘住盖片后再反转过来,此时菌液悬于凹窝中,即可进行镜检。

3. 暗视野镜检法　由于细菌微小呈半透明,在普通显微镜下不易看清楚,如使显微镜视野变暗、菌体发亮,则容易观察。

(二) 染色标本检查法

1. 单染色法　只用一种染料,通常用美兰或复红对细菌进行染色。

2. 复染色法

(1) 革兰染色法　细菌分类和鉴定的重要方法。在 1884 年由丹麦医师 Gram 创立。其为最常用最重要的经典染色方法。标本固定后,先用结晶紫初染,再加碘液媒染,此时不同细菌均被染成深紫色;然后用 95% 乙醇处理,有些细菌被脱色,有些不能;最后用稀释复红复染。此法可将细菌分成两大类:不被乙醇脱色仍保留紫色者为革兰阳性菌,用 G+ 表示(图 9-10);被乙醇脱色后复染成红色者为革兰阴性菌,用 G- 表示(图 9-11)。

革兰染色视频

图 9-10　革兰阳性菌

图 9-11　革兰阴性菌

革兰染色法具有重要的医学意义:①鉴别细菌,革兰染色法将所有细菌分为革兰阳性菌和革

Note

兰阴性菌两大类,有助于缩小鉴定细菌的范围。②选择用药,革兰阳性菌和革兰阴性菌对抗生素和化学制剂的敏感性不同,大多数革兰阳性菌对青霉素、红霉素、头孢菌素等敏感,而大多数革兰阴性菌对链霉素、庆大霉素、卡那霉素等敏感。临床上可根据病原菌的革兰染色性,选择有效的药物治疗。③与致病性有关,大多数革兰阳性菌主要以外毒素致病,大多数革兰阴性菌则主要以内毒素致病,两者的致病机制和临床表现均不相同。

（2）抗酸性染色法　检查抗酸杆菌(如结核分枝杆菌、麻风分枝杆菌等)的一种特殊染色法。染色方法是先用石炭酸复红加温初染,再用盐酸酒精脱色,最后用美蓝液复染。抗酸细菌被染成红色,非抗酸细菌则染成蓝色。

3. 特殊染色法　细菌的特殊结构如荚膜、鞭毛、芽孢等,用以上染色法不易着色,必须用特殊染色法才能着色。如荚膜染色法、鞭毛染色法、芽孢染色法、异染颗粒染色法、镀银染色法等,这些染色法可使细菌的特殊结构着色并与菌体染成不同的颜色,有利于细菌的观察与鉴别。

能 力 检 测

1. 简述革兰阳性菌和革兰阴性菌细胞壁的结构、主要区别及其意义。
2. 细菌的特殊结构在医学上有何意义?
3. 与细菌致病性有关的细菌结构有哪些?
4. 简述革兰染色的主要步骤、结果及其实际意义。
5. 何为质粒? 质粒有哪些主要特征?
6. 试述青霉素抑制革兰阳性菌的机制。
7. 为什么芽孢的抵抗力比繁殖体强?

（李娜）

本节自测题

第二节　细菌的生理

学 习 目 标

掌握　细菌的生长条件;细菌的生长繁殖规律。
熟悉　细菌在培养基中的生长现象;细菌合成代谢产物及其意义。
了解　细菌的理化性状;细菌分解代谢产物及其意义。

细菌与其他生物一样都具有独立的生命活动过程。细菌的生理是主要研究细菌的营养、代谢、生长繁殖与生命活动的规律。细菌的生理活动包括摄取和合成营养物质,进行新陈代谢及生长繁殖。通过研究细菌的生理活动,可了解细菌的代谢与致病的关系,对细菌性疾病的诊断和防治具有重要意义。

一、细菌的理化性状

（一）细菌的化学组成

细菌的化学组成与其他生物细胞一样,都含有水、无机盐、蛋白质、糖类、脂质和核酸等物质。同时还含有一些原核细胞型微生物所特有的化学成分,如肽聚糖、胞壁酸、磷壁酸、D型氨基酸、

本节PPT

二氨基庚二酸(DAP)、吡啶二羧酸和脂多糖(LPS)等。

(二) 细菌的物理性状

1. 光学性质 细菌是一种半透明的生物体,大部分病原性细菌在液体培养基中生长时,肉眼观察细菌的液体培养物为混浊。菌数越多其浑浊度越大,常用比浊法或分光光度计测定法来粗略地估计细菌的数量。

2. 表面积 细菌的体积微小,其相对表面积大,有利于其与外界进行物质交换,这正是细菌代谢旺盛、繁殖迅速的重要原因。有研究表明,葡萄球菌的直径约为 $1\ \mu m$,则 $1\ cm^3$ 体积的葡萄球菌的表面积可达 $60000\ cm^2$。

3. 带电现象 细菌的固有成分 $50\%\sim80\%$ 是蛋白质。革兰阳性菌(G^+)等电点(pI)为 $2\sim3$,而革兰阴性菌(G^-)等电点(pI)为 $4\sim5$,故在近中性或弱碱性环境中,细菌均带负电荷,尤以 G^+ 菌所带电荷更多。因此,细菌的染色性、凝集反应、抑菌和杀菌作用等都与细菌的这种特性密切相关。

4. 渗透压 细菌体内含有高浓度的营养物质和无机盐类,渗透压高。一般 G^+ 菌的渗透压高达 $20\sim25$ 个大气压,G^- 菌为 $5\sim6$ 个大气压。因此,在对细菌进行培养或采集送检标本时,应充分考虑细菌的这种特性。通常情况下,细菌所处的环境相对低渗,因其有坚韧的细胞壁保护而不致崩裂。

5. 半透性 细菌的细胞壁和细胞膜与许多生物膜一样,都具有半透性,其功能是允许水及部分小分子物质通过,这有利于细菌吸收营养物质和排出代谢产物。

二、细菌的生长繁殖与人工培养

细菌的生长繁殖也如其他生物体一样,需要水、碳源、氮源、无机盐等合适的营养物质,某些细菌生长时还需要一些自身不能合成的物质,即生长因子。不同营养类型的细菌需要的生长繁殖条件有所不同,而且其生长繁殖遵循着一定的繁殖规律。

(一) 细菌的生长繁殖

细菌的生长繁殖分别体现在个体和群体两方面。

1. 细菌个体的生长繁殖 细菌以二分裂(binary fission)方式进行无性繁殖。多数细菌 $20\sim30$ min 分裂一次,而有的细菌如结核分枝杆菌 $18\sim20$ h 才分裂一次。细菌的生长繁殖与其种类、环境条件有密切的关系。

2. 细菌群体的生长繁殖 细菌的繁殖速度极快,若一个细菌按 20 min 分裂一次计算,12 h 后,一个细菌将繁殖达 1×10^9 个细菌。然而,在实际培养细菌的环境中其营养物质是有限的,随着细菌不断地繁殖,其所处的环境中毒性代谢产物也越来越多,生长环境的酸碱度也在改变。因此,细菌不可能无限高速地繁殖下去,其生长过程具有规律性。以培养时间为横坐标,以活菌数量对数为纵坐标,可得出一条反映细菌增殖规律的曲线,称为生长曲线(growth curve)。曲线显示了细菌群体生长繁殖的 4 个时期(图 9-12)。

(1) 迟缓期(lag phase) 迟缓期是指当细菌被接种到新的生长繁殖环境后的一个适应性阶段。这个时期一般为 $1\sim4$ h。此期新接种的细菌合成新的菌体成分,菌体逐渐增大,代谢活跃,但菌体不分裂。

(2) 对数生长期(logarithmic phase) 此期的细菌以几何级数增加,活菌数的对数直线上升达到顶峰。一般而言,此期细菌的大小、形态、染色性、生理活性等都较典型,对抗生素及理化因素的作用也较为敏感,致病力最强。此期通常是在培养的 $6\sim18$ h。

(3) 稳定期(stationary phase) 由于培养基中营养物质的消耗、细菌代谢产物蓄积等原因,培养环境的 pH 值下降,导致细菌的生长繁殖速度下降,死亡的细菌数逐步上升。此时,新繁殖

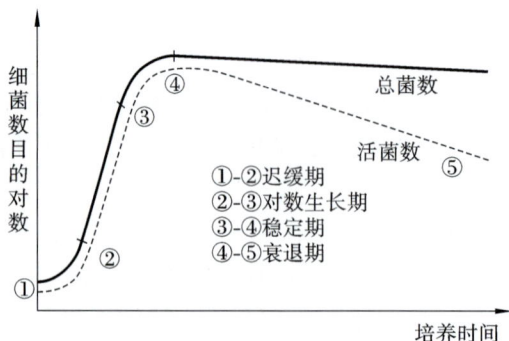

图 9-12　细菌的生长曲线

的活菌数与死菌数大致趋于平衡,该期细菌的形态及其生理性状常发生变异。如 G^+ 菌此时可被染成 G^- 菌,外毒素、抗生素等代谢产物及细菌的芽孢大多在此时产生。

(4) 衰退期(decline phase)　此期细菌的繁殖速度减慢甚至停止,大量细菌死亡,死菌数超过活菌数。此期细菌的形态显著改变,菌体变长、肿胀或扭曲,常出现菌体畸形等多形态性,还有些菌体会自溶,染色不典型,难以进行鉴定。

(二) 细菌的人工培养

1. 培养基　将细菌等微生物生长繁殖所需要的营养物质按一定比例混合,调节 pH 值后灭菌而成的营养物质制品,称为培养基(culture medium)。

培养基的种类很多,一般按其性状及用途进行分类。按其性状分为液体培养基、半固体培养基和固体培养基三类;按其用途通常分为基础培养基、营养培养基、选择培养基、鉴别培养基、增菌培养基及特殊培养基(如培养厌氧菌的疱肉培养基)等(详见本书配套实训教材《基础医学实验教程》)。

2. 细菌生长繁殖的条件　细菌需要在合适的环境条件下才能生长繁殖,不同种类的细菌,生长繁殖的条件有所不同,某些细菌需要在特殊的环境中才能生长,但它们生长所需要的基本条件主要包括以下几个方面。

(1) 充足的营养物质　细菌生长繁殖所需的营养物质有:①水分,水是细菌的重要成分之一,细菌营养的吸收与代谢均需有水才能进行;②碳源,用以合成菌体的糖类、脂类、蛋白质、核酸等成分,并为细菌代谢提供能源,病原菌主要从糖类中获得碳;③氮源,用于合成菌体的蛋白质、酶、核酸等,病原菌主要从氨基酸、蛋白质等有机氮化物中获得氮;④无机盐,细菌所需的无机盐主要是钾、钠、钙、镁、磷、铁、硫、锌、铜等,它们作为构成菌体和酶的组成成分,调节菌体内、外的渗透压,参与能量的储存和运转等;⑤生长因子,某些细菌生长所必需而又不能自行合成的有机化合物,主要是 B 族维生素、某些氨基酸、嘌呤、嘧啶等,少数细菌还需要特殊的生长因子,如 X 因子和 V 因子等。

(2) 适宜的酸碱度　不同种类的细菌需要在一定的酸碱度中才能良好地生长繁殖,每种细菌均有一个可适应的 pH 值范围及最适生长 pH 值。大多数病原菌的最适 pH 值为 7.2~7.6。有的偏酸,如结核分枝杆菌在 pH 值为 6.5~6.8 的条件下生长最好;有的偏碱,如霍乱弧菌需要在 pH 值为 8.4~9.2 的条件下生长最好。

(3) 合适的温度　不同细菌对温度的适应范围也不相同,各种细菌也有各自的可适应的生长温度范围及最适生长温度。通常将生长温度为 −5~30 ℃,最适温度为 10~20 ℃ 的细菌称为嗜冷菌;将生长温度为 10~35 ℃,最适温度为 20~40 ℃ 的细菌称为嗜温菌;将生长温度为 25~95 ℃,最适温度为 50~60 ℃ 的细菌称为嗜热菌。大多数病原性细菌生长的最适温度为 35~37 ℃,属于嗜温菌。

（4）必要的气体　细菌生长繁殖需要一定量的 O_2 和 CO_2。根据细菌对 O_2 的要求不同可将细菌分为需氧菌、厌氧菌和兼性厌氧菌。需氧菌(aerobe)进行需氧呼吸,必须在有一定浓度的游离氧的条件下才能生长繁殖,如引起肺结核的结核分枝杆菌等;其中只需低分子氧浓度(2%～10%)者特称微需氧菌(microaerophilic bacteria),如幽门螺杆菌等。厌氧菌(anaerobe),如引起破伤风的破伤风芽孢梭菌等,该类细菌缺乏如过氧化氢酶、过氧化物酶、超氧化物歧化酶等呼吸酶系统,不能处理其代谢过程中产生的如过氧化氢(H_2O_2)、超氧阴离子(O_2^-)和羟自由基(OH·)等有害物质,只能在无氧环境中进行无氧发酵。兼性厌氧菌(facultative anaerobe)是指既能进行需氧呼吸又能进行厌氧呼吸的细菌。它们通常在有氧条件下比无氧条件下生长更好。大多数病原菌属于此类。

（5）恰当的湿度及渗透压　大多数病原菌需要一定的湿度环境才能生长。细菌较其他生物细胞对渗透压的改变有较大的适应能力。大多数病原菌的最适渗透压为等渗环境,少数细菌(如副溶血性弧菌)需要在高浓度(3%)的 NaCl 环境中生长,称为嗜盐菌。

3. 细菌在培养基中的生长现象

（1）固体培养基上的生长现象　将被检查的标本或一定量的细菌培养物以无菌操作技术接种到培养基上,置于 35 ± 1 ℃的培养箱中,一般经过 18～24 h 培养后,可在培养基表面形成由单个细菌生长繁殖构成的一个个肉眼可见的细菌集团,称为菌落(colony)。在临床标本的病原菌检验鉴定中,主要是通过判断菌落的大小、形状、突起或扁平或凹陷、表面光滑或粗糙、湿润或干燥、边缘是否整齐、有无颜色、透明程度、气味、黏度及其在血液琼脂培养基中的溶血性等做初步鉴别及判定细菌致病性。若两个或两个以上的菌落融合而成细菌集团,则称为菌苔。

（2）液体培养基上的生长现象　细菌在液体培养基中有均匀混浊、沉淀和菌膜三种生长现象。大部分病原性细菌在液体培养基中呈均匀混浊生长,少数的(如溶血性链球菌)呈沉淀生长,结核分枝杆菌等专性需氧菌一般在液体培养基的表面呈菌膜生长。

（3）在半固体培养基中的生长现象　半固体培养基硬度低,有鞭毛的细菌在其中仍可自由游动,沿穿刺线呈羽毛状或云雾状混浊生长。无鞭毛细菌只沿穿刺线呈明显的线状生长。

4. 人工培养细菌的意义

（1）感染性疾病的诊治　从患者的标本中分离培养出病原菌是诊断感染性疾病最可靠的依据,将病原菌进行药物敏感试验又可指导临床治疗用药。

（2）细菌的鉴定与研究　细菌的生物学性状、致病性、耐药性和遗传变异等都离不开细菌的人工培养。

（3）生物制品的制备　利用分离培养所得的纯种细菌制成疫苗、类毒素、抗毒素、诊断菌液、诊断血清等生物制品,可用于传染病的诊断、治疗和预防。

（4）基因工程中的应用　由于细菌具有繁殖快、易培养的特点,常被用作基因工程的表达系统。例如,将目的基因通过一定量的载体重组到大肠埃希菌 DNA 上,可以从大肠埃希菌培养液中分离获得大量的基因产物。目前,应用基因工程技术已成功地制备了胰岛素、干扰素、乙型肝炎疫苗等。

三、细菌的代谢产物及其意义

细菌的代谢产物包括分解代谢产物和合成代谢产物,其中许多产物在医学上有重要意义。

（一）细菌的分解代谢产物

各种细菌所具有的酶不完全相同,对营养物质(糖、蛋白质)的分解能力也不一致,因此它们的代谢产物也有所不同。利用生物化学方法来鉴别细菌,称为细菌的生化反应试验。下面简要介绍几种临床常用于鉴别细菌的生化反应试验(详见本书配套实训教材《基础医学实验教程》)。

细菌菌落
与菌苔

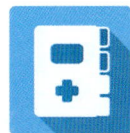

Note

1. 糖发酵试验 不同细菌分解糖类的能力和代谢产物不同，例如，大肠埃希菌能分解葡萄糖和乳糖产酸产气，伤寒沙门菌只能分解葡萄糖产酸不产气，而不分解乳糖。

2. 靛基质试验 大肠埃希菌、变形杆菌、霍乱弧菌等含有色氨酸酶，能分解色氨酸产生靛基质（又称吲哚），加入试剂对二甲基氨基苯甲醛后，生成玫瑰靛基质呈红色，为靛基质试验阳性。伤寒沙门菌则为无色氨酸酶，靛基质试验阴性。

3. 硫化氢试验 乙型副伤寒沙门菌、变形杆菌等能分解胱氨酸产生硫化氢，硫化氢与培养基中的醋酸铅或硫酸亚铁，形成黑色的硫化铅或硫化铁沉淀，为硫化氢试验阳性。志贺菌则硫化氢试验阴性。

4. 甲基红试验 大肠埃希菌与产气肠杆菌都能分解葡萄糖产生丙酮酸。但在产气肠杆菌培养液中，2 个分子丙酮酸转变为 1 个分子中性的乙酰甲基甲醇；而大肠埃希菌培养液中仍以 2 个分子丙酮酸形式存在，酸性较强，在 pH≤4.5，当加入甲基红指示剂时，溶液呈红色，为甲基红试验阳性。

5. VP（Voges Proskauer）试验 产气肠杆菌培养液中生成的乙酰甲基甲醇，在碱性溶液中可被空气中的氧所氧化生成二乙酰。二乙酰与培养基中含胍基的化合物发生反应，生成红色化合物，为 VP 试验阳性。

6. 枸橼酸盐利用试验 产气肠杆菌能利用枸橼酸盐作为唯一碳源，使含有枸橼酸盐的培养基由绿色变为深蓝色，为枸橼酸盐利用试验阳性。

7. 尿素酶试验 变形杆菌具有尿素酶，能分解尿素产生氨，加酚红指示剂后呈红色，为尿素酶试验阳性。

以上靛基质（I）、甲基红（M）、VP（V）、枸橼酸盐利用（C）四种生化反应试验常用于鉴定肠道杆菌，合称为 IMViC 试验。例如，大肠埃希菌与产气肠杆菌在形态上和糖发酵试验无法鉴别，但通过 IMViC 试验可以鉴别：前者结果为"＋＋－－"，后者为"－－＋＋"。

在现代的临床细菌学检验中，根据鉴定的细菌不同，选择不同系列的生化指标，依照试验结果的阳性或阴性选取数值，组成鉴定码，形成以细菌生化反应为基础的各种数值编码鉴定系统（如 API 系统等）。当今，许多临床医学检验室也较为普遍地使用全自动或半自动的细菌鉴定与药物敏感试验分析系统，实现对临床标本的病原学的快速诊断。

（二）细菌的合成代谢产物

细菌在利用各种营养物质进行分解、获得能量并合成自身成分的同时，还将合成一些在医学上有重要意义的产物。

（1）对人类有致病作用的代谢产物。

①热原质（pyrogen）：又称致热原，是细菌合成的一种注入人体或动物体内能引起发热反应的物质。革兰阴性菌的热原质主要指细胞壁中的脂多糖，少数革兰阳性菌的热原质是一种多糖。热原质耐高温，在 121 ℃ 20 min 的条件下不被破坏。用吸附剂和特殊石棉滤板可除去液体中的大部分热原质，玻璃器皿等需经 250 ℃ 30 min 高温处理，才能破坏热原质。这给医学工作带来极大麻烦，因此，在制备和使用生物制品、注射液、抗生素等过程中应严格遵守无菌操作，防止细菌污染。

②毒素和侵袭性酶类：毒素包括外毒素和内毒素两种，外毒素是革兰阳性菌在生长过程中产生并释放到菌体外的一种蛋白质，内毒素是多数革兰阴性菌细胞壁中的脂多糖，在菌体死亡裂解后释放出来。某些细菌还能合成侵袭性酶，破坏机体组织，增强病原菌的侵袭力，如 A 群链球菌产生的透明质酸酶，金黄色葡萄球菌产生的凝固酶。细菌合成的毒素和侵袭性酶是细菌重要的致病物质。

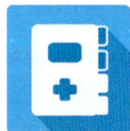

（2）对人类有益的代谢产物。

①抗生素（antibiotic）：某些微生物（大多数为放线菌和真菌）代谢过程中产生的一类能抑制或杀死某些微生物或肿瘤细胞的物质，称为抗生素。

②维生素：细菌能合成某些维生素，除供自身需要外，还能分泌至周围环境中。例如，人肠道内的大肠埃希菌，能合成 B 族维生素和维生素 K 等。

（3）常用于临床细菌学鉴定的代谢产物。

①细菌素（bacteriocin）：某些菌株产生的一类具有抗菌作用的蛋白质称为细菌素。细菌素与抗生素不同的是其作用范围狭窄，仅对与产生菌有亲缘关系的细菌有杀伤作用，因此它在临床治疗上的应用价值不大，目前主要用于对细菌的分型和流行病学调查。

②色素（pigment）：某些细菌在一定条件下能产生不同颜色的色素。有水溶性的色素（如铜绿假单胞菌产生的荧光素）和脂溶性色素（如金黄色葡萄球菌产生的金黄色素）。不同的细菌产生不同的色素，有助于鉴别细菌。

小　结

细菌的生理活动十分活跃，且新陈代谢和生长繁殖迅速。细菌生长繁殖所需的条件是营养物质、酸碱度、温度和气体。繁殖方式为二分裂法，大多数细菌每 20 min 分裂一次。细菌的生长曲线显示细菌群体生长繁殖可分为四期。细菌的培养基按物理性状分为液体、固体、半固体培养基；按用途分为普通、营养、鉴别、选择和厌氧培养基。细菌在不同培养基里培养后，有不同的生长现象。细菌还有许多分解糖和蛋白质的代谢产物，借此可鉴别细菌。而合成的代谢产物如毒素、侵袭性酶、热原质等可对人类致病；抗生素、维生素可用于治疗疾病；细菌素、色素可用以鉴别细菌。

能力检测

1. 简述细菌的生长繁殖的规律。
2. 怎样理解细菌的生长繁殖在临床诊断与治疗中的意义？
3. 细菌的人工培养有何用途？
4. 试述细菌的生长现象与你学习的专业的联系。
5. 细菌的合成代谢产物中，哪些可用于鉴别细菌？哪些对人体有利？哪些对人体有害？
6. 何为培养基？按物理性状和用途不同各分为哪几类？

（李娜）

第三节　细菌的感染

学习目标

掌握　病原菌致病因素的构成；细菌内毒素与外毒素的主要区别；细菌感染的类型及相关概念。

青霉素的发现

细菌的分类和命名

本节自测题

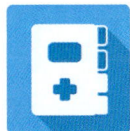

熟悉 细菌感染的来源、方式与途径。

细菌的感染(bacterial infection)是指病原菌侵入宿主体内生长繁殖并与机体相互作用,引起的一系列病理变化过程。表现有临床症状的称为感染性疾病(infectious disease)。能引起宿主感染的细菌称为病原菌(pathogen)或致病菌(pathogenic bacterium)。不能造成宿主感染的细菌称为非病原菌或非致病菌(nonpathogenic bacterium)。病原菌从一个宿主到另一个宿主体内并引起感染的过程称为传染(infection or communication)。感染是否发生以及发生后的转归主要取决于三方面因素:一是机体的免疫状态;二是细菌的致病因素,包括细菌的毒力、数量和侵入途径;三是自然环境和社会环境因素的影响。本节主要介绍细菌方面的因素。

一、感染的来源

感染的发生首先必须有感染源(或称传染源)。根据感染源的来源不同,感染可分为外源性感染(exogenous infection)和内源性感染(endogenous infection)。

1. 外源性感染 外源性感染指病原菌来自宿主体外,外源性传染源主要包括以下几个方面。

(1)患者 患者是主要的传染源。患者感染后从潜伏期到恢复期均有可能将感染的病原菌排出而污染外环境或通过接触传播给周围的正常人群。一般在患者感染的初期,其传染性最强,因此,及早对患者做出诊断并采取防治措施对控制外源性感染有重要意义。

(2)带菌者 有些人感染病原菌后,不表现出任何临床症状或症状很轻,或有些传染病(如流行性脑膜炎、伤寒、白喉等)患者在恢复后一段时间内仍继续带菌、排菌,成为带菌者。

(3)患病或带菌动物 某些病原菌可引起人畜共患病,病畜或野外带菌动物的病原菌可以传染给人,如鼠疫耶尔森菌、炭疽芽孢杆菌等。

2. 内源性感染 内源性感染指来自机体自身的体表或体内的病原菌而引起的感染。这些病原菌大多是寄居于体表或体内的正常菌群,当机体免疫功能下降,或者由于其他因素的影响,如长期大剂量使用抗生素,或患者本身患有各种慢性消耗性疾病(如糖尿病、肿瘤等),或广泛使用免疫抑制剂造成机体免疫功能下降等,导致体内正常菌群失调而成为条件致病菌,由此而造成的感染称为内源性感染。

二、传播途径

病原菌可经过不同的传播途径在人与人之间、人与环境之间或人与动物之间进行传播。常见的传播途径如下。

1. 呼吸道 患者或带菌者的痰液或咳嗽、打喷嚏及大声说话时排出的病原菌,通过气溶胶、空气飞沫、带有病原菌的尘埃等方式进入呼吸道而引起感染。如肺结核、白喉、百日咳、流行性脑膜炎等疾病的传播。

2. 消化道 含有病原菌的排泄物污染食物、水源后,再经口进入消化道而引起感染。如霍乱、细菌性痢疾(简称菌痢)、伤寒等疾病的传播。

3. 皮肤黏膜创伤 病原菌通过皮肤、黏膜的创伤或破损处而引起感染。如金黄色葡萄球菌引起皮肤化脓性感染,铜绿假单胞菌可通过烧伤的皮肤引起感染,破伤风梭菌进入深部伤口引起感染。

4. 接触传播 病原菌通过人与人、人与动植物直接或间接接触而引起感染,分为直接接触感染与间接接触感染两种。如淋病、癣病及布氏杆菌病等疾病的传播。

5. 以节肢动物为媒介 病原菌通过以医学节肢动物为媒介而引起感染,如鼠疫耶尔森菌通过鼠蚤叮咬传播而引起感染。

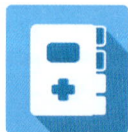

6. 多途径传播　某些细菌可通过多种途径感染人体,如结核分枝杆菌可通过呼吸道、皮肤创伤、消化道等多种途径传播。

三、细菌致病因素

感染是否发生以及发生后的转归取决于三方面的因素:一是机体的免疫状态;二是细菌因素,包括细菌的毒力、数量和侵入途径;三是环境因素的影响。本节主要介绍细菌的致病因素。

细菌使宿主感染致病的能力称为细菌的致病性(pathogenicity)。就病原菌而言,是否引起感染与细菌的毒力、侵入数量以及侵入的门户与部位密切相关。

(一) 细菌的毒力

毒力(virulence)是指病原菌致病性的强弱程度。各种细菌的毒力不同,并可因宿主种类及环境条件不同而发生变化。同一种细菌也有强毒、弱毒与无毒菌株之分。细菌的毒力常用半数致死量(LD_{50})或半数感染量(ID_{50})表示。半数致死量(LD_{50})是指在一定条件下能引起50%的实验动物死亡的微生物数量或毒素剂量。半数感染量(ID_{50})是指能引起50%实验动物或组织培养细胞发生感染的微生物数量。微生物毒力越强,LD_{50}或ID_{50}数值越小。

构成细菌毒力的物质基础是侵袭力、毒素和体内其他因素(体内诱生抗原、超抗原等)。下面主要介绍侵袭力和毒素。

1. 侵袭力　侵袭力(invasiveness)是指病原菌突破宿主的皮肤、黏膜等组织屏障,侵入机体并能在体内定植、生长繁殖和扩散的能力。构成侵袭力的主要物质有荚膜、微荚膜等菌体表面结构,侵袭性物质以及细菌生物被膜。

(1) 菌体表面结构　①黏附素或黏附因子:革兰阴性菌的黏附因子通常为菌毛,革兰阳性菌的黏附因子是菌体表面的毛发样突出物(如 A 群链球菌的磷壁酸),细菌通过黏附素或黏附因子牢固黏附于体表或呼吸道、消化道、泌尿生殖道黏膜上。②荚膜:许多细菌均能产生荚膜,对细菌有抗吞噬和抗杀菌物质的作用,使病原菌得到保护,迅速繁殖而致病。有些细菌表面还具有一些与细菌的侵袭力密切相关的物质,如 A 群链球菌的微荚膜(透明质酸荚膜)和 M 蛋白;某些沙门菌具有 Vi 抗原;某些大肠埃希菌具有 K 抗原等。

(2) 侵袭性物质　包括侵袭素和侵袭性酶。如肠侵袭性大肠埃希菌的侵袭素能使细菌侵入上皮细胞;许多在组织中繁殖起来的细菌可释放侵袭性胞外酶,有利于病原菌的抗吞噬作用并向周围组织扩散。这些酶类中,如引起细菌性痢疾的福氏志贺菌产生侵袭性蛋白,能使该菌向邻近组织细胞扩散;致病性葡萄球菌凝固酶,能使血浆中的液态纤维蛋白原变成固态的纤维蛋白围绕在细菌表面,从而抵抗吞噬细胞的吞噬作用;A 群链球菌产生的透明质酸酶、链激酶和脱氧核糖核酸酶,能分别分解组织中的透明质酸、凝固的血块及脓液中的 DNA,使细菌易扩散。

(3) 细菌生物被膜　由细菌及其所分泌的胞外多聚物附着在有生命或无生命材料表面后形成的膜状结构(图9-13),是细菌的群体结构,由微生物及其分泌物积聚而成。其对抗生素和宿主免疫系统具有很强的抵抗力,能引起许多慢性和难治性感染疾病的反复发作。细菌生物被膜黏附在各种医疗器械及导管上极难清除,以致引发大量的医源性感染。

2. 毒素　毒素(toxin)是指细菌在代谢过程中合成的,能引起机体致病的毒性物质。按其来源、性质和作用等的不同,分为外毒素(exotoxin)和内毒素(endotoxin)两类。

(1) 外毒素　外毒素是多数 G^+ 菌和少数 G^- 菌在生长繁殖过程中合成并分泌到菌体外的毒性蛋白质。大多数外毒素的化学成分为蛋白质,性质不稳定,不耐热,如白喉外毒素在60 ℃加热1~2 h,破伤风毒素在60 ℃加热20 min 即可被破坏,可被蛋白酶分解,遇酸发生变性。外毒素具有很强的免疫原性,可刺激机体产生特异性抗体,即抗毒素。外毒素经0.3%～0.4%的甲醛溶液处理,可使其毒性完全丧失(脱毒),但仍保留免疫原性,制成类毒素(toxoid),如破伤风类毒

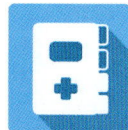

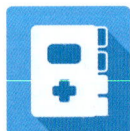

(a)　　　　　　　　　　　(b)

图 9-13　细菌生物被膜

素、白喉类毒素等，常用于预防注射。外毒素的毒性作用极强，小剂量即能使易感机体致死，如肉毒毒素的毒性最强，1 mg 该毒素纯品就能杀死 2 亿只小白鼠。多数外毒素由 A、B 两个亚单位组成，A 亚单位是毒性单位，决定毒素的致病作用，B 亚单位为结合单位，介导毒素与易感靶细胞结合。外毒素对组织器官有高度选择性，作用也各不相同（表 9-2）。

表 9-2　常见细菌的外毒素

类别	细菌名称	毒素名称	致病机制	宿主表现
细胞毒素	致病性葡萄球菌	溶血毒素、杀白细胞素、表皮剥脱毒素	细胞膜损伤，表皮与真皮脱离	红细胞、白细胞破坏或溶解，表皮剥脱性病变
	A 群链球菌	致热外毒素	破坏毛细血管内皮细胞	猩红热、皮疹
	白喉棒状杆菌	白喉外毒素	抑制菌体蛋白质合成	心肌损害、外周神经麻痹、肾上腺出血等
	炭疽芽孢杆菌	炭疽毒素	血管通透性增高	出血、肺水肿
神经毒素	破伤风梭菌	破伤风痉挛毒素	阻断抑制性神经元之间正常神经冲动的传递	骨骼肌痉挛、颈项强直，呼吸衰竭
	肉毒梭菌	肉毒毒素	抑制胆碱能神经末梢释放乙酰胆碱	肌肉松弛性麻痹
肠毒素	肠产毒素型大肠埃希菌	肠毒素	不耐热肠毒素提高细胞内 cAMP 水平，耐热肠毒素使细胞内 cGMP 增高	呕吐、腹泻
	产气荚膜梭菌	肠毒素	激活肠黏膜腺苷酸环化酶，使胞内 cAMP 升高	呕吐、腹泻
	霍乱弧菌	霍乱肠毒素	同产气荚膜梭菌	肠黏膜上皮细胞内水及电解质丢失，导致呕吐、腹泻
	葡萄球菌	肠毒素	作用于呕吐中枢	呕吐为主，腹泻

　　（2）内毒素　内毒素是 G⁻菌细胞壁上的脂多糖（lipopolysaccharide，LPS）。只有当细菌死亡裂解后才释放出来。支原体、衣原体、立克次体和螺旋体也有类似的 LPS。各种细菌内毒素的成分基本相同，都是由脂质 A、核心多糖和 O-特异性多糖三部分组成。脂质 A 是内毒素的主要

毒性成分,不具有种属特异性。内毒素的化学成分为脂多糖,稳定、耐热,加热至 160 ℃,经 2～4 h 或用强碱、强酸或强氧化剂煮沸 30 min 才能被灭活。内毒素免疫原性较弱,不能用甲醛脱毒成为类毒素。内毒素的毒性作用弱,且无选择性,即各种革兰阴性菌产生的内毒素致病作用大致相同,临床症状相似。

内毒素的主要病理生理反应如下:①致发热反应:内毒素作为外源性致热原作用于粒细胞和单核细胞等,使之释放 IL-1 等内源性致热原,作用于机体的下丘脑体温调节中枢,引起发热。②白细胞数量变化:当内毒素进入机体后,血循环中的白细胞数量先是急剧下降,1～2 h 后又显著增多。因此,在临床对发热患者进行辅助诊断时,血常规检查中的白细胞数可用来判断是否有细菌感染。但伤寒沙门菌内毒素始终使血循环中的白细胞数量减少。③内毒素血症和内毒素性休克:当病灶内的细菌或血液中的细菌释放内毒素时,可导致血管舒缩机能紊乱,引起内毒素血症。它能刺激中性粒细胞等释放血管活性物质(如 5-羟色胺),使末梢血管扩张、通透性增高、静脉回流减少、心输出量降低,导致低血压、代谢性酸中毒甚至内毒素性休克。④弥漫性血管内凝血:内毒素能活化凝血因子如Ⅻ因子等,当凝血作用开始后,使纤维蛋白原转变为纤维蛋白,并使血小板凝集和炎症介质释放,导致微血栓形成和炎症反应,血液凝固,造成弥漫性血管内凝血(disseminated intravascular coagulation,DIC)。随后血小板与纤维蛋白原大量消耗,以及内毒素活化胞质素原为胞质素,分解纤维蛋白,进而产生出血倾向。常见于皮肤、黏膜的出血或内脏的广泛出血。⑤糖代谢紊乱:先发生高血糖,转而为低血糖,大量糖原消耗,可能与肾上腺素大量分泌有关。外毒素与内毒素的主要区别如表 9-3 所示。

表 9-3　外毒素与内毒素的主要区别

区别要点	外　毒　素	内　毒　素
来源	大多数为 G^+ 菌,少数为 G^- 菌	以 G^- 菌多见
存在部位	多数活菌分泌出,少数菌体裂解后释出	细胞壁组分,菌体裂解后释出
化学成分	蛋白质	脂多糖
稳定性	不稳定,在 60～80 ℃ 加热 30 min 被破坏	较稳定,耐热,加热至 160 ℃,经 2～4 h 才能被破坏
免疫原性	强,可刺激机体产生高效价的抗毒素。经甲醛处理,可脱毒成为类毒素	弱,刺激机体对多糖成分产生抗体,不形成抗毒素,不能经甲醛处理成为类毒素
毒性作用	强,对组织有选择性毒害作用,引起特殊的临床表现	较弱,各菌的毒性效应相似,引起发热、白细胞反应、内毒素性休克、弥漫性血管内凝血等全身反应

(二) 细菌侵入的数量

病原菌能引起感染,除必须有一定的毒力外,还必须有足够的数量。细菌引起感染的数量与其毒力成反比。有些病原菌的毒力极强,极少量侵入机体即可引起发病,如鼠疫耶尔森菌在无特异性免疫力的机体中,只要数个细菌侵入机体就可发生感染。而对大多数病原菌而言,需要达到一定的数量,才能引起感染,如某些毒力弱的沙门菌,常需摄入数亿个细菌才能引起急性胃肠炎。

(三) 细菌侵入的门户与部位

病原菌必须通过适当的途径侵入机体,到达特定的部位定居繁殖,才能造成感染。如破伤风梭菌侵入深部缺氧的伤口生长繁殖、释放毒素,引起破伤风;痢疾志贺菌则必须经口侵入,才能引起细菌性痢疾。也有些细菌有多种侵入途径,如结核分枝杆菌经呼吸道、消化道、皮肤创伤等途径进入机体均可造成感染。

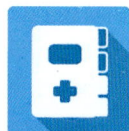

四、感染的类型

感染的发生、发展与最终的结局是机体与病原菌相互作用的复杂过程。根据其相互作用的结果可出现隐性感染、显性感染和带菌状态等类型,这些类型可随着机体的抗感染能力与病原菌致病能力的相互作用而出现动态变化。

1. 隐性感染 机体免疫力正常或相对较强,入侵的病原菌数量较少、毒力较弱时,感染后对人体损害较轻,不出现或出现不明显的临床症状,称为隐性感染(inapparent infection)或亚临床感染(subclinical infection)。机体通过隐性感染可获得适应性免疫。

2. 显性感染 机体免疫力较弱,入侵的病原菌数量较多,毒力较强时,感染后可致机体损害明显,导致一系列的临床症状和体征出现,称显性感染(apparent infection)。临床上将显性感染按病情缓急分为急性感染和慢性感染,按感染的部位分为局部感染(local infection)和全身感染(systemic infection)。

(1)急性感染 起病急、病程短,持续数日甚至数周。一般在急性感染病愈后,病原体即从宿主体内消失,如细菌性肺炎、急性细菌性痢疾等。

(2)慢性感染 起病慢、病程长,可持续数月甚至数年,如结核病。

(3)局部感染 细菌仅局限在机体的某一部位发生的感染,引起局部病变,如化脓性球菌所致的疖、痈等。

(4)全身感染 感染发生后,致病菌或其代谢产物通过血液向全身播散而引起的全身症状。全身感染常见的有以下五种情况。

①毒血症:病原菌侵入机体后,只在局部生长繁殖,不进入血流,但其产生的外毒素进入血流,引起特殊的中毒症状,称为毒血症(toxemia)。例如,破伤风梭菌和白喉棒状杆菌引起的毒血症。

②内毒素血症:革兰阴性菌感染后侵入血流,并在其中大量繁殖,菌体崩解后释放出大量内毒素入血;或由局部感染病灶内的大量革兰阴性菌崩解、死亡所释放出的内毒素入血所致的全身中毒症状,称为内毒素血症(endotoxemia)。在严重革兰阴性菌感染时,常发生内毒素血症。例如,痢疾志贺菌引起小儿中毒型菌痢,常可出现内毒素血症。

③菌血症:病原菌在局部生长繁殖,一时性或间断性地由局部侵入血流,但未在血中繁殖,且无明显中毒症状,称为菌血症(bacteremia),如伤寒早期的菌血症。

④败血症:病原菌侵入血流,并在其中大量繁殖,产生毒性代谢产物,引起全身严重的中毒症状,如高热、皮肤黏膜淤斑,肝、脾肿大等,称为败血症(septicemia)。例如,鼠疫耶尔森菌、炭疽芽孢杆菌等引起的败血症。

⑤脓毒血症:化脓性细菌引起败血症的同时,因病原菌随血流扩散,使其在全身多个器官(如肺、肝、肾等)导致多发性化脓病灶的全身感染称为脓毒血症(pyemia)。如金黄色葡萄球菌严重感染时可引发机体多脏器的化脓性病灶出现。

3. 带菌状态 在隐性或显性感染后,有些病原菌与机体抗感染免疫相互适应并在体内继续繁殖,不断排出体外的一种状态。处于带菌状态的人称为带菌者(carrier)。带菌者体内带有病原菌,但无临床症状,不易引起人们的注意,常成为传染病流行的重要传染源。

五、影响感染过程的因素

影响感染过程的因素主要有三方面:一是机体的免疫状态;二是细菌的致病因素,包括细菌的毒力、数量和侵入途径;三是环境因素的影响。

(一)机体的免疫状态

宿主的免疫系统具有能够识别和清除病原菌感染的免疫防御功能。病原微生物及其代谢产

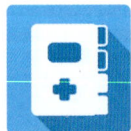

物进入机体后,机体首先能够识别它们,然后通过固有免疫机制和获得性免疫机制清除抗原性异物。病原菌毒力强弱和侵入数量一定时,若机体的免疫力强,表现为不感染或隐性感染;若机体的免疫力弱,则表现为显性感染。

(二) 细菌方面的因素

细菌方面的主要影响因素有细菌的毒力、细菌侵入的数量和细菌的侵入门户和途径。详见前文叙述。

(三) 环境因素对感染的影响

环境因素对感染的发生和传染病的流行影响很大。传染病的传播和流行必须具备三个环节,即传染源、传播途径及易感者。若能完全切断其中的一个环节,即可防止该种传染病的发生和流行。传染病的传播和流行还受到自然(环境)因素及社会(环境)因素的影响。

自然因素主要指地理、气象、生态条件等,其对传染病流行有着重要影响。因此许多传染病都呈现严格的地区和季节分布,一些自然疫源性疾病及虫媒传染病又与生态条件关系密切。社会因素包括社会制度、经济条件、文化水平、风俗习惯等,如人口密度增加、人口流动增强、战争、动乱、灾荒等可促使传染病的发生和流行。社会因素及自然因素通过对传染源、传播途径、易感人群三个环节的作用,可以促进或抑制传染病的流行过程。

在社会因素和自然因素中,社会因素为主导因素,因其可以作用于自然因素,并且在一定程度上改变自然因素。若自然环境恶化,容易引起感染性疾病的发生。保护人类生存的环境就是保护人类自己。

小　结

细菌感染是指病原菌侵入宿主体内生长繁殖并与机体相互作用,引起的一系列病理变化过程。细菌使宿主感染致病的能力称为细菌的致病性。感染是否发生以及发生后的转归主要取决于三方面因素:一是机体的免疫状态;二是细菌的致病因素,包括细菌的毒力、数量和侵入途径;三是自然环境和社会环境因素的影响。

细菌的感染按其来源分为外源性感染和内源性感染两种。不同细菌感染机体的方式与途径不尽相同,常分为呼吸道感染、消化道感染、创伤感染、接触感染、虫媒感染等。

细菌的致病性与其毒力、侵入数量和侵入部位密切相关。细菌致病能力的强弱以毒力来表示,一般由细菌的侵袭力和毒素构成毒力,菌体表面结构、侵袭性物质以及细菌生物被膜是构成细菌侵袭力的物质基础,毒素分为内毒素和外毒素两种类型,二者的来源细菌、存在部位、化学成分、稳定性、免疫原性和毒性作用均有区别。

细菌感染后机体根据其相互作用可出现隐性感染、显性感染和带菌状态等类型。显性感染在临床上按病情缓急可分为急性感染和慢性感染;按感染的部位可分为局部感染和全身感染。其中全身感染可出现毒血症、内毒素血症、菌血症、败血症及脓毒血症等类型。

能 力 检 测

1. 简述与细菌致病性有关的因素。
2. 简述构成细菌侵袭力的物质基础。
3. 请列表比较内毒素与外毒素的主要区别。

(谢德秋)

本节自测题

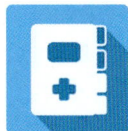

Note

第四节　细菌感染的实验室检查与防治原则

学习目标

掌握　细菌感染标本的采集与处理。
熟悉　细菌感染的检查方法。
了解　细菌感染的防治原则。

病原微生物引起的各种感染和传染病,除个别能通过特殊的临床症状或体征进行诊断外,一般均需采集合适的临床标本,在实验室进行细菌的结构成分或者特异性抗体的检测,从而做出病因学诊断。一般情况下,在感染初期查病原,中后期查特异性抗体;同时根据实验室检查结果,可了解感染的病程、发展趋势以及指导临床选择有效的治疗药物。

一、病原菌感染的检查

(一)标本的采集及处理

1. 采集时间　应在疾病早期、急性期、症状典型或用药之前采集标本。

2. 取材部位　用于检测微生物的标本种类很多,有血液、骨髓、脑脊液、粪便、尿液、胆汁、痰液、脓汁、穿刺液、多种分泌物等。根据细菌感染的特点,从不同部位采集标本,如呼吸道感染采取鼻咽部分泌物(鼻咽洗漱液)及痰液,肠道感染采取粪便等。

3. 妥善处理　细菌标本应尽可能在使用抗菌药物之前采取,采集局部病变标本时,不可使用消毒剂,必要时以无菌生理盐水冲洗,拭干后再取材。

4. 尽快送检　细菌标本采集后应在短时间内送检,如厌氧菌、脑膜炎奈瑟菌、淋病奈瑟菌等最好在床边接种。若不能立即送检,可以冷藏运送,但奈瑟菌不耐寒。

5. 特异性抗体检测　一般在发病初期及急性期各采取一份血清,双份血清必须同时采用同一方法检测,第二份血清的抗体效价比第一份显著增高,高于早期 4 倍或 4 倍以上时,有诊断意义。

6. 详细登记　所采集的标本必须注明患者姓名、年龄、采样日期、科室或病床号、标本名称和采集部位、临床诊断、检验项目,并有病程及治疗情况等说明。

(二)检测病原菌

1. 直接涂片镜检　直接涂片染色只对特定样品中的细菌有诊断价值。如痰中查见抗酸染色阳性、形态细长有分枝状的细菌可初步诊断为结核分枝杆菌。直接涂片进行形态观察还可应用免疫荧光技术,将特异性荧光抗体与细菌结合,出现有荧光的菌体可做出快速诊断,如检测粪便中的志贺菌、霍乱弧菌等。但临床标本中很多细菌的形态和染色性缺乏明显特征,仅凭形态学不能做确切的诊断,需经进一步鉴定方能明确感染的细菌。

2. 分离培养　原则上所有标本均应进行分离培养,以获得纯培养。只有用纯培养才能检验细菌的生物学特性、致病性、免疫性、对药物的敏感性等,以做出精确的诊断。细菌培养时应选择适宜的培养基,以便提供特定细菌生长所需的必要条件。培养之后可根据菌落的大小、形状、颜色、透明度、表面性状及溶血情况等对细菌做出初步鉴别。分离培养后再利用其他技术对分离的细菌进行鉴定。

光学显微镜
使用视频

细菌分离培养
实验视频

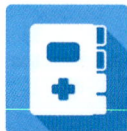

Note

3. 生化反应　常用的生化试验有糖发酵试验、靛基质试验、甲基红试验、VP试验、枸橼酸盐利用试验等。现在许多大医院已引进检测细菌生化反应的商品化试剂盒和多种微量、快速、半自动或全自动的细菌鉴定系统,能准确鉴定出一般医院常见的致病菌,而且适用于难培养细菌的鉴定以及药物敏感试验。

4. 血清学试验　采用含有已知特异性抗体的免疫血清,如志贺菌属、沙门菌属诊断血清,不仅可对分离培养出的未知纯种细菌进行鉴定,还可区分同一菌种的不同群和型。

5. 药物敏感试验　药物敏感试验对指导临床选择用药、及时治疗和控制耐药菌感染有重要意义。常用的方法有纸片法、试管法、小杯法和凹孔法等。

（三）检测病原菌的结构及相关成分

病原菌的感染诊断除检查标本中的活菌外,通过检测病原菌的特异成分也是一种有效手段。由于不需活菌培养,因此可直接检测标本的成分,做出快速诊断。

1. 检测核酸　其方法是近年发展起来的分子生物学技术。微生物基因相对稳定、保守,不同种的细菌具有不同的基因或碱基序列,可通过检测病原菌的特异基因序列存在与否,作为病原菌的基因诊断。主要技术有聚合酶链式反应（polymerase chain reaction,PCR）和核酸杂交等。这些分子生物学技术比免疫学技术更特异、敏感。

2. 检测抗原　主要是利用免疫学原理用已知的特异性抗体检测未知抗原。其方法主要有免疫荧光技术、酶免疫技术、协同凝集试验、间接血凝、乳胶凝集等。该方法检测病原菌的优点是快速、敏感,即使在采集样品前患者使用了抗生素,对细菌的培养不易成功,但细菌的抗原仍能被检测出来。

3. 特异性抗体的检测　病原菌侵入机体后,其抗原性物质能刺激机体产生特异性抗体。用已知细菌或其抗原检测患者体内是否产生了相应的特异性抗体及其量的多少,可作为某些病原菌感染的辅助诊断。测定抗体量的递增可取病程早期和恢复期双份血清同时进行检测,恢复期的血清抗体效价高于早期4倍或以上有诊断意义。

二、细菌感染的防治原则

微生物感染的防治主要包括药物防治和特异性防治两方面。药物防治是选用一些抗菌、抗病毒药物达到预防和治疗微生物感染的目的。特异性防治是通过人工免疫使机体获得特异性免疫力,这部分知识已在免疫学预防和治疗中叙述（详见第八章）,本节主要介绍细菌感染药物防治的原则。

抗菌药物是指能抑制或杀灭细菌,用于预防和治疗细菌性感染的药物,主要包括抗生素、磺胺及其他人工合成的抗菌药物。有些抗菌药物仅作用于 G^+ 菌或 G^- 菌,或者只作用于某属或某种细菌,称为窄谱抗菌药物。而有些药物的抗菌范围广泛,不但对 G^+ 菌和 G^- 菌有效,而且对衣原体、支原体和立克次体等微生物也有抑制作用,故称广谱抗菌药物,如氯霉素及四环素等药物。

1. 抗菌药物作用的机制

（1）抑制细菌细胞壁的合成　青霉素类、头孢菌素类等药物能抑制细菌细胞壁肽聚糖的合成,导致细菌因细胞壁缺陷而裂解死亡。

（2）损伤细菌的细胞膜　多黏菌素等药物能选择性地与细菌胞膜中的磷脂及蛋白质结合,使细胞膜通透性增加,导致细菌因菌体内的重要物质外漏而死亡。

（3）抑制细菌蛋白质的合成　细菌的核蛋白体（70 s）由 30 s 小亚基与 50 s 大亚基组成。氯霉素、红霉素等能与细菌核蛋白体的 50 s 大亚基结合,四环素、链霉素等能与细菌核蛋白体的 30 s 小亚基结合,抑制细菌蛋白质的合成,从而发挥杀菌或抑菌作用。

（4）抑制细菌核酸的合成　利福平能与细菌依赖 DNA 的 RNA 多聚酶即转录酶结合,抑制

恒温培养箱
视频

药物敏感
试验视频

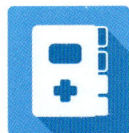

Note

mRNA 的转录,从而抑制细菌生长。

(5) 抑制细菌叶酸的代谢　磺胺类药物能抑制二氢叶酸合成酶与二氢叶酸还原酶,从而抑制叶酸的合成。由于叶酸参与细菌核苷酸和氨基酸的合成,因此细菌生长、繁殖会受到抑制。

2. 临床使用抗菌药物的基本原则

(1) 选择药物　使用抗菌药物应严格掌握适应证,要根据抗生素的抗菌谱、疾病的临床诊断及细菌学检查等条件选择用药。病原菌确定后,能用窄谱抗菌药物就不用广谱抗菌药物,避免使用广谱抗菌药物后引起二重感染。治疗某些慢性细菌性感染,要选用不同的抗菌药物交替使用,避免细菌产生耐药性。

(2) 剂量适当、疗程足够　使用抗菌药物的剂量要适当。抗菌药物的疗程因感染不同而异,一般宜用至体温正常、症状消退后 72～96 h。

(3) 给药途径　轻症感染可接受口服给药者,应选用口服吸收完全的抗菌药物,不必采用静脉或肌内注射给药。应尽量避免抗菌药物的局部应用。

(4) 联合用药　主要用于:①单一抗菌药物不能有效控制的严重混合感染;②病因不明的严重病原菌感染;③需长期用药且细菌又可能产生耐药性的感染。合理的联合用药,既可以发挥药物的协同抗菌作用,提高疗效,又可以减少或延迟耐药菌株的出现。

小　结

实验室检测病原菌感染常用的方法有直接涂片镜检、分离培养、血清学实验,特殊情况下也可用分子生物学方法检测病原微生物的核酸。病原菌感染的特异性防治可以选用疫苗接种,细菌等原核细胞型微生物感染的治疗主要选用敏感的抗生素,但要严格按使用原则给药。

能力检测

1. 简述细菌感染标本的采集与处理原则。
2. 简述临床使用抗菌药物的基本原则。

(黄贞杰)

第十章 病毒概述

学习目标

掌握 病毒的概念、特点、传播方式,病毒的感染类型。
熟悉 病毒的基本生物学性状、病毒的致病机制。
了解 病毒感染的实验室检查与防治原则。

病毒(virus)是一类非细胞型的微生物,其主要特征如下:结构简单,没有细胞结构,主要由蛋白质与单一核酸组成;个体微小,能通过细菌滤器;严格活细胞内寄生,以复制的方式繁衍后代;对抗生素不敏感。

病毒在临床上占有很重要的地位,据统计,临床上常见的传染病约75%是由病毒引起的,近年来还在不断地发现新病毒引起的疾病,某些病毒与人类的肿瘤、自身免疫病的发生密切相关。病毒引起的传染病,传染性强、传播广,且无特效的药物可治。因此,病毒已成为临床关注的热点。

病毒在自然界的分布十分广泛,除了感染人体外,还可感染动物、植物。病毒种类有4000余种,按病毒所含核酸类型分为DNA病毒、RNA病毒、DNA和RNA逆转录病毒三大类。常见病毒及其分类见附录A。

第一节 病毒的基本生物学性状

一、病毒的大小与形态

病毒大小的测量单位为纳米(nm),各种病毒的大小差别很大,最大的病毒直径约为300 nm,最小的病毒直径仅为20 nm,大多数的病毒直径约为100 nm,因此,病毒需借助电子显微镜放大几千倍乃至几万倍方能看到。

病毒的形态因种类的不同而各不相同,多数呈球形或似球形,少数呈杆状、丝状、蝌蚪状、弹头状等(图10-1)。对人类和动物致病的病毒多为球形。

二、病毒的结构与化学组成

病毒的结构由核心(core)和衣壳(capsid)组成(图10-2),二者合称核衣壳(nucleocapsid)。有些病毒在核衣壳的外面包裹着一层包膜(envelope),膜上常带有钉状突起(称刺突,spike)或包膜籽粒(peplomer)。

有包膜的病毒称包膜病毒(enveloped virus),无包膜的病毒称裸露病毒(naked virus)。两者

(a)噬菌体　　(b)球形病毒　　(c)砖形病毒　　(d)丝状病毒　　(e)弹头状病毒

图 10-1　病毒的基本形态

图 10-2　病毒的结构

均是结构完整的、成熟的、具有传染性的病毒颗粒,统称病毒体(virion)。

(一) 核心

核心位于病毒体的中心,其化学成分主要是核酸。每种病毒仅含一种类型的核酸(DNA 或 RNA),它是病毒的基因组,携带病毒的全部遗传信息,决定病毒的遗传与变异、复制、感染性等性状。病毒核酸的结构有线状、环状、单链、双链及分节段等不同类型。

病毒核心还含有少量蛋白质,如 DNA 多聚酶、逆转录酶等,它们是病毒增殖时所需要的功能蛋白。

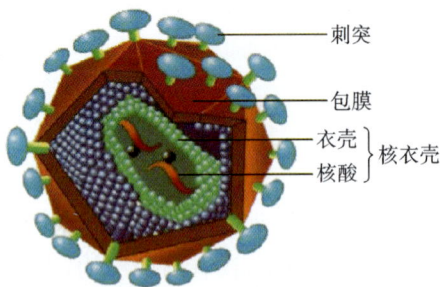

(二) 衣壳

衣壳包绕在病毒核酸的外面,其化学成分是蛋白质。衣壳是由一定数量的壳粒(capsomere)排列形成的规则的壳样结构,根据壳粒数目和排列方式不同,衣壳可分为螺旋对称型、20 面立体对称型、复合对称型三种。

病毒衣壳具有多种功能。①保护核酸:包绕在病毒核酸外面的衣壳,能保护核酸免遭环境中各种因素的破坏。②黏附作用:裸露病毒通过衣壳蛋白与宿主细胞膜上相应的受体特异性结合,帮助病毒体吸附于宿主细胞表面,从而介导病毒体穿入宿主细胞内引起感染。这种特异性结合,也决定了病毒体感染时对宿主细胞的亲嗜性。③具有免疫原性:衣壳蛋白具有良好的免疫原性,是病毒体的主要抗原成分,能诱导机体产生抗病毒免疫应答。④维持病毒的形态。⑤可用于鉴别病毒。

(三) 包膜

有些病毒在核衣壳的外面包裹着一层膜,即包膜。包膜是病毒在增殖过程中,穿过宿主细胞的细胞膜或核膜,以出芽方式释放时所获得的一层披膜,因此包膜的化学成分与宿主细胞膜或核膜的成分类似,只是其中的蛋白质绝大多数由病毒基因编码合成,具有病毒的特异性,常以钉状突起镶嵌在脂质双层中,称刺突或包膜籽粒。

病毒包膜具有多种功能。①保护核衣壳,维护病毒体结构的完整性。②协助病毒感染:包膜病毒首先通过刺突吸附在易感宿主细胞的表面;其次包膜的成分与宿主细胞膜的成分很接近,易与宿主细胞亲和及融合,从而起到协助病毒感染的作用。③具有免疫原性:包膜是病毒体的表面抗原,可刺激机体产生保护性免疫应答或病理性免疫应答。④可用于鉴别病毒。

三、病毒的增殖

病毒结构简单,不但没有细胞结构,而且也缺乏增殖时所需要的能量、原料及酶系统,因此病毒需要在易感的活细胞内才能完成增殖。病毒增殖的方式是复制。病毒从进入宿主细胞到子代病毒的生成释放,称为一个复制周期(replication cycle),包括吸附、穿入、脱壳、生物合成、组装与释放五个阶段(图 10-3)。

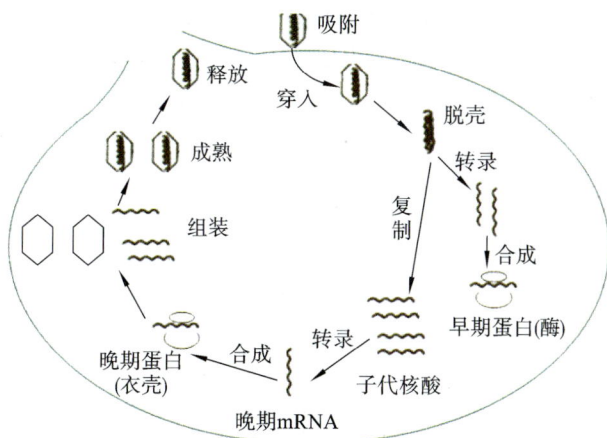

图 10-3 病毒的增殖过程

（一）病毒的复制周期

1. 吸附 吸附是病毒增殖的首要条件。裸露病毒通过衣壳蛋白、包膜病毒通过刺突与宿主细胞表面的受体特异性结合来完成吸附过程。

2. 穿入 当病毒吸附在宿主细胞表面后，裸露病毒主要通过吞饮的方式，即宿主细胞的细胞膜直接内陷，形成类似吞饮小体的结构，使病毒进入宿主细胞内。有包膜的病毒则主要是以融合的方式进入宿主细胞内，即借助包膜成分与宿主细胞膜成分的相似性，在融合蛋白的催化下，两者发生融合后让核衣壳进入宿主细胞内。

3. 脱壳 脱壳即脱去蛋白质衣壳释放核酸的过程。多数病毒在宿主细胞溶酶体的作用下脱去衣壳。

4. 生物合成 生物合成即病毒核酸在宿主细胞内，利用宿主细胞提供的原料、能量、场所，大量合成子代病毒核酸和蛋白质的过程。在生物合成阶段，用电镜观察宿主细胞或用血清学方法检测，均找不到病毒颗粒，因此称为隐蔽期。下面以双链 DNA 病毒为例，介绍病毒的生物合成过程。

（1）早期蛋白的合成以病毒双链 DNA 为模板，在宿主细胞 RNA 聚合酶的作用下，转录出早期 mRNA，据此翻译合成病毒的早期蛋白质，即功能蛋白，如病毒的 DNA 聚合酶、脱氧胸腺嘧啶激酶等。早期蛋白为随后病毒核酸的复制提供了所需要的酶。

（2）子代病毒核酸的复制以病毒双链 DNA 为模板，在早期蛋白的帮助下，以半保留复制的方式，复制出大量的子代病毒 DNA。

（3）晚期蛋白的合成以子代病毒 DNA 为模板，转录出晚期 mRNA，据此翻译合成病毒的晚期蛋白，即结构蛋白，主要是病毒的衣壳。

5. 组装与释放 核酸和蛋白质合成后，在宿主细胞核内或细胞质中组装成子代的病毒颗粒（核衣壳），随后释放。不同的病毒释放的方式不同。无包膜的病毒是通过宿主细胞的裂解而释放。有包膜的病毒则是以出芽的方式释放，宿主细胞没有破裂，而病毒获得了与宿主细胞膜或核膜成分相近的包膜。

（二）病毒的异常增殖

病毒在宿主细胞内增殖时并非都能复制出完整的病毒体，常会出现异常增殖的现象。

1. 顿挫感染(abortive infection) 由于宿主细胞内缺乏病毒复制所需的原料、能量、酶系统，病毒不能复制出完整的有感染性的病毒体，故称为顿挫感染。

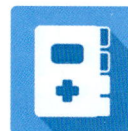

2. 缺陷病毒(defective virus) 由于病毒基因组不完整或某一位点基因发生改变,病毒在宿主细胞内不能单独复制出完整的具有感染性的病毒体,这种病毒称为缺陷病毒。若缺陷病毒与另一种病毒共同培养,而后者能为缺陷病毒提供它所缺乏的物质,则缺陷病毒就能正常增殖。这种能为缺陷病毒提供帮助的病毒称为辅助病毒(helper virus)。常见的缺陷病毒如丁型肝炎病毒,它的辅助病毒是乙型肝炎病毒。

(三)病毒的干扰现象

病毒的干扰现象是指两种病毒同时或先后感染同一宿主细胞时,一种病毒会抑制另一种病毒增殖的现象,称为干扰现象(interference)。干扰现象可以发生在异种病毒间,也可以发生在同种、同型,甚至同株病毒间。一般是先入的病毒干扰后来的病毒,灭活的病毒干扰活的病毒,缺陷病毒干扰正常病毒。

干扰现象对临床预防接种有指导意义:①同时接种两种病毒疫苗时可因发生干扰现象而影响免疫效果,因此要合理安排接种时间;②在疾病流行前接种减毒活疫苗能阻止毒力较强的病毒感染;③有时病毒疫苗也会受体内原有病毒的干扰,如脊髓灰质炎减毒活疫苗一般是在冬季接种,以避免夏季肠道病毒的干扰。

(四)包涵体

某些病毒增殖后在宿主细胞质或细胞核内形成了在光学显微镜下可见的斑块结构,这种斑块结构称为包涵体(inclusion body)。不同病毒所形成的包涵体特征各异,因此检查包涵体有助于某些病毒性疾病的辅助诊断,并具有一定的鉴别作用。

四、理化因素对病毒的影响

病毒在理化因素的作用下失去感染性,称为病毒的灭活。灭活病毒仍保留免疫原性和吸附红细胞等特性。多数病毒对理化因素的抵抗力不强。

(一)物理因素

1. 温度 大多数病毒耐冷不耐热,一般加热到$56 \sim 60\ ℃$ 30 min 或 $100\ ℃$ 数秒就可使病毒灭活。但肝炎病毒的抵抗力较强,如乙型肝炎病毒需加热至 $100\ ℃$ 10 min 才可被灭活。室温条件下多数病毒仅能存活数小时,在$-20\ ℃$、$-70\ ℃$、$-196\ ℃$温度下,可长期保存病毒的感染性,但反复冻融易使病毒活性下降甚至灭活。

2. 辐射 X 射线、γ 射线、紫外线均可灭活病毒。有些病毒经紫外线灭活后,用可见光照射则会复活,因此紫外线不能用于灭活疫苗的制备。

(二)化学因素

1. 脂溶剂 因能溶解包膜中的脂质而灭活包膜病毒,常用的脂溶剂有乙醚、氯仿、去氧胆酸钠等。脂溶剂也可用于包膜病毒与无包膜病毒的鉴别。

2. 氧化剂、卤素和含氯化合物 病毒对这些化学物质均很敏感。如过氧化氢、高锰酸钾、碘酒、漂白粉等均可灭活病毒。但饮用水中的漂白粉浓度不能杀灭少数抵抗力强的病毒,如乙型肝炎病毒、脊髓灰质炎病毒。

3. 酚类和醛类 酚及其衍生物为蛋白质变性剂,可作为病毒的消毒剂,如 $1\% \sim 5\%$ 苯酚溶液可使许多病毒灭活。甲醛可灭活病毒,保留免疫原性,常用于灭活疫苗的制备。

4. 抗生素与中草药 现有的抗生素对病毒无效。而某些中草药(如板蓝根、大青叶、大黄等)对某些病毒有抑制作用。

第二节　病毒的感染

病毒通过多种途径进入机体并在易感的宿主细胞内复制、增殖的过程称为病毒的感染。其致病作用主要是通过损伤或改变细胞的功能而引发。

一、病毒的传播方式

（一）水平传播

水平传播（horizontal transmission）是指病毒在人群中不同个体之间的传播，包括病毒从动物到人的传播。常见的水平传播方式有以下几种。

1. 经呼吸道传播　病毒经空气、飞沫、气溶胶等吸入感染，如流感病毒、风疹病毒等。

2. 经消化道传播　病毒污染了食物和水源，经口食入而感染，如甲型肝炎病毒、脊髓灰质炎病毒等。

3. 经泌尿生殖道传播　由直接性接触而感染，如人类免疫缺陷病毒、单纯疱疹病毒等。

4. 经皮肤伤口传播　经昆虫媒介的叮咬、动物咬伤或皮肤伤口直接接触病毒而感染，如流行性乙型脑炎病毒、狂犬病病毒等。

5. 经血液传播　经输血或血液制品，包括经注射、器官移植等途径引起的感染，如乙型肝炎病毒、人类免疫缺陷病毒等。

（二）垂直传播

病毒经胎盘、产道、哺乳由母亲传给胎儿或新生儿的方式，称为垂直传播（vertical transmission）。可经垂直传播的病毒有风疹病毒、人类免疫缺陷病毒、乙型肝炎病毒等。垂直传播的后果往往很严重，尤其是孕期前三个月的感染，常造成胎儿的早产、先天畸形、死胎等。

二、病毒感染的类型

当病毒进入机体后，由于病毒的种类不同、机体的免疫状态不同等原因，病毒感染的结果也不同。

（一）隐性感染

由于侵入机体的病毒数量较少、毒力较弱或是机体的抵抗力较强，病毒在宿主细胞内增殖，但机体不出现明显的临床症状，称为隐性感染（inapparent infection）。隐性感染可使机体获得对该病毒的特异性免疫，保护机体免受该病毒的再次感染。但有些病毒的隐性感染却可使机体成为携带者，成为危险的传染源，如乙型肝炎病毒。

（二）显性感染

由于侵入机体的病毒数量较多、毒力较强或是机体的抵抗力弱，病毒在宿主细胞内大量增殖，机体出现明显的临床症状，称为显性感染（apparent infection）。显性感染根据感染的持续时间长短，分为急性感染和持续性感染。

1. 急性感染　病毒侵入机体后，其潜伏期短，发病急，病程数日甚至数周，病后常可获得特异性免疫力，机体可通过自身的免疫机制把病毒完全清除出体外，如甲型肝炎病毒。

2. 持续性感染　病毒侵入机体后，在体内持续存在数月、数年，甚至数十年，机体可出现临床症状，也可不出现临床症状而长期带有病毒，成为重要的传染源，如乙型肝炎病毒。持续感染出现的机制较复杂，可能与病毒种类及机体的免疫状态有关。持续感染按病程、致病机制的不同,可分为三种。①慢性感染:病毒侵入机体后,长期存在于血液或组织中,机体可出现症状,也可不出现症状,在整个病程病毒均可被查出,病程长达数月甚至数年,如乙型肝炎病毒引起的慢性肝炎。②潜伏感染:原发感染后,病毒基因潜伏在机体一定的组织或细胞中,但不复制、增殖出具有感染性的病毒,此时机体既没有临床症状,又不会向体外排出病毒。只有在某些条件下(如机体免疫力下降)病毒被激活增殖,感染急性发作时才出现临床症状,此时可检出病毒,如水痘-带状疱疹病毒引起的感染。③慢发感染:病毒感染后,长时间地潜伏在机体内,潜伏期可达数月甚至数年。在潜伏期机体不出现临床症状,一旦发病,则病情呈亚急性进行性加重直至死亡,如人类免疫缺陷病毒的感染。三种持续性感染的比较如表10-1所示。

表 10-1　三种持续性感染的比较

感染类型	病毒存在方式	病毒检测	临床表现
慢性感染	长期存在于组织或细胞	全程可检出	反复发作,迁延不愈
潜伏感染	长期潜伏于组织或细胞	只在急性发作时可检出	只在急性发作时才出现临床症状
慢发感染	在组织或细胞中缓慢增殖	全程可检出	一旦出现症状,则进行性加重直至死亡

三、病毒的致病机制

(一)病毒入侵引起细胞的改变

1. 直接引起细胞死亡　病毒在宿主细胞内增殖直接导致细胞的溶解死亡。此类致病机制多见于无包膜病毒,如脊髓灰质炎病毒感染。直接引起细胞死亡的原因主要有:①病毒增殖时产生的早期蛋白,阻断了宿主细胞的核酸和蛋白的合成,使细胞代谢障碍,导致细胞的死亡;②病毒的衣壳蛋白对细胞有直接的杀伤作用;③病毒感染引起细胞溶酶体膜通透性增强,释放水解酶而引起细胞的自溶;④病毒在宿主细胞内大量增殖、释放,直接导致细胞的破裂;⑤病毒在增殖过程中导致宿主细胞的细胞核、细胞膜、内质网等的损伤而引起细胞死亡。

2. 细胞膜的改变　病毒感染引起宿主细胞膜的结构与功能发生改变,主要表现如下:①细胞膜出现新抗原,诱导机体产生免疫应答,导致感染细胞的损伤和破坏;②细胞膜发生融合,形成多核巨细胞,导致细胞丧失功能。

3. 细胞凋亡　病毒的感染启动了宿主细胞的凋亡程序引起细胞死亡。如人类免疫缺陷病毒感染 $CD4^+$ T 细胞后,通过信号转导作用,启动细胞凋亡基因,逐步使细胞发生凋亡。

4. 细胞转化　某些病毒感染后将自身的部分或全部基因组结合至宿主细胞的染色体上,称为整合感染。整合可引起细胞的遗传物质发生改变,引起细胞转化,甚至是恶性转化,成为肿瘤细胞。

5. 形成包涵体　病毒增殖后留下的包涵体,会影响细胞的正常功能,导致细胞死亡。

(二)病毒感染引起免疫病理损伤

1. 体液免疫的损伤作用　病毒感染可引起Ⅱ、Ⅲ型超敏反应导致机体的损伤。受感染的细胞膜上形成的新抗原与相应抗体特异性结合,激活补体,吸引 NK 细胞、吞噬细胞,通过Ⅱ型超敏反应,引起宿主细胞的溶解。病毒增殖过程中形成的可溶性抗原,与相应抗体特异性结合形成免疫复合物,在一定条件下可沉积在血管壁或肾小球基底膜等处,通过Ⅲ型超敏反应,引起沉积部位的损伤。

2. 细胞免疫的损伤作用　细胞免疫在抗病毒感染中起着重要的作用,但同时细胞免疫也可通过效应性 Tc 细胞发挥直接杀伤作用、效应性 Th1 细胞释放多种细胞因子,引起Ⅳ型超敏反应导致机体的损伤。

3. 损伤免疫系统　有些病毒入侵免疫细胞,可造成免疫细胞的损伤或抑制免疫细胞的功能,使免疫系统受损、机体的免疫功能降低。如人类免疫缺陷病毒,侵入的是 $CD4^+$ T 细胞和巨噬细胞,可以导致获得性免疫缺陷综合征。

第三节　病毒感染的实验室检查与防治原则

一、病毒感染的检查

(一)标本的采集及处理

实验室的检查结果准确与否和标本的选择、采取的时间、收集的方法等都有直接关系。不同病原微生物的感染标本,其采集与处理方法有很大的差异,但必须遵循一定的原则,以确保检查结果的正确性和可靠性。

1. 采集时间　应在疾病早期、急性期、症状典型或用药之前采集标本。

2. 取材部位　用于检测微生物的标本种类很多,有血液、骨髓、脑脊液、粪便、尿液、胆汁、痰液、脓汁、穿刺液、多种分泌物等。根据致病微生物感染的特点,从不同部位采集标本,如呼吸道感染采取鼻咽部分泌物(鼻咽洗漱液)及痰液,肠道感染采取粪便等。

3. 妥善处理　对本身带有杂菌的病毒标本,如粪便、鼻咽洗漱液等,应加高浓度的青霉素、链霉素做除菌处理。

4. 尽快送检　采集病毒标本后应立即送检,若不能及时检查应立即放入含抗生素的50%甘油缓冲盐水中低温保存。

5. 血清标本保存　特异性抗原、抗体等的检测主要采集血清标本,一般来说,在5天内测定的血清标本可放置于4℃,超过一周测定的需-20℃保存。因为反复冻融会使抗体效价跌落,所以测抗体的血清标本如需保存做多次检测,宜少量分装冰存。保存血清自采集时就应注意无菌操作,也可加入适当防腐剂。

6. 详细登记　所采集的标本必须注明患者姓名、年龄、采样日期、科室或病床号、标本名称和采集部位、临床诊断、检验项目,并有病程及治疗情况等说明。

(二)病毒体的检测

1. 镜检　在光学显微镜尤其是在电子显微镜下不仅能直接检测病毒的形态与结构,还能鉴定病毒。如采用免疫标记法,可提高镜下检出率。此外,观察细胞内有无包涵体,也是检测病毒感染的指标之一。

2. 分离培养与鉴定　由于病毒只能在易感的活细胞内增殖,因此应根据病毒的不同,选择敏感动物、鸡胚或离体组织与细胞,分别进行动物试验、鸡胚接种、组织或细胞培养。

(1)细胞培养　可用于分离、培养病毒的细胞主要有原代细胞、二倍体细胞和传代细胞系:①原代细胞来源于动物、鸡胚或引产的人胚组织细胞(如肾细胞),对多种病毒敏感性高;②二倍体细胞在传代过程中保持二倍体性质(46条染色体),可用于多种病毒的分离和疫苗的制备;③传代细胞是能在体外持续传代的细胞,大多是癌细胞或突变的二倍体细胞,是最常见的培养病毒的细胞,如Hela细胞(人宫颈癌细胞)。对用细胞培养的病毒,可根据不同病毒的特征选择不同的方法进行鉴定。细胞培养、分离和鉴定病毒的缺点是需时长,不能用于快速诊断,且细胞培养技术要求严格的无菌操作等。

(2)鸡胚接种　鸡胚对多种病毒敏感,尤其是流感病毒。可应用血凝试验和血凝抑制试验对培养液进行鉴定。鸡胚价格低,对分离流感病毒变异株、鉴定及检测有重要价值。

(3)动物接种　动物分离病毒,现很少用,但对嗜神经性狂犬病病毒、乙型脑炎病毒和柯萨奇病毒的分离鉴定需要做动物试验,并结合抗体中和试验或免疫荧光技术鉴定病毒种类。

（三）病毒体结构成分的检测

1. 检测病毒抗原 用已知特异性抗体直接检测未知病毒抗原可做出快速诊断，且操作简便、敏感、特异，是有效而适用的方法。对某些型别不多，不能或难以在一般细胞培养系统中培养的病毒尤为适用。现常用的诊断试剂大多是单克隆抗体，只针对抗原分子的某个特征性表位，因而精确率高，且可区分不同的病毒型别。常用的技术有ELISA、免疫荧光技术等。

2. 检测病毒核酸 迄今多数病毒基因已成功地通过分子克隆技术明确了核苷酸序列，为PCR和核酸杂交奠定了良好基础。核酸检测技术在病毒诊断上的应用越来越广泛，可做出快速诊断，现已发展到既可定性又可定量，可根据相对分子质量大小分辨标本中的病毒核酸是整合型还是游离型。缺点是病毒核酸阳性并不等于标本中或感染的病变部位有感染性活病毒。

（四）特异性抗体的检测

细菌、病毒等微生物感染人体后，免疫系统受抗原的刺激可发生免疫应答，产生特异性抗体。因一般采用患者的血清进行试验，故这类方法通常被称为血清学诊断。在试验中，通过稀释血清为一个系列的浓度梯度，与一定量的已知抗体相互作用，可测知抗体的效价。一般情况下感染后抗体量会随病程延长而增高，抗体效价明显高于正常值或随病程递增有诊断价值。测定抗体量的递增可取病程早期和恢复期双份血清同时进行检测，恢复期的血清抗体效价高于早期4倍或以上有诊断意义。

二、病毒感染的防治原则

微生物感染的防治主要包括特异性防治和药物防治两方面，特异性防治是通过人工免疫使机体获得特异性免疫力，从而针对性地防治某些微生物的感染。药物防治是选用一些抗病毒药物达到预防和治疗病毒感染的目的。特异性防治已在免疫学预防和治疗中叙述（详见第一篇第六章），本节主要介绍病毒感染的药物治疗。

（一）抗病毒化学药物及其作用机制

1. 阻断病毒脱壳 金刚烷胺（amantadine）及金刚烷乙胺（rimantadine）能特异性抑制甲型流感病毒，机制可能是抑制病毒的脱壳，导致病毒不能复制、增殖。

2. 阻断病毒核酸合成 核苷类药物作为类似的底物竞争并可抑制病毒相关的酶类而发挥作用。核苷类药物通过异常核苷代替正常核苷，在病毒核酸复制时掺入到子代DNA中，而抑制病毒复制。主要的核苷类药物有：①阿糖腺苷（ara A），对多种DNA病毒如疱疹病毒和嗜肝DNA病毒等引起的感染有较显著的抑制作用，阿糖腺苷通过影响病毒DNA聚合酶而抑制病毒的复制或使病毒复制异常；②阿昔洛韦（acyclovir，ACV）也称无环鸟苷，阿昔洛韦是目前最有效的抗疱疹病毒的药物之一，广泛用于治疗疱疹病毒感染，特别是单纯疱疹病毒感染，它能抑制疱疹病毒DNA的复制；③叠氮胸苷（azidothymidine，AZT），是最早用于治疗艾滋病的药物，因影响病毒的逆转录酶作用而使病毒的逆转录过程受阻，类似药物还有拉米夫定（贺普丁，epivir，lamivudine，3TC）等；④三氮唑核苷也称利巴韦林（ribavirin），主要用于RNA病毒感染的治疗，影响病毒依赖RNA的RNA聚合酶等多种酶的活性作用。

3. 蛋白酶抑制剂 其能直接与人类免疫缺陷病毒（HIV）的蛋白酶结合，可抑制病毒结构蛋白的形成，从而抑制病毒的进一步增殖，如沙喹那韦（saquinavir）、利托那韦（ritonavir）。此类药物主要用于HIV感染和AIDS患者的联合抗病毒治疗。

4. 阻断病毒释放 达菲（tamiflu）、扎那米韦（zanamivir）等神经氨酸酶抑制剂可抑制流感病毒的释放与扩散，从而阻止病毒进一步增殖。其中，达菲是目前用于抗甲型H1N1（猪流感）、H5N1型禽流感的最新药物。

（二）抗病毒中草药

从中草药里筛选出有抗病毒作用的天然药物有200多种，如板蓝根、大青叶、黄芪以及天然

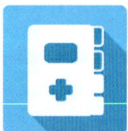

花粉蛋白、甘草、大蒜等的提取物。有些中草药可直接抑制病毒的复制，有些可通过调节或增强免疫功能而增强机体的抗病毒作用。

（三）干扰素

干扰素（interferon，IFN）具有广谱抗病毒作用。临床使用的干扰素制剂有天然型与基因重组型两种。天然型 IFN-α、β 分别由人白细胞及二倍体成纤维细胞产生制备而成，基因重组型 IFN-α 由大肠杆菌大量表达后制备而成。干扰素制剂在临床上用于治疗慢性肝炎（乙型、丙型肝炎）及疱疹病毒感染，有一定疗效。

（四）抗病毒基因制剂

1978 年 Zamecnik 等首先证明特异性互补的寡核苷酸能在体外有效抑制 Rous 肉瘤病毒的增殖，应用寡核苷酸作为一种能够抑制病毒基因的抗病毒制剂，成为又一研究的热点。反义寡核苷酸和核酶是目前研制的抗病毒基因制剂。

1. 反义寡核苷酸　其可分为反义 DNA 和反义 RNA。根据病毒基因组的已知序列设计并合成的能与病毒基因某段序列互补的寡核苷酸称为反义寡核苷酸。反义寡核苷酸被导入感染的细胞内以后，通过与病毒基因相应序列的互补结合而抑制病毒的复制。

2. 核酶　其是一类具有双重功能的 RNA 分子。一方面能识别特异的靶 RNA 序列并与之互补结合；另一方面又具有酶活性，能通过识别特异性位点切割病毒的靶 RNA 而抑制病毒的复制。

小　结

病毒是一类个体微小、结构简单、仅含单一核酸、需在活细胞内寄生、以复制方式增殖的非细胞型的微生物。用于测量病毒大小的单位是纳米（nm）。对人类和动物致病的病毒形态多为球形。裸露病毒仅有核衣壳，包膜病毒在核衣壳的外面包裹着一层包膜，膜上常带有刺突。包膜病毒和裸露病毒统称病毒体。病毒以复制的方式增殖，一个复制周期包括吸附、穿入、脱壳、生物合成、组装与释放五个阶段。干扰现象对临床预防接种有指导意义。大多数病毒耐冷不耐热，现有的抗生素对病毒无效，而某些中草药对病毒有抑制作用。

病毒通过呼吸道、消化道、泌尿生殖道、皮肤伤口等水平传播途径及胎盘、产道等垂直传播途径感染机体，引起隐性感染或显性感染。持续性感染是病毒感染的重要形式。持续性感染根据致病机制的不同，又分为慢性感染、潜伏感染、慢发感染。病毒感染可引起宿主细胞的死亡、诱发肿瘤、造成免疫病理损伤等。

实验室检测病毒感染常用的方法有血清学试验、分子生物学方法等。病毒感染的特异性防治以疫苗接种预防为主，治疗可根据病症使用干扰素等抗病毒药物及中草药等进行治疗。

能力检测

1. 简述病毒的结构、化学组成及作用。
2. 简述病毒的感染途径与感染类型。
3. 简述干扰现象及其对临床的指导意义。
4. 试比较细菌与病毒的致病机制。
5. 病毒分离培养的方法有哪些？与细菌有何不同？

本章自测题

（邱丹缨）

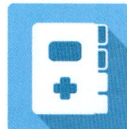

第十一章　其他微生物概述

本章PPT

学习目标

掌握　真菌、支原体、衣原体、立克次体、螺旋体的概念与致病性。
熟悉　真菌的生物学性状，衣原体、支原体、钩端螺旋体、梅毒螺旋体的生物学性状。
了解　立克次体的生物学性状，放线菌的主要生物学性状。

第一节　真　菌

真菌（fungus）是一类具有典型真核细胞结构的微生物。真菌分布广泛，种类繁多，估计现存种类有 40 余万种，大多对人有益，能引起人类疾病的不足 150 种，包括致病真菌、条件致病真菌、产毒真菌等。近年来由于广谱抗生素、免疫抑制剂及抗肿瘤药物的大量应用，器官移植、导管插管和放射治疗的不断发展，引起菌群失调或免疫功能降低，导致真菌感染的发生率明显增加，特别是条件致病性真菌感染更为常见。本节简单介绍真菌的主要生物学性状、致病性等内容。

一、生物学性状

（一）形态结构

真菌比细菌大几倍甚至几十倍，其结构也比细菌复杂。真菌的细胞壁主要由多糖（75%）与蛋白质（25%）组成，其多糖主要是几丁质，而非肽聚糖，因此对一些作用于细菌细胞壁的抗生素（如青霉素或头孢菌素等）不敏感。

真菌可分为单细胞和多细胞两类。单细胞真菌呈圆形或卵圆形，常见于酵母菌或类酵母菌（图 11-1），这类真菌以出芽方式繁殖，芽生孢子成熟后脱落成独立个体。对人致病的主要有新生隐球菌和白假丝酵母菌（白色念珠菌）。多细胞真菌大多长出菌丝和孢子，交织成团，称为丝状菌（filamentous fungus），又称霉菌（mold）。各种丝状菌长出的菌丝和孢子形态不同，是鉴别真菌的重要标志。

1. 菌丝（hypha）　真菌的孢子以出芽方式繁殖。在环境适宜的情况下由孢子长出芽管，逐渐延长呈丝状，称为菌丝。菌丝又可长出许多分枝，交织成团，称为菌丝体（mycelium）。菌丝可有多种形态，如螺旋状、球拍状、结节状、鹿角状和梳状等。不同种类的真菌可有不同形态的菌丝，故菌丝形态有助于鉴别真菌的种类（图 11-2）。

2. 孢子（spore）　真菌的孢子与细菌的芽孢不同，它是真菌的繁殖结构，其抵抗力不强，加热至 60～70 ℃短时间即可死亡。孢子可分有性孢子和无性孢子两种。有性孢子是由同一菌体或不同菌体上的 2 个细胞融合经减数分裂而形成；无性孢子是菌丝上的细胞分化或出芽生成，病原

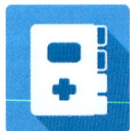

(a)酵母型

(b)类酵母型(G染色)

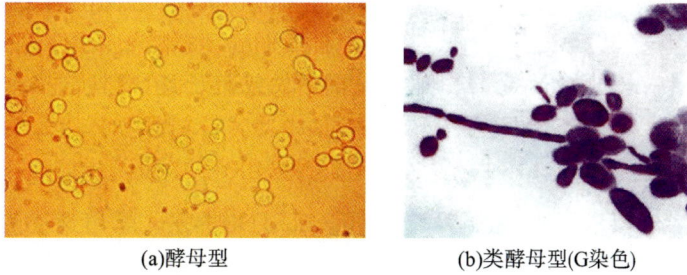

图 11-1　单细胞真菌形态

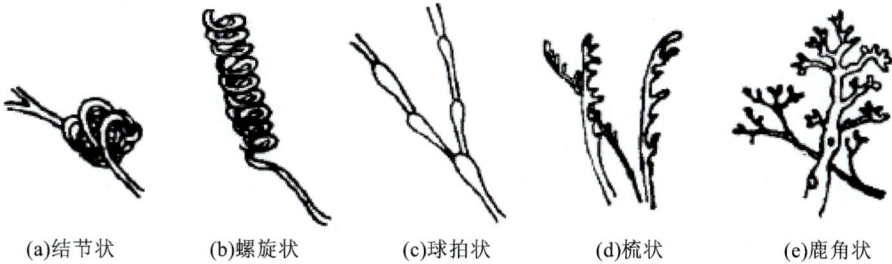

(a)结节状　　(b)螺旋状　　(c)球拍状　　(d)梳状　　(e)鹿角状

图 11-2　真菌的各种菌丝示意图

性真菌大多形成无性孢子。无性孢子根据形态可分为分生孢子、叶状孢子、孢子囊孢子 3 种（图 11-3）。

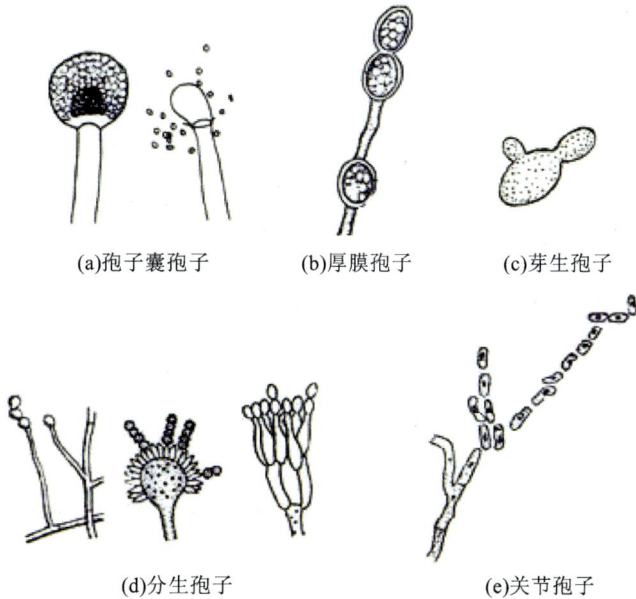

(a)孢子囊孢子　　(b)厚膜孢子　　(c)芽生孢子

(d)分生孢子　　(e)关节孢子

图 11-3　真菌的无性孢子

（1）分生孢子（conidium）　分生孢子指着生在分生孢子梗上的孢子。根据孢子的细胞数目、形态可分为两种：大分生孢子（macroconidium），体积较大，由多个细胞组成，常呈梭状、棍棒状或梨状；小分生孢子（microconidium），体积较小，1 个孢子只有 1 个细胞。真菌都能产生小分生孢子，其诊断价值不大。

（2）叶状孢子（thallospore）　叶状孢子由菌丝内细胞直接形成。①芽生孢子（blastospore），由菌丝体细胞出芽生成，常见于假丝酵母菌与隐球菌。一般芽生孢子长到一定大小即与母体脱离，若不脱离则形成假菌丝。②厚膜孢子（cla-myxospore），菌丝的一种休眠（静止细胞），菌丝内胞质浓

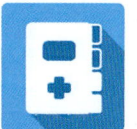

Note

135

缩,胞壁增厚而形成圆形或近圆形细胞。③关节孢子(arthrospore),在陈旧的培养物中,菌丝细胞壁变厚,形成长方形的节段,呈链状排列。

（3）孢子囊孢子(sporangiospore)　菌丝末端膨大成孢子囊,内含许多孢子,孢子成熟则破囊而出,如毛霉、根霉等。

（二）培养特性

大多数真菌对营养要求不高,常用沙保(Sabouraud)培养基。繁殖速度随菌种不同而异,多数丝状真菌生长较慢,常需 1～3 周才能形成典型菌落;但腐生性真菌生长迅速。培养真菌最适宜的酸碱度是 pH 值为 4.0～6.0,浅部感染真菌的最适温度为 22～28 ℃,但某些深部感染的真菌以 37 ℃为宜。培养真菌需较高的湿度与氧。真菌的菌落有以下两类。

1. 酵母型菌落　酵母型菌落是单细胞真菌的菌落形式,菌落光滑、湿润、柔软而致密,形态与一般细菌的菌落相似,如新生隐球菌。有部分单细胞真菌在出芽繁殖后,芽管延长不与母细胞脱离,形成假菌丝。假菌丝由菌落向下生长,伸入培养基中,这种菌落称为类酵母型菌落,如白假丝酵母菌。

2. 丝状菌落　丝状菌落是多细胞真菌的菌落形式,由许多菌丝体构成。菌落呈棉絮状、绒毛状或粉末状,菌落正背两面呈现不同的颜色。丝状菌落的这些特征常作为鉴定真菌的参考。

真菌容易发生变异。在培养基上人工传代或培养时间过久,其形态、培养特性甚至毒力都可发生改变。

（三）抵抗力

真菌不耐热,加热 60 ℃经 1 h 菌丝和孢子均可被杀死。对干燥、阳光、紫外线及一般消毒剂有较强的抵抗力。对 2%苯酚、2.5%碘酊、0.1%升汞或 10%甲醛溶液较敏感。对常用于抗细菌感染的抗生素均不敏感。灰黄霉素、制霉菌素、两性霉素 B、克霉唑、酮康唑、伏立康唑、伊曲康唑等对多种真菌有抑制作用。

二、真菌的致病性

（一）致病性真菌感染

主要为外源性真菌感染,如皮肤癣菌。这些真菌具有嗜角质性,并能产生角蛋白酶水解角蛋白,在皮肤局部大量繁殖后通过机械刺激和代谢产物的作用,引起组织病变和局部炎症。深部真菌如新生隐球菌、组织胞浆菌等感染机体后不易被杀死,能在吞噬细胞中生存、繁殖,引起慢性肉芽肿的形成或组织溃疡坏死。

（二）条件致病性真菌感染

主要是由一些内源性真菌引起,如白假丝酵母菌、曲霉、毛霉。这些真菌的致病性不强,一般在机体免疫力降低时发生感染,如肿瘤、糖尿病、免疫缺陷,长期应用广谱抗生素、糖皮质激素、放射治疗或在应用导管、手术等过程中继发感染。

（三）真菌超敏反应性疾病

敏感体质者当吸入或食入某些菌丝或孢子时可引起各种类型的超敏反应,如荨麻疹、过敏性鼻炎、接触性皮炎与哮喘等。

（四）真菌性中毒症

粮食受潮、霉变时,有些真菌在粮食、饲料上生长并产生毒素,人、畜食入毒素污染的食物可损害肝、肾、神经组织等,临床表现多样,称为真菌中毒症(mycotoxicosis)。真菌中毒与一般细菌性或病毒性感染不同。因为真菌是在粮食中产生毒素,受环境条件的影响,所以发病有地区性和季节性,但没有传染性,不引起流行。

（五）真菌毒素与肿瘤的关系

近年来不断发现有些真菌产物和肿瘤有关,其中研究最多的是黄曲霉毒素。黄曲霉毒素的毒性很强,小剂量即有致癌作用。通过动物实验研究发现黄曲霉毒素与肝癌的关系密切。

第二节　支　原　体

支原体(mycoplasma)是目前所知能在无生命培养基中繁殖的最小微生物之一。其直径一般为 0.3～0.5 μm,无细胞壁,故呈高度多形性,有球状、杆状、丝状和分枝状等多种形态。革兰染色为阴性,但不易着色,一般以 Giemsa 染色较佳,呈淡紫色。有的支原体细胞膜外有一层多糖组成的荚膜,与支原体的致病性有关。

支原体与 L 型细菌均没有细胞壁,但两者是两种截然不同的物种。支原体在遗传上与细菌无关,且无论在什么条件下也不能变成细菌,支原体不受青霉素的影响而发生形态上的变化,而 L 型细菌本质上仍然是细菌,只不过它是细菌在特定条件下为适应环境而产生的变化,导致细菌发生这种变化的理化因素包括抗生素(青霉素)的作用。支原体的培养绝大多数需胆固醇,它主要以二分裂的方式繁殖,生长缓慢,菌落细小,低倍镜下观察菌落呈"油煎蛋状"。支原体大多为微需氧或兼性厌氧,适宜生长温度为 35 ℃,最适 pH 值为 7.8～8.0,但脲原体最适 pH 值为 6.0～6.5。支原体的抵抗力较弱,对热、干燥敏感,易被多种理化因素灭活。对阻止蛋白质合成的氯霉素、红霉素、链霉素等敏感,但对青霉素类的抗生素不敏感。

支原体广泛存在于人和动物体内,大多不致病,对人致病的支原体主要有肺炎支原体、溶脲脲原体、人型支原体、生殖器支原体等(表 11-1)。巨噬细胞、IgG 及 IgM 对支原体均有一定的杀伤作用。呼吸道黏膜产生的 sIgA 抗体已证明有阻止支原体吸附的作用。在儿童中,效应淋巴细胞可增强机体对肺炎支原体的抵抗力。

表 11-1　人类致病支原体的感染部位与所致疾病

支原体	感染部位	所致疾病
肺炎支原体	呼吸道	上呼吸道感染;非典型肺炎;支气管炎;肺外症状(皮疹、心血管系统和神经系统症状)
人型支原体	呼吸道、生殖道	附睾炎、盆腔炎、产褥热
生殖支原体	生殖道	尿道炎
发酵支原体	呼吸道、生殖道	流感样疾病、肺炎
解脲脲原体	呼吸道、生殖道	尿道炎
穿透支原体	生殖道	协同 HIV 致病

第三节　衣　原　体

衣原体(Chlamydiae)是一类寄生在真核细胞内、有独特发育周期、可通过滤菌器的原核细胞型微生物。广泛寄生于人类、哺乳动物及禽类,仅少数致病。其共同特征主要如下:①严格的真核细胞内寄生,二分裂繁殖,具有独特的发育周期,其发育周期分为原体和始体两个阶段(图 11-4);②有与革兰阴性菌相似的细胞壁;③含有 DNA 和 RNA 两种核酸;④含有核糖体,有较为

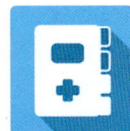

Note

复杂的酶系统,能进行一定的代谢,但缺乏产生代谢能量的作用,故必须寄生在真核细胞内;⑤对多种抗生素敏感,如四环素、利福平、红霉素等对衣原体具有抑制作用。衣原体对热敏感,在55～60 ℃经5～10 min死亡,对常用消毒剂均敏感。衣原体的致病物质主要有内毒素样物质,衣原体的外膜蛋白能阻止溶酶体和吞噬体的融合,使衣原体在吞噬体内生长繁殖并破坏宿主细胞等。引起人类疾病的主要有沙眼衣原体(*C. trachomatis*)、肺炎衣原体(*C. pneumoniae*)、鹦鹉热衣原体(*C. psittaci*)等(表11-2)。

感染衣原体后,机体可产生特异性细胞免疫和体液免疫。由于这种免疫力较弱,因此易造成持续、反复感染。在免疫应答过程中,T细胞与感染细胞相互作用而产生Ⅳ型超敏反应,导致病理性免疫损伤。

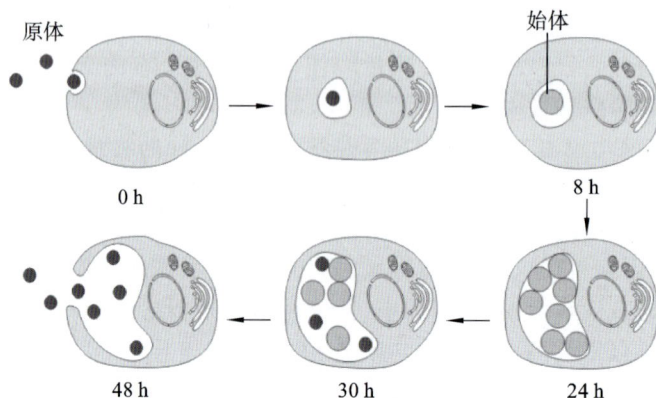

图 11-4　衣原体的发育周期

表 11-2　人类致病衣原体的感染部位与所致疾病

衣原体(血清型)	感染部位	所致疾病
沙眼衣原体(A,B,Ba,C)	眼	沙眼
沙眼衣原体(D～K)	眼	包涵体结膜炎
沙眼衣原体(D～K)	眼	新生儿眼炎
沙眼衣原体(D～K)	生殖道(男)	尿道炎,附睾炎,直肠炎
沙眼衣原体(D～K)	生殖道(女)	尿道炎,宫颈炎,直肠炎,输卵管炎,不孕,肛周炎,阑尾周围炎
鹦鹉热嗜衣原体(羊株)	生殖道(女)	流产,死产
沙眼衣原体(L1～L3)	生殖道	性病淋巴肉芽肿
沙眼衣原体(D～K)	呼吸道	婴儿肺炎
肺炎嗜衣原体	呼吸道	咽炎,肺炎
鹦鹉热嗜衣原体(鸟株)	呼吸道	鹦鹉热
鹦鹉热嗜衣原体(羊株)	呼吸道	肺炎

第四节　立克次体

立克次体(*Rickettsia*)是一类严格寄生于细胞内的原核细胞型微生物。其特点主要有:①专性活细胞内寄生,二分裂繁殖;②细胞呈多形性,多为杆状,革兰染色阴性,但着色不明显,大小介于细菌和病毒之间;③生长缓慢,最适的生长温度是32～35 ℃;④多寄生在吸血节肢动物(如虱、

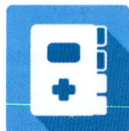

蚤、蜱、螨等)体内,并以此为储存宿主或传播媒介;⑤大多数为人畜共患病的病原体;⑥对热、常用消毒剂敏感。对四环素和氯霉素敏感,但磺胺类药物对立克次体的生长有促进作用。

大多数立克次体与变形杆菌 X 株的菌体抗原(O)存在共同抗原,可发生交叉反应。临床上可利用这一原理以变形杆菌代替相应的立克次体抗原来检测血清中相应的抗体,这种反应称为外-斐反应(weil-Felix reaction),常用于对立克次体病的辅助诊断。

人类主要通过节肢动物,如人虱、鼠蚤、蜱、螨等叮咬或其粪便污染伤口而感染立克次体(表11-3)。我国引起感染的原核细胞型微生物主要有普氏立克次体、莫氏立克次体、恙虫病立克次体、伯氏柯克斯体等。机体对立克次体的免疫主要为细胞免疫,感染后可产生群特异性抗体和种特异性抗体,病后可获得较强免疫力。

表 11-3　常见立克次体的分类、所致疾病和流行环节

属	群	种	所致疾病	传播媒介	储存宿主	地理分布
立克次体属	斑疹伤寒群	普氏立克次体 (R. prowazekii)	流行性斑疹伤寒	人虱	人	世界各地
		斑疹伤寒立克次体 (R. typhi)	地方性斑疹伤寒	鼠蚤	啮齿类	世界各地
		立氏立克次体 (R. rickettsii)	落基山斑点热	蜱	啮齿类	西半球
		西伯利亚立克次体 (R. sibirica)	北亚蜱传染斑疹伤寒	蜱	啮齿类	北亚、内蒙古
	斑点热群	澳大利亚立克次体 (R. australis)	昆士兰热	蜱	有袋动物,野鼠	澳大利亚
		康氏立克次体 (R. conorii)	纽扣热	蜱	小野生动物	地中海国家,非洲,中东等
		小蛛立克次体 (R. akari)	立克次体痘	革蜱	家鼠	美国、东北亚、南非
东方体属		恙虫病东方体 (O. tsutsugamushi)	恙虫病	恙螨	啮齿类	亚洲、大洋洲

第五节　螺　旋　体

螺旋体(Spirochete)是一类细长、柔软、呈螺旋状弯曲、运动活泼的原核细胞型微生物。螺旋体以二分裂法增殖,革兰染色阴性,但不易着色,抵抗力不强,对热、常用的消毒剂敏感、抗生素敏感。螺旋体主要有 7 个属,对人致病的主要有密螺旋体属(Treponema)、钩端螺旋体属(Leptospira)和疏螺旋体属(Borrelia)(表 11-4)。

表 11-4　对人致病的螺旋体属

属和代表菌	生物学特征	引起人类疾病	传播方式或媒介
密螺旋体属(Treponema)	含 8～14 个细密规则的螺旋,两端尖直,运动活泼,生长缓慢,在含有 3%～4% 的氧环境中生长良好,对干燥、热、冷的抵抗力弱;对常用抗生素敏感	梅毒	性传播
苍白密螺旋体苍白亚种			
苍白密螺旋体地方亚种		地方性梅毒	黏膜损伤
苍白密螺旋体极细亚种		雅司病	皮肤损伤
品他密螺旋体		品他病	皮肤损伤

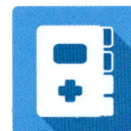

续表

属和代表菌	生物学特征	引起人类疾病	传播方式或媒介
疏螺旋体属（*Borrelia*）	螺旋稀疏，不规则呈波浪状，含5～10个螺旋，需特殊培养基培养，抗原易变异	莱姆病	硬蜱
伯氏疏螺旋体			
回归热疏螺旋体		流行性回归热	体虱
杜通疏螺旋体		地方性回归热	软蜱
奋森疏螺旋体		咽峡炎、牙龈炎	条件致病
钩端螺旋体属（*Leptospira*）	螺旋数最多且细密有规则，菌体弯曲成C形或S形，需氧或微需氧，生长缓慢，需专用korthof培养基培养；抵抗力弱但喜潮湿环境，多数为人畜共患病病原体	钩端螺旋体病	接触疫水
问号状钩端螺旋体			

密螺旋体属两端尖直，有8～14个细密规则的螺旋，运动活泼，生长缓慢，在含有3%～4%的氧环境中生长良好，对干燥、热、冷的抵抗力弱（图11-5）。对人致病的主要有梅毒螺旋体和雅司螺旋体等。细胞免疫与体液免疫协同作用可杀死密螺旋体，帮助机体抵抗再感染。

钩端螺旋体属螺旋比密螺旋体属更细密、规则，数目更多，其菌体一端或两端弯曲成钩状（图11-6）。钩端螺旋体属对营养要求高，常用korthof培养基培养，需氧或微需氧，生长缓慢。对热、干燥、常用消毒剂敏感，但在潮湿环境中可存活数月，因此有利于钩端螺旋体的传播。本属中多数能引起人和动物的钩端螺旋体病。患者体内特异性抗体、单核-巨噬细胞等可以清除血液中的病原体。

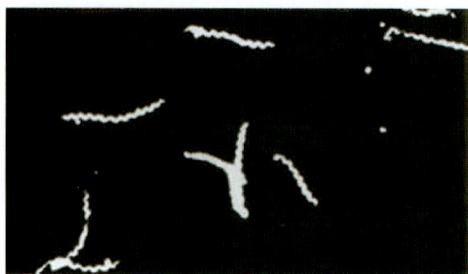

图11-5 密螺旋体属（暗视野显微镜）

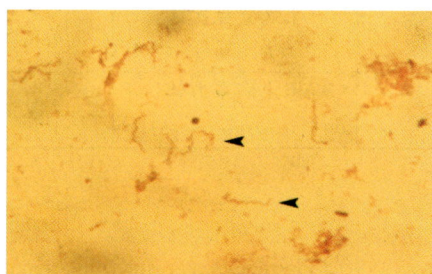

图11-6 钩端螺旋体属形态（Fontana镀银染色）

疏螺旋体属螺旋稀疏，不规则呈波浪状，有5～10个螺旋，需要特殊培养基才能培养。本属螺旋体含有属抗原和特异性抗原，抗原极易变异。对人致病的主要有回归热螺旋体、奋森氏螺旋体等。机体主要以体液免疫为主。

第六节 放 线 菌

放线菌（*Actinomycetes*）是一类具有分支菌丝的原核细胞型微生物。其结构简单，菌丝细长，有分支，革兰染色阳性。放线菌是抗生素的主要产生菌，如氨基糖苷类、蒽环类、内酰胺类、大环内酯类等。在放线菌所致的病灶组织和脓样物质中，有肉眼可见的黄色小颗粒，称为硫黄样颗粒，是放线菌在组织中形成的菌落。放线菌属在自然界分布广泛，可寄居于正常人和动物口腔、

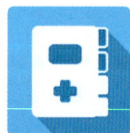

Note

肠道、泌尿生殖道,属正常菌群。对人致病的放线菌主要是放线菌属(*Actinobacillus*)和诺卡菌属(*Nocardia*)。致病菌主要有衣氏放线菌和内氏放线菌。放线菌在机体免疫力下降、口腔黏膜损伤、拔牙等情况下,可引起软组织化脓性炎症等内源性感染。若无继发性感染,患者大多表现为慢性无痛性特征,在组织内生成多发性瘘管,排出硫黄样颗粒(图 11-7)。病变最常见于面颈部,也可引起胸部、腹部、盆腔及中枢神经系统等的感染。机体抗放线菌感染主要依靠细胞免疫,血清对机体无保护作用,也无诊断价值。

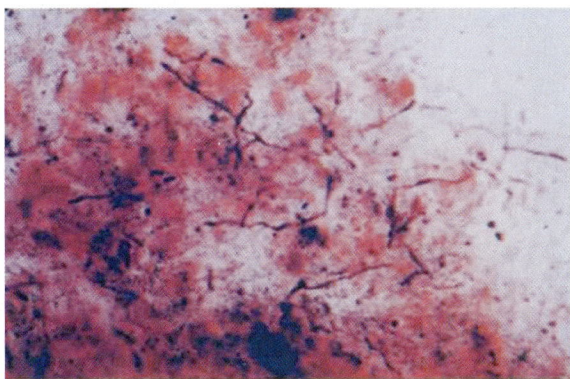

图 11-7 放线菌病患者硫黄样颗粒涂片(革兰染色×100)

🏥 小 结

真菌是一大类真核细胞型的微生物,主要以腐生或寄生的方式生存,以无性或有性的方式进行繁殖。真菌种类繁多,可引起人类感染性、中毒性及超敏反应性疾病。近几年来随着抗生素、抗肿瘤药物等的大量应用,介入性治疗、器官移植的开展等,真菌引起的感染,尤其是条件致病性真菌感染的发生率显著上升,已引起医学界的高度关注。

支原体、衣原体、立克次体、螺旋体、放线菌是一类较为特殊的原核细胞型微生物。支原体没有细胞壁,故而呈高度多形性,其广泛存在于人和动物体内,大多不致病,少数支原体因感染的部位不同可引起不同类型的疾病。衣原体、立克次体都属于专性细胞内寄生的微生物,衣原体有自己的独特发育周期,可引起肺炎、沙眼、尿道炎等疾病。立克次体多数引起自然疫源性疾病,其流行有明显的地区性。螺旋体是一类细长、弯曲呈螺旋状、运动活泼的原核细胞型微生物,主要引起钩端螺旋体病、梅毒等。放线菌属于人体的正常菌群,主要引起内源性感染。

🏥 能 力 检 测

1. 简述真菌的形态特征。
2. 简述真菌对人类所致疾病的几种形式。
3. 简述细菌 L 型与支原体的区别与联系。
4. 试述主要的立克次体病的病原体、传播方式和传播媒介。
5. 简述梅毒的传染源、传播途径及免疫学特点。

(黄贞杰)

本章自测题

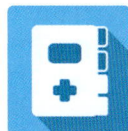

Note

第十二章　微生物遗传变异

本章PPT

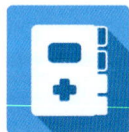

学习目标

掌握　细菌的变异现象。
熟悉　微生物遗传变异现象在医学上的应用。
了解　细菌和病毒变异的机制。

遗传与变异是所有生物的共同生命特征,微生物也不例外。遗传(heredity)使各种微生物的性状保持相对稳定,子代与亲代的性状基本相同,且代代相传。若子代与亲代之间、子代与子代之间的性状出现差异,则称为变异(variation)。遗传使物种保持相对稳定,变异可使微生物丧失一些固有性状或出现一些新性状,导致变种或新种的形成。

第一节　细菌的遗传变异

一、细菌的变异现象

(一) 形态与结构变异

细菌的大小、形态与结构,有时随生长、外界环境的改变可发生变异。如鼠疫耶尔森菌在陈旧培养物或在含有 3‰NaCl 的培养基上,形态可由两极浓染的杆形变为球形、棒状、哑铃形等。许多细菌在青霉素、溶菌酶、免疫血清和补体等的影响下,可形成细胞壁缺陷的 L 型细菌。有些细菌变异后可失去荚膜、鞭毛、芽孢等特殊结构。如有荚膜肺炎链球菌在体外培养基中多次传代后,荚膜会逐渐消失,致病力也随之减弱;有鞭毛的变形杆菌接种于含 1‰石炭酸的培养基中培养可失去鞭毛,称为 H-O 变异;有芽孢、毒力强的炭疽芽孢杆菌置于 42 ℃条件下培养 10～20 天后,则丧失形成芽孢的能力,毒力也随之减弱。

(二) 菌落变异

细菌的菌落主要有光滑型(S 型)和粗糙型(R 型)两种。光滑型菌落表面光滑、湿润、边缘整齐,经长期人工培养后菌落表面可变为粗糙、干燥、有皱褶、边缘不整齐的粗糙型菌落。这种细菌菌落由光滑型变为粗糙型的变异,称为 S-R 变异。当细菌发生菌落变异时,其毒力、免疫原性、理化性状等也会发生改变。一般而言,S 型菌的致病性强,但也有少数细菌如结核分枝杆菌、炭疽芽孢杆菌、鼠疫耶尔森菌等,其有毒力的菌株菌落是 R 型,而毒力弱或无毒力的菌落则为 S 型。

Note

（三）毒力变异

细菌的毒力变异可分为毒力减弱及毒力增强两种情况。一些毒力强的细菌长期经人工培养或在培养基中加入少量对其生长不利的化学物质、抗生素或免疫血清等，能使毒力降低或消失。如用于预防结核病的卡介苗（BCG）即是 Calmette 和 Guérin 耗时 13 年，将有毒的牛型结核分枝杆菌在含胆汁的甘油马铃薯培养基上，经 230 代连续培养而获得的毒力减弱但仍保留免疫原性的一株变异株。无毒力或毒力弱的细菌也能经变异成为有毒力或毒力强的细菌，如当无毒的白喉棒状杆菌感染了 β-棒状杆菌噬菌体成为溶原性细菌后，即获得产生白喉外毒素的能力，成为有毒力的白喉棒状杆菌。

（四）耐药性变异

细菌对某种抗菌药物由敏感变为耐药的变异，称为耐药性变异。自从抗生素等抗菌药物广泛应用以来，耐药菌株不断增加已成为世界范围内广泛关注的问题。例如，金黄色葡萄球菌对青霉素的耐药菌株已从 1946 的 14％上升至目前的 90％以上；耐甲氧西林金黄色葡萄球菌（MRSA）逐年增多，20 世纪 90 年代后我国已达 70％以上。有些细菌表现为可同时耐受多种抗菌药物，即多重耐药性菌株，甚至有的细菌变异后产生对药物的依赖性，如痢疾志贺菌链霉素依赖减毒株（SmD 株），离开链霉素则该细菌不能生长。

细菌的变异除以上类型外，其生理、抵抗力、营养需求、色素和抗原性等也可发生变异。变异有的表现为暂时性、非遗传性的变异，如形态与结构变异；有的表现为永久性、可遗传性的变异，如菌落变异、毒力变异、耐药性变异和抗原性变异等。

超级细菌

二、细菌遗传变异的物质基础

细菌遗传变异的物质基础是细菌的染色体、质粒、转位因子和噬菌体。

（一）细菌染色体

大多数细菌（＞90％）的染色体为一条环状双螺旋 DNA 长链，在菌体内盘旋缠绕成丝团状。一般细菌如大肠埃希菌染色体 DNA，有 4 000～5 000 个基因，编码 2 000 多种酶类及其他结构蛋白。

（二）质粒

质粒（plasmid）是细菌染色体外的遗传物质，为环状闭合或线性的 dsDNA。大质粒可含几百个基因，小质粒仅含 20～30 个基因。质粒的主要特性有：①自我复制能力；②可自行丢失或经紫外线等理化因素处理而消除；③转移性：质粒可通过接合、转导、转化等方式在细菌间转移；④相容性与不相容性：几种不同的质粒可同时共存于一个细菌内称为相容性，而有些质粒无法在同一细菌内稳定共存，称为不相容性。

质粒不是细菌生长繁殖不可缺少的遗传物质，但却可编码很多重要的生物学性状，据此可将质粒分为五种。①F 质粒（又称致育质粒）：编码细菌性菌毛；②R 质粒（又称耐药性质粒）：编码细菌对抗菌药物的耐药性；③Vi 质粒（又称毒力质粒）：编码产物与细菌毒力有关；④细菌素质粒：编码细菌素；⑤代谢质粒：可编码产生相关的代谢酶。

（三）转位因子

转位因子是一段特异的具有转位特性的独立 DNA 片段，它能在细菌染色体、质粒或噬菌体之间自行移动，导致基因的突变或基因的转移与重组。转位因子有三类即插入序列、转座子、转座噬菌体。

Note

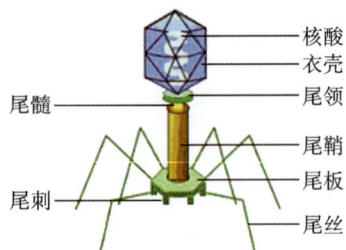

图 12-1　蝌蚪形噬菌体结构模式图

（四）噬菌体

噬菌体（bacteriophage）是一类能侵袭细菌、放线菌、螺旋体、真菌等微生物的病毒。因能使宿主菌裂解，故称为噬菌体。大多数噬菌体呈蝌蚪形，由头部和尾部组成，化学成分主要是蛋白质和核酸（图 12-1）。蛋白质构成噬菌体头部外壳及尾部，核酸存在于头部核心。

噬菌体感染细菌后，可产生两种不同的结果，并依此将噬菌体分为毒性噬菌体和温和噬菌体两种类型。①毒性噬菌体能在宿主菌内复制、增殖，产生众多子代噬菌体，并最终裂解细菌；②温和噬菌体感染细菌后，其基因组与宿主菌染色体整合，不产生子代噬菌体，但随细菌 DNA 的复制而复制，并随细菌的分裂而传代。整合在细菌染色体上的噬菌体基因组称为前噬菌体，带有前噬菌体的细菌称为溶原性细菌。整合的前噬菌体可偶尔自发地或在某些理化等因素的诱导下脱离宿主菌染色体进入溶菌周期，导致细菌裂解。

三、细菌变异的发生机制

细菌的变异分为非遗传性变异与遗传性变异。非遗传性变异是细菌在环境因素等影响下出现的变化，这种变化并非基因结构的改变，因此变异不能遗传。遗传性变异是由基因结构发生改变所致，不受环境因素的影响，变异发生后是不可逆的，产生的新性状可稳定地遗传给后代。基因结构的改变主要通过基因突变、基因的转移与重组等来实现。

（一）基因突变

突变是指细菌的遗传基因发生突然而稳定的结构改变，导致细菌性状的遗传型变异。基因突变可以自发产生也可诱发产生，但自发突变的概率极低，细菌每分裂 $10^6 \sim 10^9$ 次才发生一次。用高温、紫外线等理化因素诱导细菌发生的诱发突变，其突变率可比自发突变高 $10 \sim 1000$ 倍。

（二）基因的转移与重组

细菌从外源取得 DNA（包括染色体 DNA、质粒 DNA、噬菌体基因等）并与自身染色体 DNA 进行重组，引起细菌原有基因组的改变，导致细菌遗传性状的改变，称基因的转移与重组。细菌基因转移和重组可通过转化、接合、转导和溶原性转换、原生质整合等方式进行。

1. 转化（transformation）　受体菌直接摄取供体菌游离的 DNA 片段，与自身基因重组后获得新遗传性状的过程，称为转化。例如活的无荚膜肺炎链球菌（ⅡR）摄取了死的有荚膜肺炎链球菌（ⅢS）的 DNA 片段后与自身的基因重组后获得了形成荚膜的能力，转变成了有荚膜的肺炎链球菌（ⅢS）。

2. 接合（conjugation）　细菌通过性菌毛将遗传物质（主要为质粒 DNA）从供体菌转移给受体菌，使受体菌获得新遗传性状的过程，称为接合。经接合转移的质粒主要有 F 质粒、R 质粒等。①F 质粒的接合：F^+ 菌通过性菌毛的末端与 F^- 菌表面的相应受体结合，使两菌间形成接合管，F^+ 菌 F 质粒 DNA 中的一条链断开并通过性菌毛通道进入 F^- 菌内，两菌细胞内的单股 DNA 链各复制成为双股 DNA 的 F 质粒，使 F^- 菌获得 F 质粒变为 F^+ 菌，最后产生两个 F^+ 菌（图 12-2）。②R 质粒的接合：R 质粒可分为接合性与非接合性 R 质粒，接合性 R 质粒由耐药决定因子（r 决定因子）和耐药传递因子（RTF）两部分组成，r 决定因子编码对抗菌药物（一种或多种）的耐药性，RTF 编码性菌毛，故可通过接合转移 R 质粒。非接合性 R 质粒因不含耐药传递因子，不能通过接合方式转移，但可经转导或转化等方式转移。目前耐药性菌株广泛存在，除与耐药性突变有关外,主要与 R 质粒在细菌间转移有很大关系,造成耐药性的迅速传播,给感染性疾病的治疗造成很大困难。

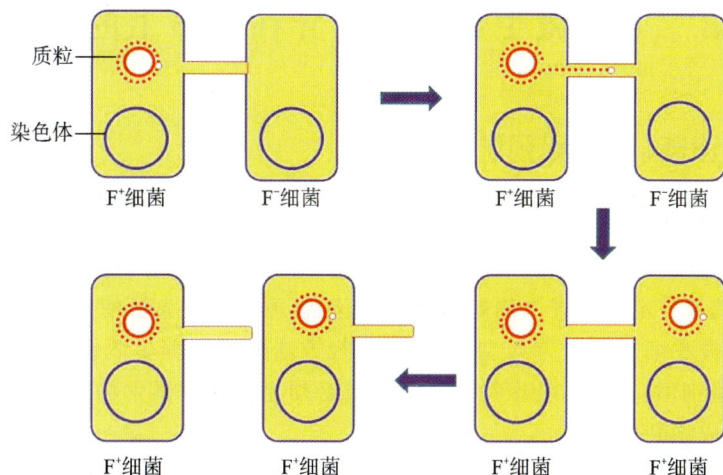

图 12-2　F 质粒的接合示意图

3. 转导(transduction)　以温和噬菌体为载体,将供体菌的一段 DNA 转移到受体菌内,使受体菌获得新性状的过程,称为转导。

4. 溶原性转换(lysogenic conversion)　溶原性细菌因获得噬菌体基因而导致 DNA 结构改变,从而表现出新性状的过程,称为溶原性转换。如无毒性的白喉棒状杆菌、产气荚膜梭菌、肉毒梭菌、A 族溶血性链球菌均可因噬菌体感染呈溶原状态而产生外毒素。

第二节　病毒的遗传变异

病毒可发生毒力变异、耐药性变异、抗原性变异、温度敏感性变异、蚀斑形态变异等性状变异,其变异主要源于基因组的突变和重组。

一、基因突变

基因突变是病毒基因组的碱基发生置换、缺失或插入而发生的改变。因基因突变而产生的病毒突变株呈多种类型,目前最有实际意义的病毒突变株类型主要有条件致死性突变株、缺陷型干扰突变株、宿主范围突变株、耐药性突变株、蚀斑突变株、温度敏感突变株等。

二、基因重组

几种具有亲缘关系的病毒感染同一宿主细胞时,有时会出现病毒间的相互作用,引起基因的交换,称为基因重组。重组可发生在两种活病毒之间,也可发生于一种活病毒与另一种灭活病毒之间,甚至发生于两种灭活病毒之间。

此外,一些非遗传因素也可以影响病毒的变异。如无包膜病毒的转壳、表型混杂及有包膜病毒的伪型病毒都可使病毒的表型发生改变。病毒的同源干扰、缺陷干扰及缺陷病毒的存在也会对病毒表型变化产生影响。

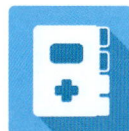

第三节　微生物遗传变异在医学上的应用

一、在疾病诊断、治疗和预防中的应用

（一）在疾病诊断方面的应用

由于病原微生物的变异造成其形态、结构、染色、生化反应、毒力、抗原性等性状变得不典型，这给实验室诊断带来一定的困难。例如，临床细菌感染患者可在大量使用青霉素、先锋霉素等抗生素治疗后，细菌失去细胞壁变为 L 型细菌，用常规方法分离培养呈阴性，必须采用含血清的高渗培养基培养 L 型细菌。因此，临床检验技术人员必须充分了解微生物的变异现象和规律，识别变异细菌，避免造成诊断错误。

病毒的表型变异和基因组变异严重影响着病毒性疾病的诊断和流行情况的监测，这就要求采用更加特异、敏感的诊断新技术来替代现有的检测方法。

（二）在疾病治疗中的应用

由于临床上抗菌药物的广泛使用，致使耐药性菌株日益增多而引起广泛关注。为了防止细菌耐药性的产生及扩散，提高抗菌药物的疗效，应在治疗前从患者体内分离病原菌做药敏试验，以选用敏感药物。同时应注意足量、合理、联合使用抗菌药物，尽量避免耐药菌株的形成。

（三）在疾病预防中的应用

疫苗的应用是控制细菌性疾病和病毒性疾病的有效办法。利用微生物能发生毒力变异的特点，采用人工方法诱导其变异，获得减毒或无毒株，以制备各种疫苗，预防相应的传染病。目前使用的活疫苗如卡介苗、麻疹疫苗、脊髓灰质炎疫苗等都是用病原微生物的减毒变异株制成的。

二、在检测致癌物质方面的应用

一般认为基因突变是导致细胞恶性转化的重要原因。凡能诱导细胞突变的物质都是潜在的致癌物质。因此，细菌可用于筛选可疑致癌物。Ames 试验就是把鼠伤寒沙门菌的组氨酸营养缺陷型（his－）菌株接种在缺乏组氨酸的培养基上，加入待检测的可疑致癌物质作为诱变剂，若his－菌株发生突变，成为 his＋株则能在该培养基生长。比较含有被检物的试验平板与无被检物的对照平板，计数培养基上的菌落数。凡能提高突变率、诱导菌落生长较多者，则具有致癌的可能性。

三、在流行病学分析方面的应用

近年来的分子生物学分析方法已被用于流行病学调查。如用质粒指纹图的方法来检测不同来源细菌所带质粒的大小，比较质粒的各种酶切图，其产生片段的数目、大小、位置引起某一疾病暴发流行的流行菌株与非流行菌株，也可用于调查医院内某种耐药质粒在不同细菌中的传播扩散情况。

四、在基因工程方面的应用

基因工程是根据生物基因转移和重组获得新性状的原理设计的。即将一个生物的目的基因通过质粒、噬菌体等载体转移到另一个生物（工程菌）内，使工程菌表达目的基因的性状，从而定向控制、干预和改变生物体的变异和遗传。目前已能通过基因工程技术生产胰岛素、干扰素、生

细菌耐药性
的预防

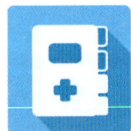

Note

长激素、凝血因子、白细胞介素、乙肝疫苗等生物制剂,对疾病的特异性防治起到积极的推动作用,并正在探索用基因工程的方法治疗基因缺陷性疾病。

小　结

在一定条件下,微生物可发生变异,变异分为非遗传性变异和遗传性变异。非遗传性变异是由环境因素的变化所致,遗传性变异是由基因结构改变所致。细菌的变异现象主要有形态结构变异、菌落变异、毒力变异和耐药性变异;病毒也可发生毒力变异、耐药性变异、抗原性变异、温度敏感性变异等。细菌的基因结构改变主要通过基因突变、基因的转移与重组来实现,病毒的基因结构改变通过基因突变、基因重组来完成。研究微生物的遗传变异,对于疾病的诊断、治疗和预防,致癌物质的检测,疾病的流行病学调查和基因工程的研究与利用具有重要的实际意义。

能 力 检 测

1. 常见的细菌变异现象有哪些?
2. 质粒有何特性?
3. 简述细菌变异的机制。
4. 结合所学专业,请说说你在预防细菌耐药性方面能做些什么?
5. 掌握微生物的变异知识有何实际应用?

（黄贞杰）

本章自测题

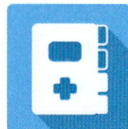

Note

第十三章　医学微生态学

本章PPT

学习目标

掌握　正常菌群的概念及其生理作用；微生态失调与防治。
熟悉　条件致病菌的感染特点。
了解　人体正常菌群的分布；条件致病菌感染的因素。

医学微生态学是研究寄居在人体体表和腔道黏膜表面的微生物与微生物、微生物与人体以及微生物和人体与外界环境的相互依存和相互制约的关系的一门新兴学科。研究内容包括微生态平衡、微生态失调和生态调整等。本章重点阐述人体正常菌群的分布、作用以及菌群失衡的因素及造成的伤害等内容。

第一节　正常菌群

正常人体的体表以及与外界相通的眼结膜、口腔、鼻咽腔、肠道、泌尿生殖道等腔道黏膜内表面上存在着不同种类和数量的微生物，这些微生物通常对人体是无害的，称为正常微生物群，简称正常菌群（normal flora）。在长期进化过程中，微生物与人体之间相互依存、相互制约，形成一个物质、能量以及基因交流的动态平衡的生态系统。

一、正常菌群及分布

在正常情况下，机体的多数组织器官是无菌的。只有体表和与外界相通的腔道中才有不同的微生物的存在，但是健康人的空胃一般是无菌的。人体各部位的正常菌群分布如表13-1所示。

表13-1　正常人体各部位的常见微生物群

部位	主要细菌
皮肤	葡萄球菌、类白喉棒状杆菌、铜绿假单胞菌、非结核分枝杆菌、丙酸杆菌、非致病性分枝杆菌、白假丝酵母菌
口腔	表皮葡萄球菌、甲型和丙型链球菌、肺炎链球菌、奈瑟菌、乳杆菌、类白喉棒状杆菌、梭杆菌、螺旋体、白假丝酵母菌、放线菌、类杆菌
肠道	大肠埃希菌、产气肠杆菌、变形杆菌、铜绿假单胞菌、葡萄球菌、粪链球菌、类杆菌、产气荚膜梭菌、破伤风梭菌、双歧杆菌、乳杆菌、白假丝酵母菌、真杆菌、肠球菌
鼻咽腔	腺病毒、葡萄球菌、甲型和丙型链球菌、肺炎链球菌、奈瑟菌、类杆菌、梭杆菌、腺病毒、真菌、支原体

Note

续表

部位	主　要　细　菌
眼结膜	葡萄球菌、结膜干燥杆菌、类白喉棒状杆菌
外耳道	葡萄球菌、类白喉棒状杆菌、铜绿假单胞菌、非结核分枝杆菌
阴道	乳酸杆菌、大肠埃希菌、类杆菌、白假丝酵母菌、非致病性奈瑟菌
前尿道	葡萄球菌、棒状杆菌、非结核分枝杆菌、大肠埃希菌、白假丝酵母菌

人体的体表以表皮葡萄球菌为多,也有金黄色葡萄球菌存在,皮肤破损时可引起化脓性感染。口腔中的食物残渣和湿润环境适合微生物生存,种类繁多。龋齿的发生与变异链球菌有关。这主要是因为变异链球菌能分解蔗糖形成葡聚糖等黏性大的物质,使细菌在牙齿表面形成菌斑,菌斑中乳杆菌发酵多种糖类产生大量酸使牙釉质脱钙形成龋齿。肠道中微生物占人体微生物总量的80%,细菌为主,厌氧菌居多,其以结肠中微生物最为丰富,粪便中细菌量占粪便干重的三分之一。肠道中乳酸杆菌和双歧杆菌能抑制其他致病菌的生长,婴幼儿体内的此类菌以及阳性球菌较多,随着年龄增长,人群肠道中腐生菌所占的比例逐渐增大。在呼吸系统中,鼻咽腔中以葡萄球菌、甲型溶血性链球菌、卡他球菌等为主,支气管末梢和肺泡是无菌的。眼睛由于泪液冲洗和溶菌酶的作用,常无菌,偶有葡萄球菌、结膜干燥杆菌寄生。

手指皮肤细菌检查实验视频

咽喉部细菌检查实验视频

二、正常菌群的生理作用

正常情况下,人体与正常菌群之间以及正常菌群中多种微生物之间,互相制约、互相依存,构成一种微生态平衡,主要作用如下。

(一)营养作用

正常菌群参与机体的物质代谢、营养转化和合成。有的菌群还能合成宿主所必需的维生素,如大肠埃希菌、乳链球菌等能合成维生素 B、维生素 K 等,供机体利用;双歧杆菌产酸造成的酸性环境,可促进机体对维生素 D 和钙、铁的吸收。

(二)生物拮抗作用

正常菌群通过争夺营养、产生细菌素、产生化学代谢产物、降低 pH 值等方式抑制致病菌的生长,从而构成防止外来细菌侵入与定居的生物屏障,如肠道中大肠埃希菌产生的大肠菌素能抑制痢疾志贺菌的生长。正常菌群通过和相应上皮细胞表面受体结合产生占位性保护作用。

(三)免疫作用

正常菌群对于宿主来说是一种异物,具有免疫原性,能促使免疫细胞分裂,刺激机体产生抗体,并能促进机体免疫系统的发育和成熟。

正常菌群通过营养和免疫刺激作用而有利于宿主的生长、发育,有研究表明健康乳儿肠道中双歧杆菌占肠道菌群的98%。另外正常菌群还有抗衰老和抑制癌症的作用。正常菌群具有一定的抗癌作用,其机制可能与激活巨噬细胞,促进其吞噬作用和降解某些致癌物有关。双歧杆菌能产生超氧化物歧化酶,消除自由基的毒性,具有抗衰老的作用。

第二节　条件致病性感染

一、条件致病菌及其主要特点

寄居在人体的正常菌群在特定条件下,正常菌群与宿主之间、正常菌群中的各种微生物之间

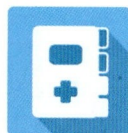

Note

的微生态平衡可被破坏而使机体致病,这类在正常条件下不致病,条件改变后能引起疾病的细菌,称为条件致病菌或机会致病菌(opportunistic bacteria)。主要特点如下:①毒力弱或无明显毒力。②常为耐药菌或多重耐药菌。如引起条件致病性感染的铜绿假单胞菌、大肠杆菌、表皮葡萄球菌、肠球菌、白假丝酵母菌等常为耐药菌。③新的机会致病菌不断出现。

二、条件致病性感染的易感因素

条件致病性感染的易感因素有:①寄居部位发生改变。如外伤或手术、留置导尿管等医疗措施的介入使细菌进入腹腔、泌尿道或血液等可引起相应疾病。②机体免疫功能低下。大面积烧伤、慢性消耗性疾病、营养不良,使用大剂量的糖皮质激素、抗肿瘤药物,器官移植后免疫抑制剂的使用等造成机体免疫功能低下时正常菌群中的某些细菌可引起感染而出现各种疾病。③不适当的抗菌药物治疗导致的菌群失调症。另外老年化人群也为条件致病性感染的高危因素。

感染微生态学

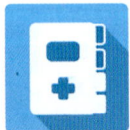

第三节　微生态平衡与失调

一、微生态平衡的概念

微生态平衡是指正常微生物群与其宿主生态环境在长期进化过程中形成的生理性组合的动态平衡。平衡标准从微生物和宿主两方面来判定。微生物方面包括定性、定量和定位三个方面的平衡,某正常菌群在某个位置、某一生态环境中的种类相对固定,各成员之间数量、比例稳定,其中优势菌为维持平衡的核心因素。宿主方面则与不同的发育阶段和生理功能相适应。微生态失调是指正常微生物群与其宿主之间的平衡在外界环境因素的影响下被破坏,由生理性组合转变为病理性组合的状态。影响微生态平衡的因素包括环境、宿主和微生物三方面。

二、引起微生态失调的因素

引起微生态失调的诱发因素主要有以下几个方面。

（一）射线照射

人或动物在接受一定量放射物质与放射线照射后,吞噬细胞的功能与数量均下降,淋巴细胞的功能减弱,血清的非特异性杀菌作用减退或消失,免疫应答能力明显遭到破坏,此时易发生微生态失调。微生物对照射的抵抗力明显大于其宿主,而且微生物在照射后对抗生素的耐药性提高,毒性亦增强。

（二）抗生素的使用

抗生素的使用可以引起菌群失调。菌群失调分为几度:Ⅰ度失调是可逆的;Ⅱ度失调是慢性失调,临床表现为慢性炎症,如慢性肾盂肾炎及慢性支气管炎等;Ⅲ度失调是急性失调和菌群交替症,临床表现为急性炎症。在抗生素的选择作用下,正常微生物群对抗生素的耐药性会增加。长期使用广谱抗生素可使敏感菌被抑制或杀灭,耐药菌大量繁殖而致病,引起菌群失调症,也是医院内感染的病因之一。如耐药性葡萄球菌、铜绿假单胞菌等正常菌群常导致医院内感染。

（三）宿主解剖结构的改变

包括手术、整形、插管以及一切影响宿主生理解剖结构的方法与措施,都会导致正常菌群的易位转移,因此,在微生态失调的诱发因素中,外科治疗措施和器械检查占有重要位置。

（四）其他因素

包括医源性因素以及使用免疫抑制剂、细胞毒性物质和激素等因素,都能使机体免疫功能下

Note

降,例如肠道正常菌群中的脆弱类杆菌和消化球菌等厌氧菌常可成为机会致病菌而引起内源性感染。环境污染、气候突变、饮水和食物等因素可导致宿主机能失调和代谢紊乱,从而影响微生物群的正常定植状态,从而引起微生态失衡。

三、微生态失调的防治

微生态失调应该采取综合防治的措施,主要包括以下几个方面。

(一)矫正微生态失调

应积极治疗宿主的原发疾病,保护好微生态环境,如患者有胃酸缺乏症和消化功能紊乱时,需调整微生态失调才能奏效。也要保护好宏观生态环境以去除导致微生态失调的外界环境因素。

(二)增强机体免疫力

除改善营养不良的状态外,对于微生态失调的机体要科学地应用一些有免疫激活作用的调节剂,如近年来应用卡介苗的胞壁酰二肽、奴卡放线菌的细胞壁骨架,都有提高机体非特异性免疫功能的作用。此外,双歧杆菌的免疫赋活作用值得重视,该菌是一类无任何毒性的固有菌群,除了其活菌所具有的一系列生理作用外,其菌体成分还具有明显的免疫赋活作用。

(三)合理应用抗生素

临床应用抗生素时应尽量维护和保持微生态的平衡。主要措施是合理使用抗生素。

(四)应用微生态调节剂

发生肠道菌群失调后,通过药敏试验选择敏感抗生素治疗的同时,应该使用微生态调节剂调整和恢复正常菌群。微生态调节剂是指具有调整微生态失调、保持微生态平衡、提高宿主健康水平或健康状态的制品。包括正常菌群的优势种群和促进正常微生物群生长繁殖的物质。国际上微生态调节剂分为益生菌、益生元和合生元三类。如酸牛奶等微生态制剂已被愈来愈多地应用于菌群失调的预防和治疗。含有双歧杆菌、乳杆菌以及肠球菌等的活菌剂有较好的效果。新近的研究表明,某些寡糖如乳糖、蔗糖及麦芽糖等和某些中草药可以选择性地促进双歧杆菌、乳杆菌等有益的正常菌群生长而不被其他肠道菌群利用,为益生元。合生元是益生菌和益生元并存的制品。

小 结

医学微生态学的研究对象是寄居在人体正常情况下对人体无害的正常菌群。正常菌群通过生物拮抗、营养、免疫、抗衰老、抗肿瘤等发挥生理作用。其功能的正常发挥有赖正常微生物群与其宿主生态环境形成生理性组合的动态平衡,即微生态平衡。在外环境影响下,正常微生物之间及正常微生物与宿主之间的微生态平衡由生理性组合转变成病理性组合的状态,称为微生态失调。由正常菌群在机体免疫功能低下、寄居部位改变或菌群失调等特定条件下引起的感染称为机会性感染。微生态防治是指采用综合性手段,通过促进生理性正常菌群的恢复、建立和稳定,来实现对有害细菌种群的控制,其原则是保护好微生态环境、增强机体免疫力、合理使用抗生素等,必要时应用微生态调节剂。

能 力 检 测

1. 简述正常菌群的概念及其生理意义。
2. 简述条件致病菌的特点以及引起机会性感染的条件。
3. 简述微生态失调的防治原则。

(曾令娥)

微生态失调
与疾病

本章自测题

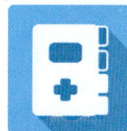

第十四章　微生物分布与消毒灭菌

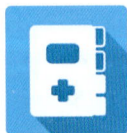

学习目标

掌握　消毒、灭菌、防腐、无菌与无菌操作的概念。
熟悉　常用的理化消毒、灭菌方法。
了解　细菌在自然界和人体的分布。

第一节　微生物分布

一、微生物在自然界的分布

（一）在土壤中的分布

土壤具备多种微生物生长、繁殖所需的营养、水分、气体、温度等条件，并能防止日光直射的杀伤作用，是细菌和其他微生物生活的良好环境，可称之为微生物天然培养基。土壤中的微生物以细菌为最多，占土壤微生物总数的 70%～90%；放线菌数量仅次于细菌，占总数的 5%～30%；真菌数量次于放线菌，另外还有较少的螺旋体、藻类和噬菌体等。表层土壤由于受日光照射和干燥，微生物数量较少；在离地面 10～20 cm 深的土层中微生物数量最多，愈往深处则微生物愈少，在数米深的土层处几乎可达无菌状态。土壤中细菌分为三类：①天然在土壤中生活的自养菌。②动物尸体腐烂后进入到土壤中的腐物寄生菌。③随人或动物的排泄物及尸体进入土壤的致病性细菌。致病性细菌在土壤中很容易死亡，但有芽孢细菌可长期存活，如破伤风梭菌、炭疽芽孢杆菌、产气荚膜梭菌等。土壤中的厌氧芽孢梭菌是创伤感染病原菌的重要来源。

（二）在水中的分布

水是仅次于土壤的第二天然培养基，在各种水域中都生存着细菌和其他微生物。由于不同水域中有机物和无机物的种类和含量、光照度、酸碱度、渗透压、温度、含氧量和有毒物质的含量等差异很大，因此其中微生物的种类和数量呈现明显的差异，例如：地面水比地下水的含菌种类多、数量大；静止水比流动水的含菌种类多、数量大；岸边水比中流水含菌种类多、数量大等。水中的细菌来自土壤、尘埃、垃圾及人畜的排泄物等。因为水容易受人与动物的粪便及各种排泄物的污染，所以在水中存在致病性细菌如伤寒沙门菌、痢疾志贺菌、钩端螺旋体及霍乱弧菌等。因而水源被污染可引起多种传染病。由于从水中检出病原菌相对复杂，因此常用大肠杆菌菌群数及细菌总数作为水被粪便污染的指标来判断水源被污染的程度。我国生活饮用水标准规定为细菌总数≤100 个/mL，大肠菌群数≤3 个/L。

（三）在空气中的分布

由于空气中不含细菌和其他微生物生长繁殖所需要的营养物质和充足的水分,却有日光直射的杀菌作用,因此不是微生物良好的生存场所。但是人和动植物体以及土壤中的微生物能通过飞沫或尘埃等散布于空气中,以气溶胶的形式存在。

空气中微生物的种类和数量,随地区、海拔高度、季节、气候等环境条件的不同而有不同。空气不流通的公共场所,如医院急诊室、门诊大厅、病房及火车站候车室等,易被患者或带菌者污染,引起呼吸道传染病的传播。空气中的细菌也是培养基、生物制品、医药制剂以及手术室等被污染的主要来源。因此,医院的手术室、病房等要经常进行空气消毒,医务工作者在进行医护操作的过程中更要严格遵守无菌操作技术,从而防止疾病的传播及术后感染。

在大洋、高山、高空、森林、草地、田野、终年积雪的山脉或极地上空的空气中,微生物的含量就极少。

二、微生物在正常人体的分布（详见第十三章）

在人出生后,外界的微生物就逐渐进入人体。在正常人体的皮肤、黏膜及与外界相通的各种腔道,如呼吸道、消化道、外耳道和泌尿道等部位,都存在着微生物。

第二节　消毒与灭菌

在医疗护理、微生物实验、传染病控制等工作中常用的基本术语如下。

1. 消毒（disinfection）　杀死物体上的病原微生物但不一定能杀死细菌芽孢的方法。通常用化学的方法来达到消毒的目的。用于消毒的化学药物叫作消毒剂。

2. 灭菌（sterilization）　把物体上所有的微生物（包括细菌芽孢在内）全部杀死的方法,通常用物理的方法来达到灭菌的目的。灭菌是最彻底的消毒。

3. 防腐（antisepsis）　防止或抑制微生物生长、繁殖的方法。用于防腐的化学药物叫作防腐剂。

4. 无菌（asepsis）　不含活菌,是灭菌的结果。

5. 无菌操作　防止微生物进入机体或局部微环境的操作技术。

一、物理消毒灭菌

利用物理因素杀灭或清除传播媒介上致病微生物和其他微生物的方法,称为物理消毒灭菌法。

（一）热力消毒灭菌法

热力能破坏微生物的蛋白质与核酸,使其肽链断裂,蛋白质变性凝固,核酸解链崩裂,微生物内、外环境失衡等,从而导致其死亡。微生物对热的耐受力随种类而异。细菌繁殖体、大多数病毒和真菌在 56～60 ℃加热 30～60 min 被杀灭。细菌芽孢的抵抗力强,能耐受 100 ℃湿热 1～3 h。热力消毒灭菌法包括干热消毒灭菌法和湿热消毒灭菌法两大类。在同一温度下湿热消毒灭菌法的效果好于干热。

1. 干热常用的方法

（1）焚烧法　直接点燃或在焚烧炉内焚烧。焚烧法是一种彻底的灭菌方法,但仅适用于废弃的污染物品、有传染性的动物尸体等。

电热鼓风干燥箱及其使用介绍

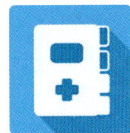

Note

（2）烧灼法　　直接用火焰灭菌。适用于微生物学实验室用的取菌环、试管口、瓶口等的灭菌。

（3）干烤法　　在密闭的专用干烤箱中,通电后利用高热空气灭菌的一种方法。一般需加热 160～170 ℃,维持 2 h,可杀灭包括芽孢在内的一切微生物。本法适用于耐高温的物品,如玻璃器皿、瓷器等。

2. 湿热常用的方法

（1）煮沸法　　煮沸100 ℃经 5 min 可杀死一切细菌的繁殖体。一般消毒以煮沸10 min为宜。用于一般外科器械、胶管和注射器、饮水和食具的消毒。若水中加入 2％的碳酸氢钠,可提高沸点至 105 ℃,既可提高杀菌力,又可防止金属器械生锈。

（2）巴氏消毒法　　由巴斯德(Louis Pasteur)创用而得名。此法是用较低温度杀死物品中的病原菌或特定微生物,而不破坏物品中所含的不耐热物质的消毒方法。常用于牛奶和啤酒的消毒。方法有两种,一种是 61.1～62.8 ℃维持 30 min,另一种是 71.7 ℃维持 15～30 s。

（3）流通蒸汽消毒法　　在常压条件下,采用 100 ℃流通蒸汽加热杀灭微生物的方法,灭菌时间通常为 30～60 min。该法适用于消毒以及不耐高热制剂的灭菌,但不能保证杀灭所有芽孢,是非可靠的灭菌方法。可采用 Arnold 流通蒸汽灭菌器或普通蒸笼进行。

（4）间歇灭菌法　　利用反复多次的流通蒸汽加热,杀灭所有微生物,包括芽孢。方法同流通蒸汽灭菌法,但要重复 3 次以上,每次间歇是将要灭菌的物体放到 37 ℃温箱过夜,目的是使芽孢发育成繁殖体。若被灭菌物不耐 100 ℃高温,可将温度降至 75～80 ℃,加热延长为 30～60 min,并增加次数。适用于不耐高热的含糖或牛奶的培养基。

（5）高压蒸汽灭菌法　　高压蒸汽灭菌法是灭菌效果最好、目前应用最广泛的灭菌方法。灭菌是在密闭的高压蒸汽灭菌器内进行的,加热时蒸汽不能外溢,随着压力的增加,温度也随之增高,杀菌力也大为增强。通常在 103.4 kPa(1.05 kg/cm²) 的压力下,温度可达 121.3 ℃,维持 15～30 min,可杀死包括芽孢在内的所有微生物。此法适用于耐高温和不怕潮湿物品的灭菌,如普通培养基、生理盐水、手术器械、注射器、手术衣、敷料和橡皮手套等。

（二）辐射杀菌法

1. 微波　　微波是一种波长为 0.001～1 m,频率为 300～300000 MHz 的电磁波,又称为超高频电磁波。其可穿透玻璃、塑料薄膜与陶瓷等物质,但不能穿透金属表面。消毒中常用的两种微波为 915 MHz 与 2 450 MHz,多用于微生物实验室与检验室用品、耐热非金属器械、食品、餐具、药杯、某些针剂药品与中药丸剂及其他用品的消毒灭菌。

2. 紫外线　　紫外线的杀菌机制是破坏细菌的 DNA 构型,使同一股 DNA 链上相邻的嘧啶通过共价键结合成二聚体,从而干扰 DNA 的正常碱基配对,导致细菌死亡或变异。由于紫外线的穿透力较弱,玻璃、纸张、尘埃、水蒸气等均能阻挡紫外线穿过,因此紫外线只适用于空气和物体表面的消毒。近年来紫外线已用于水消毒和血液制品中病毒的灭活。紫外线对眼睛与皮肤有刺激作用,使用时要注意保护。

3. 电离辐射　　包括 X 射线、γ 射线、高速电子等。其机制是射线可使物质的非共价键断开,直接破坏微生物的分子结构;同时水分子受到射线照射,使微生物的 DNA 破坏。主要用于不耐热的塑料注射器、吸管、导管等的灭菌。

（三）滤过除菌法

滤过除菌是用机械方法除去液体或空气中细菌的方法。利用具有微细小孔的滤菌器的筛滤和吸附作用,使带菌液体或空气经滤菌器后成为无菌液体或空气。该法常用于不耐高温的血清、抗毒素、抗生素及药液等的除菌。滤菌器的种类很多,目前常用的有蔡氏滤菌器、玻璃滤菌器和薄膜滤菌器等。

煮沸消毒
试验视频

高压蒸汽灭菌
器及其使用介绍

紫外线杀菌
试验视频

（四）超声波杀菌法

超声波为不被人耳感受的频率超过 20000 Hz 的声波。超声波可裂解多数细菌,革兰阴性菌尤为敏感,但往往有残存者。超声波裂解细菌的机制主要是它通过水时发生空(腔)化作用,破坏了原生质的胶体状态,使胞质、胞膜分离,胞壁、胞膜破碎而导致细菌死亡。此方法费用高,一般仅用于粉碎细胞、提取细胞组分等。

二、化学消毒灭菌

利用化学药物杀灭或抑制致病微生物的方法称为化学消毒法,所用的化学药物称为化学消毒剂。化学消毒剂能影响细菌的化学组成、物理结构和生理活动,从而发挥防腐、消毒,甚至灭菌的作用。化学消毒剂对人体组织细胞有害,因此只能外用,主要用于体表、器械、排泄物或周围环境的消毒。常用消毒剂的种类、作用机制与用途如表 14-1 所示。

（一）化学消毒剂的主要种类

1. 根据消毒剂杀灭微生物作用的强弱分类

（1）高效消毒剂　可杀灭所有微生物包括细菌芽孢的消毒剂,这类消毒剂也称为灭菌剂,如甲醛、戊二醛、环氧乙烷、过氧乙酸、高浓度碘酒及含氯消毒剂等。

（2）中效消毒剂　能杀灭细菌芽孢以外的微生物,包括细菌繁殖体、结核分枝杆菌、真菌和病毒的消毒剂,如乙醇、含氯消毒剂、碘伏、苯酚、来苏儿、低浓度碘酒及含氯消毒剂等。

（3）低效消毒剂　能杀灭细菌繁殖体、包膜病毒和部分真菌,但不能杀灭细菌芽孢、结核分枝杆菌和无包膜病毒的消毒剂,如酚类(低浓度)、新洁尔灭、洗必泰等。

2. 根据消毒剂的化学结构与性质分类

（1）醛类消毒剂　如甲醛、戊二醛等。

（2）酚类消毒剂　如石炭酸、来苏儿、滴露消毒药水等。

（3）醇类消毒剂　如乙醇、异丙醇等。

（4）含氯消毒剂　如漂白粉、三合二、次氯酸钠、二氧化氯、二氯异氰尿酸钠(优氯净)、"84"消毒液等。

（5）过氧化物类消毒剂　如过氧乙酸、过氧化氢、臭氧(O_3)等。

（6）杂环类消毒剂　如环氧乙烷、环氧丙烷等。

（7）季铵盐类消毒剂　如苯扎溴铵(新洁尔灭)、百毒杀、新洁灵消毒精等。

（8）重金属盐类消毒剂　如汞制剂与银制剂等。

（9）其他类消毒剂　如洗必泰、碘、碘伏、高锰酸钾、龙胆紫、醋酸、生石灰等。

3. 根据消毒剂使用时的物理状态分类　可分为液体(浸泡、擦拭、喷洒或进行气溶胶喷雾)、固体(药粉)和气体(熏蒸)消毒剂三大类。

（二）化学消毒剂的作用机制

消毒剂的种类繁多,作用机制不同,主要有以下三方面。一种化学消毒剂对细菌的影响常以其中一个方面为主,兼有其他方面的作用。

1. 使菌体蛋白质变性或凝固　具有此作用的消毒剂有重金属盐类、过氧化物类、醇、酚类、醛类、酸、碱等。

2. 干扰细菌的酶系统和代谢　如某些过氧化物类消毒剂能使-SH 基氧化为-S-S-基,重金属离子能与细菌酶蛋白的-SH 基结合,从而使酶活性丧失,导致细菌代谢障碍而死亡。

3. 损伤细菌细胞膜或改变细菌细胞膜的通透性　如季铵盐类消毒剂为阳离子表面活性剂,可与细菌细胞膜磷脂结合,提高膜的通透性,使胞质内容物溢出;酚类化合物与脂溶剂等作用于

手指皮肤消毒
试验视频

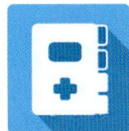

Note

细菌时,可损伤细胞膜,使胞质内容物外渗,并能破坏细胞膜上的氧化酶和脱氢酶,最终导致细菌死亡。

表 14-1 常用消毒剂的种类、作用机制与用途

类别	作用机制	常用消毒剂与剂量	用途
醇类	使蛋白质凝固与变性,溶解细胞膜	70%～75%乙醇	皮肤、体温计消毒
酚类	损伤细胞膜,灭活酶类,高浓度导致蛋白质凝固	3%～5%石炭酸、2%来苏	地面、器具表面的消毒,皮肤消毒
		0.01%～0.05%洗必泰	术前洗手、阴道和尿道口冲洗等
表面活性剂	损伤细胞膜,灭活氧化酶活性,使蛋白质变性	0.05%～0.1%新洁尔灭、0.05%～0.1%杜灭芬	黏膜和皮肤消毒、术前洗手、浸泡器械
氧化剂和卤素类	氧化作用,使蛋白质沉淀	0.1%高锰酸钾	皮肤、尿道、蔬菜、水果消毒
		3%过氧化氢	深部创伤及外耳道消毒
		0.2%～0.3%过氧乙酸	塑料、玻璃和人造纤维
		2.0%～2.5%碘酒	皮肤消毒
		0.2 ppm～0.5 ppm氯	饮水及游泳池消毒
		10%～20%漂白粉	地面、厕所与排泄物消毒
		0.2%～0.5%氯胺	室内空气及物体表面消毒、0.1%～1.2%浸泡衣服
		0.5%～1.5%漂粉精	饮用水消毒:0.3%～0.4%/kg
		1%碘伏	皮肤、黏膜消毒
		1:50稀释"84"消毒液(有效氯含量 400 mg/L)	餐饮消毒、织物消毒和一般物体表面消毒
重金属盐类	氧化作用,使蛋白质变性与沉淀,灭活酶类	0.05%～0.01%升汞	非金属器皿的消毒
		2%红汞	皮肤、黏膜、小创伤消毒
		0.1%硫柳汞	皮肤消毒、手术部位消毒
		1%硝酸银	新生儿滴眼、预防淋病奈瑟菌感染
烷化剂	菌体蛋白质及核酸烷基化	10%甲醛	物品表面消毒,空气消毒
		50 mg/L 环氧乙烷	手术器械、敷料等消毒
		2%戊二醛	精密仪器、内窥镜等消毒
染料	抑制细菌繁殖,干扰氧化过程	2%～4%龙胆紫	浅表创伤消毒
酸碱类	破坏细胞膜和细胞壁,使蛋白质凝固	5～10 mL/m³ 醋酸加等量水蒸发	空气消毒
		生石灰按(1:4)～(1:8)比例加水配成糊状	地面、排泄物消毒

三、影响化学消毒剂作用的因素

在消毒灭菌过程中，不论是物理方法或是化学方法，其效果都受多种因素的影响。处理得当可提高消毒灭菌的效果，否则会削弱消毒灭菌的效果。

影响消毒灭菌效果的主要有以下几种因素。

（一）微生物的种类、数量和物理状态

微生物对消毒灭菌的敏感性高低排序大致如下：真菌、细菌繁殖体、有包膜病毒、无包膜病毒、分枝杆菌、细菌芽孢。不同种或不同株间微生物内在抗性相差比较大，不能统一而论。例如乙型肝炎病毒比其他病毒和大多数细菌繁殖体对热和消毒剂的抗性强。因为微生物的数量越大，所需消毒的时间越长，所以消毒灭菌前严格的洗涤和清洁是保证消毒灭菌效果的基本步骤。微生物的生长状况显著影响它们的抵抗力，细菌繁殖体在稳定期后抵抗力呈下降趋势。

（二）消毒剂的性质、浓度和作用时间

各种消毒剂的理化性质不同，对微生物的作用大小也有差异。如表面活性剂对革兰阳性菌的杀菌效果要比对革兰阴性菌的杀菌效果强。一般而言，消毒剂的浓度越大，作用时间越长，消毒效果也越强（醇类例外）。

（三）温度与湿度

一般情况下，无论在物理消毒还是在化学消毒中，温度越高，消毒效果越好。各种气体消毒剂都有其适宜的相对湿度，过高或过低都会降低杀菌效果。如直接喷洒消毒剂干粉处理时，需要有较高的相对湿度使药物潮解才能充分发挥作用；而紫外线照射时，相对湿度增高，影响其穿透，使消毒效果降低。

（四）酸碱度

酸碱度的变化可严重影响消毒剂的杀菌作用，如戊二醛本身呈中性，其水溶液呈弱酸，不具有杀灭芽孢的作用，只有在加入碳酸氢钠（呈碱性环境）后才能发挥杀菌作用。

（五）环境因素

环境中有机物的存在，能影响消毒剂的消毒效果。病原菌常随同排泄物、分泌物一起存在，这些物质对细菌有保护作用，并与消毒剂发生化学反应，因而影响消毒效果。故消毒皮肤和器械时，需洗净后再消毒；对痰液、粪便等的消毒，最好选择被有机物影响较小的消毒剂，如以漂白粉及酚类化合物为宜，也可使用高浓度的消毒剂或适当延长消毒时间。肥皂、去垢剂或其他消毒剂会影响消毒剂的效果。

小　结

微生物在自然界中广泛分布，尤其在土壤中分布最多，其次为在水中，在空气中也有存在。在正常人体和动物的皮肤、黏膜及与外界相通的各种腔道都存在着微生物。

消毒是指杀死物体上的病原微生物，灭菌是把物体上所有的微生物（包括细菌芽孢在内）全部杀死的方法。无菌操作是指防止微生物进入机体或局部微环境的操作技术。消毒灭菌可分为物理消毒灭菌法和化学消毒灭菌法。物理消毒灭菌法包括热力消毒灭菌法、辐射杀菌法和滤过除菌法、超声波杀菌法等。消毒灭菌的效果与消毒剂的性质、浓度和作用时间，温度与湿度及酸碱度、环境等因素有关。

无菌技术
操作原则

隔离技术

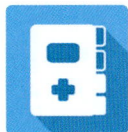

Note

能 力 检 测

1. 热力消毒灭菌法的原理和常用的方法有哪些？
2. 紫外线杀菌法的机理及其适应范围如何？
3. 影响消毒灭菌效果的因素有哪些？
4. 比较消毒、灭菌、无菌、防腐四个术语之间的异同。

（曾令娥）

Note

第十五章 医 院 感 染

医院感染（hospital infection）是指发生在医院或其他医疗机构内一切人群（包括患者、探视者、陪护者和医院职工）的感染，又称医院获得性感染（hospital-acquired infection）或院内感染（nosocomial infection）。

医院感染是感染性疾病控制的新难题，许多国家都设置有专门的监测网络，我国从 20 世纪 80 年代中期加强医院感染的研究和管理，医院感染控制已列为综合医院分级管理标准的重要考核项目。

本章 PPT

第一节　医院感染的特点与分类

一、医院感染的基本特点

（1）感染的地点必须是在医院内。感染发生的时间界限指患者在医院期间和出院后不久出现的感染。

（2）感染来源以内源性感染为主，外源性感染少见。病原菌主要是机会致病性微生物。

（3）感染的对象是在医院内活动的人群，但主要为住院患者。传播方式与途径以密切接触为主，如侵入性诊疗技术等。

（4）分离的病原菌多为耐药菌株，且对理化因素的抵抗力强。

医院感染现状

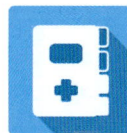

二、医院感染的分类

根据引起感染的微生物来源不同，可将医院感染分为内源性医院感染和外源性医院感染两大类。

（一）内源性医院感染

内源性医院感染（endogenous nosocomial infection）亦称自身感染，是指患者在医院内由于某种原因，自身体内寄住的微生物（包括正常菌群和潜伏的致病性微生物）大量繁殖而导致的感染。内源性医院感染的病原体主要是正常菌群，它们因毒力很弱或无毒，一般不引起健康人感染。但当其在发生定位转移、菌群失调或机体免疫功能下降的特定机会下，正常菌群即可成为机

Note

会致病菌而引起各种内源性感染。

（二）外源性医院感染

外源性医院感染（exogenous nosocomial infection）是指患者在医院环境内遭受医院内非自身存在的微生物侵入而发生的感染。外源性医院感染又可分为以下两类。

1. 交叉感染（cross infection） 指患者之间或患者与医护人员之间通过咳嗽、交谈，特别是经手等方式密切接触而发生的直接感染，或通过生活用品等物质而发生的间接感染。

2. 环境感染（enviromental infection） 指在医院环境内，因吸入污染的空气或接触到受污染的医院设施而获得的感染。医院是一个人员密集、流动性大且疾病种类众多的公共场所。因此医院是一个容易发生污染的特殊环境，很容易造成病原体在人群中播散而导致感染。

第二节　医院感染的微生物学

一、医院感染常见的病原体

细菌是引起医院感染的主要病原体，占90%以上，以革兰阴性杆菌为主。除细菌外，还有病毒、真菌、衣原体、支原体和原虫等微生物。医院感染常见的病原体见表15-1。

表15-1　医院感染常见的病原体

感染类型	微生物种类
泌尿生殖道感染	大肠埃希菌、克雷伯菌、沙雷菌、变形杆菌、铜绿假单胞菌、肠球菌、白假丝酵母菌等
呼吸道感染	克雷伯菌、流感嗜血杆菌、肺炎链球菌、分枝杆菌、鲍曼不动杆菌、呼吸道病毒等
伤口和皮肤脓毒症	金黄色葡萄球菌、链球菌、变形杆菌、厌氧菌、凝固酶阴性葡萄球菌等
胃肠道感染	沙门菌、宋内志贺菌、病毒等

二、医院感染病原体的特性

（一）大多数医院感染病原体为条件致病菌

在正常人体皮肤、黏膜及外界相通的各种腔道（如呼吸道、消化道和泌尿生殖道等部位），存在着包括细菌、真菌、病毒、支原体等微生物。这些正常菌群对健康人无致病性，但对免疫力低下的宿主、微生态失调和耐药性菌株异常定植的患者都具有高度感染的危险。大多数医院感染病原体为条件致病菌。

（二）免疫力低下的患者发生感染的部位与一般患者不同（表15-2）

在免疫力低下的患者发生的感染中，致病菌以革兰阴性杆菌为最多，其次为真菌、病毒等。

表15-2　一般患者与免疫力低下患者的医院感染部位

部位	一般患者/（%）	免疫力低下患者/（%）
皮肤	10%	30%
呼吸道	20%	30%
泌尿道	40%	5%
术后伤口	20%	5%

（三）医院感染中病原菌的耐药性

大多数医院感染病原菌为耐药性细菌。在广泛使用抗菌药物的病房里，尤其是使用广谱抗菌药物时，抗菌药物的压力是细菌产生耐药性的主要推动力。另外，细菌获得耐药性的过程常同时获得与侵袭力和产毒素性有关的基因，从而增强其毒力，更容易攻击免疫力低下的宿主。

三、储菌所中的细菌在医院感染中的重要性

人体有正常菌群存在的部位都可成为储菌所，人体最大的储菌所为肠道，其次为鼻咽。医院环境中适合细菌生长的都可成为非生物性的储菌所，如水槽、氧气湿化瓶等。在这些储菌所中，细菌不但能生长繁殖，更重要的是成为基因交换的基地，包括耐药性基因。许多细菌包括正常菌群在储菌所的基因交换中起着类似银行借贷及存款的作用，储存所获得的基因，以后又转移给其他细菌。这些储菌所中的细菌在医院感染的发生、发展上起着极重要的作用。

第三节　医院感染的危险因素

（一）易感对象

易感对象是医院感染的重要危险因素，主要包括年龄因素和基础疾病两大因素。

1. 年龄因素　老年人和婴幼儿最易发生医院感染。老年人随着年龄的增长、器官的老化、功能的衰退，导致免疫功能降低，且常伴有慢性疾病。婴幼儿因免疫器官发育欠成熟，功能欠完善，从母亲被动获得的免疫力也已消失。因此，这两类人群易发生医院感染。

2. 基础疾病　患有免疫功能紊乱或其他基础疾病的患者，其抗感染能力下降，易发生医院感染。

（二）诊疗技术与侵入性检查及治疗因素

1. 器官移植　患者术前常有基础疾病而导致免疫功能降低，加上手术及为预防排斥反应而采用免疫抑制剂，进一步损伤和降低其免疫功能，因此医院感染是该类患者最常见的并发症，也是造成患者手术失败及死亡的主要原因。

2. 血液透析和腹膜透析　此类患者在已有基础疾病的基础上进行创伤性治疗操作，加上血液可能被污染，故患者极易发生医院感染。

3. 侵入性检查和治疗　患者进行支气管镜、膀胱镜、胃镜等侵入性检查，可破坏黏膜屏障，将此部位的正常菌群带入相应检查部位，还可由于检查器械消毒灭菌不彻底，而将其中的微生物带入检查部位造成医院感染。

4. 侵入性治疗　气管切开、气管插管、导尿管、大静脉插管、伤口引流管、人工心脏瓣膜等，不但破坏皮肤黏膜屏障，造成正常菌群异位寄生，而且更严重的是这些侵入性治疗使用的生物材料很容易引起细菌黏附，形成细菌生物膜包被于细菌表面，使细菌对抗菌药物的敏感性下降，并能逃避机体免疫系统的监视机制，更易引起医院感染。

（三）损害免疫系统的因素

1. 放射治疗　放射治疗是治疗肿瘤的一种方法，在损伤肿瘤细胞的同时破坏了正常组织，也对免疫系统造成损害，降低了免疫功能，因此患者易发生医院感染。

Note

2. 化学治疗 这类药物在治疗恶性肿瘤的同时,可直接损伤正常组织细胞,损伤和破坏免疫系统的其他器官,严重影响其功能。

3. 激素治疗 主要是指糖皮质激素,临床常用来治疗急危重病、自身免疫病及过敏性反应等,若使用不当或长期使用,可引起副作用,并引起感染。

(四) 其他因素

抗生素使用不当、外科手术及各种引流、住院时间过长均为医院感染的危险因素。

第四节　医院感染的预防控制措施

一、建立健全管理组织和监测制度

按照国家卫生和计划生育委员会规定设立医院感染管理委员会、医院感染管理科及科室医院感染管理小组。制订相关医院感染控制规划、标准和制度等,形成对医院感染有价值的数据资料,并制订具体措施有效控制医院感染。

二、积极控制传染源,切断传播途径

及时治疗医院感染者,对传染性或泛耐药性病原体感染者应隔离治疗。接触患者前后洗手,妥善处理感染患者的排泄物、分泌物及其所污染的物品、器械和敷料等,确保医疗用具、手术器械、药品敷料等使用安全。除临床科室外,消毒供应室、洗衣房、药品制剂室、营养室、医院环卫、污物与污水处理等后勤供应部门也与医院传染源的控制密切相关。消毒隔离是消灭传染源、切断感染传播途径和保护易感人群的重要手段。

三、合理使用抗菌药物

抗菌药物使用不当是造成医院感染的重要原因,合理使用抗菌药物,加强抗菌药物应用的管理是预防和控制医院感染的重要措施。因此,应严格掌握使用抗菌药物的适应证,尽可能按病原菌及其药物敏感结果选用抗菌药物。预防应用抗菌药物必须有明确指征。尽量避免局部应用抗菌药物。

四、保护易感人群

积极治疗恶性肿瘤、血液系统疾病、糖尿病、尿毒症及肝硬化等基础疾病,适当用免疫增强剂等提高患者的免疫功能。掌握创伤性诊疗操作适应证,尽量缩短导管(如导尿管)留置时间,外科手术操作精细。尽量不输血或使用血制品,避免发生输血相关感染。

五、其他措施

医院感染的预防和控制除采取上述措施外,还应尽量缩短住院时间,重视医院重点部门的检测工作,如对急诊室、重症监护室、治疗室、婴儿室、手术室、检验科、供应室等进行密切监测和预报。此外,还应加强污物处理,一次性使用医用器具、医院污物等应按照有关部门的规定和要求规范管理或毁坏处理,以期切断医院感染的传播途径,有效预防及控制医院感染。

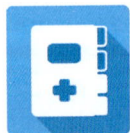

小　结

有医院就有医院感染。医院感染已成为当前医疗实践的严重障碍,直接影响医疗效果及疾病预后。从控制医院感染的危险因素出发,进行消毒灭菌、隔离预防、合理使用抗菌药物、加强医院感染监测等是预防和控制医院感染最有力和最有效的措施。

(陈莹莹)

本章自测题

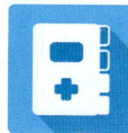

Note

第十六章 呼吸系统感染常见微生物

引起呼吸系统感染的病原微生物主要是指以呼吸道为侵入门户，微生物先在呼吸道黏膜上皮细胞中增殖引起呼吸道局部感染或呼吸道以外组织产生病变的微生物的统称，包括病毒、细菌、真菌、支原体、衣原体等。常见的有流感病毒、副流感病毒、呼吸道合胞病毒、麻疹病毒、结核分枝杆菌、链球菌属、流感嗜血杆菌以及肺炎支原体、肺炎衣原体、曲霉、放线菌等。

第一节 呼吸系统感染常见病毒

学习目标

掌握 流感病毒的变异性与流感流行的关系。
熟悉 流感病毒的生物学特性、致病性及防治原则。
了解 呼吸道合胞病毒、麻疹病毒、腮腺炎病毒、SARS 冠状病毒等的生物学特性和致病性。

能导致呼吸系统感染病毒主要是呼吸道病毒，此外，还有部分肠道病毒、呼肠病毒、疱疹病毒和巨细胞病毒等。

主要的呼吸道病毒及其所致的主要感染性疾病如表 16-1 所示。

表 16-1 呼吸道病毒及其所致的主要感染性疾病

科	种	引起的主要疾病
正黏病毒	甲、乙、丙型流感病毒	流感
副黏病毒	副流感病毒	普通感冒、支气管炎等
	麻疹病毒	麻疹
	腮腺炎病毒	流行性腮腺炎
副黏病毒	呼吸道合胞病毒	婴儿支气管炎、支气管肺炎
	亨德拉病毒	脑炎、呼吸道感染
	尼帕病毒	脑炎、呼吸道感染
	人偏肺病毒	毛细支气管炎、肺炎、上呼吸道感染
披膜病毒	风疹病毒	风疹、先天性风疹综合征
小 RNA 病毒	鼻病毒	急性上呼吸道感染、普通感冒
冠状病毒	冠状病毒	普通感冒及上呼吸道感染
	SARS 冠状病毒	严重急性呼吸综合征（SARS）
腺病毒	腺病毒	小儿肺炎

本节 PPT

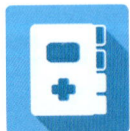

一、流行性感冒病毒

流行性感冒病毒(influenza virus)简称流感病毒,是流行性感冒(简称流感)的病原体,包括人流感病毒和动物流感病毒。

(一)生物学特性

1. 形态与结构 流感病毒为有包膜的单股负链 RNA 病毒,多呈球形,直径为 80~120 nm,但新分离的流感病毒呈多形性,以丝状较为常见。其结构可分为两部分,如图 16-1 所示。

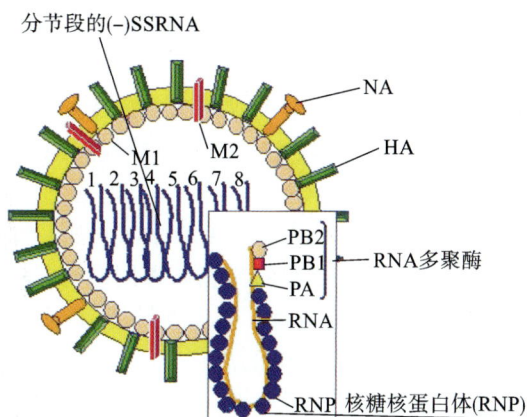

图 16-1 流感病毒结构模式图

1)核衣壳 由分节段的单股负链 RNA 以及与之结合的核蛋白(nucleo protein,NP)和 RNA 聚合酶组成的核糖核蛋白体(ribonucleoprotein,RNP)构成。甲型、乙型病毒的 RNA 分为 8 个节段。多数节段只编码病毒的一种蛋白质。丙型流感病毒因缺少编码神经氨酸酶(NA)的节段,故其 RNA 只有 7 个节段。流感病毒核酸分节段的结构特点使其具有较高的基因重排率,这被认为是流感病毒抗原容易变异的原因。

2)包膜 流感病毒的包膜有两层。外层主要来自宿主细胞的脂质双层包膜,其表面分布着血凝素(HA)和神经氨酸酶(NA)呈放射状突起的刺突,此外还分布有基质蛋白2(M2),M2 具有离子通道的作用。内层为基质蛋白1(M1),是流感病毒含量最多的蛋白(40%)。

(1)血凝素(HA) 流感病毒的 HA 的原始肽链为 HA_0,须被蛋白酶裂解形成二硫键连接的 HA_1 和 HA_2 后才具有感染性。而裂解 HA_0 的蛋白酶只存在于呼吸道,故流感病毒感染呼吸道组织。HA 的抗原特性极易变异,具有亚型特异性。

HA 的主要功能有三个方面:①参与病毒的吸附,这与流感病毒进入宿主细胞有关;②凝聚红细胞,这被用于检测流感病毒和鉴定流感病毒的亚型;③具有免疫原性,其相应抗体具有中和相同病毒亚型的作用,是保护性抗体。HA 抗体还被用于鉴定流感病毒亚型。

(2)神经氨酸酶(NA) NA 头部呈扁球状或蘑菇状,其抗原特性容易变异,具有亚型特异性。

NA 的主要功能有三方面:①参与病毒释放,NA 通过水解宿主细胞表面的糖蛋白末端的 N-乙酰神经氨酸促进病毒出芽释放;②促进病毒扩散,NA 通过液化呼吸道黏膜表面的黏液促进病毒扩散;③具有免疫原性,其相应抗体能抑制病毒释放和扩散,故具有一定的保护作用,但不能中和流感病毒。该抗体也可用于亚型的鉴定。

(3)基质蛋白2(M2) M2 参与病毒的包装和出芽。M2 的抗原特性稳定,具有型特异性,其相应抗体不具中和病毒的作用。

2. 分类 根据流感病毒 NP 和 M1 蛋白抗原性的不同,可将流感病毒分为甲(A)、乙(B)、丙(C)三型。其中的甲型再根据其 HA 和 NA 的抗原性不同分为若干亚型,迄今已发现有 16 个亚型(H1～H16),NA 有 9 个亚型(N1～N9);乙型和丙型则无亚型之分。

3. 抗原性变异与流感的流行 流感病毒的 HA 和 NA 的抗原性变异,能导致宿主已经形成的抗流感病毒的保护性免疫力减弱或消失,导致流感的流行。甲、乙、丙三型流感病毒中,甲型流感病毒最易发生变异,可形成新的亚型;乙型流感病毒也可以发生抗原变异,但不形成新的亚型。故甲型流感病毒引起的流感最常见,并可引起大流行,迄今世界性的流感大流行均由甲型流感病毒引起;乙型流感病毒通常只引起流感的局部暴发流行或小流行;丙型流感病毒以散发流行为主,主要侵犯婴幼儿和免疫力低下的人群。

根据甲型流感病毒发生抗原变异的程度,将其分为两种形式,即抗原性漂移(antigenic drift)和抗原性转变(antigenic shift)。

(1)抗原性漂移 指由流感病毒亚型内 HA 或 NA 点突变的累积而引起的抗原性变异,变异幅度小,属量变。流感病毒每隔数年就会发生一次较明显的抗原漂移,因此,流感的流行常表现为周期性局部地区的中、小型流行。

(2)抗原性转变 抗原性转变是指在自然流行条件下,甲型流感病毒表面的一种或两种抗原结构发生大幅度的变异或者当两种不同亚型的流感病毒同时感染同一细胞时,病毒的 8 个基因节段在细胞内发生基因重组,从而产生新亚型。抗原性转变,是质变。由于人群对新亚型完全缺乏免疫力,因此能够引起流感大流行。历史上的流感大流行多与新亚型的形成有关。

甲型流感病毒的抗原性变异与流感大流行如表 16-2 所示。

表 16-2 甲型流感病毒的抗原性变异与流感大流行

亚型名称	H1N1	H2N2	H3N2	H1N1	H1N1
流行年代	1918	1957	1968	1977	2009
代表病毒株	A/Brevig Mission/1/1(H1N1)	A/Singapore/1/57	A/Hongkong/1/68	A/HUUSR/90/77	A/California/07/2009(H1N1)

4. 培养 鸡胚培养、动物接种和组织细胞培养均可,以鸡胚培养最为常用。

5. 抵抗力 流感病毒的抵抗力较弱,不耐热,在 56 ℃ 30 min 即被灭活;室温下其感染性很快消失,在 0～4 ℃能存活数周,−70 ℃以下可长期保存。对干燥、日光、紫外线、甲醛、乙醚、乳酸等敏感。

(二)致病性与免疫性

1. 致病性 流感病毒是流感的病原体。传染源主要是患者和隐性感染者。病毒感染的动物也可能是一种传染源,已证明猪感染流感病毒后可直接传染给人。禽流感病毒亦可由病禽直接传染给人,但目前禽流感病毒由人传人途径导致感染的病例极为罕见。传播途径主要是通过近距离飞沫传播,也可经手帕、毛巾等间接接触传播。动物源性流感病毒除了通过上述传播途径传播外,偶可通过胃肠道传播,引起胃肠流感。流感病毒进入机体后主要侵犯上呼吸道及支气管的上皮细胞,导致局部病变。病毒一般不入血,但其在上皮细胞内产生的内毒素样物质释放入血,可引起全身中毒症状。流感的潜伏期一般为 1～7 天。临床表现为畏寒、发热、头痛、全身酸痛、乏力和食欲减退等全身症状,常伴有咽喉痛、干咳,可有喷嚏、鼻塞和流涕等。流感为自限性疾病,若无并发症,一般 3～5 天症状好转,一周内痊愈。年老体弱者、免疫功能低下者和婴幼儿易发生肺炎或继发细菌感染等并发症。

2. 免疫性 流感病后对同型病毒有免疫力,一般可维持 1～2 年,三型流感病毒之间无交叉免疫保护。其中 HA 抗体为中和抗体,包括呼吸道黏膜局部的 sIgA;NA 抗体可抑制病毒从感染细胞中释放,也对机体有保护作用。CD8$^+$ T 细胞能溶解感染细胞,有助于机体的恢复,且对不

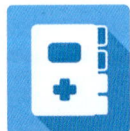

同的亚型有交叉免疫保护作用。

（三）实验室检查

在流感流行期间,根据典型的临床症状就可以初步诊断,但确诊或流行监测,则有赖于实验室检查。病原学诊断主要包括病毒的分离培养,病毒的抗原、核酸和抗体检测等。病毒的分离培养为实验室诊断的金标准。病毒的抗原和核酸检测可用于早期诊断。抗体检测可以用于回顾性调查,但对早期诊断的意义不大。

（四）防治原则

1. 预防　①接种疫苗:这是预防流感最有效的措施。流感疫苗的病毒株必须选用当时流行的病毒株,也可在 WHO 的推荐和指导下进行流感疫苗制备。现常规使用的流感疫苗就是在WHO 指导下制备的,包括当前在人群中流行的 H3N2 和 H1N1 两种甲型流感病毒株,以及一种乙型流感病毒株,即三价灭活疫苗。②药物预防:使用抗病毒药物预防流感,在暴露后实施。每日用药 1 次,一般疗程为 1 周,暴发流行时为 2 周。③其他预防措施:在流感流行期间,应及早发现和隔离流感患者,减少人群聚集或避免到人群聚集的公共场所。对公共场所、宿舍、病禽场等进行消毒:用乳酸或过氧乙酸熏蒸空气,用1%～2%漂白粉溶液或含氯消毒剂喷洒。

2. 治疗　对流感的治疗包括一般性措施(如注意休息,多饮水,给予清淡、营养饮食等),对症治疗和抗病毒治疗。奥司他韦、扎那米韦和帕那米韦等神经氨酸酶抑制药是治疗或预防流感的主要用药。曾经对甲型流感病毒有效的 M2 离子通道阻滞剂金刚烷胺和金刚乙胺,目前几乎所有的甲型流感病毒分离株均对其耐药。应用抗病毒药物越早则效果越好。此外,某些中草药对流感有一定疗效。

二、呼吸道合胞病毒

呼吸道合胞病毒(respiratory syncytial virus,RSV)属于副黏病毒科肺病毒属,是引起婴幼儿和儿童下呼吸道感染的主要病原体。其为导致 6 个月以下婴儿患细支气管炎和肺炎的主要病原体。若不及时处理,死亡率较高。在较大的儿童中,RSV 主要引起鼻炎、感冒等上呼吸道感染。呼吸道合胞病毒主要通过飞沫经呼吸道传播,也可通过污染的手和物品经眼或鼻黏膜传播,传染性强。多流行于冬季和早春,婴幼儿和儿童普遍易感,但小于 2 月的婴儿因自然被动免疫获得母亲的抗 RSV 抗体从而很少发生 RSV 感染。RSV 感染人体后先在鼻咽部的上皮细胞中增殖,进而扩散至下呼吸道,但不形成病毒血症。潜伏期为 4～5 天,但排放病毒的时间可持续 1～5 周。RSV 所致呼吸道疾病与其他病毒和细菌感染所致的呼吸道疾病很难区别,需做微生物学检查才能确诊。患者感染 RSV 后免疫力不强,不能防止再感染,诱生的 IgE 抗体参与 I 型超敏反应,与细支气管炎的形成有密切关系。至今尚无特异的治疗药物和有效的预防疫苗。

三、麻疹病毒

麻疹病毒(measles virus)属于副黏病毒科,是麻疹的病原体。麻疹是一种儿童常见的急性传染病,其传染性很强,如无并发症,预后良好。自 20 世纪 60 年代初开始使用麻疹减毒活疫苗以来,麻疹发病率显著下降,WHO 已将消灭麻疹列为消灭脊髓灰质炎后的下一个目标。

（一）生物学特性

麻疹病毒为有包膜的球形 RNA 病毒,包膜上有血凝素(HA)和血溶素(HL)两种刺突。麻疹病毒的抗原性稳定,只有一个血清型。麻疹病毒对各种理化因素的抵抗力较弱,加热 56 ℃ 30 min可被灭活,对脂溶剂及一般消毒剂都敏感,能使其灭活,对日光及紫外线也敏感。

（二）致病性与免疫性

1. 致病性　人是麻疹病毒的唯一自然宿主,传染源主要是患者。通过飞沫传播,也可经用

人禽流感
流行与防控

具、玩具或密切接触传播。麻疹病毒的传染性很强,易感者(儿童)接触后90%以上发病。潜伏期为9~12天。病毒侵入人体后,先在呼吸道上皮细胞中增殖,随后进入血流,形成第一次病毒血症,病毒侵入单核-巨噬细胞系统大量增殖后再次进入血流,形成第二次病毒血症,病毒向全身播散,主要侵犯呼吸道、眼结膜、口咽部、胃肠道等。此时出现一系列临床表现,如发热、上呼吸道卡他症状、结膜炎、口腔颊黏膜的 Koplik 斑、特征性皮疹等。一般在患儿皮疹出齐 24 h 后,体温开始下降,呼吸道症状于 1 周左右消退,皮疹消退,若无并发症,自然痊愈。部分体弱的患儿,易并发细菌性感染,尤其是细菌性肺炎,这是麻疹患儿死亡的主要原因。大约有 0.1% 的患者发生脑脊髓炎,病死率为 15%。有免疫缺陷的患儿常无皮疹,但可发生严重致死性麻疹巨细胞肺炎。此外,尚有百万分之一的麻疹患者在其恢复后多年(平均 7 年),出现亚急性硬化性全脑炎(SSPE),表现为渐进性大脑衰退,1~2 年内死亡。

2. 免疫性 麻疹愈后可获得终生免疫力,包括体液免疫和细胞免疫。6 个月内的婴儿因从母体获得 IgG 抗体而不易发生感染,故麻疹多见于 6 个月至 5 岁的婴幼儿。

(三)实验室检查与防治原则

典型麻疹病例根据临床症状可以做出临床诊断,无须进行实验室检查。对轻症和不典型病例则需做实验室检查确诊,目前多用血清学检查法。

预防麻疹的主要措施是对儿童实行麻疹减毒活疫苗接种。对接触麻疹的易感儿童,注射丙种球蛋白、健康成人全血或麻疹恢复期血清,可防止发病或减轻症状。治疗主要是应用对症治疗和合理的护理以帮助患者顺利康复。有并发症的治疗并发症。传统医学对麻疹有独特的治疗方法,如用透疹方煎剂熏蒸和擦洗,促使患者顺利出疹。

四、副流感病毒

副流感病毒(parainfluenza virus)在分类上属副黏病毒科副黏病毒属,是呈球形、有包膜的RNA 病毒。根据抗原构造不同,副流感病毒分为 5 型。感染人类的主要是其中 1、2、3 型。病毒通过直接接触或飞沫传播,可引起各年龄段的人上呼吸道感染,尤其是可引起婴幼儿及儿童患严重呼吸道疾病,如小儿哮喘、细支气管炎和肺炎等。婴儿自母体被动获得的相应抗体没有保护作用,感染产生的 sIgA 对再感染有保护作用,但几个月内即消失,因此再感染现象普遍。实验室诊断主要通过细胞培养而分离鉴定病毒,或用免疫荧光检查鼻咽部脱落细胞中的病毒抗原等。尚无特异性的有效药物与疫苗。

五、其他呼吸道病毒

其他呼吸道病毒(其中风疹病毒见第二十三章)的主要特征如表 16-3 所示。

表 16-3 其他呼吸道病毒的主要特征

病毒名称	主要病毒特性	致 病 性	防 治 原 则
鼻病毒	小 RNA 病毒科,在人胚肾、人胚二倍体细胞中增殖,需要 33 ℃旋转培养	引起普通感冒等上呼吸道感染;儿童还能引起支气管炎和肺炎	用干扰素防治有一定作用
腮腺炎病毒	呈球形,单负链 RNA 病毒,有包膜,其上有 HA 和 NA 等刺突,抗原性稳定,只有一个血清型	引起流行性腮腺炎,儿童易感。经飞沫传播,侵犯腮腺,还可侵犯睾丸、卵巢、胰腺、脑组织等	及时隔离患者,以减少传播机会,接种腮腺炎疫苗可获得明显的预防效果。目前尚无有效药物治疗

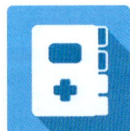

续表

病毒名称	主要病毒特性	致病性	防治原则
腺病毒	无包膜的双链 DNA 病毒。只能在人源的组织细胞中增殖	引起急性发热性咽喉炎、咽结膜热、急性呼吸道疾病、肺炎、滤泡性结膜炎、儿童胃肠炎等	甲醛灭活疫苗已被用于某些人群的预防。目前无有效药物治疗
冠状病毒	单正链 RNA,有包膜。抵抗力弱,对乙醚、氯仿、酯类及紫外线敏感	经飞沫传播,主要感染成人或较大儿童,引起普通感冒和咽喉炎。有的还可引起成人腹泻	目前尚无疫苗预防,也无特效药物治疗
SARS 病毒	单股 RNA 的有包膜病毒。对乙醚、过氧乙酸、氯制剂敏感,一些普通消毒剂如丙酮、10% 甲醛以及 75% 乙醇等在 5 min 内可灭活病毒,56 ℃ 30 min 可灭活	引起严重急性呼吸综合征(SARS)。飞沫传播,以发热为首发症状,体温高于 38 ℃,可伴有头疼、乏力、关节痛等,继而出现干咳、胸闷、气短等症状	目前尚无疫苗接种,也无特效治疗方法,以综合治疗为主,强调早发现、早隔离、早治疗,正确使用激素和呼吸机,积极防治并发症

普通感冒

第二节　呼吸系统感染常见细菌

学习目标

掌握　结核分枝杆菌的抵抗力、致病性与超敏反应;链球菌属的分类、致病物质及所致疾病。
熟悉　结核分枝杆菌的生物学特性、结核菌素试验的原理及应用。
了解　流感嗜血杆菌、嗜肺军团菌、百日咳鲍特菌等的致病性及其防治原则。

经呼吸道传播,主要引起呼吸系统以及其他系统的病变。重要的细菌有:结核分枝杆菌、链球菌属、流感嗜血杆菌、卡他布兰菌等。

一、结核分枝杆菌

结核病是人和动物共患传染病,其病原菌一般被称为结核分枝杆菌(MTB),简称结核杆菌。牛结核分枝杆菌引起的结核病占人类结核病的 2%～5%。18 世纪结核病在欧洲肆虐并导致大批患者死亡。20 世纪初中叶,随着抗结核药物的发明和应用、卫生条件和生活水平的提高,结核病的发病率和死亡率呈现大幅下降。然而,自 20 世纪 80 年代后,由于结核分枝杆菌耐药,以及 AIDS 的流行、免疫抑制剂的应用、吸毒、人口流动等原因导致结核病发病率在全球许多国家均呈现明显上升趋势,结核病再次成为威胁人类健康的全球性公共卫生问题。我国结核病患者的数量居世界第二位。

分枝杆菌属的细菌因有分枝生长的趋势而得名。其抗酸染色过程能抵抗盐酸乙醇的脱色,故又称抗酸杆菌。

本节 PPT

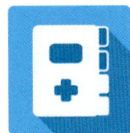

（一）生物学特性

1. 形态与染色 菌体为细长略弯的杆菌，大小为$(0.3\sim0.6)\ \mu m\times(1.0\sim4.0)\ \mu m$，无芽孢、无鞭毛。常用齐-尼氏（Ziehl-Neelsen）抗酸染色法染色，呈抗酸性被染成红色，其他非抗酸菌及细胞被染成蓝色（图16-2）。在陈旧培养物中或进行抗结核药物治疗后可变为L型，呈多形性。电镜下可见结核分枝杆菌有荚膜。

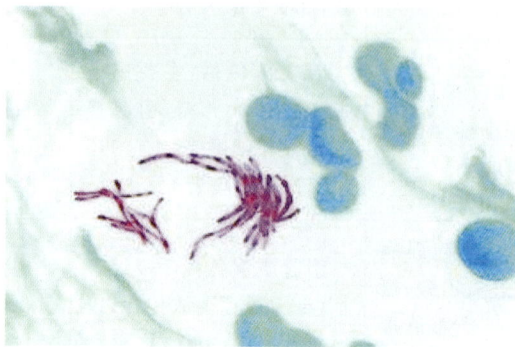

图 16-2 结核分枝杆菌抗酸染色图片

2. 培养特性 专性需氧，最适温度为37 ℃。最适pH值为6.4～7.0，营养要求高，生长缓慢，繁殖一代约需18 h。在固体培养基上接种后2～4周可见呈颗粒、结节或花菜状的粗糙型菌落。在液体培养基中细菌生长较为迅速，通常1～2周即可见培养结果。

3. 抵抗力 结核分枝杆菌对某些理化因素有较强的抵抗力：①耐干燥：在干燥痰中可存活6～8个月。②耐酸碱：常用此处理临床标本以杀死杂菌和消化黏稠物。③耐染料：对1∶13000孔雀绿或1∶75000结晶紫有抵抗力，加入培养基中可抑制杂菌生长。但其对乙醇、湿热及紫外线较敏感，用75%乙醇作用数分钟、加热62～63 ℃15 min或直接日光照射2～7 h均可被杀死。

4. 变异性 结核分枝杆菌在形态、菌落、毒力及耐药性等方面均易发生变异。用于预防结核病的卡介苗（Bacilus of Calmette-Guerin，BCG）是由有毒的牛结核分枝杆菌经毒力变异而制备的减毒活疫苗。

（二）致病性与免疫性

1. 致病物质 结核分枝杆菌不产生内、外毒素和侵袭性酶类。其致病物质主要是细胞壁中的脂质、菌体蛋白和荚膜。其毒力机制主要有以下几个方面：①有助细菌顺利进入巨噬细胞等吞噬细胞；②抵抗吞噬细胞内杀菌物质的杀伤作用；③与免疫机制相互作用而引起病理损伤。

（1）脂质 本菌脂质含量高，占细胞壁干重的60%以上。脂质含量与毒力密切相关，脂质的毒性成分有：索状因子、磷脂、蜡质D、硫酸脑苷脂等。它们具有多方面的病理作用。

（2）蛋白质 结核分枝杆菌含有多种蛋白质成分，结核菌素是其中的主要成分，其与蜡质D结合，能诱发较强的迟发型超敏反应。

（3）荚膜 其致病作用有：①抗吞噬作用；②黏附作用；③阻止药物及化学物质透入菌体；④所含多种酶可降解受染组织中的大分子物质，为病菌提供营养。

2. 所致疾病 结核杆菌可通过呼吸道、消化道和破损的皮肤黏膜等多种途径进入机体，侵犯多种组织器官引起相应器官的结核病，其中以肺结核最常见。

（1）肺部感染 传染源包括痰涂片阳性和阴性的活动性肺结核患者。主要通过咳嗽、打喷嚏和排痰等方式，产生含活菌的液滴。在空气中可漂浮几分钟到几小时，等水蒸发后形成飞沫核。飞沫核通过呼吸道侵入肺造成感染。肺结核可分为原发感染和继发感染两大类。

①原发感染：指首次感染结核分枝杆菌，多见于儿童。结核分枝杆菌侵入肺泡，被巨噬细胞吞噬后，形成不完全吞噬，细菌在细胞内大量生长繁殖，最终导致细胞崩解，释放出结核分枝杆菌，并在细胞外繁殖，或被另一巨噬细胞吞噬，如此反复引起渗出性炎症，称为原发灶。原发灶好

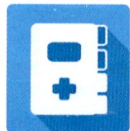

发于肺上叶下部或下叶上部。原发灶内的结核分枝杆菌常沿淋巴管扩散到肺门淋巴结,引起淋巴管炎和淋巴结肿大,X线胸片显示哑铃状阴影,称为原发综合征。随着特异性免疫(主要是细胞免疫)的建立,原发灶大多可纤维化或钙化自愈。但原发灶内仍有少量结核分枝杆菌长期潜伏,不断刺激机体维持特异性免疫,也可成为日后内源性感染的来源。只有极少数免疫力低下者,结核分枝杆菌可经淋巴、血流扩散至全身,导致全身粟粒性结核或结核性脑膜炎。

②继发感染:也称原发后感染,多见于成年人。大多为内源性感染,极少由外源性感染所致。继发性感染的特点是病灶局限,一般不累及邻近的淋巴结,被纤维囊包绕的干酪样坏死病灶可钙化而痊愈。若干酪样坏死病灶液化,结核分枝杆菌则在液化灶中大量繁殖,排入邻近支气管、气管,并随咳痰排出体外,此为开放性肺结核,传染性很强。病变常发生在肺尖部位。

(2) 肺外感染　在免疫力低下的患者中,结核分枝杆菌可经血液、淋巴扩散引起肺内、外播散,如脑、肾、骨、关节、生殖系统等结核病。在极少数原发感染患儿或免疫力极度低下的个体(如AIDS患者)中,可形成全身粟粒性结核或播散性结核。肺结核患者也可因咽入带菌的痰液而引起肠结核、结核性腹膜炎等。结核分枝杆菌也可通过伤口感染导致皮肤结核。

3. 免疫性与超敏反应

(1) 免疫性　结核分枝杆菌是胞内寄生菌,其免疫主要是以 T 细胞为主的细胞免疫。活化的 CD4$^+$ T 细胞是抗结核分枝杆菌持续感染的主要免疫细胞。活化的 CD4$^+$ T 细胞通过释放淋巴因子激活巨噬细胞,最终杀伤和清除结核杆菌。但是当病灶较大,肉芽肿中心坏死更多,形成干酪样变,并在周围形成纤维囊膜结构时,激活的巨噬细胞无法进入病灶内将病菌全部杀死,病灶中的细菌逐渐转成休眠状态成为潜伏感染,并成为日后结核病内源性感染的来源。机体的抗结核免疫属于感染免疫,又称有菌免疫。

(2) 超敏反应　抗结核感染细胞免疫与迟发型超敏反应并存。这既是导致引起结核病灶的细胞坏死和干酪样病变,造成组织损伤和破坏,形成空洞的机制,也是结核菌素试验时能够依据皮肤迟发性超敏反应的现象推断受试者抗结核免疫力状况的依据。

研究表明,结核分枝杆菌诱导的抗结核细胞免疫和超敏反应的物质不同。超敏反应主要由结核菌素蛋白和蜡质 D 共同引起,而抗结核的细胞免疫则由结核分枝杆菌核糖体 RNA(rRNA)引起,上述并存的两种免疫现象是由它们分别激活不同的 T 细胞亚群并释放不同的细胞因子所致。

(3) 结核菌素试验　通过测试机体对结核菌素发生的迟发型超敏反应,推断受试机体是否形成了抗结核的免疫力(细胞免疫)的皮肤试验。

①结核菌素试剂:有两种,一种为旧结核菌素(old tuberculin,OT),为含有结核分枝杆菌蛋白的混合物。另一种为纯蛋白衍生物(purified protein derivative,PPD),是 OT 经三氯醋酸沉淀后的纯化物。目前主要用PPD。

②试验方法:取 PPD 5U 注入受试者前臂掌侧皮内,48～72 h 内观察局部反应情况。

③结果及临床意义:a.5 mm≤红肿硬结直径<15 mm 为阳性,表明机体已感染过结核分枝杆菌或卡介苗接种成功,有免疫力;b. 红肿硬结直径≥15 mm 为强阳性,可能有活动性结核,应进一步检查;c. 红肿硬结直径<5 mm 为阴性,说明无免疫力或未感染过结核分枝杆菌,但具体应考虑以下情况,即受试者处于原发感染早期,正患严重的结核病(如全身粟粒性结核、结核性脑膜炎等),患其他严重疾病(如麻疹、恶性肿瘤、AIDS 等),使用免疫抑制剂等。

(4) 应用　①筛选卡介苗接种对象及测定接种效果,结核菌素试验阴性者应接种卡介苗;②作为婴幼儿结核病诊断的参考;③在未接种过卡介苗的人群中调查结核病的流行情况;④测定肿瘤患者等的细胞免疫功能。

(三) 实验室检查

根据感染部位不同,采取不同的标本,如痰液、尿液、粪便、脑脊液、血液、胸腔积液、腹腔积液等。

1. 涂片镜检　①直接涂片:标本直接涂片后,用抗酸染色法并进行镜检。若找到抗酸阳性菌,结合临床症状即可初步诊断。②集菌涂片:脑脊液、胸腔积液、腹腔积液等无杂菌标本,可直

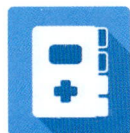

接离心沉淀集菌;而痰液、尿液、粪便等标本常有杂菌,需先经 4% NaOH、3% HCl 或 6% H_2SO_4 处理 15 min,杀死杂菌并使黏稠物溶解,再离心沉淀集菌涂片。

2. 分离培养　常采用罗氏固体培养基,37 ℃培养。结核杆菌生长缓慢,在固体培养基上一般经 2~4 周培养看见菌落,如果在常规时间内尚未见菌落产生,培养需要延续至6~8周方可明确为培养阴性。用含血清的液体培养基培养,可在 1 周左右看到培养结果。20 世纪 70 年代出现的自动培养系统大大提高了结核分枝杆菌的分离率和报告速度。

3. 动物试验　可用于结核分枝杆菌的分离培养和毒力测定。

4. 快速诊断　采用 PCR 检测结核分枝杆菌的特点核酸序列(IS6110)可达到对结核病患者进行快速诊断的目的。采用金胺染色进行荧光显微镜检查也可做出快速诊断。近年来还出现了许多快速检测耐药性的方法。

5. γ干扰素释放试验　此为一种通过测定结核分枝杆菌抗原刺激待检者的 T 细胞后,这些待检者的 T 细胞释放的 γ 干扰素情况,以判定该机体是否感染结核分枝杆菌的方法。此法具有高敏感性和高特异性,且不受卡介苗和大多数非结核分枝杆菌的影响,可检测结核分枝杆菌的潜伏感染。

此外,也可采用 ELISA 方法检测患者血清中的抗结核抗体进行结核病的辅助诊断。

（四）防治原则

WHO 提出控制结核病的主要措施为:由政府主导推行发现和治疗痰菌阳性患者(免费治疗)的办法,以及对新生儿接种卡介苗,以控制结核病的传播与流行。

1. 预防　卡介苗(BCG)是目前预防结核病特异有效的措施,接种对象主要是新生儿和结核菌素试验阴性者。卡介苗对不同人群的保护效应差异很大,其中对婴幼儿的保护性最高,接种后免疫力可维持 5 年左右。多种新型疫苗尚处在试验阶段。

2. 治疗　抗结核治疗应遵循以下原则:早期、联合、规则、足量、全程用药,尤以联合和规则用药最为重要。常用的药物有链霉素、异烟肼、吡嗪酰胺、利福平、乙胺丁醇、对氨基水杨酸等。新药主要有利福霉素类和喹诺酮类。鉴于目前耐药的结核分枝杆菌日益增多,故在药物治疗过程中应做结核分枝杆菌药物敏感试验,及时选用敏感药物以提高疗效。抗结核治疗的疗程一般是 6~18 个月,肺结核病不少于 6 个月。

知识链接

麻风分枝杆菌

　　麻风分枝杆菌(M. leprae,ML)简称麻风杆菌,是麻风的病原菌。麻风是一种慢性传染病,流行广泛,世界各地均有报道,多见于贫困地区,主要分布于亚洲、非洲和拉丁美洲。

　　麻风分枝杆菌属于分枝杆菌属细菌,生物学特性同结核分枝杆菌,但目前尚不能人工培养。

　　麻风患者是麻风的传染源。患者鼻腔分泌物、痰液、汗液、泪液、乳汁、精液与阴道分泌液中均可发现麻风分枝杆菌,主要通过密切接触、破损的皮肤黏膜、呼吸道等方式传播,以家庭内传播多见。人对麻风分枝杆菌有较强的抵抗力,以细胞免疫为主。流行地区的人群多为隐性感染,以幼儿最为敏感。本病潜伏期长,平均为 2~5 年。根据机体的免疫状态、病理变化和临床表现可将大部分患者分为瘤型和结核样型。

　　麻风病目前尚无有效的菌苗进行特异的预防。治疗药物主要有氨苯砜、利福平、氯苯吩嗪及丙硫异烟胺。

非结核分枝杆菌

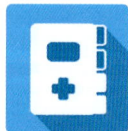

Note

二、链球菌属

链球菌属（*Streptococcus*）是常见的化脓性球菌的一个种属，广泛分布于自然界、人及动物粪便和健康人的鼻咽部，多属于人体内的正常菌群，一般不致病，对人类有致病作用的主要为 A 群链球菌和肺炎链球菌。

临床应用-案例分析 1

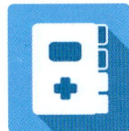

（一）链球菌

链球菌主要引起全身化脓性感染，并与急性肾小球肾炎和风湿热等超敏反应有关。

1. 生物学特性

（1）形态与染色　球形或卵圆形，直径为 $0.6 \sim 1.0 \ \mu m$，链状或成双排列（图 16-3），无鞭毛，不形成芽孢，有菌毛样结构。革兰染色阳性，但菌体衰老、死亡或被中性粒细胞吞噬后易转为阴性。

（2）培养特性　营养要求较高，在加入血液、血清、葡萄糖的培养基上生长良好。多为兼性厌氧，在血清肉汤中生长呈絮状沉淀。在血琼脂平板上生成灰白色、半透明凸起的小菌落，不同菌株有不同的溶血现象。

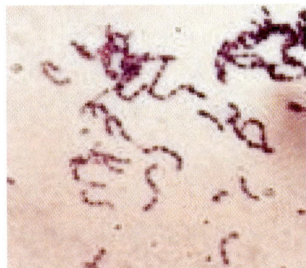

(a)光镜下形态　　　　　　(b)电镜下形态

图 16-3　链球菌的镜下形态图

（3）分类　链球菌常用的分类方法有以下几种。

①按溶血现象分类：a.甲（α）型溶血性链球菌：菌落周围形成狭窄的草绿色溶血环，为不完全溶血，称为甲型溶血或 α 溶血，故亦称草绿色链球菌，多为条件致病菌。b.乙（β）型溶血性链球菌：菌落周围有完全透明的溶血环，环内红细胞完全溶解，称乙型溶血或 β 溶血，其致病力强，人类的链球菌感染多由此型引起。c.丙（γ）型链球菌：不产生溶血素，菌落周围无溶血环，称不溶血性链球菌，一般无致病性，常分布于乳汁和粪便中。

②按抗原构造分类：根据链球菌细胞壁中多糖抗原的不同将链球菌分为 A～H，K～V 等 20 群。对人致病的 90％属于 A 群。在 A 群链球菌中，根据 M 抗原的不同，又分为约 100 个型。对人类致病的 A 群链球菌多数呈 β 溶血。链球菌群别与溶血性之间并无平行关系，但 A 群链球菌大多表现为 β 溶血。

③按生化反应分类：肺炎链球菌、某些 α 溶血性链球菌和非溶血性链球菌不具有群特异性抗原，须根据其生化反应和对药物的敏感性等进行鉴定。

④根据对氧的需要分类：分为需氧性、兼性厌氧性和厌氧性链球菌三类。

（4）抵抗力　该菌抵抗力较弱，多数不耐热，60 ℃ 30 min 即可被杀死。对常用消毒剂敏感。在干燥的尘埃中可生存数月。A 群链球菌对青霉素、四环素、红霉素、磺胺等都很敏感。青霉素是链球菌感染的首选药物。

2. 致病性与免疫性

（1）致病物质　A 群链球菌有较强的侵袭力，并产生多种外毒素和胞外酶。

①细胞壁成分：a.M 蛋白：存在于 A 群链球菌细胞壁上，高度变异，有近 100 种血清型。具

有抗吞噬作用。某些 M 蛋白与人心肌及肾小球基底膜有共同抗原,故与急性肾小球肾炎、风湿热等超敏反应性疾病的发生有关。b. 黏附素:包括脂磷壁酸和 F 蛋白,位于菌体表面,介导链球菌对宿主细胞的黏附。

②外毒素类:a. 致热外毒素:又称红疹毒素或猩红热毒素,其免疫原性强,相应抗体具中和毒素作用;具超抗原作用。b. 链球菌溶血素:能溶解红细胞、破坏白细胞和血小板。根据对 O_2 的敏感性不同,分为链球菌溶血素 O(SLO)和链球菌溶血素 S(SLS)。其中 SLO 免疫原性强,可刺激机体产生抗 SLO 抗体。链球菌感染 2~3 周后,85%~90%的患者血清中出现抗 SLO 抗体,病愈后可持续数月甚至一年。风湿热患者血清中抗 SLO 抗体明显增高,一般其效价高于 1:400,可作为风湿热活动期或新近感染链球菌的指标之一。

③侵袭性酶类:a. 透明质酸酶:可降解细胞间质中的透明质酸,有利于细菌在组织中扩散,故称扩散因子。b. 链激酶:又称溶纤维蛋白酶,能使血浆中的纤维蛋白酶原转变为纤维蛋白酶,溶解血块中的纤维蛋白和阻止血浆凝固,以利细菌扩散。c. 链道酶:又称链球菌 DNA 酶,能分解脓汁和坏死组织中具有高度黏性的 DNA,使脓汁稀薄,有利细菌扩散。

(2)所致疾病　A 群链球菌引起的疾病约占人类链球菌感染的 90%。患者、带菌者是 A 群链球菌感染的传染源。主要通过呼吸道传播或经皮肤伤口而感染,所致疾病大致分为以下三种类型。

①化脓性感染:a. 局部皮肤及皮下组织感染:丹毒、淋巴管炎、蜂窝织炎、痈、脓疱疮等。其病灶特点为界限不明显,脓性分泌物稀薄,细菌易于扩散。b. 其他系统感染:化脓性扁桃体炎、咽炎、鼻窦炎、中耳炎及产褥热等。

②毒素性疾病:a. 猩红热:常继发于严重的咽炎或皮肤软组织感染,致热外毒素是致病物质。b. 链球菌中毒休克综合征:其为产生致热外毒素的 A 群链球菌引起的以休克为主要症状的感染。病死率可高达 30%。

③超敏反应性疾病:包括风湿热和急性肾小球肾炎。主要由 A 族链球菌的抗原(M 蛋白或细胞膜抗原)刺激机体产生相应抗体后,通过Ⅱ型超敏反应或Ⅲ型超敏反应的发生机制导致疾病。

④其他链球菌感染:a. B 群链球菌:女性阴道正常菌群,带菌率为 5%~25%,可引起新生儿暴发性败血症、化脓性脑膜炎、肺炎等。b. 厌氧链球菌:通常寄居于口腔、肠道及女性阴道,常与其他厌氧菌合并感染引起化脓性炎症,如产后子宫内膜炎、乳腺炎及伤口感染。c. 甲型链球菌:通常为上呼吸道寄生的正常菌群,可随伤口进入血流,遇受损心瓣膜或心内膜,细菌可滞留繁殖,引起亚急性细菌性心内膜炎。d. 甲型变异链球菌:引起龋齿的主要细菌。

(3)免疫性　感染链球菌后,因 A 群溶血性链球菌 M 蛋白的型别多,各型间无交叉免疫,机体可发生链球菌的反复感染。其中抗 M 蛋白特异性抗体的存在可增强白细胞对链球菌的吞噬及杀伤作用。抗链球菌溶血素 O 抗体不具有保护作用。患猩红热或毒性休克综合征后,可产生针对同型致热外毒素的抗体,建立牢固的抗毒素免疫。

3. 实验室检查

(1)直接涂片镜检　脓汁标本可直接涂片,染色镜检。发现有典型链状排列的球菌时,可做出初步的诊断。

(2)分离培养与鉴定　脓汁、咽拭子可直接接种血琼脂平板,血液标本待增菌后再接种至血平板,培养后根据菌落特点,行溶血性鉴定。

(3)抗体检测　抗链球菌溶血素 O 试验(antistreptolysin O test,ASO test),简称抗 O 试验,常用于风湿热的辅助诊断,抗 O 抗体滴度在 250 U 以上显示近期或反复的 A 群链球菌感染。活动风湿热患者一般超过 400 U。

4. 防治原则　对急性咽峡炎、扁桃体炎或皮肤化脓性感染等要早期彻底治疗,以防止风湿热和肾小球肾炎的发生。做好消毒灭菌,避免医源性感染。A 群链球菌对青霉素、红霉素等药物敏感。青霉素 G 为首选药物。

(二) 肺炎链球菌

肺炎链球菌(*S. pneumoniae*)常寄居于正常人上呼吸道,带菌率为 5%～40%。多数不致病,少数可引起大叶性肺炎、鼻窦炎、中耳炎、支气管炎等疾病。

1. 生物学特性　肺炎链球菌为革兰阳性双球菌,菌体呈矛头状,钝端相对(图 16-4)。无鞭毛,不形成芽孢,毒性菌株在机体内能形成荚膜。用特殊的荚膜染色法可使荚膜着色。

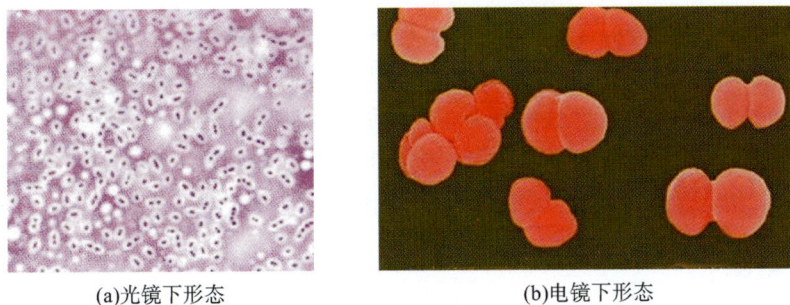

(a)光镜下形态　　　　　　　(b)电镜下形态

图 16-4　肺炎链球菌的镜下形态

该菌对营养的要求较高,血平板上出现草绿色溶血环(α 溶血)。肺炎链球菌能产生自溶酶,可使菌落中央凹陷呈脐状或使混浊生长的培养液逐渐变澄清,胆盐等表面活性剂可加速其自溶。

肺炎链球菌对理化因素的抵抗力较弱,对一般消毒剂敏感。有荚膜菌株的抗干燥能力较强,在干燥痰中可存活 1～2 个月。一般对抗生素敏感,但已有耐药菌株形成。

根据荚膜多糖抗原性的不同将肺炎链球菌分为 90 多个血清型。

其抵抗力较弱,56 ℃ 15～30 min 即被杀死。对一般消毒剂敏感。有荚膜菌株的抗干燥能力较强。对青霉素、红霉素、林可霉素等敏感。

2. 致病性与免疫性　肺炎链球菌主要的致病物质是荚膜,具有很强的抗吞噬作用。此外,脂磷壁酸、肺炎链球菌溶血素 O、IgA 蛋白酶等也参与致病。肺炎链球菌常寄居在正常人的口腔及鼻咽部,一般不致病,当机体免疫力下降时可引起疾病,主要引起人类大叶性肺炎,其次为支气管炎。肺炎链球菌主要经上呼吸道侵入支气管、肺,在肺泡内大量繁殖,并向周围肺泡组织蔓延。引起肺泡内大量纤维蛋白渗出,继之白细胞、红细胞向肺泡内渗出,导致典型大叶性肺炎的病理变化。肺炎后可继发胸膜炎和脓胸,也可侵入机体其他部位,引起中耳炎、乳突炎、心内膜炎及化脓性脑膜炎等。

病后可获得型特异性免疫力,同型细菌再次感染少见。体液中出现荚膜多糖型特异性抗体,从而发挥调理作用。荚膜多糖能直接激活补体旁路途径,在感染的早期发挥作用。

3. 实验室检查　根据所致疾病的不同采集适当标本,如痰液、脓汁、血液、脑脊液等。直接涂片行革兰染色镜检或分离培养鉴定。肺炎链球菌主要应与甲型溶血性链球菌鉴别。

4. 防治原则　使用型特异性多糖抗原制成的多价疫苗预防肺炎链球菌感染,可产生明显的免疫力,保护率可达 90%。治疗可用青霉素或林可霉素等。

三、流感嗜血杆菌

流感嗜血杆菌(*H. influenzae*,HI)简称流感杆菌,属嗜血杆菌属。1892 年由波兰细菌学家 Pfeiffer 首先从流感患者鼻咽部分离出该菌,因被误认为是流感病原体而得名。

根据荚膜多糖抗原的不同,可将流感嗜血杆菌分为 a、b、c、d、e 和 f 六个血清型,其中 b 型流感嗜血杆菌(Hib)致病力最强,也是引起儿童感染最常见的菌型。

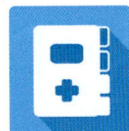

所致疾病包括原发感染和继发感染：①原发感染：多为有荚膜的强毒株引起的急性化脓性感染，如化脓性脑膜炎、鼻咽炎、急性气管炎、肺炎、化脓性关节炎、心包炎等，以小儿多见；②继发感染（内源性感染）：多由寄居于上呼吸道的无荚膜菌株引起，常继发于流感、麻疹、百日咳、结核病等，表现为慢性支气管炎、鼻窦炎、中耳炎等，以成人多见。

b 型流感嗜血杆菌荚膜多糖疫苗，对 18 个月以上儿童的免疫效果较好，其有效保护率可达 93％。基本上所有菌株对较新的头孢菌素类药物敏感，静脉注射头孢噻肟有良效。

四、卡他布兰汉菌

卡他布兰汉菌（B. catarrhalis，BC）又称卡他球菌，属于莫拉菌属中的布兰汉菌亚属。该菌为上呼吸道的正常菌群，通常不致病，当机体免疫力降低时，引起内源性感染。可单独或与其他细菌共同引起黏膜卡他性炎症、急性咽喉炎、支气管炎、肺炎、急性中耳炎或脑膜炎等。该菌是医院内患者上呼吸道感染的常见病原菌。其毒力主要与内毒素有关。该菌的内酰胺酶产生率高达 90％以上，故临床治疗这类感染时，应根据药物敏感试验结果选用抗生素。

五、葡萄球菌

详见第二篇第二十章。

六、其他细菌

嗜肺军团菌、肺炎克雷伯菌、百日咳鲍特菌、白喉棒状杆菌等感染在临床上也比较常见，其主要特征如表 16-4 所示。

表 16-4　呼吸系统感染其他细菌的主要特征

细菌名称	生物学特性	致病性	防治原则
嗜肺军团菌	革兰阴性小杆菌，常用 Giemsa 染色（呈红色）。专性需氧菌，2.5％～5％CO_2 可促进生长。在自然界中的抵抗力很强，尤以水中为最强	多流行于夏秋季节，该菌存在于自然界淡水、土壤和人工管道水中，带菌的飞沫、气溶胶被吸入下呼吸道致以肺为主的全身性感染	目前尚无特异性预防方法，治疗可首选红霉素或克拉霉素，必要时可联合使用利福平或其他药物
肺炎克雷伯菌	肠杆菌科细菌。对人致病的有三个亚种，肺炎亚种、鼻炎亚种、鼻硬结亚种。其中肺炎亚种最为常见。该菌是革兰阴性短粗杆菌，有较厚的荚膜	肺炎杆菌引起肺炎、支气管炎、泌尿生殖道和创伤感染；臭鼻杆菌，引起慢性萎缩性鼻炎，有恶臭；鼻硬结杆菌，引起慢性肉芽肿性病变及组织坏死	本菌耐药常见，临床上根据药敏试验结果选药治疗
百日咳鲍特菌	革兰阴性短小杆菌，专性需氧菌，营养要求高。抵抗力弱，56 ℃ 30 min、日光照射 1 h 可致死。在干燥尘埃中可存活 3 天，对多种抗生素敏感	主要致病物质为百日咳毒素。引起人类百日咳，其传染源主要是早期患者和带菌者，经呼吸道传播。病程分为三期：卡他期、痉咳期和恢复期	采用百白破（DPT）三联疫苗对 3～5 个月的婴儿进行人工主动免疫，治疗可选用红霉素、氨苄西林等

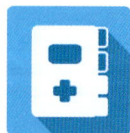

续表

细菌名称	生物学特性	致病性	防治原则
白喉棒状杆菌	革兰阳性杆菌,有异染颗粒。需氧或兼性厌氧,常用含有凝固血清的吕氏培养基培养,对干燥、寒冷和日光的抵抗力强,但对湿热的抵抗力弱。对一般消毒剂敏感	主要致病物质为白喉毒素。所致疾病为白喉,传染源是白喉患者和带菌者。经呼吸道传播。典型症状为假膜,因窒息而死亡。白喉毒素入血,引起心肌炎、软腭麻痹、肾上腺功能障碍等	采用百白破(DPT)三联疫苗进行人工自动免疫;用白喉抗毒素进行特异性治疗或紧急预防,同时应给予抗菌治疗,以抑制白喉杆菌的生长

第三节　呼吸系统感染常见其他微生物

学习目标

掌握　肺炎支原体的重要生物学特性、致病性。

熟悉　肺炎衣原体、放线菌属与诺卡菌属、曲霉的致病性。

了解　肺炎支原体、肺炎衣原体、放线菌属与诺卡菌属、曲霉的防治原则。

本节 PPT

一、肺炎支原体

肺炎支原体(*M. pneumoniae*,MP)属支原体属,是急性呼吸道感染的常见病原体之一。可引起支原体支气管炎、肺炎。支原体肺炎的病理变化以间质性肺炎为主,又称原发性非典型肺炎(primary atypical pneumonia,PAP),占非细菌性肺炎的 50% 左右。多发生于夏秋季节,5～15 岁的青少年发病率最高。传染源为患者或携带者,主要经飞沫传播。潜伏期为 2～3 周,首先引起上呼吸道感染,然后下行引起气管炎、支气管炎、毛细支气管炎和肺炎。感染后症状轻重不一,可表现为头痛、发热、咳嗽等呼吸道症状。X 线检查可见肺部有明显浸润,其病理变化以间质性肺炎为主。有些患者还可引起呼吸道以外的并发症,如心血管症状(如心肌炎、心包炎等)、神经症状(如脑膜炎、脑炎等)、消化道症状(如食欲不振、恶心、呕吐等)和皮疹等。患者病后免疫力不强,可重复感染。

取可疑患者的痰或咽拭子接种在含有血清和酵母浸膏的培养基中,进行分离培养;可采用冷凝集试验、ELISA 等血清学试验进行诊断,还可用 PCR 技术检测核酸。

目前尚无有效的疫苗,治疗可选用大环内酯类或喹诺酮类抗生素等。

二、肺炎衣原体

肺炎衣原体(*Chlamydia* pneumonia,CP)属衣原体属,是呼吸道疾病重要的病原体,只有一个血清型。该菌具有严格的细胞内寄生特点,主要引起青少年急性呼吸道感染,尤其是引起儿童的咽炎、鼻窦炎、支气管炎和肺炎等。起病缓慢,临床表现为咽痛、声音嘶哑、发热、咳嗽和气促等症状,还可引起心包炎、心肌炎和心内膜炎、甲状腺炎和格林-巴利综合征等。近年发现肺炎衣原体与冠状动脉硬化性心脏病的发生有关。

实验室检查应取痰液或咽拭子涂片,用免疫酶标法或直接免疫荧光法检测肺炎衣原体的存

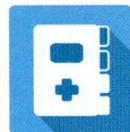

Note

在；也可用微量免疫荧光试验检测血清中的抗体。

治疗应首选红霉素，也可用罗红霉素、阿奇霉素等药物。

三、放线菌属与诺卡菌属

放线菌（Actinomycetes）是与细菌相似的原核细胞型微生物。对人类致病的放线菌主要是放线菌属（Actinomyces）和诺卡菌属（Nocardia）。放线菌引起的疾病呈慢性过程，酷似真菌感染。对常用抗生素敏感，对抗真菌药物不敏感。

（一）放线菌属

放线菌属种类繁多，多腐生，可寄居在人和动物口腔、上呼吸道、胃肠道和泌尿生殖道的黏膜上，成为正常菌群。其中对人致病性较强的主要为衣氏放线菌。主要引起内源性感染，一般不在人与人或人与动物之间传播。

当机体抵抗力下降、口腔卫生不良、拔牙或受外伤时可引起内源性感染，导致组织的化脓性感染。若无继发感染多呈慢性无痛性过程，常伴有多发性瘘管形成，脓汁中可查到硫黄样颗粒为其特征，称为放线菌病。面颊部感染多见，约占患者的60％，也可继发胸部、腹部、盆腔和中枢神经系统的感染。另外，放线菌与龋齿和牙周炎有关。

实验室检查是在脓液、痰液或组织切片中寻找硫黄样颗粒，有助于疾病的诊断。

注意口腔卫生、及时治疗牙周病是预防放线菌病的主要方法。对患者的脓肿和瘘管应及时进行外科清创处理，同时应长期、大量使用抗生素治疗，首选青霉素，也可用甲氧苄氨嘧啶-磺胺甲基异噁唑、克林达霉素、红霉素等。

（二）诺卡菌属

诺卡菌属是一群需氧性放线菌，非人体正常寄生菌，广泛分布于土壤中，多为腐生菌。对人致病的有星形诺卡菌和巴西诺卡菌。我国以星形诺卡菌多见。

诺卡菌可引起外源性化脓性感染。星形诺卡菌主要经呼吸道或创口侵入机体，引起化脓性炎症，尤其是在机体抵抗力下降时，如白血病或艾滋病患者、肿瘤患者以及长期使用免疫抑制剂者。此菌侵入肺部可引起肺炎、肺脓肿，慢性患者类似肺结核、肺真菌病。诺卡菌易通过血行播散，约1/3患者引起脑膜炎与脑脓肿。若经皮肤创伤而感染，可形成结节、脓肿和瘘管，从瘘管中可流出许多小颗粒，即诺卡菌的菌落。巴西诺卡菌侵入皮下组织可引起慢性化脓性肉芽肿，表现为肿胀、脓肿及多发性瘘管，好发于腿部和足部，故称为足分枝菌属。

诺卡菌属的微生物学检查法主要是在脓液、痰液等标本中查找黄色或黑色颗粒状的诺卡菌属菌落。必要时继续进行诺卡菌属的分离培养鉴定。诺卡菌属侵入肺组织，可出现L型变异，故常需反复检查才能证实。

诺卡菌属的感染无特异性预防方法。对脓肿和瘘管等可行手术清创，从而切除坏死组织；各种感染可用抗生素或磺胺类药物治疗，一般治疗时间不少于6周。

四、曲霉

曲霉属的真菌有数百种，其中能感染人和动物的有二十余种。最常见的引起人类疾病的是烟曲霉，主要由呼吸道侵入，引起支气管哮喘和肺部感染，也可侵入血流并播散至各器官引起全身性感染。有些曲霉能产生毒素，如黄曲霉、赭曲霉、杂色曲霉、烟曲霉和寄生曲霉等。其中黄曲霉产生的黄曲霉毒素（aflatoxin，AF）具有极强的毒性和致癌性，可引起真菌毒素中毒症和恶性肿瘤，主要诱发肝癌。

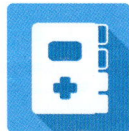

小　结

呼吸系统感染的常见微生物包括病毒、细菌以及其他微生物。

呼吸系统感染的病毒主要是呼吸道病毒，部分肠道病毒、呼肠病毒、疱疹病毒以及巨细胞病毒等也能引起呼吸道感染，病毒感染呼吸道后向下蔓延可致病毒性肺炎。主要的呼吸道病毒包括流感病毒、呼吸道合胞病毒、麻疹病毒、腮腺炎病毒、鼻病毒等，它们经呼吸道感染可引起呼吸系统或呼吸系统以外部位的感染。本章主要学习流感病毒、麻疹病毒、腮腺炎病毒等。

能够引起呼吸系统感染的常见细菌种类较多，而且其侵入人体后主要的感染部位往往并不局限于呼吸系统。本章主要学习的细菌包括分枝杆菌属中的结核分枝杆菌属及病原性球菌中的链球菌属等常见致病菌。

除了能够引起呼吸系统感染的微生物如病毒和细菌之外，还有多种其他微生物，如八大类微生物以及寄生虫都有能引起呼吸系统感染者。其中较为常见的有支原体（如肺炎支原体）、衣原体（如肺炎衣原体）、放线菌属和诺卡菌属以及真菌等。

能力检测

1. 流感病毒分哪几型？为何甲型流感病毒容易引起流感大流行？
2. 简述麻疹的致病性和免疫性，并制订预防策略和措施。
3. 试述结核杆菌的免疫性。
4. 简述结核菌素试验的结果及临床意义。
5. 试述结核分枝杆菌的致病性及防治原则。
6. 链球菌按溶血现象分为哪几类？哪一类致病性最强？
7. 简述链球菌的致病物质及所致疾病类型。
8. 简述肺炎支原体的致病性。

本章自测题

（钟宇飞）

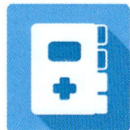

第十七章　消化系统感染常见微生物

消化系统感染常见的病原微生物包括病理损害主要在消化系统及经消化道传播的各种病原微生物,主要包括病毒、细菌和真菌。此外,某些原虫和蠕虫也是引起消化系统感染的常见病原生物。本章将分两节重点讨论肝炎病毒、急性胃肠炎病毒、人类肠道病毒、肠道杆菌、幽门螺杆菌、霍乱弧菌等病原微生物。

第一节　消化系统感染常见病毒

学习目标

掌握　HAV、HBV 的致病性和防治原则,HBV 抗原组成及抗原抗体检测结果分析。

熟悉　HAV、HBV 的主要生物学特性,轮状病毒等急性胃肠炎病毒的致病性;柯萨奇病毒、埃可病毒、EV71 的致病特点及所致疾病。

了解　HCV、HDV、HEV 等的致病性。

一、肝炎病毒

肝炎病毒(hepatitis virus,HV)是以侵犯肝细胞为主并引起病毒性肝炎的一组不同种属的病毒。目前公认的人类肝炎病毒有五种型别,包括甲型肝炎病毒(hepatitis A virus,HAV)、乙型肝炎病毒(hepatitis B virus,HBV)、丙型肝炎病毒(hepatitis C virus,HCV)、丁型肝炎病毒(hepatitis D virus,HDV)及戊型肝炎病毒(hepatitis E virus,HEV)。其中 HAV 与 HEV 经消化道传播,引起急性肝炎,但不会转为慢性肝炎或慢性携带者。HBV 与 HCV 均由输血、血制品或注射器污染而传播,除引起急性肝炎外,可致慢性肝炎,并与肝硬化及肝癌密切相关。HDV 为一种缺陷病毒,必须在 HBV 等病毒的辅助下方能复制,其传播途径与 HBV 相同。目前尚有10%～20%的肝炎病因不明,提示可能存在尚未发现的肝炎病毒。曾经有研究者发现并命名了一些可疑的肝炎病毒,如 GB-C/HGV(庚型肝炎病毒)、TT 病毒(Torque Teno virus,TTV)等,但后续的研究表明这些相关的病毒的致病性存在较大争议。此外,还有一些病毒(如巨细胞病毒、EB 病毒、黄热病病毒、风疹病毒和肠道病毒等)也可引起肝炎,但肝细胞并非这些病毒的主要宿主细胞,故不将其列入肝炎病毒范畴。

(一) 甲型肝炎病毒

甲型肝炎病毒(HAV)是甲型肝炎的病原体。HAV 主要经粪-口途径传播,可造成暴发或散发流行。HAV 感染后,呈急性过程,一般具有自限性,预后良好,不发展为慢性肝炎和慢性病毒携带者。

1. 生物学特性 HAV 是无包膜 RNA 病毒。能够感染人的 HAV 只有一个血清型,世界各地分离的 HAV 毒株抗原性稳定。HAV 对外界的抵抗力较强,对乙醚、酸及有机溶剂均有抵抗力。但煮沸(100 ℃ 5 min)、紫外线、甲醛、氯以及 1∶100 倍稀释漂白粉等处理均可使之灭活。

2. 致病性与免疫性

(1) 传染源与传播途径 HAV 的传染源为患者或隐性感染者,主要经粪-口途径传播。通过污染的水源、食物、食具等传播而造成散发或暴发流行。HAV 病毒血症持续短暂,故经输血或注射传播的可能性小。

(2) 致病机制 HAV 经口侵入人体,在口咽部或唾液腺中早期增殖,然后在肠黏膜及局部淋巴结中大量增殖,进而侵入血流形成病毒血症,最终侵入肝脏。目前认为甲型肝炎的肝细胞损伤主要与细胞免疫应答有关,对肝细胞无转化作用。

(3) 免疫性 HAV 显性或隐性感染后可使机体产生持久免疫力。早期血清中出现抗 HAV IgM,恢复期出现抗 HAV IgG,并可持续多年,粪便中可检出抗 HAV sIgA,恢复期还有特异性细胞免疫应答。

3. 实验室检查 甲型肝炎的实验室诊断一般以免疫学检查和病毒核酸检测为主。

1) 免疫学检测

(1) 抗体的检测 ①抗-HAV IgM,是目前诊断甲型肝炎最常用的特异性指标;②抗-HAV IgG或抗-HAV 总体抗体,有助于流行病学调查、了解 HAV 既往感染情况或 HAV 疫苗接种效果;③取患者发病早期和恢复期血清,观察抗体含量的变化。

(2) 抗原的检测 检测粪便标本中 HAV 的抗原,其流行病学调查意义大于临床。

2) 核酸检测

应用核酸杂交技术及反转录 PCR(RT-PCR)技术检测标本中 HAV 的 RNA,该检测方法的灵敏度和特异度均较高。

4. 防治原则

(1) 一般性预防 ①控制传染源:早期发现并隔离患者和隐性感染者,对密切接触者进行医学观察 45 天。②切断传播途径:加强卫生宣教工作和饮食卫生管理,管好粪便,保护水源,是预防甲型肝炎的主要环节。患者排泄物、食具、物品和床单衣物等,要进行认真消毒处理。

(2) 特异性预防 ①被动免疫:在潜伏期肌内注射丙种球蛋白或胎盘球蛋白,能预防发病或减轻临床症状。②主动免疫:我国有灭活和减毒活疫苗,免疫效果良好。

(3) 治疗 甲型肝炎缺乏有效的抗病毒药,急性期强调卧床休息和对症治疗。

(二) 乙型肝炎病毒

乙型肝炎病毒(HBV)是乙型肝炎的病原体。HBV 在世界范围内传播,根据 WHO 公布的数据,全球有 20 亿人曾感染过 HBV,超过 3.5 亿人为慢性感染者,每年约有 100 万人死于 HBV 感染所致的肝衰竭、肝硬化和原发性肝细胞癌。我国是乙型肝炎的高流行区。乙型肝炎是我国重点防治的传染病之一。

1. 生物学特性

(1) 形态与结构 用电子显微镜观察乙型肝炎患者的血清中可见三种 HBV 相关颗粒,即大球形颗粒(Dane颗粒)、小球形颗粒和管形颗粒(图 17-1)。其中 Dane 颗粒是完整的 HBV,小球形颗粒和管形颗粒是肝细胞内装配过剩的病毒衣壳蛋白(HBsAg),不含病毒核酸,不具有感染性。

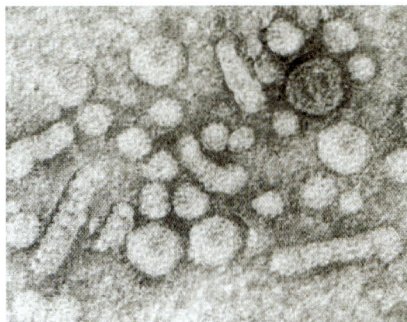

图 17-1 HBV 三种相关颗粒

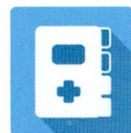

Dane 颗粒,呈球形,直径为 42 nm,具有双层衣壳结构,其外衣壳即病毒包膜,含有小蛋白(small protein ,S 蛋白)、中蛋白(middle protein,M 蛋白)和大蛋白(large protein,L 蛋白)。S 蛋白为 HBsAg,M 蛋白为 HBsAg＋PreS1,L 蛋白为 HBsAg＋PreS1＋PreS2。病毒的核心,即核衣壳,直径为 27 nm,其表面为 HBV 的核心抗原(HBcAg),内部含病毒的双链 DNA 和 DNA 多聚酶等(图 17-2)。

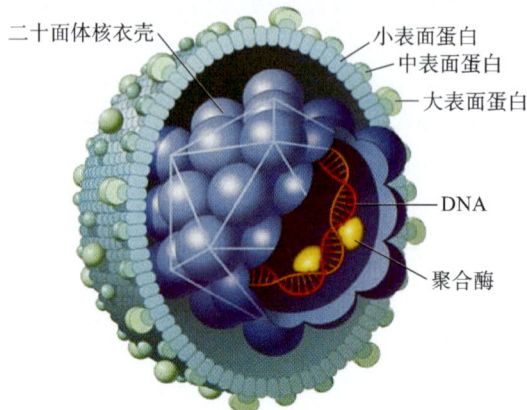

图 17-2　HBV 结构示意图

（2）HBV 复制过程　目前由于缺乏方便高效的体外感染模型,因此对 HBV 的复制周期了解不多,有待进一步研究。有研究发现在单个核细胞、脾、肾、胰、骨髓、淋巴结、睾丸、卵巢等检出 HBV DNA,提示 HBV 可能在肝外复制。

（3）抗原组成

①表面抗原:HBsAg 大量存在于感染者血中,是 HBV 感染的主要标志。HBsAg 既有 B 细胞表位又有 T 细胞表位,可引起机体产生特异保护性免疫应答,故为制备疫苗的最主要成分。已知 HBsAg 有四个基本亚型,即 adr、adw、ayr、ayw。各亚型均有共同抗原决定簇(a 抗原),故制备疫苗时各亚型间有交叉保护作用。此外,还有两组互相排斥的亚抗原决定簇 d/y 和 w/r。

PreS1 及 PreS2 抗原位于 Dane 颗粒表面,能与肝细胞表面的相应受体结合,其免疫原性比 HBsAg 更强,抗-PreS1 及抗-PreS2 能通过阻断 HBV 与肝细胞结合而发挥抗病毒作用。

②核心抗原(HBcAg):存在于 Dane 颗粒核心结构的表面,也可存在于肝细胞的胞核、胞质和胞膜上,但一般不游离于血液中。HBcAg 的免疫原性强,能刺激机体产生抗-HBc 和细胞免疫。抗-HBc IgM 的存在常提示 HBV 处于复制状态;抗-HBc IgG 在血中持续时间较长,为非保护性抗体。HBcAg 可在感染的肝细胞表面存在,能被杀伤性 T 细胞识别,并导致 HBV 感染细胞被清除。

③e 抗原(HBeAg):HBeAg 为可溶性蛋白质,游离存在于血液中,其消长与病毒体及 DNA 多聚酶的消长基本一致,故可作为 HBV 复制及具有强传染性的一个指标。HBeAg 可刺激机体产生抗-HBe,抗-HBe 能与受染肝细胞表面的 HBeAg 结合,通过补体介导破坏受染的肝细胞,有清除 HBV 感染作用。抗-HBe 的出现一般提示预后良好。

（4）抵抗力　HBV 对外界环境的抵抗力较强,对低温、干燥、紫外线均有一定的耐受性,不被 70％乙醇灭活。高压灭菌法、100 ℃加热 10 min 均可灭活 HBV,0.5％过氧乙酸、5％次氯酸钠和环氧乙烷等可使 HBV 失去传染性,但仍可保留 HBsAg 的免疫原性。

2. 致病性与免疫性

1）传染源　传染源主要是患者或无症状 HBV 携带者。

2）传播途径　①通过血液、血制品等传播:输血、注射、外科或牙科手术、针刺、共用剃刀或牙刷、皮肤黏膜的微小损伤等均可传播。②母婴途径传播:主要是胎儿期和围生期感染,常见于经产道分娩时婴儿的微小伤口受母体的病毒感染或哺乳时感染。③性接触传播：HBV存在于感染者的精液和阴道分泌物。

3）致病机制

（1）致肝组织和肝外组织损伤的机制　乙型肝炎的发病机制极为复杂，迄今尚不完全清楚，机体产生病理性免疫应答可能是主要的原因，其机制主要有以下几方面。

①细胞免疫介导的免疫病理损害：HBV在肝细胞内增殖可使细胞膜表面存在HBsAg、HBeAg或HBcAg，病毒抗原致敏的T细胞对细胞膜表面带有病毒抗原的靶细胞可发挥杀伤效应以清除病毒，同时也造成肝细胞的损伤。细胞免疫应答的强弱与临床过程的轻重及转归有密切关系。

②免疫复合物介导的免疫病理损害：在部分乙型肝炎患者血循环中，常可检出HBsAg和抗-HBs的免疫复合物。若免疫复合物大量沉积于肝内导致重症肝炎，也可沉积于肾小球基底膜、关节滑液囊等，导致肾小球肾炎、关节炎等肝外损害。

③自身免疫应答引起的病理损害：HBV感染肝细胞后，会引起肝细胞表面结构发生改变，暴露出肝特异性脂蛋白抗原(liver specific protein，LSP)。LSP可诱导机体发生自身免疫应答，造成肝细胞损害。

④无症状HBV携带者与免疫应答低下有关：HBV感染后，诱导干扰素产生能力下降，且使靶细胞的HLA-Ⅰ类抗原表达低下，不利于肝细胞内病毒的清除，但对肝细胞的损害作用也降低。幼龄儿童感染HBV后，机体可对病毒形成免疫耐受，从而不出现或仅出现低度的抗病毒体液免疫与细胞免疫，病毒可长期存在于体内。

（2）HBV与原发性肝癌　研究发现HBV感染与原发性肝癌有明显的相关性。

4）免疫保护作用　①抗-HBs、抗-Pre S1和抗-Pre S2对机体有保护作用，可阻止病毒对肝细胞的黏附；②机体对肝细胞内病毒的清除主要靠CTL和Th1介导的细胞免疫效应，早期通过肿瘤坏死因子、γ干扰素等非杀细胞效应和后续的杀细胞效应清除病毒。

3. 实验室检查

1）乙型肝炎抗原、抗体检测　目前主要用血清学方法检测HBsAg、抗-HBs、HBeAg、抗-HBe及抗-HBc(俗称"两对半")；前S蛋白和抗前S蛋白的检测有一定的临床意义但不常用。HBV抗原、抗体等血清学标志与临床关系较为复杂，需要综合分析(表17-1)。

（1）HBsAg及抗-HBs　HBsAg阳性是HBV感染的主要标志之一，一般在ALT(丙氨酸转移酶)升高前2~6周即可检出，急性肝炎恢复后，一般在1~4个月内HBsAg消失，若持续6个月以上则认为已向慢性肝炎转化。无症状HBsAg携带者是指肝功能正常，肝穿刺病理组织切片常见已有病变，但无临床症状者。少部分携带者可发展为肝硬化或肝癌。抗-HBs的出现表明HBV感染恢复或预防接种后已形成特异性免疫力。一般认为抗-HBs≥10 mIU/mL对感染有保护作用。有研究认为，对HBsAg及抗-HBs的(半)定量检查对抗病毒疗效及疾病的转归的判断有重要意义。

（2）HBeAg及抗-HBe　HBeAg阳性提示HBV复制和血液具有强传染性，如转为阴性，则表示病毒停止复制。抗-HBe阳性是既往感染的标志，但出现变异株时例外。

此外，还要注意"隐匿性HBV感染者"，即HBsAg阴性，但血清或肝组织中检出HBV DNA者，可见于抗HBs和抗-HBe阳性患者。

（3）HBcAg及抗-HBc　用普通的方法在血清中一般不能检出HBcAg，必要时可用去垢剂处理血清标本后检测HBcAg。血清抗-HBc阳性，提示感染过HBV，可能为既往感染，亦可能为现症感染。抗-HBc的检测还有IgM抗体和IgG抗体之分，高滴度的IgM抗-HBc被认为是诊断急性乙型肝炎的"金标准"。如抗-HBc IgM阳性，抗-HBc IgG阴性，提示为急性乙型肝炎；如抗-HBc IgM及抗-IgG均为阳性，则为慢性肝炎急性发作。

2）血清 HBV DNA 检测　检出 HBV DNA 是病毒复制和传染性的最可靠的指标。因此检测 HBV DNA 已被广泛应用于临床诊断和药物效果评价。

表 17-1　乙型肝炎血清病毒标志物及其临床意义

HBsAg	抗-HBs	HBeAg	抗-HBe	抗-HBc	HBV DNA	临床意义
＋	－	＋	－	－	＋	急性 HBV 感染早期，HBV 复制活跃
＋	－	＋	－	＋	＋	急性、慢性 HBV 感染，HBV 复制活跃
＋	－	－	－	＋	＋	急性、慢性 HBV 感染，HBeAg/抗-HBe 窗口期（空白期）
＋	－	－	＋	＋	＋	HBeAg 阴性慢性乙型肝炎
＋	－	－	＋	＋	－	急性、慢性 HBV 感染，HBV 复制低或不复制
－	－	－	－	＋	－	既往感染，未产生抗-HBs；或 HBV 复制低或不复制
－	－	－	＋	＋	－	抗-HBs 出现前阶段，HBV 复制低或不复制
－	＋	－	－	＋	－	感染恢复阶段，获得免疫力
－	＋	－	＋	＋	－	感染恢复阶段，获得免疫力
－	＋	－	－	＋	＋	隐匿性 HBV 感染
＋	＋	＋	－	＋	＋	不同亚型 HBV 感染，或 HBsAg 变异
＋	－	－	－	－	－	HBV DNA 整合
－	＋	－	－	－	－	既往感染或预防接种，偶见于恢复期

对乙型肝炎患者的诊断有重要意义的实验室检查除了上述血清中 HBV 标志物的检测外，还有：①肝功能的检测，包括血清酶的检查、胆红素测定、血清蛋白测定、凝血酶原时间测定、血氨浓度测定以及肝纤维化指标的检查等；②肝活体组织检查；③超声波检查等。

临床工作中需要综合病史、体格检查和有关实验室检查的结果等多方面资料才能对乙型肝炎及其临床分型做出诊断或预后的判断。

4. 防治原则

1）预防

（1）一般预防措施　采取严格管理传染源和切断传播途径为主的综合性措施。对乙型肝炎患者及携带者的血液、分泌物和用具等进行严格消毒灭菌；严格筛选献血员，加强对血液和血制品的管理；防止医源性传播，提倡使用一次性注射器及输液器，对手术操作等医疗器械必须严格消毒。

（2）主动免疫　注射乙型肝炎疫苗是预防乙型肝炎最有效的预防方法，我国目前采用的是基因工程亚单位疫苗。我国目前规定新生儿和易感人群全面开展疫苗接种。新生儿应用此疫苗免疫 3 次（生后第 0，1，6 月）后，抗-HBs 阳性率达 90％以上。

（3）被动免疫　高效价抗-HBs 人血清免疫球蛋白（HBIg）可用于紧急预防。意外暴露者应

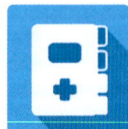

Note

尽快注射 HBIg(有资料显示 7 天内仍然有效),一个月后重复注射一次,可获得免疫保护。被动免疫实施对象为:①医务人员或皮肤损伤被乙型肝炎患者血液污染伤口者;②母亲为 HBsAg、HBeAg 阳性的新生儿;③发现误用 HBsAg 阳性的血液或血制品者;④HBsAg、HBeAg 阳性者的性伴侣等。

(4) 新生儿被动-主动免疫 出生后 24h 内先注射 HBIg,然后再全程接种乙型肝炎疫苗,可提高阻断母婴传播率。

2)治疗

目前对乙型肝炎的治疗尚无特效方法。

(1) 急性乙型肝炎治疗 基本同甲型肝炎。多预后良好,极少慢性化。不需要抗病毒治疗。

(2) 慢性乙型肝炎治疗 方法包括抗病毒、免疫调节、抗炎护肝和抗纤维化等。其中抗病毒治疗至关重要。

目前美国食品和药物管理局(FDA)及国际食品药品监督局(SFDA)批准用于乙型肝炎治疗的抗病毒药物有两类:一是 α-干扰素;二是核苷(酸)类似物,包括拉米夫定(LAM)、阿德福韦酯(ADM)、恩替卡韦(ETV)、替比夫定(LdT)、替诺福韦(TDF)、恩曲他滨(FTC)、克拉夫定等(LFMAU)等。中草药的应用值得研究。

(三) 丙型肝炎病毒

丙型肝炎病毒(HCV)是有包膜的 RNA 病毒。HCV 基因组中 E1/E2 区易发生变异,特别是 E2 区的变异性最大。HCV 的变异与丙型肝炎易发展成慢性肝炎、HCV 易形成免疫逃逸株以及疫苗研制困难等有密切的关系。HCV 对氯仿和乙醚等有机溶剂敏感,紫外线照射、煮沸、20% 次氯酸、甲醛溶液(1:1000)均可使 HCV 失活。

HCV 的传染源包括慢性丙型肝炎患者和无症状 HCV 感染者。HCV 主要通过血液和血制品传播。此外,性接触、母婴途径和家庭内接触也可传播 HCV 等。HCV 感染的重要特征是感染易于慢性化,部分患者可进一步发展为肝硬化或肝癌。HCV 是引起输血后慢性肝炎及肝硬化的主要原因之一。HCV 的致病机制尚未完全明了,目前认为 HCV 的致病机制包括病毒对肝细胞的直接损害、宿主的免疫病理损伤以及细胞凋亡导致肝细胞破坏等三个方面。

HCV 感染后可产生抗 HCV 抗体。但由于 HCV 的易变异,因此抗体的保护作用不强。

目前 HCV 的实验室检查方法包括抗-HCV 抗体检测、核心抗原检测和核酸的检测。其中 HCV RNA 定量 PCR 法不仅具有较高的灵敏度和特异度,在丙型肝炎早期诊断、疗效评价等方面具有特殊价值。

目前尚无有效的丙肝疫苗,故献血者的严格筛选极为重要。

聚乙二醇干扰素-α(PEG-IFN-α)与利巴韦林联合治疗是目前最有效的抗病毒治疗方案。可使多数丙型肝炎患者获得持久性病毒学应答,实现临床治愈。近年研发的直接作用抗病毒药物(direct acting antiviral agent,DAA)给难治性慢性肝炎带来希望,也可用于 HCV 感染的初治患者。

(四) 丁型肝炎病毒

丁型肝炎病毒(HDV)是有包膜的 RNA 缺陷病毒,必须在 HBV 等嗜肝 DNA 病毒辅助下才能复制。HDV 的核心为一单负链环状 RNA 和 HDVAg,其包膜蛋白为来自辅助病毒 HBV 的 HBsAg,包膜对 HDV RNA 有保护作用。

HDV 传播途径与 HBV 相似,但母婴垂直传播并不多见。HDV 致病作用主要是病毒对肝细胞的直接损伤,肝脏损伤程度与 HDV RNA 呈正相关。免疫机制也参与了其致病过程。

HDV 感染后可刺激机体产生特异性抗体,但不具保护性。

抗 HDV IgM 的检出率高,有助于早期诊断。慢性丁型肝炎时,抗 HDV IgG 水平持续增高,

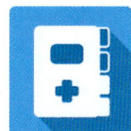

可作为慢性 HDV 感染诊断的依据。HDVAg 检测是诊断 HDV 感染的直接证据,但 HDVAg 在血清中持续时间短,平均为 21 天左右。HDV RNA 是 HDV 存在及复制的指标,血液有传染性。

丁型肝炎预防原则与乙型肝炎相同。接种乙型肝炎疫苗可预防丁型肝炎。

(五)戊型肝炎病毒

戊型肝炎病毒(HEV)是球状、无包膜的 RNA 病毒。

HEV 主要经粪-口途径传播。潜伏期为 10~60 天。潜伏期末和急性期初的患者是本病的主要传染源。HEV 通过对肝细胞的直接损伤和免疫病理作用,引起肝细胞的炎症或坏死。临床上表现为急性戊型肝炎(包括急性黄疸型和无黄疸型)、重症肝炎以及胆汁淤滞性肝炎。多数患者于发病后 6 周即好转并痊愈,不发展为慢性肝炎。戊肝的病死率较高,一般为 $1\%\sim2\%$,最高达 12%。孕妇感染后临床表现严重,常发生流产或死胎,病死率高达 $10\%\sim20\%$。

目前,临床诊断常用的方法是检查血清中的抗-HEV IgM 或 IgG,如抗-HEV IgM 阳性,则可确诊患者受 HEV 感染,如血清中存在抗-HEV IgG,则不能排除是否有既往感染,因为抗-HEV IgG 在血中持续存在的时间可达数月至数年。

防治方法参考甲型肝炎的防治。HEV 疫苗正在研究中。

二、急性胃肠炎病毒

急性胃肠炎病毒(acute gastroenteritis virus,AGV)是指经消化道感染和传播、主要引起急性肠道内感染性疾病的胃肠道感染病毒。主要包括呼肠病毒科(*Reoviridae*)的轮状病毒(rotavirus)、杯状病毒科(*Caliciviridae*)的诺如病毒(norovirus)、星状病毒科(*Astroviridae*)的星状病毒(astrovirus)和腺病毒科(*Adenoviridae*)F 亚属 40,41 型等。AGV 虽然分属于不同的病毒科,但它们所致的急性胃肠炎的临床表现却很相似,均以腹泻和呕吐为主。其流行方式可分为两类,即 5 岁以内的小儿腹泻和与年龄无关的暴发流行。

(一)轮状病毒

人类轮状病毒(human rota virus,HRV)为球形、无包膜的 RNA 病毒,在电镜下观察,病毒外形呈车轮状,故名。依据病毒内壳蛋白 VP6 的抗原性,轮状病毒可分为 7 个组(A~G)。A~C 组轮状病毒能引起人类和动物腹泻。A 组轮状病毒最为常见,是引起 6 个月~2 岁婴幼儿严重胃肠炎的主要病原体,占病毒性胃肠炎的 80% 以上,是导致婴幼儿死亡的主要原因之一。年长儿童和成人常呈无症状感染。传染源是患者和无症状带毒者,主要经粪-口途径传播。轮状病毒所致腹泻在温带地区多见于晚秋和冬季,故在我国曾有"秋季腹泻"之称。潜伏期为 24~48 h,突然发病,发热、水样泻、呕吐和脱水,一般为自限性,病程为 3~5 天,可完全恢复。少数严重者因严重脱水、酸中毒而导致死亡。B 组轮状病毒引起成人腹泻,可暴发流行,C 组轮状病毒致病性类似 A 组,但较少见且多呈散发流行。

轮状病毒感染后机体可产生 IgM、IgG 和 sIgA 类抗体,其中以肠道 sIgA 最为重要。抗体对同型病毒感染有保护作用,对其他型别的轮状病毒只有部分保护作用。由于轮状病毒型别较多,加上婴幼儿免疫系统发育尚不完善,sIgA 含量低,因此婴幼儿病愈后还可重复感染。机体还会形成抗轮状病毒的细胞免疫具有交叉保护作用。

轮状病毒有特殊的形态结构,应用直接电镜检查,其诊断率达 $90\%\sim95\%$。RT-PCR 对检测轮状病毒基因组有高度的特异性和敏感性。

预防主要通过控制传染源和切断传播途径而实现。口服减毒活疫苗目前已进入临床试验阶段。治疗原则是积极对症治疗,及时补液,纠正水、电解质失调,降低婴幼儿的死亡率。

(二)其他急性胃肠炎病毒

其他急性胃肠炎病毒如表 17-2 所示。

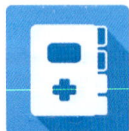

表 17-2　其他急性胃肠炎病毒

病毒种类	杯 状 病 毒	星 状 病 毒	肠道腺病毒
主要生物学特性	球形,无包膜,RNA 病毒,电镜有特征性杯状凹陷。对人致病的杯状病毒主要包括两属:诺如病毒(norovirus,NV*)和沙波病毒(sapovirus,SV)	小圆形,无包膜,RNA病毒,电镜下呈特征性星状结构。人类星状病毒至少有 8 个血清型	球形,20 面体对称,无包膜,DNA 病毒。致腹泻的是道腺病毒 40、41、42 三型
致病性	常引起学龄前儿童和成人自限性急性胃肠炎	一般主要致婴幼儿腹泻,但在温带以儿童和老年患者多见	是引起婴儿病毒性腹泻的第二位病原体,占病毒腹泻住院患儿 15%
主要传染方式	粪-口	粪-口	粪-口
实验室检查	电镜(免疫电镜);RT-PCR/Southern 印迹;检测病毒抗原和抗体	电镜、免疫学检测粪便的病毒或抗原;检测血清测 IgM 抗体	检测病毒抗原、核酸及血清学检查
特异性预防	尚无	尚无	尚无

注:* norovirus 包括诺瓦克病毒(Norwalk virus,NV)原型株和世界各地发现的诺瓦克样病毒(Norwalk-like virus,NLV)。

三、人类肠道病毒

人类肠道病毒是指经消化道感染和传播、能在肠道中复制并引起人类相关疾病的胃肠道感染病毒。人是其唯一自然宿主,90% 为隐性感染,少数出现临床症状。其致病的显著特点是病毒在肠道中增殖却很少引起肠道疾病,主要引起的疾病也多在肠外系统,如脊髓灰质炎、无菌性脑膜炎、脑膜脑炎、心肌炎和手足口病等。人类肠道病毒主要包括了以下几种病毒。

(一)柯萨奇病毒、埃可病毒

柯萨奇病毒、埃可病毒的形态、结构和基因组具有肠道病毒的共同特征。对理化因素的抵抗力较强,在污水和粪便中可存活数月,能耐受胃酸、蛋白酶和胆汁的作用;在室温下可存活数月;各种氧化剂可使之灭活,对热、干燥、紫外线敏感,加热 56 ℃10 min 可被灭活。

患者与无症状携带者是传染源,主要通过粪-口途径传播,也可以通过呼吸道或眼部黏膜感染。柯萨奇病毒的型别很多,相应的识别受体在组织细胞中分布广泛,包括中枢神经系统、心、肺、胰、黏膜及皮肤等,因而引起的疾病复杂。不同型别的病毒可引起相同的临床综合征,同一型病毒也可引起几种不同的临床疾病,如类脊髓灰质炎、无菌性脑膜炎、脑炎、普通感冒、皮疹、心肌炎和心包炎、手足口病、流行性胸痛、疱疹性咽峡炎等。埃可病毒对人的致病性类似柯萨奇病毒,所致疾病中重要的有类脊髓灰质炎、无菌性脑膜炎、脑炎等中枢神经系统疾病,此外有些型别可引起出疹性发热、呼吸道感染及婴儿腹泻等。埃可病毒和柯萨奇病毒引起的 1 岁以下婴儿的中枢神经系统感染,常导致患者神经后遗症和智力障碍,在基本消灭脊髓灰质炎的国家已引起重视。埃可病毒和柯萨奇病毒感染后均能使机体对同型病毒产生持久免疫力。

由于病毒型别多,临床表现多样,因此微生物学检查对确定病因尤为重要。

目前尚无有效的治疗药物和预防疫苗。

(二)新型肠道病毒

新型肠道病毒为 1969 年以后分离并鉴定的肠道病毒,按其发现的顺序统一命名,现已发现

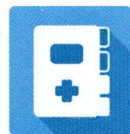

和命名的至少有 116 个型。但较为熟悉的对人致病的主要有以下几型。

1. EV68 型 主要与毛细支气管炎和肺炎的发生有关。

2. EV70 型 主要导致急性出血性眼结膜炎（俗称"红眼病"）、脑膜炎、瘫痪型疾病及多发性神经根炎等。

3. EV71 型 主要导致儿童手足口病。少数病例可进展为无菌性脑膜炎、脑干脑炎及脊髓灰质炎样的麻痹、急性肺水肿等。

（三）脊髓灰质炎病毒

脊髓灰质炎病毒主要通过粪-口途径传播，感染后主要引起麻痹症及无菌性脑膜炎，详见第十九章相关内容。

第二节 消化系统感染常见细菌

学习目标

掌握 沙门菌属、志贺菌属、霍乱弧菌、幽门螺杆菌的致病性与防治原则。

熟悉 大肠埃希菌的致病性和卫生细菌学检查的意义，肠热症、细菌性痢疾、霍乱的病原检查的标本采取与送检注意事项。

了解 沙门菌属所致食物中毒，副溶血性弧菌所致疾病；空肠弯曲菌、变形杆菌的致病性。

消化系统的消化道、肝脏、胆囊和胰腺均可发生细菌感染。肠杆菌科的细菌是常见的消化系统感染的重要细菌。肠杆菌科细菌种类繁多，其所致疾病并不局限于消化系统，还可引起化脓性感染、肺炎、脑膜炎、菌血症、伤口感染、泌尿生殖道感染等，有些还是医院感染的重要病原体。肠杆菌科的许多细菌与腹泻有关，但比较明确的消化道病原菌是埃希菌属、志贺菌属、沙门菌属和耶尔森菌属。

肠杆菌科的细菌具有以下共同生物学特性：为中等大小的革兰阴性杆菌，多数有周鞭毛，少数有荚膜，无芽孢；兼性厌氧或需氧，营养要求不高；生化反应活泼，能分解多种糖类和氨基酸。分解产物观察是鉴别肠杆菌科细菌的重要依据，乳糖发酵试验在初步鉴别消化道致病菌和非致病菌时有重要意义，前者一般不分解乳糖，而非致病菌多数能分解乳糖。抗原结构较复杂，主要有菌体（O）抗原、鞭毛（H）抗原和荚膜抗原（K）抗原，对相应抗原或其抗体的检测是常用的实验室诊断方法；对理化因素的抵抗力不强；易出现变异菌株。

弧菌属的霍乱弧菌以及螺杆菌属中的幽门螺杆菌也是重要的常见消化道感染的细菌。此外，弧菌属的副溶血弧菌、气单胞菌属、产气荚膜梭菌及艰难梭菌、部分厌氧性细菌、蜡样芽孢杆菌、金黄色葡萄球菌、结核分枝杆菌等也能引起消化道感染。

本节着重讨论埃希菌属、志贺菌属、沙门菌属、弧菌属、幽门螺杆菌等。

一、埃希菌属

埃希菌属（*Escherichia*）有 5 个种，包括大肠埃希菌（*E. coli*）、蟑螂埃希菌（*E. blattae*）、弗格森埃希菌（*E. fergusonii*）、赫尔曼埃希菌（*E. hermannii*）和伤口埃希菌（*E. vulneris*）。大肠埃希菌（俗称大肠杆菌）是代表菌种。

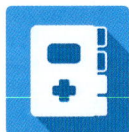

（一）生物学特性

革兰阴性菌，直短杆状（图 17-3）。多数菌株有鞭毛，为周毛菌，有鞭毛。引起肠外感染的菌株有微荚膜。其抗原结构比较复杂，主要有菌体（O）抗原、鞭毛（H）抗原，部分菌株有表面（K）抗原，是大肠埃希菌血清学分型的基础。兼性厌氧，在普通琼脂平板上生长良好，在血琼脂上某些菌株可产生 β-溶血，因其可发酵乳糖，故在肠道选择培养基上形成有色菌落。生化反应试验是鉴定本菌的重要依据。

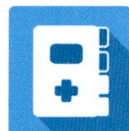

图 17-3　大肠埃希菌

（二）致病性

1. 致病因素

（1）黏附素　能与宿主黏膜上皮细胞特异受体紧密结合。

（2）Ⅲ型分泌系统　大肠埃希菌黏附宿主细胞后，把毒力蛋白直接注入宿主细胞内的一个跨膜运输系统。

（3）外毒素　大肠埃希菌能产生多种类型的外毒素，包括：①志贺毒素Ⅰ和Ⅱ（Stx-Ⅰ、Stx-Ⅱ）；②耐热肠毒素 a 和 b（STa、STb）；③不耐热肠毒素Ⅰ和Ⅱ（LT-Ⅰ、LT-Ⅱ）；④溶血素 A（HlyA）。

2. 所致疾病　大多数大肠埃希菌为条件致病菌，引起肠道外感染；少数大肠埃希菌对人的致病力较强，引起肠道内感染。

（1）肠道内感染　某些血清型通过污染的食品和饮水，经粪-口途径引起人类肠道感染，主要表现为胃肠炎和食物中毒，严重者可引起溶血性尿毒综合征（haemolytic uraemic syndrome，HUS），甚至导致死亡。目前根据致病机制不同将其主要分为以下 5 种类型。

①肠产毒素型大肠埃希菌（enterotoxigenic *E. coli*，ETEC）：ETEC 致病物质主要是肠毒素和菌毛黏附素（adhesin）。可引起儿童腹泻和旅行者腹泻。主要通过污染的水源和食物传播。临床表现为低热、恶心、腹痛，腹泻可从轻度腹泻至严重的霍乱样腹泻。

②肠侵袭型大肠埃希菌（enteroinvasive *E. coli*，EIEC）：EIEC 不产生肠毒素，能侵袭结肠黏膜上皮细胞并在其中生长繁殖，导致肠黏膜组织炎症，并出现坏死、溃疡。EIEC 主要侵犯较大儿童和成人。临床表现可呈现典型菌痢的症状，有发热、腹痛、腹泻、黏液脓血便以及里急后重等。

③肠致病型大肠埃希菌（enteropathogenic *E. coli*，EPEC）：EPEC 不产生肠毒素及其他外毒素，也不侵入肠黏膜细胞。其致病机制是 EPEC 在十二指肠、空肠和回肠上段黏膜表面大量繁殖，黏附于微绒毛，导致微绒毛萎缩、变平，即"黏附-抹平损伤"（attaching and effacing lesion，A/E），造成严重水样腹泻。EPEC 是最早发现的引起腹泻的大肠埃希菌，是婴幼儿急性、慢性腹泻和成人散发腹泻的主要病原菌，严重者可导致死亡。其临床表现有发热、呕吐、大量水样便，粪便中含黏液但无血液。

④肠出血型大肠埃希菌（enterohemorrhagic *E. coli*，EHEC）：EHEC 代表性血清型为O157：H7。O157：H7 主要经污染食品感染，牛可能是其主要储存宿主。O157：H7 可引起严重腹泻、出血性结肠炎、HUS、血栓性血小板减少性紫癜，死亡率为 3％～5％。近年来分离到非 O157：H7 血清型的 EHEC 已经超过 100 种。EHEC 菌株表达志贺毒素，即 Stx-Ⅰ或 Stx-Ⅱ或二者，引起上皮细胞微绒毛的 A/E 损伤。Stx（A 亚单位）能终止靶细胞的蛋白质合成，肠绒毛结构因此被破坏，进而引起吸收减少和液体分泌的相对增加。Stx-Ⅱ能选择性地破坏肾小球内皮细胞，引起肾小球滤过减少和急性肾衰竭，导致 HUS 的发生。

⑤肠集聚型大肠埃希菌（enteroaggregative *E. coli*，EAEC）：EAEC 不侵袭细胞，其通过菌毛

肠聚集出血型
大肠埃希菌

黏附于肠黏膜上皮细胞,在细胞表面聚集,形成砖状排列,阻止液体吸收,并产生肠集聚耐热毒素(EAST),可导致大量液体分泌,引起婴儿持续性腹泻、脱水,偶有血便。

(2)肠道外感染 多数大肠埃希菌是条件致病菌,肠道内不致病,但若寄居部位改变,可以引起肠道外的组织或器官多种感染。大肠埃希菌的肠道外感染以泌尿系统和化脓性感染最为常见。大肠埃希菌能引起泌尿系统感染的特殊血清型统称为肾盂肾炎致病性大肠埃希菌或尿路致病性大肠埃希菌(UPEC)。

大肠埃希菌所致的化脓性感染包括阑尾炎、胆囊炎、肝脓肿、手术创口感染、大面积烧伤创面感染、骨髓炎、肺炎、脑脓肿等。

(三)实验室检查

1. 标本的采取 根据具体的感染采取相应标本。肠道内感染取粪便,肠外感染采取中段尿液、血液、脓液、脑脊液、痰液等。标本应尽快送检和培养。某些标本采用适当保存液和低温方法,可延长送检时间。

2. 标本检验

(1)直接检查 除血液标本外,其他标本均可做涂片染色检查,可见革兰阴性小杆菌。

(2)分离培养鉴定 经分离培养,通过生化试验、血清学试验进一步鉴定到属和种。

3. 卫生细菌学检查 寄居于肠道中的大肠埃希菌不断随粪便排出,可污染水源、食品及周围环境。样品中检出此菌愈多,表示被检物被粪便污染愈严重,传播肠道传染病的危险性越大。卫生细菌学以"大肠菌群数"作为饮水、食品等被粪便污染的指标。

(四)防治原则

对大肠埃希菌肠道内感染的预防,主要是注意个人饮食卫生,避免食用受污染的水和食品。对腹泻者进行隔离治疗,减少医院感染等也是预防的重要措施。对某些肠道外感染,注意某些危险因素的控制,如尿道插管和膀胱镜检查应严格无菌操作等。

大肠埃希菌很多菌株都已获得耐一种或几种抗生素的质粒,耐药性非常普遍。因此,抗菌药物治疗应在药物敏感试验的指导下进行。

二、志贺菌属

志贺菌属(*Shigella*)是细菌性痢疾的病原菌,通称痢疾杆菌(dysentery bacterium)。志贺菌属分为四个血清群(种):A群,即痢疾志贺菌(*S. dysenteriae*);B群,即福氏志贺菌(*S. flexneri*);C群,即鲍特志贺菌(*S. boydii*);D群,即宋内志贺菌(*S. sonnei*)。

(一)生物学特性

1. 形态与结构 志贺菌为革兰阴性短小杆菌,无芽孢,无鞭毛,有菌毛。

2. 抗原构造与分型 志贺菌属有O抗原,部分有K抗原。根据生化反应和O抗原的不同,将志贺菌属分为4群(种)和40余血清型(包括亚型)。

3. 培养特性 多数菌在普通琼脂平板上生长形成中等大小、半透明的S型菌落。除宋内志贺菌个别菌株迟缓发酵乳糖(一般需3～4天)外,均不分解乳糖。

4. 变异性 志贺菌的变异包括菌落的S-R变异和耐药性变异。福氏志贺菌、宋内志贺菌均存在耐药的菌株,并出现了多重耐药性菌株。

5. 抵抗力 志贺菌对理化因素的抵抗力弱,对热敏感,加热60 ℃ 10 min即可被杀死;对酸和一般消毒剂敏感;但在污染物品、瓜果、蔬菜中可存活10～20天。在适宜温度下其可在食品及水中繁殖,可引起食源或水源型暴发流行。

(二)致病性与免疫性

1. 致病因素 志贺菌的致病因素主要是侵袭力和内毒素,部分菌株还能产生外毒素。

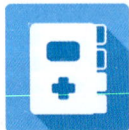
Note

（1）侵袭力　志贺菌的菌毛能黏附于回肠末端和结肠黏膜的上皮细胞。志贺菌一般在黏膜固有层内繁殖形成感染灶,引起炎症反应,导致坏死上皮斑块状脱落,形成浅的溃疡。细菌侵入血流罕见。

（2）内毒素　内毒素作用包括引起消化道症状的局部作用和吸收入血导致的全身中毒作用。局部作用包括内毒素破坏肠黏膜,可形成炎症、溃疡,呈现典型的脓血黏液便,作用于肠壁自主神经系统,使肠道功能发生紊乱,肠蠕动失调和痉挛,尤其是直肠括约肌痉挛最为明显,因而出现腹痛、里急后重等症状。内毒素被吸收后,可引起发热、神志障碍,甚至中毒性休克等一系列症状。

（3）外毒素　A 群志贺菌Ⅰ型、Ⅱ型能产生志贺毒素(shiga toxin,Stx),后者与 EHEC 产生毒素的结构和作用机制均相同。该毒素作用的基本表现是上皮细胞的损伤,还可介导小部分患者的肾小球内皮细胞的损伤,导致溶血性尿毒综合征(HUS)。

2. 所致疾病　志贺菌是细菌性痢疾的病原菌。菌痢的发病率位列我国法定报告的乙类传染病之首。传染源是患者和带菌者。传染方式主要是粪-口途径。志贺菌感染几乎只局限于肠道,其主要致病部位是消化道的回肠末端和结肠,一般不入血。潜伏期一般为 1～3 天。我国常见的是福氏志贺菌和宋内志贺菌。据临床表现不同,菌痢分为下列类型。

（1）急性非典型菌痢　症状轻,可仅有腹泻、稀便。急性非典型患者症状较轻,生活行动如常,且常与肠炎相混淆,容易被忽视,而致延误诊断与治疗。

（2）急性典型菌痢　突然发病,常有发热、腹痛和水样泻,一天左右腹泻次数增多(十多次甚至数十次),并由水样泻转变为脓血黏液便,伴有里急后重、下腹部疼痛等症状。

（3）中毒型菌痢　以 2～7 岁儿童多见,成人偶尔发生。临床上以严重毒血症、休克和(或)中毒性脑病为主,发病急、突起畏寒、高热,病势凶险,全身中毒症状严重,可有嗜睡、昏迷及抽搐,迅速发生循环和呼吸衰竭,局部肠道症状轻或缺如,需经灌肠或肛拭做粪检,才得以确诊。该病根据主要临床表现分为以下类型:①休克型(周围循环衰竭型);②脑型(呼吸衰竭型);③混合型,同时出现休克型、脑型的症状,是最凶险的一型,病死率高达 90％以上。

（4）慢性菌痢　急性菌痢病程超过 2 个月为慢性菌痢。依据表现不同,其可分为慢性迁延型、急性发作型和慢性隐匿型。

3. 免疫性　志贺菌感染后的免疫力不牢固,原因如下:①感染局限于肠黏膜层;②志贺菌型别较多,型间无交叉免疫。

（三）实验室检查

1. 标本采取　在使用抗菌药物前,采取粪便的脓血或黏液部分,立即送检。若不能及时送检,宜将标本保存于 30％甘油缓冲盐水或卡-布(Cary-Blair)氏运送培养基内送检。中毒性痢疾患者常需经灌肠或肛拭取标本。

2. 分离培养与鉴定　经分离培养,通过生化反应和抗原抗体反应确定菌群(种)和菌型,还可进行侵袭力试验(Senery 试验)和毒素 ST 的测定。

3. 快速诊断法　①免疫检测技术:检测抗原或抗体,有免疫荧光技术、协同凝集试验、胶乳凝集试验等。②分子生物学检测技术:检测核酸,有 PCR 技术、DNA 探针等。

（四）防治原则

特异性预防,目前采用活疫苗如链霉素依赖株(Sd)。此外,及时发现和隔离、治疗带菌者,对患者排泄物和生活垃圾的消毒处理,加强水源和饮食品的卫生学监测和管理,严格执行带菌者不能从事饮食业或炊事及保育工作的规定等也有助于控制菌痢传播。

因耐药性变异菌株特别是多重耐药菌株增多,故应依据药物敏感试验选择药物。

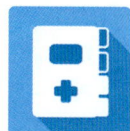

三、沙门菌属

沙门菌属(Salmonella)是一群寄生在人类和动物肠道中,生化反应和抗原结构相关的革兰阴性杆菌。能够感染人类的沙门菌血清型有1400多种,部分常见的对人致病的沙门菌属的血清型如表17-3所示。

表 17-3　部分常见的对人致病的沙门菌属的血清型

分群	菌名	血清型	O(及 Vi)抗原	H 抗原	
				第一组	第二组
A 群	甲型副伤寒沙门菌	S. paratyphi A	1,2,12	a	—
B 群	乙型副伤寒沙门菌(肖氏沙门菌)	S. paratyphi B	1,4,5,12	b	1,2
	鼠伤寒沙门菌	S. typhimurium	1,4,5,12	i	1,2
C 群	丙型副伤寒沙门菌(希氏沙门菌)	S. paratyphi C	6,7,Vi	c	1,5
	猪霍乱沙门菌	S. cholera	6,7	c	1,5
D 群	伤寒沙门菌	S. typhi	9,12,Vi	d	—
	肠炎沙门菌	S. enteritidis	1,9,12	g,m	—

(一) 生物学特性

1. 形态结构　革兰阴性杆菌,大小为$(0.6\sim1.0)\ \mu m \times (2.0\sim4.0)\ \mu m$,都有周身鞭毛,一般无荚膜,均无芽孢。

2. 抗原成分　沙门菌属的抗原主要有菌体(O)抗原和鞭毛(H)抗原,少数菌种还有表面抗原(Vi 抗原)。

①菌体(O)抗原:多糖类脂蛋白质复合物,耐热,是沙门菌分群的依据。其相应抗体为 IgM。

②鞭毛(H)抗原:沙门菌 H 抗原为蛋白质,有第Ⅰ相和第Ⅱ相两种。第Ⅰ相特异性高,又称为特异相,以小写英文字母 a、b、c……表示。第Ⅱ相特异性低,也称非特异相,以 1、2、3……表示。一个菌株同时有两相抗原的称双相菌,仅有一相者为单相菌。H 抗原是沙门菌确定型的依据。

③表面抗原:沙门菌的表面抗原主要有 Vi 抗原。Vi 抗原位于菌体表面,可阻止 O 抗原与其相应抗体的凝集反应。有抗吞噬及抗补体溶菌作用。Vi 抗原的免疫原性弱,只有当机体内有抗原存在时才可检出抗 Vi 抗原的抗体。因此,检测 Vi 抗体可用于带菌者的检出。

3. 培养特性　营养要求不高,生化反应对沙门菌属的种和亚种鉴定有重要意义。

4. 抵抗力　沙门菌属细菌对理化因素的抵抗力较差,在水中能存活 2~3 周,在粪便中可存活 1~2 个月,在冰中能存活更长时间。湿热 65 ℃ 15~30 min 即可杀死该菌。沙门菌属细菌对一般消毒剂敏感,但对某些化学物质如胆盐、煌绿等的耐受性较其他肠道菌强。

(二) 致病性与免疫性

1. 致病因素

(1) 侵袭力　有毒株能够黏附和穿过肠上皮细胞到达固有层。伤寒沙门菌和丙型副伤寒沙门菌,能形成 Vi 抗原。该抗原具有微荚膜功能,能抵御吞噬细胞的吞噬和杀伤,并阻挡抗体、补体等破坏菌体作用。

(2) 内毒素　可引起宿主体温升高、白细胞数下降,出现中毒症状和休克表现;能激活补体,能诱发免疫细胞分泌 TNF-α、IL-1、IFN-γ 等细胞因子,产生多种生物效应,导致一系列病理生理变化。

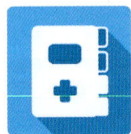

（3）肠毒素　某些沙门菌可产生肠毒素，其性质与ETEC产生的肠毒素相似。

2. 所致疾病　人类沙门菌感染所致疾病主要有以下类型。

（1）肠热症　肠热症即伤寒和副伤寒。伤寒由伤寒沙门菌所致，副伤寒由甲型副伤寒沙门菌、乙型副伤寒沙门菌（肖氏沙门菌）和丙型副伤寒沙门菌（希氏沙门菌）引起。伤寒和副伤寒致病机制和临床表现基本一致，只是伤寒病情较重，病程较长。传染源为患者或带菌者。主要传播途径是粪-口途径。细菌随食物、水经口感染进入小肠，黏附于小肠黏膜表面，而后侵入M细胞或肠上皮细胞后被转运至黏膜下，被巨噬细胞吞噬，随淋巴液到达肠系膜淋巴结大量繁殖后，经胸导管入血致第一次菌血症，病菌随血进入骨髓、肝、脾、肾、胆囊、皮肤等组织器官。此时，患者出现低热、不适、全身疼痛等前驱症状。潜伏期短则3～50天，通常为2周。病菌在上述组织器官增殖后，再次入血引发第二次菌血症。此时出现典型肠热症表现，体温先呈阶梯式上升，持续1周，然后形成稽留热（39～40 ℃），保持7～10天，全身中毒症状显著，毒素可影响神经系统和精神系统，可致表情淡漠、相对缓脉，患者皮肤出现玫瑰疹，外周血白细胞数下降。病菌侵犯肝脏和脾脏可致肝脏、脾脏肿大，肝脏中的病菌随胆汁经胆囊进入肠道，一部分随粪便排出体外，另一部分再次侵入肠壁淋巴组织，使已致敏的组织发生Ⅳ型超敏反应，导致局部坏死和溃疡，严重的可引发肠出血或肠穿孔等并发症。肾中的病菌可随尿排出。以上病变在疾病的第2～3周出现。若无并发症，自第3～4周后病情开始缓解。至第5周时进入恢复期，体温正常，神经系统、消化系统症状消失，肝脏、脾脏恢复正常。

未经治疗的典型肠热症患者死亡率约为20％。

（2）胃肠炎（食物中毒）　最常见的沙门菌感染类型，约占70％，多见于60岁以上老年人、5岁以下婴幼儿和体弱者。由食入大量鼠伤寒沙门菌、猪霍乱沙门菌、肠炎沙门菌等引起。潜伏期6～24 h。起病急，表现为发热、恶心、呕吐、腹痛、水样泻，偶有黏液或脓性腹泻。患者可因迅速脱水，导致休克，肾功能衰竭而死亡，死亡率达2％。一般沙门菌胃肠炎多在2～3天自愈。本病为人畜共患病，抗生素饲料的使用增多，使耐药的沙门菌菌株增加，对人造成更大的潜在性危害。

（3）败血症　败血症多见于儿童和免疫力低下的成人。以猪霍乱沙门菌、希氏沙门菌、鼠伤寒沙门菌、肠炎沙门菌等引起的感染常见。症状严重，有高热、寒战、厌食和贫血等。病原菌可随血流播散导致脑膜炎、骨髓炎、胆囊炎、心内膜炎等。

（4）带菌状态　1％～5％肠热症患者成为带菌者，其粪便排菌可达1年或1年以上，是肠热症的重要传染源。

3. 免疫性　肠热症痊愈后可获得牢固的免疫，再次患病者很少。以细胞免疫为主，特异性抗体也有辅助杀菌作用。胃肠炎的恢复与肠道中出现sIgA有关。

（三）实验室检查

1. 标本采取　胃肠炎患者取粪便、呕吐物和可疑食物，败血症患者取血液。肠热症按病程不同采取不同标本：第1周采血液，第2、3周采粪便，第3周还可采尿液，全程均可采取骨髓。副伤寒病程较短，因此采标本的时间可相对提前。带菌者筛选试验采血清，确定试验采粪便或十二指肠引流液。

2. 分离培养和鉴定　分离培养后通过生化反应进行属间鉴别初步确定沙门菌属，然后通过全面的生化反应进行沙门菌属内种、亚种的鉴别，再用血清学方法鉴别血清群和血清型。

3. 快速诊断　可采用SPA协同凝集试验、对流免疫电泳、胶乳凝集试验和ELISA等方法检测粪便、血清或尿液中的沙门菌等可溶性抗原，进行快速早期诊断。

4. 抗体检测　肥达试验是用已知伤寒沙门菌O抗原和H抗原，以及副伤寒沙门菌的H抗原的诊断菌液，半定量检测受试者血清中有无相应抗体及其效价辅助诊断肠热症。详见实训教程。

细菌性
食物中毒

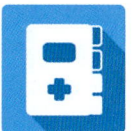

Note

5. 伤寒带菌者的检出　一般可先进行筛选,用血清学方法检测可疑者 Vi 抗体效价,若大于或等于 1∶10,需再反复取粪便等标本进行病菌分离培养,阳性者才能确定为带菌者。

分子生物学技术也可用于沙门菌感染的病原诊断。

（四）防治原则

加强饮水、食品的卫生监督和管理,加强饮食行业人员的管理,积极治疗患者和带菌者。预防伤寒沙门菌感染的疫苗主要有口服的 Ty21a 减毒活疫苗和肌内注射的 Vi 荚膜多糖疫苗。

伤寒、副伤寒患者因存在对常用药物的耐药菌,故需要根据药敏试验选择敏感抗菌药物进行治疗。

四、幽门螺杆菌

幽门螺杆菌（*Helicobacter pylori*, HP）是螺杆菌属（*Helicobacter*）代表菌种。1982 年由 Marshall 和 Warren 首先发现,已证实 HP 为慢性胃炎的主要病因,90％的十二指肠溃疡、80％的胃溃疡和 80％的胃癌与幽门螺杆菌的感染有关。现已从人和其他动物的胃内鉴定出 10 余种螺杆菌。此外,在人和其他哺乳动物及鸟类的肠和肝脏内也发现有螺杆菌存在,已报道达 20 种,与人类及某些动物的胃肠炎、肝炎及肝癌的发生相关,已引起极大关注。

（一）生物学特性

1. 形态与结构　HP 在胃黏膜上皮细胞表面常呈螺旋状或弧形,革兰染色阴性,其鞭毛除作为运动器官外,还在该菌的定居过程中起锚定作用(图 17-4)。

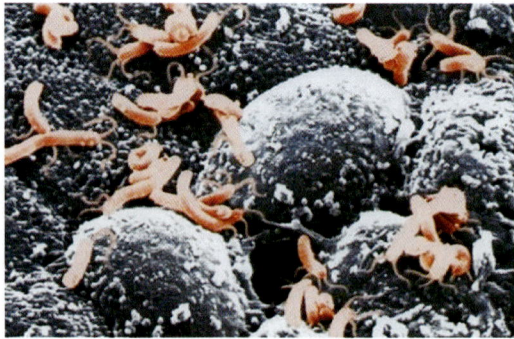

图 17-4　幽门螺杆菌

2. 培养特性　微需氧,生长时需要 CO_2,最适温度为 35～37 ℃,相对湿度以 98％为宜;营养要求高,需血液或血清培养基,培养 3～6 天可见针尖状、半透明的菌落。

3. 生化反应　不活泼,不分解糖类,氧化酶和过氧化氢酶均阳性,尿素酶丰富,可迅速分解尿素产氨。快速尿素酶试验为强阳性,是鉴定该菌的主要依据之一。

4. 流行病学特征　HP 感染呈世界性分布,感染率的高低主要与生活环境和生活习惯有关,并显示明显的人群或家庭的集聚性。胃炎、胃溃疡和十二指肠溃疡患者的胃黏膜中 HP 的检出率高达 80％～100％。传染源主要是人。粪-口传播可能是一个主要途径(但从患者粪便中尚未检出活的 HP);口-口途径、密切接触以及医源性传播也是值得重视的可能途径。儿童及有机会接触 HP 的医务人员是 HP 感染的高危人群。

（二）致病性与免疫性

1. 致病因素

(1) 使 HP 穿透黏液层,定植于胃黏膜上皮细胞表面的因素　①鞭毛;②尿素酶;③黏附素。

(2) 能够破坏胃黏膜上皮细胞的因素　①CagA 和 VacA 蛋白:已证实与消化性溃疡及胃腺

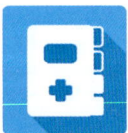

癌等严重疾病发生有密切关系;②蛋白酶、脂酶和磷脂酶 A;③脂多糖。

(3) 与致癌可能有关的因素　①细菌代谢产物使黏膜细胞发生转化;②细菌 DNA 片段整合于宿主细胞引起转化;③细菌感染累及胃壁黏膜相关淋巴组织,与胃淋巴瘤的发生有关。

2. 所致疾病　HP 感染者大多数无症状,少数感染者出现以下疾病。

(1) 功能性消化不良　确切关系仍有很大争议。

(2) 慢性胃炎　可引起慢性浅表性胃炎、弥漫性胃窦胃炎,数年后可进展为多灶性、萎缩性胃炎。

(3) 消化性溃疡　胃十二指肠溃疡是多因素引起的疾病,但 HP 被认为是最主要的致病因素,几乎所有消化性溃疡患者均有 HP 感染性胃炎,此感染根除后,溃疡治愈,复发率也明显降低。

(4) 胃癌与胃淋巴瘤。

此外,近年研究发现 HP 感染与血管性疾病(如冠心病)、自身免疫性疾病(如自身免疫性甲状腺炎)、皮肤病(如血管神经性水肿、酒渣鼻)等的发生有一定的关系。

3. 免疫性　HP 感染后在血液和胃液检出特异性的 IgG、IgM 和 IgA 抗体,但是否有保护作用尚有争议。

(三) 实验室检查

HP 感染的微生物学检查方法主要包括细菌分离培养和多种快速诊断方法。

1. 细菌分离与鉴定　标本采集前应停用铋剂或抗菌药一周。经胃镜用活检钳于幽门部、胃窦部或病变邻近处多位点取样。床边接种或置 20% 葡萄糖运送液内送检。用选择培养基,提供适宜条件进行培养,观察菌落和镜下形态,并进行脲酶、氧化酶、过氧化氢酶等试验。

2. 快速诊断　主要方法如下。

(1) 直接涂片镜检　HP 革兰阴性,呈 S 形或螺旋形菌体。

(2) 快速脲酶分解试验　将活检组织块放入尿素培养基中,几分钟即可观察结果,培养基由黄变红为阳性。

(3) 尿素呼气试验　给患者服用含同位素^{13}C 或^{14}C 的尿素,HP 产生的丰富脲酶可以使尿素分解产生标有同位素的 CO_2,后者存在于受试者呼出的气体中,可通过仪器检测出来,现在作为 HP 感染检查的金标准之一。

(4) 分子生物学方法检测　用 PCR 等方法检测幽门螺杆菌 DNA。

(5) 粪便抗原检测　采用多克隆抗体检测粪便中幽门螺杆菌抗原,标本易搜集,阳性标本可反映活动性感染。此方法有望替代血清学检测而成为常规筛选方法。

(6) 抗体测定　抗体效价高低可作为急性感染诊断或制定随后治疗方案的依据。

(四) 防治原则

1. 预防　目前主要根据可能的传播途径采取相应预防措施。疫苗处于研究或试用阶段。

2. 治疗　HP 感染的治疗首先确定根除治疗的适应证,然后选择根除率高的治疗方案进行治疗。根除治疗方案通常采用有抑酸剂或(和)铋剂加上两到三种抗菌药物的三联疗法。

五、弧菌属

弧菌属(*Vibrio*)细菌是一大群菌体短小,弯曲呈弧形的革兰阴性菌,广泛分布于自然界,以水中最多。本菌属目前有 56 个种,其中至少有 12 个种与人类感染有关,主要引起腹泻,也引起肠外感染,其中的霍乱弧菌、副溶血性弧菌最为重要,分别引起霍乱和食物中毒。

(一) 霍乱弧菌

霍乱弧菌(*V. cholerae*)是引起烈性传染病霍乱的病原菌。霍乱在我国被列为甲类传染病,

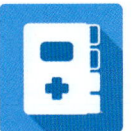

以发病急、传染性强、严重的呕吐、腹泻、脱水为特征，死亡率甚高。自 1817 年起至今已发生 7 次世界大流行，前 6 次均由霍乱弧菌古典生物型引起，1961 年开始的第 7 次大流行由霍乱弧菌 El Tor 生物型引起。1992 年分离到新的 O139 群霍乱弧菌，首次证实由非 O1 群霍乱弧菌致霍乱流行。

1. 生物学特性

（1）形态与结构　霍乱弧菌为革兰阴性菌，呈弧形或逗点状（图 17-5），有菌毛，无芽孢，有些菌株有荚膜，菌体一端有单鞭毛。细菌运动活泼，呈穿梭样或流星状运动。粪便直接涂片可见细菌呈"鱼群"状排列。

（2）培养特性与生化反应　兼性厌氧，营养要求不高。生长繁殖的温度范围广（18～37 ℃），故可在外环境中生存。耐碱不耐酸，在 pH 值为 8.8～9.0 的碱性蛋白胨水（或碱性琼脂平板）上生长良好。霍乱弧菌为过氧化氢酶阳性，氧化酶阳性，能发酵多种单糖、双糖和醇糖，产酸不产气；不分解阿拉伯胶糖；能还原硝酸盐，吲哚反应阳性。

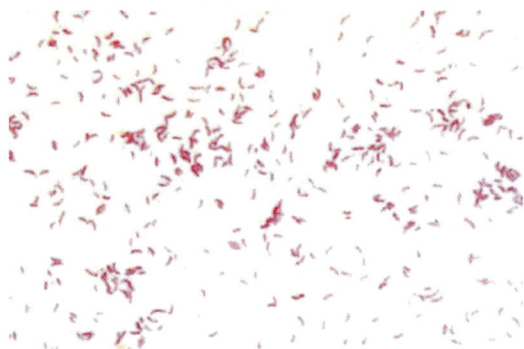

图 17-5　霍乱弧菌

（3）抗原构造与分型　霍乱弧菌有耐热的 O 抗原和不耐热的 H 抗原。根据 O 抗原不同，可将弧菌分为 200 多个血清群，其中 O1 群、O139 群引起霍乱，其余的血清群分布于地面水中，可引起人类胃肠炎等疾病，但从未引起霍乱的流行。O1 群霍乱弧菌根据其菌体的 3 种抗原因子 A、B、C 又可进一步分为 3 个血清型，即小川型、稻叶型和彦岛型。根据表型差异，每一个血清型又可分为古典生物型和 El Tor 生物型。O139 群的抗原与 O1 群之间无交叉，但与 O22 和 O155 等群有交叉。

（4）抵抗力　El Tor 生物型和其他非 O1 群霍乱弧菌在外环境中的生存力较古典型为强，在河水、井水及海水中可存活 1～3 周，有时还可越冬。本菌不耐酸，在正常胃酸中仅能存活 4 min。55 ℃湿热 15 min，100 ℃煮沸 1～2 min 均能杀死霍乱弧菌。用漂白粉按 1：4 比例处理患者排泄物或呕吐物，经 1 h 可达到消毒目的。

2. 致病性与免疫性

（1）致病物质　霍乱弧菌的致病物质包括黏液素酶、鞭毛、菌毛和霍乱肠毒素。霍乱肠毒素是主要致病因素。霍乱肠毒素由一个 A 亚单位和 5 个相同的 B 亚单位构成，B 亚单位可与小肠黏膜上皮细胞受体（神经苷脂 GM1 受体）结合，介导 A 亚单位进入细胞。A 亚单位发挥毒性作用前须经蛋白酶作用裂解为 A1 和 A2 两条多肽。A1 发挥毒性作用使细胞内 cAMP 水平升高，主动分泌 Na^+，K^+，HCO_3^- 和水，导致严重的腹泻与呕吐。

（2）所致疾病　霍乱。O139 群霍乱弧菌感染比 O1 群严重，表现为严重脱水和高死亡率。人是霍乱弧菌的唯一宿主。传染源是患者和带菌者。传播途径主要是通过水或食物经消化道感染。病菌到达小肠后，黏附于肠黏膜表面并迅速繁殖，不侵入肠上皮细胞和肠腺。细菌在繁殖过程中产生肠毒素而致病。典型病例潜伏期一般为 2～3 天，突然出现剧烈腹泻和呕吐，排出米泔

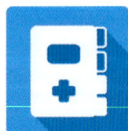

水样便。由于大量水、电解质丧失而导致脱水、代谢性酸中毒、低碱血症、低容量性休克、心律不齐和肾功能衰竭,如未经治疗处理,患者死亡率高达 60%。但若及时给患者补充液体及电解质,死亡率可小于 1%。病愈后一些患者可短期带菌,一般不超过 2 周,个别 El Tor 型病例病后可带菌长达数月或数年之久。病菌主要存在于胆囊中。

（3）免疫性　感染霍乱弧菌后,机体可获得牢固免疫力,再感染少见。以体液免疫为主,包括血液中和肠腔中可出现保护性的抗肠毒素抗体及抗菌抗体。O1 群与 O139 群无交叉免疫保护作用。

3. 实验室检查　霍乱是烈性传染病,对首例患者的病原学诊断应快速、准确,并及时做出疫情报告。

（1）标本采取　在使用抗菌药物前采集患者米泔水样便,或呕吐物,或肛门拭子等。标本最好直接接种至碱性蛋白胨水增菌。不能及时接种者,将取到标本的棉签直接插入卡-布(Cary-Blair)氏培养基送检。送检标本要严密包装,专人送检。

（2）标本直接检验　包括直接涂片染色镜检、动力和制动试验、荧光抗体染色和单克隆抗体凝集(能快速诊断霍乱弧菌感染)、霍乱肠毒素的测定等。

（3）分离培养鉴定　分离培养后,通过形态、生化反应和抗原抗体反应进行鉴定。

（4）抗体的检测　抗体的检测是作为回顾性诊断或培养不确定的霍乱病例的辅助诊断。

近年来用 PCR 检测霍乱肠毒素基因亚单位($CtxA$)和毒素相同菌毛基因($TcpA$),可区分霍乱弧菌和非霍乱弧菌、古典生物型和 El Tor 生物型,且 4 h 内可获得结果,并能够检出每毫升 10 个以下的霍乱弧菌。

4. 防治原则

（1）预防　霍乱是甲类传染病,针对其流行采取以下三方面措施。①控制传染源:早发现、早隔离治疗患者和带菌者;对可疑者和密切接触者要进行隔离观察和检疫;做好国境及国内交通的检疫。②切断传播途径:改善环境卫生,加强饮食卫生管理和注意个人饮食卫生。③提高人群免疫力:接种疫苗能有效提高人群抗霍乱的免疫力。目前针对 O1 群的霍乱疫苗主要是口服疫苗,包括 B 亚单位疫苗、全菌灭活口服疫苗、基因工程疫苗等。O139 群尚无预防性疫苗。

（2）治疗　严格隔离,及时补充水及电解质,预防大量失水而导致的低血容量性休克和酸中毒是治疗霍乱的关键;抗生素的使用可减少毒素的产生,加速细菌的清除。但耐药菌的增多给治疗带来了一定困难。

（二）副溶血性弧菌

副溶血性弧菌($Vibrio\ parahemolyticus$)存在于近海的海水、海底沉积物和鱼类、贝壳类等海产品中。主要引起食物中毒,尤以日本、东南亚、美国及我国台湾地区多见,也是我国大陆沿海地区食物中毒中最常见的一种病原菌。

副溶血性弧菌,嗜盐,不耐热,也不耐酸。

引起食物中毒的确切致病机制尚待阐明。潜伏期为 5~72 h,平均为 24 h,可从自限性腹泻至中度霍乱样病症,有腹痛、腹泻、呕吐和低热,粪便多为水样,少数为血水样,恢复较快,病后免疫力不强,可重复感染。副溶血性弧菌还可引起浅表创伤感染、败血症等。

经分离培养鉴定是常用的病原体检查方法。基因探针杂交及 PCR 有助于快速诊断。

治疗可用抗菌药物,如庆大霉素或复方 SMZ+TMP,严重病例需补液和补充电解质。

六、其他细菌

引起消化道感染的其他细菌如表 17-4 所示。

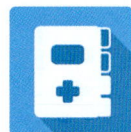

表 17-4　引起消化道感染的其他细菌

细　菌	主要生物学特性	致　病　性	防治原则
空肠弯曲菌	革兰阴性杆菌,细长呈弧形、螺旋形、"S"形或海鸥状,一端或两端有单鞭毛,运动活泼,无芽孢、无荚膜,微需氧,最适宜温度为42℃,抵抗力弱	传染源主要是动物,人经消化道感染,是散发性细菌性胃肠炎最常见的病原菌之一,可致格林-巴利综合征(Guillain-Barre Syndrome, GBS)	无疫苗接种,加强饮食卫生,加强粪便管理。治疗可用红霉素、氨基糖苷类抗生素、氯霉素等
变形杆菌	革兰阴性杆菌,在多形性固体培养基上可呈现"迁徙生长现象";某些菌株的"O"与某些立克次体存在共同抗原,故可用前者检查立克次体抗体,此即外-斐反应	为条件致病菌。可导致食物中毒、婴幼儿腹泻,但常引起肠外感染,如泌尿生殖道感染、创伤感染、脑膜炎、慢性中耳炎、肺炎、腹膜炎、败血症等,也可致医院感染	根据所致疾病的不同采取相应防治措施

小　结

本章学习的常见消化道感染的病毒,包括肝炎病毒、急性胃肠炎病毒及人类肠道病毒。

1. 肝炎病毒　肝炎病毒主要有 HAV、HBV、HCV、HDV 和 HEV 五种。HAV 和 HBV 为学习重点。

HAV 是甲型肝炎的病原体,主要经粪-口途径传播,可造成暴发或散发流行。HAV 感染呈急性过程,预后良好,不发展为慢性肝炎和慢性病毒携带者,对肝细胞的损伤主要与细胞免疫应答有关,对细胞无转化作用。HAV 感染后可产生持久免疫力,以体液免疫为主。甲型肝炎的实验室诊断以免疫学检查和病毒核酸检测为主。主动和被动的特异性预防有效,目前尚缺乏有效的抗 HAV 药。

HBV 是乙型肝炎的病原体,主要经输血、注射、性行为和母婴传播,传染源是患者和病毒携带者,HBV 的致病作用主要是病理性的免疫应答损伤,还可致肝细胞转化。临床表现包括急性肝炎、慢性肝炎、重症肝炎、肝硬化以及肝癌。乙型肝炎抗原、抗体检测及 HBV DNA 检测具有重要意义。乙型肝炎疫苗的接种是预防乙型肝炎的最有效的措施,紧急预防用乙型肝炎免疫球蛋白。目前治疗乙型肝炎的药物有干扰素和核苷(酸)类似物两类。

2. 急性胃肠炎病毒　主要包括轮状病毒、诺如病毒等。虽然分属于不同的病毒科,但它们所致的急性胃肠炎的临床表现却很相似,均以腹泻和呕吐为主。

3. 人类肠道病毒　主要的病毒包括柯萨奇病毒、埃可病毒、新型肠道病毒及脊髓灰质炎病毒等,主要经消化道传播,但主要引起消化系统外的病变和疾病。

本章学习的常见消化道感染的细菌,它们均为革兰阴性细菌。主要包括如下几种。

1. 大肠埃希菌　大肠埃希菌,是肠道中重要的正常菌群;在宿主免疫力下降或细菌侵入肠道外组织器官后,即可成为机会致病菌,引起肠道外感染;有一些血清型的大肠埃希菌具有较强的致病性,能导致人类胃肠炎;大肠埃希菌在环境卫生和食品卫生学中,常用作被粪便污染的检测指标。

2. 志贺菌属　志贺菌属是细菌性痢疾的病原菌。据 O 抗原不同可分为 4 群,其代表分别是痢疾志贺菌、福氏志贺菌、鲍氏志贺菌、宋内志贺菌。本属细菌的致病因素包括侵袭力、内毒素,某些型别细菌还可产生外毒素。临床上除了局部病变导致的消化道症状外,还可出

Note

现全身中毒症状。正确的标本采取和送检是志贺菌属成功分离的重要保证。多价 Sd 活疫苗免疫效果较好。

3. 沙门菌属　对人致病的沙门菌主要包括伤寒沙门菌、甲型副伤寒沙门菌、乙型副伤寒沙门菌(肖氏沙门菌)、丙型副伤寒沙门菌(希氏沙门菌)、鼠伤寒沙门菌、猪霍乱沙门菌、肠炎沙门菌等。沙门菌属所致疾病包括肠热症、食物中毒(急性胃肠炎)和败血症。肥达试验对肠热症的诊断有意义。

4. 幽门螺杆菌　氧化酶、过氧化氢酶和脲酶试验结果是检验本菌的重要指标。目前认为本菌经口-口途径、粪-口途径等传染。本菌感染与慢性胃炎、十二指肠溃疡、胃溃疡和胃癌关系密切。对幽门螺杆菌感染的有效防治,将对上述疾病的防治产生积极的影响。

5. 霍乱弧菌　霍乱弧菌是霍乱的病原菌。属革兰阴性弧菌,喜碱、怕酸,单毛菌,运动活泼。致病因素主要是霍乱肠毒素,作用于肠黏膜,可引起严重腹泻和呕吐。治疗上以及时补液,纠正水、电解质及酸碱平衡失调为主,抗菌治疗为辅。

6. 副溶血性弧菌　副溶血性弧菌可导致胃肠型食物中毒。

能力检测

1. 试述免疫因素在乙型肝炎发病机制中的作用。
2. 简述 HBV 抗原与抗体系统检测的临床意义。
3. 经胃肠道传播和感染的病毒,都能导致胃肠道损害并引起胃肠道疾病吗? 请举例说明。
4. 试述大肠埃希菌与人类的关系。
5. 试述志贺菌致病的主要特点。
6. 简述伤寒沙门菌的致病过程。
7. 胃酸能杀菌,为什么幽门螺杆菌却能在胃中生存?
8. 霍乱的主要致病物质是什么? 简述其作用机制。

本章自测题

(钟宇飞)

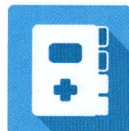

第十八章　泌尿生殖系统感染常见微生物

本章 PPT

学习目标

掌握　淋病奈瑟菌、单纯疱疹病毒、梅毒螺旋体的致病性及防治原则。

熟悉　淋病奈瑟菌、单纯疱疹病毒、梅毒螺旋体的生物学特性、免疫性及实验室检查,人乳头瘤病毒、溶脲脲原体和沙眼衣原体的致病性和防治原则。

了解　肠球菌属细菌和阴道加特纳菌的致病性及防治原则。

泌尿生殖系统感染目前已经成为威胁人类健康的主要病种之一。泌尿生殖系统感染性疾病形势严峻:一是发病率升高;二是发病年龄趋于低龄化;三是复合性感染比率增大。这引起了医学界广泛的关注,本章就引起泌尿生殖系统感染常见的病原体做一简要介绍。

第一节　泌尿生殖系统感染常见的病毒

一、单纯疱疹病毒

单纯疱疹病毒(herpe simplex virus,HSV)属于疱疹病毒科,单纯疱疹病毒 2 型(HSV-2)是性病——生殖器疱疹的病原体。

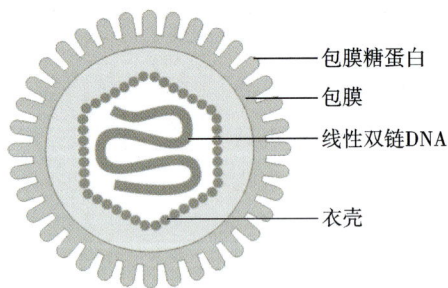

图 18-1　疱疹病毒的结构示意图

包膜糖蛋白
包膜
线性双链DNA
衣壳

疱疹病毒(herpesvirus)是一群中等大小,有包膜的 DNA 病毒,广泛分布于哺乳动物和鸟类等中,现已发现的有 110 种以上。疱疹病毒的共同特点有以下几点:①病毒呈球形,直径为 120～200 nm,为有包膜的 DNA 病毒(图18-1)。②除 EB 病毒外,人类疱疹病毒均能在人二倍体细胞核内复制,形成多核巨细胞,核内出现嗜酸性包涵体。③病毒可通过呼吸道、消化道、泌尿生殖道等侵入宿主细胞。④可表现为增殖性感染和潜伏状态:增殖性感染为病毒增殖并引起细胞破坏;而潜伏感染则病毒不增殖,其 DNA 稳定地潜伏于细胞核内,病毒基因表达受抑制,但当病毒受刺激因素激活或机体抵抗力下降时又可转为增殖性感染而引起疾病。⑤病毒可通过垂直感染胎儿和新生儿,造成胎儿畸形、流产或死产,出生者可有发育迟缓、智力低下等缺陷。⑥除水痘外,原发感染多为隐性感染。

引起人类疾病的疱疹病毒称为人类疱疹病毒(human herpes virus,HHV),主要包括:单纯

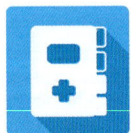

Note

疱疹病毒 1 型和 2 型、水痘-带状疱疹病毒、EB 病毒、巨细胞病毒等。本节主要介绍单纯疱疹病毒。

单纯疱疹病毒在人群中的分布广泛，感染率高，具有较宽的宿主范围，能引起人类多种类型的感染性疾病，如生殖器疱疹、角膜结膜炎以及严重的脑炎。HSV 感染宿主后，可在神经细胞形成潜伏感染，复发常见。

（一）生物学特性

单纯疱疹病毒有两个血清型，即 HSV-1 和 HSV-2，它们基因组结构相似，两型病毒核苷酸序列有 50％同源性。

（二）致病性与免疫性

患者和病毒携带者是传染源，HSV-1 主要通过密切接触而传染，HSV-2 则主要通过性接触传播或新生儿经母体生殖道而发生感染。人群普遍易感，常见的临床表现是黏膜或皮肤局部集聚的疱疹，偶尔也可发生严重的全身性疾病，累及内脏。

感染类型及所致疾病如下。

1. 原发感染　HSV-1 的原发感染常发生于 6 个月至 2 岁的婴幼儿，表现为龈口炎、唇疱疹、疱疹性角膜结膜炎或脑炎等；HSV-2 的原发感染主要引起生殖系统疱疹、新生儿疱疹。

2. 潜伏与再发感染　HSV 原发感染后，机体可迅速产生特异性免疫力而康复，但不能彻底清除病毒，HSV 从侵入部位沿感觉神经髓鞘上行至感觉神经节。HSV-1 潜伏于三叉神经节和颈上神经节；HSV-2 潜伏于骶神经节。当机体受到各种非特异性刺激（如发热、寒冷、日晒、月经、感染等）或免疫功能下降时，潜伏病毒被激活，转为增殖性感染，引起局部皮肤或黏膜疱疹的复发。

3. 先天性感染　HSV-1 通过胎盘感染，影响胚胎细胞的有丝分裂，易发生流产，造成胎儿畸形、智力低下等先天性疾病。新生儿在通过 HSV-2 感染的产道时可被感染，引起新生儿疱疹，出现高热、呼吸困难和中枢神经系统病变等。

（三）实验室检查

可采集水疱液、唾液、脑脊液、阴道拭子等标本，接种于人胚肾、人羊膜或兔肾细胞分离、培养病毒，以观察细胞病变；然后用 HSV-1 和 HSV-2 的单克隆抗体作免疫荧光染色或酶免疫鉴定。用核酸杂交法或 PCR 法检测标本中的 HSV DNA，此法快速、敏感而特异。

（四）防治原则

目前尚无特异预防方法。目前正在研究中的各种疫苗（如亚单位疫苗、基因重组痘苗病毒疫苗和多肽疫苗等），在动物实验中显示出了良好效果，有应用前景。若孕妇产道存在 HSV-2 感染，分娩后可给新生儿注射丙种球蛋白做紧急预防。

药物治疗效果较好，无环鸟苷可治疗生殖器疱疹、疱疹性脑炎及复发性疱疹，碘苷、阿糖腺苷可治疗疱疹性角膜炎。

二、人乳头瘤病毒

人乳头瘤病毒（human papilloma virus，HPV）主要引起人类皮肤黏膜的增生性病变，其中低危性 HPV（6 型、11 型等）引起生殖器尖锐湿疣，而高危性 HPV（16 型、18 型等）与宫颈癌等恶性肿瘤的发生密切相关。

HPV 呈球形，核衣壳呈 20 面立体对称，无包膜。基因组为双股环状 DNA，由 3 个基因组成。人类是 HPV 的唯一自然宿主，通过直接接触而传播，也可经共用毛巾、洗澡、游泳而传播。生殖器感染通过性接触传播。新生儿可通过产道而发生感染。

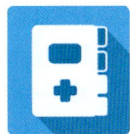

HPV 对皮肤和黏膜上皮细胞有高度的亲嗜性,可在易感细胞的细胞核内增殖并形成酸性包涵体。HPV 的复制能诱导上皮细胞增殖,表皮变厚,并伴有棘层细胞增生和表皮角化而形成皮肤乳头状瘤,也称为疣。不同型别的 HPV,其侵犯部位不同,所致疾病也有所不同。主要有尖锐湿疣、寻常疣、扁平疣、跖疣、疣状表皮增生异常等,某些特定的 HPV 型别与恶性肿瘤(如皮肤癌、宫颈癌等)关系密切。

生殖道感染 HPV 最常见的型别是 16、18、6、11 型。HPV-6、11 型经常感染外阴、肛门、阴道等部位,属于低危型别,湿疣或宫颈上皮内低度病变在妇女中常见,与宫颈浸润癌无明显关联;而 16 型和 18 型则属于高危型别。

尖锐湿疣是由 HPV-6、11 型引起,经性接触传播,主要侵犯生殖器及肛门等部位。潜伏期一般为 3 周至 8 个月。发病初期患者通常无自觉症状,病灶外观为小丘疹,以后逐渐变大,丘疹数量增多,表面湿润,可呈乳头样、菜花样突起,有蒂柄连接,表面粗糙。病灶表面可破溃并继发感染。尖锐湿疣病程不一,可自然消退,也易复发。该病在世界各地广为流行,已成为最常见的性传播疾病。近年来,我国发病率剧增,在我国性病中发病率仅次于淋病。

感染 HPV 后,机体可产生特异性抗体,但该抗体没有保护作用。

核酸杂交法和 PCR 法检测 HPV 核酸,可用于 HPV 感染的确诊和 HPV 分型。

HPV 感染主要通过性接触传播,因此加强性知识的宣传教育对预防 HPV 感染十分重要。积极治疗宫颈慢性疾病,减少 HPV 感染,可降低宫颈癌的发病率。

第二节　泌尿生殖系统感染常见细菌

一、淋病奈瑟菌

淋病奈瑟菌($N.\ gonococcus$)俗称淋球菌,属于奈瑟菌属,是人类淋病的病原体,主要引起人类泌尿生殖系统黏膜的急性或慢性化脓性感染。淋病是性传播疾病中危害较严重的一种,也是我国目前发病率最高的性传播疾病。

（一）生物学特性

1. 形态与染色　淋病奈瑟菌呈球形,直径为 $0.6\sim0.8\ \mu m$。常呈双排列,形似一对咖啡豆。菌体有荚膜和菌毛。在急性期患者的脓性分泌物标本中,淋病奈瑟菌多位于中性粒细胞内,但慢性淋病患者的淋病奈瑟菌常分布在中性粒细胞外。淋病奈瑟菌革兰染色阴性,用碱性美兰液染色时,菌体呈深蓝色。

2. 培养特性　专性需氧,营养要求高,巧克力(色)血琼脂平板是适宜培养基。分离培养时须供 $5\%\sim10\%CO_2$,最适生长温度为 $35\sim36\ ℃$,最适 pH 值为 7.5,可形成凸起、圆形、灰白色、直径达 $0.5\sim1.0\ mm$ 的光滑型菌落。

3. 生化反应　淋病奈瑟菌只分解葡萄糖,产酸不产气,不分解麦芽糖(据此可与脑膜炎奈瑟菌相区别)。氧化酶试验呈阳性。

4. 抗原构造与分类　淋病奈瑟菌表面主要有三种抗原:①菌毛蛋白抗原;②脂多糖抗原,易发生变异。③外膜蛋白抗原:包括 P Ⅰ、P Ⅱ和 P Ⅲ。P Ⅰ为主要外膜蛋白,是淋病奈瑟菌分型的主要基础,据此可将淋病奈瑟菌分成 16 个不同血清型,有助于流行病学调查。

5. 抵抗力　淋病奈瑟菌抵抗力弱,对热、冷、干燥极度敏感。对磺胺、青霉素等敏感,但耐药菌株逐渐增多。干燥环境中可存活 $1\sim2\ h$,在污染的衣物上可存活 $18\sim24\ h$,对一般消毒剂极敏感。

（二）致病性与免疫性

1. 致病因素　淋病奈瑟菌的致病因素主要为如下四点。①菌毛：促使细菌黏附于宿主细胞并具有抗吞噬作用，为主要致病物质。②外膜蛋白：PⅠ可直接插入中性粒细胞膜中，使细胞膜损伤；PⅡ参与淋球菌对宿主细胞间的黏附；PⅢ抑制抗体的杀菌作用。③脂多糖：能使黏膜上皮细胞坏死脱落、中性粒细胞聚集。④IgA蛋白酶：可分解黏膜表面存在的特异性IgA，有利于细菌黏附。

2. 所致疾病　人类是淋病奈瑟菌的唯一宿主，人对该菌普遍易感，淋球菌主要通过性接触传播，可引起淋病，表现为泌尿生殖道化脓性炎症。感染初期，引起男性尿道炎、女性宫颈炎及尿道炎。患者表现为尿频、尿急、尿痛及尿道、子宫颈有脓性分泌物等症状。如疾病得不到控制，男性可发生前列腺炎、输精管炎、附睾炎等；女性可发生输卵管炎、盆腔炎等，并可导致女性不孕。新生儿通过产道时可被感染，引起淋球菌性结膜炎。

3. 免疫性　病后免疫力不持久，再感染和慢性感染现象普遍。

（三）实验室检查

取泌尿生殖道脓性分泌物涂片，革兰染色后镜检，如在中性粒细胞内发现革兰阴性双球菌，具有诊断价值。标本采集后注意保温、保湿，尽快检测或培养。将标本接种于巧克力琼脂平板上，在5%～10%CO_2下孵育24～48 h，选择可疑菌落涂片染色镜检，并做生化反应鉴定。目前常用免疫荧光试验、免疫酶试验、PCR等进行快速诊断。

（四）防治原则

淋病是一种性传播疾病。大力开展防治性病的宣传教育，杜绝不正常两性关系是预防淋病的重要措施。婴儿出生时即用1%硝酸银滴眼液滴眼可以预防淋病性结膜炎。

对淋病患者应早期用药，彻底治疗。治疗可选用头孢曲松钠、红霉素、新青霉素等。因耐药菌株的增加，应进行药物敏感试验，指导合理用药，还应治疗与淋病患者性接触者。目前，尚无有效疫苗用于淋病的特异性预防。

二、肠球菌属

肠球菌（*Enterococcus*）属链球菌科，为圆形或椭圆形、呈链状排列的革兰阳性球菌，无芽孢，无鞭毛，为需氧或兼性厌氧菌。肠球菌是人类和动物肠道正常菌群的一部分，既往认为肠球菌是对人类无害的共栖菌，但近年来的研究已证实了肠球菌的致病力。在需氧革兰阳性球菌中，它是仅次于葡萄球菌的重要医院内感染致病菌。尿路感染是肠球菌所致感染中最为常见的，其发生多与留置导尿管及其他器械操作有关。一般表现为膀胱炎、肾盂肾炎等。肠球菌还可引起危及生命的腹腔感染、败血症、心内膜炎和脑膜炎等。肠球菌也可引起医院外感染。

三、阴道加特纳菌

阴道加特纳菌（*Gardnrella vaginalis*，GV）是非特异性阴道炎的重要病原体，因为其可通过性传播，所以近年来许多学者将其列入性病病原体的范畴。阴道加特纳菌无芽孢、荚膜、鞭毛，具有多形性，实验室保存菌株趋向于革兰阴性，而新鲜的临床标本分离株趋向于革兰阳性。大小为0.5 μm×(1.5～2.5) μm，兼性厌氧。

阴道加特纳菌与非特异性阴道炎有关。后者可以导致多种严重的妇科并发症，如子宫全切的术后感染、绒毛膜炎、羊水感染、早产、产后子宫内膜炎等。阴道加特纳菌还能引起新生儿致死性和非致死性败血症和软组织感染。

阴道加特纳菌对氨苄西林、阿莫西林、苯唑西林、青霉素、万古霉素和甲硝唑敏感，对新霉素、多黏菌素和磺胺耐药。

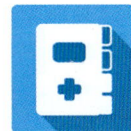

第三节　泌尿生殖系统感染常见的其他微生物

一、梅毒螺旋体

梅毒螺旋体（*Treponema pallidum*）又称苍白密螺旋体，是引起人类梅毒的病原体。梅毒是性传播疾病中危害较严重的一种。

（一）生物学特性

1. 形态与染色　梅毒螺旋体细长，其螺旋细密、规则、两端尖直、运动活泼。用普通染色不易着色，用 Fontana 镀银染色法染成棕褐色。在暗视野显微镜下可观察到其典型形态和运动方式。

2. 培养特性　梅毒螺旋体的人工培养至今尚未真正成功。

3. 抗原性　梅毒螺旋体含有表面特异性抗原，能刺激机体产生特异性凝集抗体，但与其他密螺旋体有交叉反应。组织中的磷脂黏附于梅毒螺旋体表面形成复合抗原，能刺激机体产生抗心脂质的自身抗体，称反应素。

4. 抵抗力　极弱。对干燥、热、冷敏感，离体后干燥 1～2 h 或 50 ℃加热 5 min 即死亡。在血液中 4 ℃放置 3 天即可死亡，故血库冷藏 3 天以上的血液无传播梅毒的危险。对化学消毒剂敏感，对青霉素敏感，但对大环类脂类抗生素如红霉素、阿奇霉素耐药已较普遍。

（二）致病性与免疫性

1. 致病物质　梅毒螺旋体表面的荚膜样物质具有黏附及抗吞噬作用，产生的透明质酸可以分解组织中的透明质酸，有利于细菌的扩散，前列腺素 E2 可抑制巨噬细胞的活性。

2. 所致疾病　梅毒螺旋体是引起人类梅毒的病原体，患者是唯一的传染源。梅毒分为先天性和后天性两种，前者由母体通过胎盘传给胎儿，称为胎传梅毒，后者通过性接触传播，称为性病梅毒。输入梅毒螺旋体污染的血液或血制品，可引起输血后梅毒。

获得性梅毒临床上可分为以下三期。①Ⅰ期梅毒：在感染后 2～10 周，外生殖器出现无痛性硬下疳，其溃疡渗出物中含有大量梅毒螺旋体，传染性极强；在 1～2 个月，硬下疳常自然愈合，但进入血液中的梅毒螺旋体则潜伏体内，经 2～3 个月后进入Ⅱ期。②Ⅱ期梅毒：全身皮肤黏膜出现梅毒疹，全身淋巴结肿大，也可累及骨、关节、眼和神经系统，在梅毒疹及淋巴结中含有大量梅毒螺旋体，如不治疗，一般在 3 周至 3 个月症状可消退，但常发生复发性Ⅱ期梅毒。③Ⅲ期梅毒：一般发生在感染后 2 年，主要表现为皮肤黏膜的溃疡性损害并侵犯内脏组织或器官，此期传染性小，但破坏性大，可危及生命（图18-2）。梅毒有反复、潜伏和再发的特点。

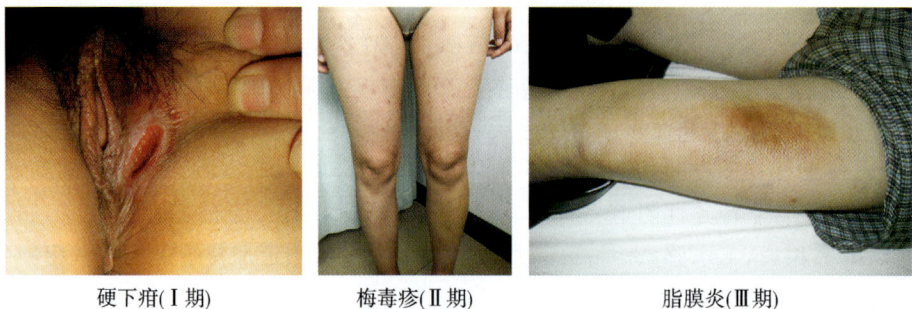

硬下疳（Ⅰ期）　　　梅毒疹（Ⅱ期）　　　脂膜炎（Ⅲ期）

图 18-2　获得性梅毒各期

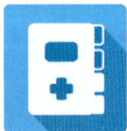

先天性梅毒是孕妇感染后经胎盘感染胎儿,引起胎儿全身感染,可导致流产、早产或死胎,或出生活的梅毒儿,表现为锯齿形牙、间质性角膜炎、先天性耳聋等。

3. 免疫性　梅毒的免疫是传染性免疫,即已感染梅毒螺旋体的个体对梅毒螺旋体的再感染有抵抗力,若梅毒螺旋体被清除,免疫力也随之消失。

（三）实验室检查

取Ⅰ期梅毒硬下疳渗出液、Ⅱ期梅毒渗出液或局部淋巴结渗出液,在暗视野显微镜下检查,如见有运动活泼的密螺旋体有助于诊断。

血清学检查用非螺旋体抗原试验或螺旋体抗原试验,前者用牛心肌的心类脂作为抗原检测患者血清中的反应素,此方法会出现假阳性反应,常用于初筛;后者用梅毒螺旋体抗原检测患者血清中抗梅毒螺旋体特异性抗体,特异性高。

（四）防治原则

加强卫生宣传教育和社会管理,杜绝不洁性行为,对患者要早期确诊,彻底治疗。治疗首选青霉素,以血清中抗体转阴为治愈标准。

二、沙眼衣原体

沙眼衣原体是人类非淋菌性尿道炎（NGU）、阴道炎及性病淋巴肉芽肿重要的病原体,还可引起人类沙眼及包涵体结膜炎等疾病。沙眼衣原体具有衣原体的一般特性,呈球形或椭圆形,原体和始体内皆含有 DNA 与 RNA。具有特殊的染色性状,不同的发育阶段其染色有所不同。成熟的原体以 Giemsa 染色为紫色,而始体呈蓝色。革兰染色一般为阴性。

人类是沙眼衣原体的自然宿主。寄生于机体黏膜上皮细胞,主要引起以下疾病。

1. 泌尿生殖道感染　由沙眼生物亚种引起,经性接触传播。男性感染后通常引起尿道炎,未经治疗者多数转变成慢性,周期性加重,或合并附睾炎和前列腺炎等。女性感染后可引起尿道炎、宫颈炎、输卵管炎和盆腔炎等。约 70% 的女性和 50% 的男性感染者无症状,成为重要的传染源。

2. 性病淋巴肉芽肿　由性病淋巴肉芽肿亚种 L1、L2、L2a 和 L3 血清型引起,主要通过性接触传播。男性感染后侵犯腹股沟淋巴结,引起化脓性淋巴结炎和慢性淋巴肉芽肿,常引起瘘管。女性感染后主要侵犯会阴、肛门和直肠,形成肠-皮肤瘘管,也可引起会阴-肛门-直肠狭窄和梗阻。

3. 沙眼　由沙眼亚种 A、B、Ba 和 C 血清型引起。主要通过眼-眼或眼-手-眼途径传播。沙眼衣原体感染眼结膜上皮细胞后,在其中繁殖,引起局部炎症。沙眼的早期症状是流泪、有黏液脓性分泌物、结膜充血和滤泡增生,后期出现结膜瘢痕、眼睑内翻、倒睫以及角膜血管翳引起的角膜损伤,影响视力甚至致盲,是目前致盲的首要因素。

4. 包涵体结膜炎　有婴儿结膜炎和成人结膜炎两种,前者是胎儿经产道时受到感染。成人型可因性接触经手传染至眼,也可经污染的游泳池水传染至眼。两者均引起滤泡性结膜炎,症状类似沙眼,但无沙眼的后期症状,一般经过数周或数月可痊愈。

机体感染衣原体后,能诱导产生型特异性细胞免疫和体液免疫。但通常免疫力不强且短暂,因而常造成持续性感染、隐性感染和反复感染。

包涵体结膜炎及性病淋巴肉芽肿也可从病变部位取材涂片,染色镜检,观察有无衣原体或包涵体。采用 PCR 技术检测患者泌尿生殖道标本中沙眼衣原体 DNA,是常用的快速诊断方法。用微量免疫荧光试验检测抗衣原体的抗体,若有明显增高者,则具有诊断意义。沙眼及包涵体结膜炎以临床诊断为主。

生殖道衣原体感染的预防与其他性病相同。目前沙眼尚无特异性预防方法,主要应注意个人卫生,不共用毛巾和脸盆,避免接触传染源。沙眼衣原体疾病的治疗应早期使用诺氟沙星、四环素和利福平等抗生素。

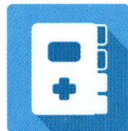

三、溶脲脲原体

在非淋菌性尿道炎的病原体中,溶脲脲原体是除衣原体外的一种重要的病原体。Giemsa 染色呈紫蓝色,菌落小,可分解尿素,故可与肺炎支原体区别。

正常人泌尿生殖道可有支原体存在,生殖道的支原体感染与自然流产、先天畸形、死胎和不孕(不育)有关。溶脲脲原体通过性接触传播,引起人类非淋菌性尿道炎、前列腺炎、附睾炎、阴道炎等泌尿生殖系统的感染;经胎盘传播可引起早产、流产和死胎;经产道感染可致新生儿肺炎或脑膜炎。溶脲脲原体感染机体后,还可引起不育症。对溶脲脲原体感染的预防主要是杜绝不洁性行为。

实验室检查常用 PCR 技术检测患者泌尿生殖道标本中溶脲脲原体的尿素酶基因,还可采用免疫斑点试验(IDT)、酶标 SPA 法检测溶脲脲原体。

治疗可选用大环内酯类、喹诺酮类等抗生素。

四、白假丝酵母菌

白假丝酵母菌(*C. albicans*)俗称为白色念珠菌,是妇科常见病霉菌性阴道炎的病原体,还可引起霉菌性肠炎、霉菌性肺炎及鹅口疮等念珠菌病。白假丝酵母菌通常存在于口腔、上呼吸道、肠道和阴道,当机体免疫力下降或菌群失调时引起疾病。该菌为内源性条件致病菌。

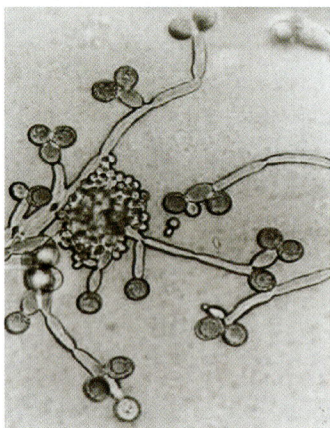

菌体呈圆形或卵圆形,直径为 $3\sim6~\mu m$。革兰染色阳性。以出芽方式繁殖,称为芽生孢子。孢子嫩芽伸长成芽管,不与母细胞脱离,形成假菌丝。假菌丝和厚膜孢子有助于诊断(图 18-3)。本菌在普通琼脂平板、血平板及沙保氏培养基上生长良好,37 ℃培养 2～3 天形成有酵母气味的灰白色酵母样菌落。

本菌为人体正常菌群之一。主要引起内源性感染,机体免疫力减弱是本菌引起感染的主要原因。也可为外源性感染,如经性接触传播或经产道感染。所致疾病如下:①皮肤黏膜念珠菌病:好发于皮肤潮湿、皱褶处,如腋窝、腹股沟、肛门周围、会阴及指(趾)间,形成湿疹样皮炎,也可引起甲沟炎及甲床炎。最常见的黏膜感染有阴道炎、新生儿鹅口疮及口角炎。②内脏念珠菌病:如念珠菌性肠炎、肺炎、肾盂肾炎等。③中枢神经系统念珠菌病:主要有脑膜炎、脑膜脑炎、脑脓肿等,预后不良。

图 18-3　白假丝酵母菌的假菌丝和厚膜孢子

抗念珠菌感染以细胞免疫为主。对本菌过敏者皮肤可出现超敏反应性念珠菌疹,症状酷似皮肤癣疹或湿疹。

目前对念珠菌病尚缺乏有效的预防措施。对鹅口疮和皮肤黏膜念珠菌病的治疗可局部涂敷制霉菌素、龙胆紫、酮康唑和氟康唑等;对深部念珠菌病的治疗可用两性霉素 B 和氟胞嘧啶。

小　结

引起泌尿生殖系统感染的主要病原体有淋病奈瑟菌、肠球菌属、阴道加特纳菌、单纯疱疹病毒、人乳头瘤病毒、梅毒螺旋体、沙眼衣原体、溶脲脲原体、白假丝酵母菌。这些病原体除了引起泌尿生殖系统感染,还常引起其他部位的严重感染。其主要通过接触传播或垂直传播。防治主要是要注意个人卫生,避免接触传染源,对患者要早期用药,可选用敏感药物治疗。

性病的分级、性病的传播途径

本章自测题

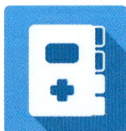

Note

（许秀秀）

第十九章　神经系统感染常见微生物

学习目标

掌握　脊髓灰质炎病毒、狂犬病病毒和脑膜炎奈瑟菌的主要生物学特性、致病性、免疫性和防治原则。

熟悉　乙脑病毒的主要生物学特性、致病性、免疫性和防治原则。

了解　肉毒梭菌、森林脑炎病毒、朊病毒、新型隐球菌的致病性和防治原则。

本章PPT

神经系统感染的病原微生物是经呼吸道、消化道等途径侵入人体内，病原体或其毒性产物突破血脑屏障，作用于神经系统而导致其病变的一类微生物。侵犯神经系统的病原微生物/毒素，有病毒、细菌或其毒素、真菌等，常见的如脊髓灰质炎病毒、狂犬病病毒、脑膜炎奈瑟菌、肉毒毒素、破伤风痉挛毒素、森林脑炎病毒、新型隐球菌和朊粒等。

第一节　神经系统感染常见的病毒

一、狂犬病病毒

狂犬病病毒（rabies virus）是人和动物狂犬病的病原体。狂犬病又称恐水病，是我国目前病死率最高的传染病。

（一）生物学特性

狂犬病病毒为有包膜的单负链 RNA 病毒，形态似子弹状，大小为（130～300）nm×（60～85）nm，由螺旋形对称的核衣壳和包膜组成。病毒在易感动物或人的中枢神经细胞（主要是大脑海马回的锥体细胞）中增殖，在胞质内形成嗜酸性包涵体，称为内基小体，可以作为辅助诊断狂犬病的指标。

狂犬病病毒对外界的抵抗力不强。易被强酸、强碱、甲醛、碘、乙醇等灭活。肥皂水、离子型或非离子型去垢剂对病毒亦有灭活作用。

（二）致病性与免疫性

狂犬病病毒能感染所有温血动物。在家畜中，狗、猫和牛最易感。病犬是发展中国家狂犬病的主要传染源。狂犬病病毒存在于病兽或带病毒动物的唾液中，在发病前 5 天，病兽的唾液中即含有病毒。人被病兽（主要是疯狗，也有被猫抓伤后感染者）咬伤或抓伤后，病毒通过伤口进入体内。潜伏期通常为 3～8 周，短者 10 天，长者可达数月或数年，咬伤部位距头部愈近，伤口愈深，伤者年龄愈小，则潜伏期越短。此外，入侵病毒的数量、毒力以及宿主的免疫力等因素也与狂犬病的发生有关。狂犬病病毒对神经组织有很强的亲和力，进入体内的病毒在肌纤维细胞中增殖，

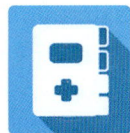

Note

由神经末梢上行至中枢神经系统,在神经细胞内增殖并引起细胞损伤,然后又经传出神经扩散至唾液腺和泪腺、视网膜、角膜、鼻黏膜等其他组织。

患者发病时的典型临床表现是神经兴奋性增高,吞咽或饮水时喉头肌肉发生痉挛,甚至闻水声或其他轻微刺激均可引起痉挛发作,故又称恐水病。3～5天后,患者转入麻痹期,出现昏迷、呼吸及循环衰竭而死亡。本病一旦发作,死亡率几乎达100%。

机体感染狂犬病病毒后能产生效应T细胞和中和抗体,但病毒若侵入中枢神经系统则无保护作用。

(三)实验室检查

根据动物咬伤史和典型的临床症状,通常可以诊断为狂犬病。但对处于潜伏期、发病早期或咬伤不明确的可疑患者,需要及时进行微生物学检查辅助确诊。人被犬或其他动物咬伤后,应检查动物是否患有狂犬病。一般将其捕获并隔离观察7～10天,如不发病,一般可认为该动物未患狂犬病或咬人时唾液中尚无狂犬病病毒。若观察期间发病,即将其杀死,取海马回部位组织涂片,用免疫荧光抗体法检查病毒抗原,同时做组织切片检查内基小体。通过免疫学检测、病毒分离等方法进行微生物学检查,可以辅助诊断可疑患者的狂犬病病毒感染。但是,对于微生物学检查阴性的可疑患者,仍然需要早期接种狂犬病病毒疫苗,以预防狂犬病的发生。

(四)预防措施

捕杀野犬,加强家犬管理,及时注射狂犬疫苗,是预防狂犬病的主要措施。人被可疑患病动物咬伤后,应采取下列预防措施:①立即用20%肥皂水、0.1%新洁尔灭或清水反复冲洗伤口,对于严重咬伤者较深的伤口,应该对伤口深部进行灌流清洗,再用碘酒及70%乙醇涂擦;②用高效价抗狂犬病病毒免疫球蛋白(human anti-rabies immune globulin,RIG)或抗狂犬病病毒马血清于伤口周围与底部行浸润注射及肌注;③狂犬病的潜伏期一般较长,人被咬伤后应及时接种狂犬病疫苗进行暴露后预防接种,可以有效预防发病。常用人二倍体细胞培养制备的狂犬病病毒灭活疫苗(human diploid cell vaccine,HDCV)于第0、3、7、14和28天进行肌肉注射。对于一些有接触病毒危险的人员,如兽医、动物管理员和野外工作者等,可分别于第0、7、21或28天接种疫苗3次,进行暴露前预防接种;并定期检查血清抗体水平,及时进行加强免疫。加强免疫通常是在第0、3天接种疫苗2次。

二、流行性乙型脑炎病毒

流行性乙型脑炎病毒(epidemic type B encephalitis virus)简称乙脑病毒,通过蚊叮咬传播引起流行性乙型脑炎(简称乙脑)。

(一)生物学特性

乙脑病毒为球形有包膜的RNA病毒,直径为45～50 nm。抗原性稳定,只有一个血清型。抵抗力不强,对酸、乙醚、氯仿等脂溶剂敏感,加热56 ℃ 30 min即被灭活。但对低温和干燥的抵抗力很强,冷冻干燥后在4 ℃冰箱中可保存数年。

(二)致病性与免疫性

在我国,乙脑病毒的主要传播媒介是三带喙库蚊。流行季节与各地蚊虫密度高峰相一致,我国流行高峰期为6—9月。主要传染源是家畜和禽类包括猪、牛、鸡、鸭、蝙蝠等,幼猪是乙脑病毒传播环节中最重要的传染源和中间宿主。蚊感染病毒后,病毒在其肠道和唾液腺中增殖,当蚊叮咬吸血时直接将病毒注入人体或动物的淋巴液和血液中,形成蚊→动物(尤其是幼猪)→蚊的循环。另外,蠛蠓可能是另一种重要的媒介昆虫。

人群对乙脑病毒普遍易感,但绝大多数表现为隐性或轻型感染。乙脑病毒侵入人体后,先在

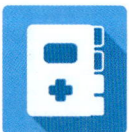

局部血管内皮细胞及淋巴结增殖,随后少量病毒入血流,引起第一次病毒血症。病毒随血流播散至肝、脾等处,在巨噬细胞内继续增殖,经 10 天左右,大量病毒再次进入血流,引起第二次病毒血症,出现发热、寒战、全身不适等流感样症状。若不再发展,则为顿挫感染。极少数患者,病毒可穿过血脑屏障进入脑组织增殖,损伤脑实质及脑膜,出现高热、剧烈头痛、频繁呕吐、惊厥或昏迷等严重的中枢神经系统症状。死亡率高,部分患者恢复后可有后遗症。

机体感染乙脑病毒后可产生中和抗体,并维持数年甚至终生。隐性感染同样可获得免疫力。

(三) 实验室检查

临床诊断主要采用血清学方法。可用于早期诊断的方法主要有 ELISA 法测血清中抗乙脑病毒 IgM 抗体,ELISA 法和免疫荧光法查血液或脑脊液中的乙脑病毒抗原。

(四) 防治原则

隔离患者,防蚊灭蚊是预防乙脑的重要途径。有效措施是对 6 个月至 10 岁以下儿童接种乙脑疫苗。流行季节前对幼猪进行预防接种,有可能控制乙脑在猪群及人群的传播和流行。乙脑尚无特效疗法,我国大力开展中西医结合治疗,采用白虎汤、清瘟败毒饮等中医验方,取得显著疗效,病死率降至 3%~10%,大大低于国外乙脑的病死率(30% 以上)。

三、脊髓灰质炎病毒

脊髓灰质炎病毒(poliovirus)是引起脊髓灰质炎(又称小儿麻痹症)的病原体。该疾病传播广泛,是一种急性传染病。

(一) 生物学特性

脊髓灰质炎病毒呈球形,无包膜,病毒颗粒直径为 27~30 nm。有Ⅰ、Ⅱ和Ⅲ三个血清型,三型间无交叉反应。我国以Ⅰ型流行为主,出现麻痹以Ⅲ型多见。

脊髓灰质炎病毒对外界环境抵抗力较强,在污水及粪便中可存活数月,在酸性环境中较稳定,对胃酸、胆汁抵抗力较强,易通过胃、十二指肠。对热、干燥、紫外线等敏感,加热 56 ℃ 保持 30 min 即可被灭活。

(二) 致病性与免疫性

人是脊髓灰质炎病毒的唯一天然宿主,患者、无症状病毒携带者及隐性感染者为传染源,主要通过粪-口途径传播。病毒侵入机体后,首先与宿主细胞膜受体结合,在咽部扁桃体和肠道下段上皮细胞、肠系膜淋巴结内增殖,90% 以上的病毒感染后,由于机体免疫力较强,病毒仅局限于肠局部,不进入血流,不出现临床症状或仅出现轻微的发热、咽痛、腹部不适和腹泻等,表现为轻症感染或隐性感染。少数感染者由于机体免疫力较弱,在局部淋巴结内增殖的病毒,经淋巴系统侵入血流,形成第一次病毒血症,临床上出现发热、头痛、咽痛、恶心等全身症状。随后病毒扩散至单核-巨噬细胞系统增殖,大量病毒再次进入血流形成第二次病毒血症,患者全身症状加重。1%~2% 的患者免疫力较弱,病毒经血流扩散至靶器官,如脊髓前角神经细胞、脑膜、心脏等引起细胞病变坏死。若细胞病变轻微则仅引起暂时性肢体麻痹,以四肢多见,下肢尤甚;重者可造成肢体迟缓性麻痹后遗症;极少数患者发展为延髓麻痹,导致呼吸、循环衰竭而死亡。上述临床表现的严重程度取决于多种因素,如病毒株的毒力、感染病毒的相对数量、机体的免疫功能状态等。

病后可获得对同型病毒的牢固免疫力,免疫力主要依靠特异性体液免疫。机体感染该病毒后,可产生 IgG、IgA 及 IgM 中和抗体,可阻止病毒侵入中枢神经系统。中和抗体能在机体内持续多年,对同型病毒有免疫力。婴幼儿可通过胎盘从母体内获得 IgG 抗体,从而获得了被动免疫功能,故 6 个月内的婴幼儿极少发生感染。

(三) 实验室检查

1. 血清学诊断 取发病早期及恢复期双份血清进行中和试验、补体结合试验,若血清抗体

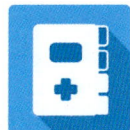

有4倍或以上增长,有诊断意义。

2. 病毒核酸测定　用核酸杂交、PCR直接检测病毒核酸进行快速诊断,此法敏感、特异,在几小时内就可完成。

（四）防治原则

1. 人工主动免疫　人工主动免疫的主要对象是婴幼儿。可以用灭活脊髓灰质炎疫苗和口服脊髓灰质炎减毒活疫苗,两者均为三价混合疫苗,免疫效果良好。

2. 人工被动免疫　对流行期间与患者有过亲密接触的易感者可注射人血丙种球蛋白或胎盘球蛋白进行紧急预防,可避免发病或减轻症状。

四、森林脑炎病毒

森林脑炎病毒通常称为蜱传脑炎病毒,是森林脑炎的病原体,传播媒介是蜱。在我国东北森林地带和西北的一些地区曾有流行。

森林脑炎病毒为RNA球形病毒。动物感染的范围较广,蝙蝠及哺乳动物（刺猬、松鼠、野兔等）为本病毒的储存宿主。蜱是森林脑炎病毒的传播媒介,又是长期宿主。牛、马、狗、羊等家畜在自然疫源地受蜱叮咬而传染。人群普遍易感,进入森林后被带有病毒的蜱叮咬而感染,另外因喝生羊奶（羊感染时奶中有病毒或被蜱类污染）也可被传染,经8～14天潜伏期后出现高热、头痛、肌肉麻痹、萎缩、昏迷甚至死亡,病死率约为30％。病愈后可获得牢固免疫力。

预防措施主要是做好林区防护,防止蜱叮咬。此外,为进入森林疫区的人接种灭活疫苗,效果良好。在感染早期注射大量丙种球蛋白或免疫血清可能防止发病或减轻症状。

第二节　神经系统感染常见的细菌

一、脑膜炎奈瑟菌

脑膜炎奈瑟菌（*N. meningitidis*）俗称脑膜炎球菌（*meningococcus*）,是流行性脑脊髓膜炎（流脑）的病原体。

（一）生物学特性

1. 形态与染色　脑膜炎奈瑟菌为革兰阴性双球菌,菌体直径为0.6～0.8 μm。在患者脑脊液中,多位于中性粒细胞内,形态典型,呈肾形或豆形,成双排列的两菌接触面平坦或略向内凹陷。人工培养的细菌多呈卵圆形或球形,排列不规则。无鞭毛和芽孢,有菌毛。从患者脑脊液或鼻咽部新分离的菌株大多有荚膜（图19-1）。

2. 培养特性　脑膜炎奈瑟菌对营养要求较高,需在含有血液、血清等培养基中才能生长,最常用巧克力（色）血琼脂培养基（CBA）培养。形成直径1.0～1.5 mm的无色、透明、圆形、凸起、光滑、似露滴状的菌落,无溶血现象。专性需氧,初次分离培养时需提供5％～10％CO_2。本菌绝大多数能分解葡萄糖和麦芽糖,产酸不产气。能产生自溶酶,有自溶倾向。

3. 抗原构造与分类　本菌主要有荚膜多糖抗原（群特异性）、外膜蛋白抗原（型特异性）、脂多糖抗原和核蛋白抗原四种抗原。按荚膜多糖抗原的不同,可将该菌分为至少13个血清型,与人类关系密切的主要是A、B、C、Y及W-135群,我国95％以上病例由A群引起。

4. 抵抗力　抵抗力极弱,对干燥、热、寒冷、阳光、化学消毒剂等均很敏感,在室温中3 h即死亡。采送标本必须注意保温,防止干燥和日光照射,迅速送检。对磺胺、青霉素和链霉素敏感,但

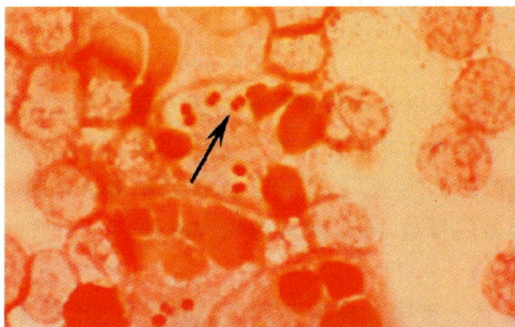

图 19-1　含有脑膜炎奈瑟菌的脑脊液涂片

常检出耐药株,应作药敏试验供用药时参考。

（二）致病性与免疫性

1. 致病物质　脑膜炎奈瑟菌的致病物质是菌毛、荚膜、内毒素和 IgA1 蛋白酶,其中内毒素起主要作用。

2. 所致疾病　人类是脑膜炎奈瑟菌的唯一易感宿主,患者和带菌者是其传染源。本菌通常寄居在正常人鼻咽部,脑膜炎流行期间带菌者可高达 70% 以上。病菌主要通过飞沫经呼吸道传播。冬春季流行,易感者多为 6 个月至 2 岁儿童。发病轻重与机体免疫力强弱有关,免疫力强者,多无症状或仅有轻微的呼吸道炎症;免疫力低下者,细菌可侵入血流引起菌血症或败血症;少数患者由于细菌突破血脑屏障侵犯脑脊髓膜,引起化脓性炎症,即流行性脑脊髓膜炎,患者表现为剧烈头痛、喷射状呕吐、颈项强直等脑膜刺激症状及脑脊液的变化。严重者有微循环障碍、DIC、肾上腺出血,导致中毒性休克,预后不良。

3. 免疫性　成人对脑膜炎奈瑟菌有较强的免疫力,以体液免疫为主。6 个月内的婴儿可通过母体获得抗体,产生自然被动免疫。

（三）实验室检查

采集患者的脑脊液、血液或刺破出血淤斑取其渗出物,带菌者检查可取鼻咽拭子。采取的标本必须注意保温、保湿,并迅速送检,最好是床边接种。脑脊液沉渣或瘀斑渗出液涂片直接镜检,分离培养及生化鉴定或血清学鉴定。快速诊断可用对流免疫电泳、SPA 协同凝集试验和胶乳快速诊断试剂盒等。

（四）防治原则

关键是尽快控制传染源,切断传播途径和提高人群免疫力。对儿童注射流脑荚膜多糖疫苗进行人工自动免疫。流行期间儿童可服用磺胺药物等进行预防。治疗首选脑脊液浓度高的药物如青霉素 G、磺胺嘧啶等。

二、肉毒梭菌

肉毒梭菌(*C. botulinum*)为一种常见的厌氧芽孢梭菌,广泛分布于土壤和动物粪便中,污染食物在厌氧环境下能产生肉毒毒素,引起食物中毒。

（一）生物学特性

本菌为革兰阳性短粗杆菌,$0.9\ \mu m \times (4\sim6)\ \mu m$,有鞭毛,芽孢呈椭圆形,粗于菌体,位于次极端,使菌体呈汤匙状或网球拍状。严格厌氧,可在普通琼脂平板上生长,在血琼脂平板上形成大而不规则的菌落,并有 β 溶血环。

本菌芽孢抵抗力很强,在 100 ℃时至少需要 3～5 h 才能被破坏。但肉毒毒素不耐热,56 ℃

30 min 可被破坏,煮沸 1 min 即可被破坏。

(二)致病性

1. 致病物质 肉毒梭菌主要以肉毒毒素致病。肉毒毒素是已知最剧烈的毒物,毒性比氰化钾强 1 万倍,纯化结晶的肉毒毒素 1 mg 能杀死 2 亿只小鼠,对人的致死量约为0.1 μg。肉毒毒素为嗜神经毒素,经肠道吸收进入血液后,作用于脑神经核和外周神经-肌肉神经接头处以及植物性神经末梢,阻止乙酰胆碱的释放,导致肌肉弛缓性麻痹。

2. 所致疾病

(1)食物中毒 主要是食入被肉毒梭菌芽孢污染的豆类、肉类、罐头、香肠、腊肠等食物而引起,为单纯性毒素中毒,而非细菌感染。特点是很少引起消化道症状,而以神经末梢麻痹为主要症状。如及时给予支持疗法与控制呼吸道感染,病死率可从 70% 降低至 10%。肉毒毒素食物中毒在我国十几个省、区均有发现,新疆较多,其中由发酵豆制品(臭豆腐、豆瓣酱等)引起的占 80% 以上,发酵面制品(甜面酱等)占 10% 左右。

(2)婴儿肉毒病 多见于 6 个月以内的婴儿,因食入被肉毒梭菌芽孢污染的食品(如蜂蜜)而致病。症状与肉毒毒素食物中毒类似,最先引人注意的症状是便闭、吸乳和啼哭无力。婴儿肉毒病死亡率为 1%~2%。

(3)创伤感染中毒 伤口被肉毒梭菌污染后,芽孢在厌氧环境下繁殖后可导致机体肉毒中毒。

(三)实验室检查

食物中毒患者可取粪便、剩余食物分离病菌,同时检测毒素活性。婴儿肉毒病取粪便分离病菌并检测毒素。可将培养物滤液或食物悬液上清液做动物试验以判定有无毒素存在。

(四)防治原则

加强食品卫生管理和监督;低温保存食品,防止芽孢发芽;80 ℃加热食品 20 min 可破坏毒素。对患者应尽早根据症状做出诊断,迅速注射 A、B、E 三型多价抗毒素,同时加强护理和对症治疗,预防呼吸肌麻痹和窒息,以降低死亡率。

A 型肉毒毒素

第三节 神经系统感染的其他微生物

一、新型隐球菌

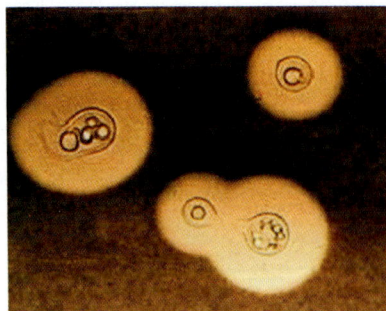

图 19-2 新型隐球菌

新型隐球菌(*Cuyitococcus neofonmans*)在自然界分布广泛,可在土壤、鸟粪,尤其是鸽粪中大量存在,也可存在人体的体表、口腔及粪便中。本菌在组织液或培养物中呈较大球形,直径可达 4~12 um,菌体周围有肥厚的荚膜,一般染料不易着色难以发现,称隐球菌。用墨汁阴性显影法镜检,可在黑色的背景中见到圆形或卵圆形的透亮菌体(图 19-2)。经 37 ℃培养数日后生成酵母型菌落,初呈白色,1 周后转为淡黄或棕黄色,湿润黏稠,状似胶汁。本菌能分解尿素,以此与酵母菌和念珠菌鉴别。

传染源主要是鸽子。新型隐球菌可侵犯人和动物,一般为外源性感染,主要经呼吸道传播,

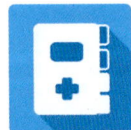

在肺部引起轻度炎症,或隐性传染。亦可由破损皮肤及肠道传入。当机体免疫功能下降时可向全身播散,主要侵犯中枢神经系统,发生脑膜炎、脑炎、脑肉芽肿等,此外可侵入骨骼、肌肉、淋巴结、皮肤黏膜引起慢性炎症和脓肿。

实验检查从脑脊液中可见圆形厚壁并围以厚荚膜的酵母样细胞。在沙保氏培养基上形成棕黄色黏液样菌落。用血清学方法检出隐球菌荚膜多糖抗原,对该病诊断可提供重要帮助。

预防新型隐球菌感染,除应增强机体免疫力外,还应避免创口感染土壤及鸟粪等。治疗药物可用碘化钾或碘化钠、大蒜精、两性霉素 B,亦可用两性霉素 B 与5-氟胞嘧啶联合应用,慢性肺损害或骨病损则可辅以外科切除。

二、朊粒

朊粒(prion),又称朊病毒,传染性蛋白粒子或朊蛋白(PrP),是一种由宿主细胞基因编码的、构象异常的蛋白质,不含核酸,具有自我复制能力和传染性。1982 年由美国学者 Prusiner 命名。朊粒主要在人和哺乳动物中引起以传染性海绵状脑病为特征的致死性中枢神经系统慢性退化性疾病。

朊粒与目前已知的蛋白质都无同源性,是一种特殊的蛋白质,且具有传染性。PrP 包括细胞朊蛋白(PrP^c)和羊瘙痒病朊蛋白(PrP^{sc})两种异构体。

朊粒对热、辐射、酸碱及常用消毒剂等理化因素抵抗力很强。标准的压力蒸汽灭菌不能破坏朊粒,需压力蒸汽灭菌 134 ℃、≥2 h 才能使其失去传染性。目前灭活朊粒的方法是:在室温 20 ℃、用 1 mol/L NaOH 溶液处理 1 h 后,再用压力蒸汽灭菌 134 ℃、≥2 h。

食入感染朊粒的动物肉类可引起人和动物感染,人类还可能因器官移植、使用由患者垂体制备的生长激素、使用患者曾用过的针头和手术器械而引起感染。可能的致病机制为:朊病毒扩散至脑组织,在脑实质细胞内聚集并沉积在细胞质的小泡内,引起淀粉样沉着,使脑细胞死亡,脑组织空泡样变即海绵状脑病变。目前已知人患朊粒病有 6 种,即库鲁病、克-雅病(CJD)、格斯特曼综合征(GS)、致死性家族失眠症、克-雅病变种(vCJD)、Alpers 综合征。这些疾病的共同特点:①潜伏期长,可达数月至数年甚至数十年;②一旦发病呈亚急性、进行性发展最终导致死亡;③脑组织中无炎症反应;④不能诱导产生特异性免疫应答;⑤患者以痴呆、共济失调、震颤、烦躁不安、精神紊乱等为主要临床表现。

实验室可采用特异性抗体做免疫印迹法、免疫组化法、基因分析法和蛋白质错误折叠放大(PMCA 技术)检测 PrP。免疫印迹法是目前国际上诊断朊粒病最常用、最有效、简单而敏感的方法。

朊粒病的防治已受到国际社会的极大关注,但迄今对朊粒病尚无疫苗可供免疫预防,也缺乏有效药物治疗。目前主要是针对该病的传播途径采取措施进行预防。

小　　结

脑膜炎奈瑟菌经呼吸道传播,引起流行性脑脊髓膜炎,流行于冬春季。病菌主要侵犯幼儿,易感儿童可通过注射流脑荚膜多糖疫苗进行特异性预防。

肉毒梭菌为厌氧芽孢菌,可污染食物,产生毒性极强的肉毒毒素并作用于中枢神经,引起食物中毒。

狂犬病病毒可引起人和动物狂犬病。狂犬病是目前死亡率最高的传染病。人被犬或其他动物咬伤后,应检查动物是否患病,及时、彻底处理伤口,注射狂犬疫苗和抗狂犬病病毒血清。

乙脑病毒为常见的虫媒病毒,通过蚊叮咬传播而引起乙脑,流行于夏秋季节。易感儿童

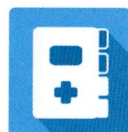

接种乙脑疫苗是预防乙脑的有效措施,防蚊灭蚊是预防乙脑的重要途径。

脊髓灰质炎病毒可致脊髓灰质炎,少数人出现永久性肢体麻痹甚至死亡。对婴幼儿实行口服脊髓灰质炎减毒活疫苗是预防疾病的有效措施。

能力检测

1. 脑膜炎奈瑟菌的致病特点是什么?如何预防?
2. 简述狂犬病病毒的致病机理。被犬或其他动物咬伤后应采取哪些措施?
3. 简述乙脑病毒的传播方式。如何控制感染人群?
4. 简述脊髓灰质炎病毒的防治措施。
5. 简述朊粒的概念及所致疾病。

(许秀秀)

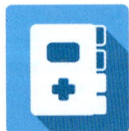

第二十章 皮肤黏膜、软组织及创伤感染常见微生物

学习目标

掌握 葡萄球菌、破伤风梭菌的主要致病物质、所致疾病和防治原则。

熟悉 产气荚膜梭菌、皮肤癣菌、水痘-带状疱疹病毒所致疾病及其防治原则。

了解 铜绿假单胞菌、炭疽芽孢杆菌、着色真菌、申克孢子丝菌等所致疾病和防治原则。

皮肤黏膜、软组织及创伤感染表现为毛囊炎、疖、痈、淋巴管炎、急性蜂窝织炎、烧伤创面感染、手术后切口感染等。引起人类皮肤黏膜、软组织及创伤感染常见的细菌有葡萄球菌、破伤风梭菌、产气荚膜梭菌、铜绿假单胞菌、链球菌及炭疽芽孢杆菌等，常见的其他微生物包括皮肤癣菌、着色真菌、申克孢子丝菌、疱疹病毒、人乳头瘤病毒等。其中金黄色葡萄球菌是毛囊炎、疖、痈及创面感染的最常见病原菌；化脓性链球菌主要引起淋巴管炎及急性蜂窝织炎；单纯疱疹病毒、水痘-带状疱疹病毒可引起皮肤疱疹；皮肤癣菌引起皮肤癣病。下面介绍其中最常见的几种病原微生物。

第一节 皮肤黏膜、软组织及创伤感染常见细菌

一、葡萄球菌属

葡萄球菌属（*Staphylococcus*）广泛分布于自然界中，临床常见的有一般无致病性的腐生葡萄球菌（*S. saprophyticus*）、属于人体正常菌群的表皮葡萄球菌（*S. epidermidis*），及可致病的金黄色葡萄球菌（*S. aureus*）。

（一）生物学特性

1. 形态与染色 革兰染色阳性，球形，直径约为 $1~\mu m$，呈葡萄串状排列，无鞭毛，无芽孢，除少数菌株外一般不形成荚膜（图 20-1）。在作用于细胞壁的抗生素（如青霉素等）干扰下可形成 L 型，菌体膨胀导致形态改变或裂解死亡。葡萄球菌在衰老、死亡，在陈旧培养基中或被中性粒细胞吞噬后常转为革兰阴性。

2. 培养特性 营养要求不高，需氧或兼性厌氧。在液体培养基中呈均匀混浊生长。在普通琼脂平板上生长良好，菌落因种类不同而出现金黄色、白色或柠檬色等脂溶性色素并使菌落着色，培养基本色不受影响。在血琼脂平板上，致病菌株可形成透明溶血环。

3. 抗原构造 抗原结构复杂，已发现有 30 多种抗原，其化学组成有多糖抗原、蛋白质抗原

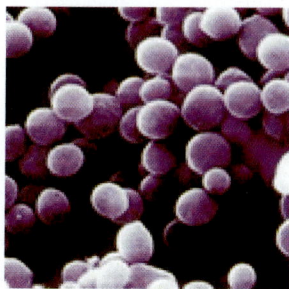

图 20-1 葡萄球菌（电镜下）

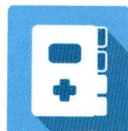

Note

215

和细胞壁成分抗原,其中以葡萄球菌A蛋白最为重要。

(1) 葡萄球菌A蛋白(staphylococcal protein A,SPA)　90%以上葡萄球菌细胞壁表面存在SPA,SPA能与IgG的Fc段非特异性结合,结合后的IgG分子Fab段仍能与抗原结合。利用此原理建立的协同凝集试验已广泛应用于多种微生物抗原的检测。在体内,SPA与IgG的Fc段结合导致吞噬细胞与IgG的Fc段结合降低,使抗体的调理作用减弱,从而起到抗吞噬作用。此外,SPA还具有促细胞分裂、引起超敏反应、损伤血小板等多种生物学活性。

(2) 荚膜多糖　大多数金黄色葡萄球表面存在荚膜多糖抗原,起黏附作用。

4. 分类　根据色素、生化反应等不同,分为30多个种,其中常见的有:①金黄色葡萄球菌致病性强;②表皮葡萄球菌属正常菌群,偶可致病,具有机会致病性;③腐生葡萄球菌一般无致病性(表20-1)。

表 20-1　三种葡萄球菌的主要性状比较

特　　性	金黄色葡萄球菌	表皮葡萄球菌	腐生葡萄球菌
色素	金黄色	白色	白色或柠檬色
血浆凝固酶	+	—	—
α溶血素	+	—	—
耐热核酸酶	+	—	—
SPA	+	—	—
分解甘露醇	+	—	—
致病性	强	弱或无	弱或无
新生霉素	敏感	敏感	耐药

5. 抵抗力　金黄色葡萄球菌对外界理化因素的抵抗力强于其他无芽孢细菌。在干燥的脓液、痰液中可存活2~3个月;加热至80℃ 30 min才被杀死;耐盐性强,在含10%~15%NaCl培养基中仍能生长;对龙胆紫等碱性染料敏感,对多种抗生素敏感,但容易产生耐药性。目前金黄色葡萄球菌对青霉素G的耐药率高达90%以上,尤其是耐甲氧西林金黄色葡萄球菌(methicillin-resistant S. aureus,MRSA)已成为医院感染最常见的病原菌。

金黄色葡萄球菌耐药机制

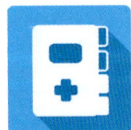

(二) 致病性与免疫性

1. 金黄色葡萄球菌的致病物质　金黄色葡萄球菌毒力较强,有多种致病物质,如细菌表面结构蛋白、侵袭性酶和外毒素等。重要的致病物质主要有以下几种。

(1) 凝固酶(coagulase)　该酶可使加有抗凝剂的人或兔血浆凝固,并包绕在细菌周围,保护细菌不易被吞噬、免受血清杀菌物质的作用,并使病灶处细菌不易扩散,故葡萄球菌所致化脓性感染病灶局限、脓汁黏稠。致病菌株大多能产生凝固酶,故可用凝固酶试验来鉴别葡萄球菌是否具有致病性。

(2) 葡萄球菌溶素(staphylolysin)　按抗原性不同,可分为α、β、γ、δ等。对人致病的主要是α溶素,为外毒素,免疫原性强,能损伤细胞膜,对人及多种哺乳动物的红细胞有溶血作用,对白细胞、血小板等有损伤破坏作用。

(3) 杀白细胞素(leukocidine)　杀白细胞素只攻击中性粒细胞和巨噬细胞,使细胞膜通透性增加致细胞死亡,其死亡成分可形成脓栓,加重组织损伤。

(4) 肠毒素(enterotoxin)　约50%的金黄色葡萄球菌菌株可产生肠毒素。肠毒素为耐热的可溶性蛋白,煮沸30 min仍保留部分活性,同时可抵抗胃蛋白酶的水解作用。食入肠毒素污染的食物可引起以呕吐为主要症状的急性胃肠炎,称为食物中毒。

(5) 表皮剥脱毒素(exfoliatin)　又称表皮溶解毒素,能使表皮组织的棘状颗粒层裂解,导致表皮与真皮剥离。

（6）毒性休克综合征毒素-1（toxic shock syndrome toxin-1，TSST-1）　可引起机体发热、休克及脱屑性皮疹，同时能增强机体对内毒素的敏感性，是引起毒性休克综合征的主要物质。

2. 金黄色葡萄球菌所致疾病　主要有侵袭性和毒素性两种类型。

（1）侵袭性疾病　又称为化脓性感染，主要引起化脓性炎症，一般发生在皮肤，也可发生在器官及全身。可分为：①局部感染：皮肤感染可引起毛囊炎、疖、痈、甲沟炎、麦粒肿、脓肿及蜂窝织炎等；内脏器官感染可引起支气管炎、肺炎、脓胸、中耳炎、脑膜炎等。病灶特点是脓汁金黄而黏稠，化脓病灶局限且与周围组织界限分明（图 20-2）。②全身感染：如因机体免疫力降低，挤压疖或切开未成熟的脓肿时，可引起败血症或脓毒血症。

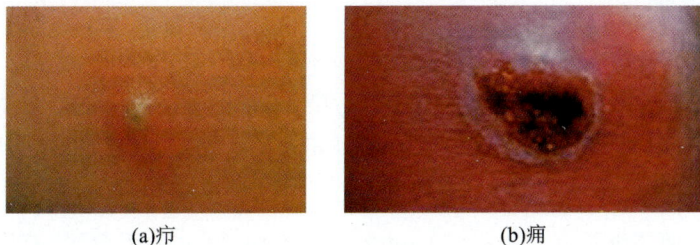

(a)疖　　　　　(b)痈

图 20-2　葡萄球菌感染

（2）毒素性疾病　一般由金黄色葡萄球菌产生的外毒素引起。①食物中毒：食入含肠毒素的食物 1～6 h 后发病，出现恶心、呕吐、腹痛、腹泻等急性胃肠炎症状，以呕吐最为突出，大多数患者于 1～2 天内可恢复。②烫伤样皮肤综合征：又称剥脱性皮炎，多见于新生儿、幼儿及免疫功能低下的成人，表现为皮肤出现红斑、大疱，最后致表皮大片脱落。③毒性休克综合征：由TSST-1引起多系统损害，表现为突然高热、呕吐、腹泻、弥漫性红疹，严重时出现低血压、心肾衰竭甚至休克。

3. 金黄色葡萄球菌的免疫性　人类对金黄色葡萄球菌有一定的天然免疫力。只有当皮肤黏膜受损后，或患慢性消耗性疾病以及其他病原体感染导致宿主免疫力降低时，才易引起金黄色葡萄球菌感染。感染后机体能获得一定的免疫力，但难以防止再次感染。

4. 凝固酶阴性葡萄球菌的致病性　过去认为凝固酶阴性葡萄球菌（coagulase negative staphylococcus，CNS）对人不致病，但近年来证实 CNS 已经成为医院感染的常见病原菌，其耐药菌株逐渐增多，给临床诊治造成困难。其中以表皮葡萄球菌的感染最为常见，该菌属于人体的正常菌群，皮肤检出率达 85%～100%，鼻、口腔、咽喉检出率约 90%。当机体免疫功能低下或进入非正常寄居部位时，CNS 可引起泌尿系统感染、细菌性心内膜炎和败血症等。此外，心脏起搏器安装、人工心瓣膜置换、长期腹膜透析、静脉滴注等也可造成 CNS 感染。目前，耐甲氧西林的表皮葡萄球菌感染已成为瓣膜修复术和胸外科手术的严重问题。

（三）实验室检查

1. 标本　不同疾病类型应采取不同标本，如：化脓性病灶采取脓液；败血症取血液；食物中毒采取患者剩余食物或呕吐物等。

2. 直接涂片染色镜检　取标本涂片，革兰染色镜检，根据细菌形态、排列和染色性可做初步诊断。但涂片镜检不能区别致病菌与非致病菌。

3. 分离培养与鉴定　将标本接种到血琼脂平板（血液标本应先增菌培养），培养后根据菌落特点、凝固酶试验及甘露醇分解试验等，鉴定是否为致病性葡萄球菌。

4. 药敏试验　金黄色葡萄球菌易产生耐药性变异，故对临床分离出的葡萄球菌标本应进行药物敏感试验，找到敏感药物。

凝固酶阴性
葡萄球菌

近年来利用免疫学方法如 ELISA 法来检测葡萄球菌肠毒素。此外,还可用核酸杂交和 PCR 技术等分子生物学方法检测葡萄球菌是否为产肠毒素的菌株。

（四）防治原则

1. 预防　注意个人卫生,对皮肤创伤及时进行消毒处理,防止感染。加强医院管理,严格无菌操作,防止医源性感染。加强对食堂和饮食行业的卫生监督。

2. 治疗　目前葡萄球菌耐药菌株日渐增多,必须根据药物敏感试验的结果来选用抗菌药物。对反复发作的疖疮患者,宜用自身菌苗或用葡萄球菌类毒素进行人工自动免疫,有一定疗效。

二、破伤风梭菌

破伤风梭菌($C. tetani$)属于梭菌属($Clostridium$)细菌,是破伤风的病原菌,广泛存在于自然界的土壤及动物的粪便中。当受到外伤,创口被污染,或接生时使用不洁器械剪断脐带或脐部消毒不严格等情况下,破伤风梭菌或芽孢可侵入伤口并大量繁殖,释放外毒素,引起破伤风。

（一）生物学特征

革兰染色阳性,菌体细长,$(0.5 \sim 1.7)$ μm×$(2.1 \sim 18.1)$ μm,无荚膜,有周鞭毛。芽孢为圆形,位于菌体顶端,直径大于菌体,使细菌呈鼓槌状(图 20-3),为本菌的典型特征。专性厌氧,营养要求不高。常用庖肉培养基培养,生长后肉汤混浊,肉渣被消化,微变黑,有腐败性臭味。在固体培养基 37 ℃培养 48 h,可形成不规则菌落,菌落疏松似羽毛状,边缘不整齐,呈迁徙生长。在血平板上可形成 β 溶血环。繁殖体抵抗性与一般细菌相似,但芽孢抵抗力很强,能耐煮沸 15～60 min,5% 苯酚作用 15 h 才可将其杀死。芽孢在干燥的土壤和尘埃中可存活数十年。

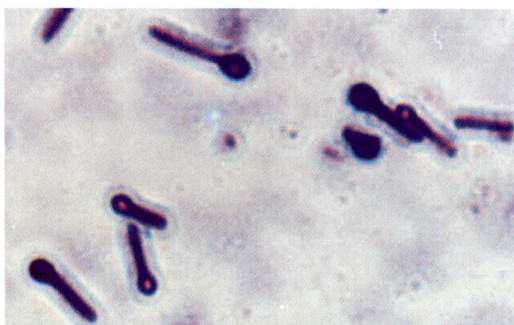

图 20-3　破伤风梭菌

（二）致病性与免疫性

1. 致病物质　目前已知引起破伤风的主要致病物质是破伤风痉挛毒素(tetanospasmin),是破伤风梭菌产生的外毒素,属于神经毒素,毒性极强,仅次于肉毒毒素,对人的致死量小于 1μg,不耐热,65 ℃30 min 即被破坏,亦可被肠道中的蛋白酶破坏。

2. 致病条件　破伤风梭菌及芽孢经创口感染侵入机体,只在伤口局部繁殖,不扩散到血液,引起毒血症。其感染的重要条件是伤口需形成厌氧微环境:如伤口深而窄,伴有泥土或异物污染;大面积创伤、烧伤,导致坏死组织较多,局部组织缺血;同时伴有需氧菌或兼性厌氧菌混合感染等;均有利于芽孢发芽或细菌的生长繁殖。

3. 致病机制　破伤风痉挛毒素对中枢神经系统,尤其是脑干神经和脊髓前角细胞有高度亲和力。毒素通过运动终板吸收,从神经末梢沿神经轴突逆行向上,到达脊髓前角,并可继续上行到达脑干。此外,毒素也可经淋巴液和血液运输到达中枢神经系统。破伤风痉挛毒素可与脊髓及脑干细胞表面的神经节苷脂结合,并进入细胞内,阻止抑制性突触释放抑制性介质,从而干扰

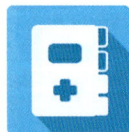

了抑制性神经元的协调作用,使得肌肉活动的兴奋与抑制失调,导致伸肌和屈肌同时发生强烈收缩,造成强直性痉挛(图 20-4)。

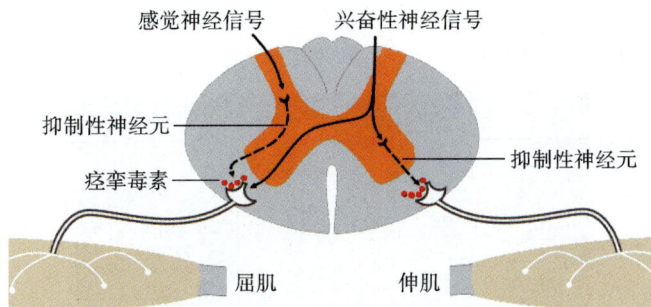

图 20-4 破伤风痉挛毒素的作用

4. 所致疾病 破伤风梭菌所致疾病是破伤风。破伤风的潜伏期可从几天到几周,感染越接近中枢神经系统,潜伏期越短,其病死率越高。发病早期有发热、头痛、肌肉酸痛、流涎、出汗和激动等前驱症状;随后出现局部肌肉抽搐、咀嚼肌痉挛、张口困难、牙关紧闭、苦笑面容;继而颈部、背部及肢体肌肉发生强直性痉挛,身体出现典型的角弓反张;严重时可导致膈肌痉挛、呼吸困难窒息致死。

5. 免疫性 破伤风免疫是典型抗毒素免疫,主要是抗毒素发挥中和作用。由于破伤风痉挛毒素毒性极强,微量即可致病,而此量不足以引起免疫效应,且毒素与神经组织牢固结合后不能有效地刺激免疫系统产生抗毒素,故病后一般不易获得牢固免疫力。获得有效抗毒素的途径是进行人工免疫。

(三)实验室检查

临床上主要结合创伤史和观察特有体征进行诊断。分离培养阳性率很低,对早期诊断意义不大,一般不做。

(四)防治原则

1. 预防 ①一般预防:对军人及易受外伤的人群可接种破伤风类毒素,对儿童可注射百白破(即百日咳疫苗、白喉类毒素、破伤风类毒素)三联疫苗,建立基础免疫。②紧急预防:对伤口污染严重而又没有经过基础免疫者,可立即注射破伤风抗毒素做紧急预防。由于目前使用的破伤风抗毒素是马血清纯化制剂,故使用前应先做皮肤试验,测试有无超敏反应,必要时需采取脱敏疗法。

2. 治疗 受外伤后应正确处理伤口,及时清创扩创,用 3% 过氧化氢溶液或 1:4000 高锰酸钾溶液冲洗伤口,以防止厌氧微环境形成。对已发病者应早期、足量注射破伤风抗毒素,因为一旦毒素与细胞受体结合,抗毒素便不能中和其毒性作用。同时可注射青霉素等抗生素,以抑制局部细菌的生长繁殖。

三、产气荚膜梭菌

产气荚膜梭菌(*C. perfringens*)为人和动物肠道的正常菌群,在自然界分布广泛,是引起严重创伤感染的重要病原菌。

(一)生物学特性

产气荚膜梭菌为两端平切的革兰阳性粗大杆菌,芽孢呈卵圆形,位于菌体中央或近极端。在机体内能形成荚膜,无鞭毛(图 20-5)。非严格厌氧,在血平板上形成圆形、半透明菌落,多数菌株菌落周围有双层溶血环。在庖肉培养基中可分解肉渣中糖类而产生大量气体。在牛乳培养基中

破伤风的
主动免疫与
被动免疫

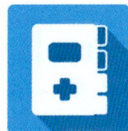

能分解乳糖产酸并使酪蛋白凝固,同时产生大量气体(H_2和CO_2),可将凝固的酪蛋白冲成蜂窝状,把培养基表层的凡士林向上推,气势凶猛,称为"汹涌发酵"现象。根据产生毒素的种类,产气荚膜梭菌可分为A、B、C、D、E共5个毒素型,其中A型产气荚膜梭菌毒性最强,可引起气性坏疽和食物中毒,C型可引起坏死型肠炎。

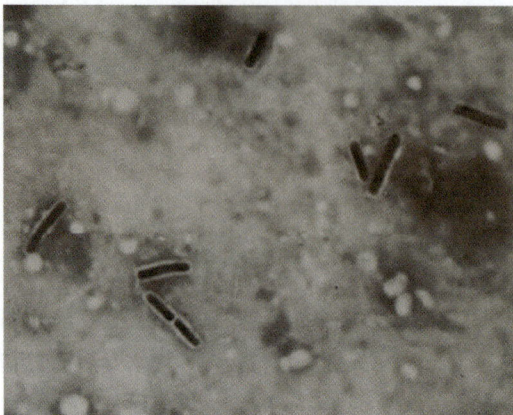

图 20-5　产气荚膜梭菌

（二）致病性与免疫性

1. 致病物质　产气荚膜梭菌具有荚膜,能产生10余种外毒素及侵袭性酶,主要有:①α毒素(卵磷脂酶):毒性最强、最重要,能分解细胞膜上的磷脂,使细胞受损,引起溶血、组织坏死、血管内皮损伤,血管通透性增加,导致出血、水肿和局部坏死等。②κ毒素(胶原酶):能分解肌肉及皮下胶原纤维,使组织崩解。③μ毒素(透明质酸酶):能分解细胞间质中的透明质酸,使局部组织疏松,利于细菌扩散。

2. 所致疾病

（1）气性坏疽　气性坏疽是严重的创伤感染性疾病,多见于战伤或大面积工伤、车祸等,致病条件与破伤风梭菌相似。60%～80%由A型引起,以局部组织坏死、气肿、水肿、恶臭、剧痛及全身中毒为主要特征。病菌感染伤口后8～48 h内迅速繁殖,产生多种毒素和侵袭性酶,破坏组织细胞,分解肌肉和组织中的糖类,产生大量气体,造成气肿;同时血管通透性增加,水分渗出,形成局部水肿,影响血液供应,造成组织坏死。患者表现为组织肿胀剧痛,水气夹杂,触摸有捻发感,产生大块组织坏死,并有恶臭。毒素和组织坏死的毒性产物被吸收入血,可引起毒血症、休克,死亡率高达40%～100%。

（2）食物中毒　由A型产气荚膜梭菌污染食物引起。食入被大量细菌繁殖体污染的食物(主要是肉类食品)后可引起以腹痛、腹胀、水样腹泻为特征的细菌性食物中毒。一般不发热,无恶心呕吐,1～2天后自愈。

（3）坏死性肠炎　由C型产气荚膜梭菌引起,致病物质为β肠毒素,可引起肠道运动神经麻痹和坏死。潜伏期约为24 h,起病急,表现为剧烈腹痛、腹泻、肠黏膜出血性坏死伴有血便,可并发肠梗阻和肠穿孔,病死率高达40%。

（三）实验室检查

气性坏疽发病急剧,病情凶险,后果严重,应尽早做出诊断。

从伤口深部取材涂片进行革兰染色,镜检发现有荚膜的革兰阳性大杆菌,少量形态不典型的白细胞(因毒素作用,白细胞无趋化反应)并伴有其他杂菌,可初步诊断。必要时将标本接种于血平板或庖肉培养基做厌氧培养并取可疑菌落进行涂片镜检并做生化鉴定。疑为产气荚膜梭菌食物中毒,在发病后一天内取剩余食物或粪便作细菌学检查。

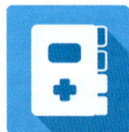

（四）防治原则

气性坏疽病原菌种类多，所产生的毒素型别多，抗原复杂，目前还没有预防用的类毒素。预防措施主要是及时清创、扩创，切除感染及坏死组织，必要时需截肢以防止病变扩散。早期可用多价抗毒素血清，同时使用青霉素等抗生素，以杀灭病原菌和其他细菌。有条件可使用高压氧舱疗法，能部分抑制厌氧菌的生长。因产气荚膜梭菌在环境中可形成芽孢，故必须严格隔离患者，并对所有的器械及敷料进行彻底灭菌，避免医院内传播。

四、铜绿假单胞菌

铜绿假单胞菌（*Pseudomonas aeruginosa*）俗称绿脓杆菌，广泛分布于自然界，属于正常菌群，是常见的条件致病菌，当机体免疫力低下时，可引起继发感染或混合感染。

铜绿假单胞菌为革兰阴性杆菌，常呈多形态，无芽孢及荚膜，有菌毛，菌体一端有 1～3 根鞭毛，运动活泼。专性需氧，在普通琼脂平板上，菌落大小不一，边缘不整齐，常互相融合，产生绿色水溶性色素，使培养基呈绿色。在血琼脂平板上，菌落周围有透明溶血环。抵抗力强，在潮湿环境中能较长时间存活，对干燥、紫外线及某些化学消毒剂有一定抵抗力，加热 56 ℃需 1 h 才可杀死该菌，可对多种抗生素产生耐药性。

铜绿假单胞菌为条件致病菌，是医院内感染的主要细菌之一。其致病物质主要是内毒素，此外还有菌毛、荚膜、胞外酶和外毒素等多种致病因子。其感染多见于皮肤黏膜受损部位，如烧伤、创伤或手术切口等，也见于免疫功能低下者，表现为局部化脓性炎症。可引起角膜炎、中耳炎、尿道炎、胃肠炎、心内膜炎和脓胸等，严重时可引起菌血症、败血症及婴幼儿严重的流行性腹泻等。

实验室检查应根据不同的感染部位，采集相应标本。可通过分离培养，根据菌落特征、色素及生化反应等做出初步诊断，也可进行血清学试验予以鉴定。

目前已研制出多种铜绿假单胞菌疫苗。由于铜绿假单胞菌可引起医院内感染，因此在医疗工作过程中应严格执行无菌操作。治疗可选用多黏菌素 B、庆大霉素等。

五、链球菌属

链球菌属是常见的化脓性球菌的一个种属，可引起各种化脓性炎症，如 A 群链球菌可侵犯皮肤、软组织引起蜂窝组织炎、丹毒、脓疱疮、痈等（详见第十六章　呼吸系统感染常见微生物）。

六、炭疽芽孢杆菌

炭疽芽孢杆菌（*Bacillus anthracis*），俗称炭疽杆菌，是引起动物和人类炭疽病的病原菌，也是人类历史上第一个被发现的病原菌。

革兰染色阳性，为粗大杆菌，两端截平，可形成荚膜，无鞭毛，直接涂片时常散在或呈短链状，经培养后呈竹节状长链排列（图 20-6）。在有氧条件下可形成芽孢，位于菌体中央，芽孢抵抗力强，在干燥土壤或皮毛中能存活数年甚至 20 余年。炭疽芽孢杆菌专性需氧，在普通琼脂平板上形成灰白色、扁平、边缘不整齐的粗糙型菌落。

炭疽芽孢杆菌的致病物质为荚膜及炭疽毒素。荚膜有抗吞噬作用，炭疽毒素是造成感染者患病和死亡的主要原因。炭疽芽孢杆菌主要是食草动物（如牛、羊、马等）炭疽病的病原菌，可经多种方式传播引起人类炭疽病。人类可因接触病畜或其皮毛中的病菌，经由皮肤感染而引起皮肤炭疽，占炭疽病的 95% 以上，表现为皮肤上形成水疱、脓肿，最后出现坏死和黑色焦痂，故名炭疽。因食入未煮熟的病畜肉制品或奶制品而导致病菌经消化道侵入机体可引起肠炭疽，表现为连续性呕吐、肠麻痹及血便，肠内有炭疽痈，全身症状严重，可于 2～3 天死于毒血症。吸入含有炭疽杆菌芽孢的尘埃可引起肺炭疽，可发展为严重的支气管肺炎及全身中毒症状，2～3 天内死

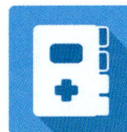

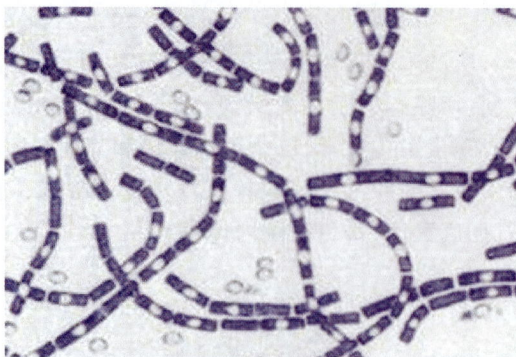

图 20-6　炭疽芽孢杆菌

亡。三种类型的炭疽病均可引起败血症,并发炭疽性脑膜炎等,死亡率极高。

根据炭疽的不同类型,可分别采集溃疡处分泌物、脓液、痰液、粪便、血液等标本,进行直接涂片镜检,或接种血琼脂平板进行分离、培养。根据细菌形态、菌落特征、动物试验及青霉素串珠试验结果,并结合临床症状可做出诊断。

预防炭疽病的根本措施是加强病畜的管制。发现病畜后及时进行隔离,或宰杀后进行深埋,被污染的畜毛、皮革必须经消毒处理后才能使用。职业人群(如牧民、饲养员、屠宰工人、皮毛加工人员等)应接种炭疽减毒活疫苗。治疗以青霉素 G 为首选药,红霉素、四环素和多西环素等也有效。

第二节　皮肤黏膜、软组织及创伤感染常见其他微生物

一、皮肤癣菌

引起皮肤浅部感染的真菌主要是皮肤癣菌(*dermatophyte*)。皮肤癣菌具嗜角质蛋白的特性,侵犯部位仅限于角化的表皮、毛发和指(趾)甲,可引起各种癣病(图 20-7),这是由真菌的增殖及其代谢产物刺激宿主而引起的病变。皮肤癣病,特别是手足癣,是人类最常见的真菌病。皮肤癣菌分毛癣菌属、表皮癣菌属和小孢子癣菌属三个属。

1. 生物学特性　皮肤癣菌可在沙保氏培养基上生长,形成丝状菌落。根据菌落的形态、颜色以及产生的大、小分生孢子形态的不同,可对皮肤癣菌做出初步鉴定。

毛癣菌菌落为白色、奶油色、黄色、棕黄色、红色及紫色。表面呈羊毛状、绒毛状、粉末状或蜡状。镜下可见棒状的薄壁的大分生孢子和葡萄状或梨状的小分生孢子,菌丝可呈螺旋状、球拍状、鹿角状和结节状。

表皮癣菌菌落初为白色鹅毛状,以后转变为黄绿色粉末状,中央有放射状沟纹。镜下可见杵状、薄壁的大分生孢子和结节状菌丝、球拍状菌丝,无小分生孢子,陈旧培养物中还可见厚膜孢子。

小孢子癣菌菌落为白色或黄褐色。表面呈棉花状、羊毛状或粉末状。镜下可见厚壁、纺锤形的大分生孢子,卵圆形的小分生孢子长在菌丝的侧支末端。菌丝有结节状、梳状和球拍状。

2. 致病性　三种皮肤癣菌均可侵犯皮肤,引起手癣、足癣、体癣、股癣、叠瓦癣等。毛癣菌和表皮癣菌还可侵犯甲板,引起甲癣(俗称灰指甲),患甲变色、变形、增厚,并失去光泽。毛癣菌和小孢子癣菌还可侵犯毛发,引起头癣和须癣。癣病主要由直接或间接接触癣菌而传染。在所有

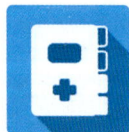

Note

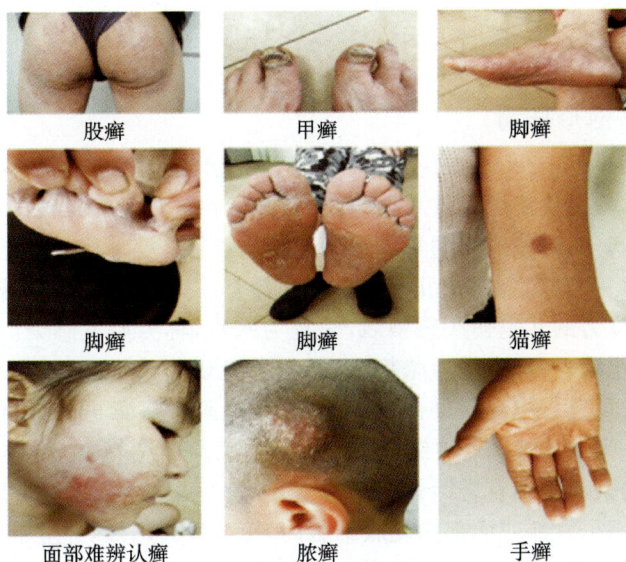

图 20-7　各种癣病

皮肤癣病中,足癣的发病率最高,它常是手癣、甲癣及体癣的传染源。癣病发病情况较为复杂,一种皮肤癣病可由不同的皮肤癣菌引起,而一种皮肤癣菌因侵犯不同部位可引起不同的皮肤癣病。

3. 实验室检查　取皮屑、指(趾)甲屑或病发置于载玻片上,滴加少许 10％KOH,加盖玻片后在酒精灯上微微加温,使被检标本中的角质软化。轻压盖玻片,使标本变薄、变透明后进行镜检。皮屑与甲屑中见有菌丝,病发内或外见有成串孢子,可初步诊断有皮肤癣菌感染。经沙保氏培养基培养或玻片小培养,可根据菌落的形态特征、菌丝和孢子的特点进行鉴定。

4. 防治原则　皮肤癣菌主要靠孢子传播,孢子在潮湿和温暖环境能发芽繁殖,当体表角质层破损或糜烂,更易发生感染。预防主要是注意个人卫生,保持鞋袜干燥,防止真菌繁殖,避免与患者或患病的动物密切接触,患病动物应及时进行处理,公共用具应定时清洗与消毒。局部治疗可用 5％硫黄软膏、咪康唑霜、克霉唑霜或 0.5％碘伏,也可口服酮康唑或伊曲康唑。

二、皮下组织感染真菌

引起皮下组织感染的真菌一般存在于土壤和植物,主要有着色真菌与孢子丝菌(表20-2)。一般经创口感染,进入人体皮下组织进行繁殖,缓慢向周围组织扩散。

表 20-2　重要的皮下组织感染的真菌

种/属名	致　病　性	诊断与防治
裴氏着色真菌	该真菌一般由外伤部位侵入人体,感染多发生于颜面、肢体等暴露部位的皮肤,侵犯皮下组织,形成慢性肉芽肿,表现为疣状皮炎、皮肤溃疡及结痂、皮损有黑点,称着色真菌病	镜检脓液、痂皮、皮损黑点可见单个或成堆、厚壁的暗棕色的孢子及分隔菌丝;培养生长缓慢,数周后形成暗棕色或黑色菌落;治疗上较困难,早期病变皮肤可经外科手术切除、植皮或局部用药。大面积的皮肤损伤者可服用 5-氟胞嘧啶或伊曲康唑治疗
申克孢子丝菌	该真菌可引起孢子丝菌病,在人类主要见于皮肤与皮下,引起亚急性或慢性肉芽肿,偶可累及内脏	常规镜检难以发现菌体,在体外常规培养可形成丝状菌落(双相菌)。少数患者可不需治疗。治疗上可用碘化钾溶液、伊曲康唑、两性霉素 B 等

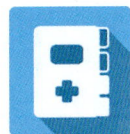

三、疱疹病毒

（一）水痘-带状疱疹病毒

水痘-带状疱疹病毒（varicella-zoster virus，VZV）是引起水痘和带状疱疹的病原体。在儿童初次感染时引起水痘，恢复后病毒潜伏于体内，少数患者在成年后病毒被激活引起带状疱疹。该病毒仅有一个血清型，具有典型疱疹病毒的形态与结构特征。

人类是 VZV 的唯一自然宿主，皮肤是其主要靶器官。VZV 通过飞沫或直接接触传播，患者为主要传染源。无免疫力的儿童初次感染后，表现为水痘，称为原发感染。经2～3周潜伏期，患儿皮肤出现斑丘疹及水疱疹，可发展为脓疱疹，常伴有发热等症状。病情一般较轻，偶并发病毒性脑炎或肺炎。原发感染后，机体获得持久的免疫力，能阻止病毒再感染，但不能彻底消除体内病毒。VZV 可长期潜伏于脊髓后根神经节或颅神经的感觉神经节中。中年以后，当机体免疫功能降低，使用免疫抑制剂或受到有害因素刺激时，潜伏的病毒被激活，可沿感觉神经纤维轴突下行至神经所支配的胸、腹、背部或面部的皮肤细胞内增殖，引起疱疹，并呈带状分布。

水痘和带状疱疹的临床症状较典型，一般不需实验室诊断。

接种水痘减毒活疫苗，可以有效地预防水痘的感染和流行。阿糖腺苷、无环鸟苷及大剂量干扰素能限制病情发展，缓解局部症状。

（二）其他疱疹病毒（详见第十八章　泌尿生殖系统感染常见微生物）

四、人乳头瘤病毒

人乳头瘤病毒所致疾病主要有尖锐湿疣、寻常疣、扁平疣、跖疣、疣状表皮异常增生等（详见第十八章 泌尿生殖系统感染常见微生物）。

小　　结

能直接引起人类皮肤黏膜、软组织及创伤感染的病原微生物的种类很多，包括细菌、真菌、病毒等。创伤感染主要指因组织损伤或烧伤后引起的病原微生物感染，包括化脓性感染和毒素性感染两类。引起皮肤化脓性感染的细菌主要有葡萄球菌和链球菌，其中金黄色葡萄球菌引起的化脓性病灶局限且与周围组织界限分明，脓汁金黄而黏稠；而链球菌引起的化脓性病灶界限不清，有扩散趋势，脓汁稀薄。经创伤引起毒素性感染的细菌主要有破伤风梭菌、产气荚膜梭菌和炭疽芽孢杆菌等。其中破伤风梭菌和产气荚膜梭菌均为厌氧菌，其芽孢广泛存在于土壤中，经伤口侵入机体，可分别引起破伤风及气性坏疽。炭疽芽孢杆菌除引起皮肤炭疽外，还可引起肠炭疽和肺炭疽等。皮肤癣菌是人类最常见的真菌病，由皮肤癣菌引起。儿童水痘及成人带状疱疹都是由水痘-带状疱疹病毒引起，可通过接种疫苗进行预防。

能力检测

1. 金黄色葡萄球菌、表皮葡萄球菌和腐生葡萄球菌各有何特点？
2. 金黄色葡萄球菌的主要致病物质是什么？所引起的疾病有哪些？防治原则是什么？
3. 破伤风梭菌的主要致病物质是什么？致病条件是什么？防治原则是什么？
4. 产气荚膜梭菌的主要致病物质是什么？所引起的疾病有哪些？防治原则是什么？

（许名颖）

本章自测题

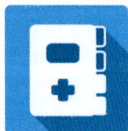

Note

第二十一章　免疫系统感染常见病毒

学习目标

掌握　HIV 的传染源、传播途径、临床表现和防治原则。

熟悉　HIV 的生物学特性、致病机制、免疫学、实验诊断。

了解　EBV、HTLV、HHV-6 的致病性。

引起免疫系统感染的病毒,目前已发现比较常见的有人类免疫缺陷病毒,EB 病毒,人类嗜 T 细胞病毒,人类疱疹病毒 6、7 型等。它们通过多种途径感染人体,侵犯免疫系统,引起艾滋病、传染性单核细胞增多症、非洲儿童恶性淋巴瘤、成人 T 淋巴细胞白血病、婴儿玫瑰疹等。目前尚缺乏有效的防治措施,疫苗正在研制中。

第一节　人类免疫缺陷病毒

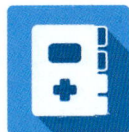

人类免疫缺陷病毒(human immunodeficiency virus,HIV)是获得性免疫缺陷综合征(acquired immunodeficiency syndrome,AIDS)即艾滋病的病原体。已经发现的人类免疫缺陷病毒有 HIV-1 和 HIV-2 两型。HIV-1 是引起全球艾滋病流行的病原体,HIV-2 呈地方性流行,主要分布在西非和印度某些地区,其致病力低于 HIV-1,传播也较 HIV-1 慢。自 1983 年分离出 HIV-1 以来,AIDS 已迅速蔓延全世界,全球有数千万人感染 HIV。目前 AIDS 已成为全球最重要的公共卫生问题之一。

一、生物学特性

(一) 形态与结构

HIV 为含有逆转录酶的 RNA 病毒。电镜下病毒颗粒呈球形,直径为 $100 \sim 120$ nm,外有包膜。其核心内部为两条相同的正链 RNA,其上包绕着核衣壳蛋白 p7,核心还含有逆转录酶、核酸内切酶及整合酶。核心外包绕着双层衣壳,内层为衣壳蛋白 p24,外层为内膜蛋白 p17。病毒体最外层是包膜,包膜上嵌有 gp120 和 gp41 两种病毒特异的糖蛋白(图 21-1),其中 gp120 能与多种细胞膜上的 CD4 分子结合,与 HIV 吸附、穿入易感细胞有关。包膜糖蛋白具有易变异性,使 HIV 易发生免疫逃避。包膜糖蛋白的差异可作为 HIV 亚型的分类依据。

(二) 基因组结构

HIV 病毒颗粒内含两条完全相同的 RNA 分子,它们在 5′端通过氢键互相连接形成二聚体。每个 RNA 基因组长约 9.7 kp,含 9 个基因,其中 3 个为其复制必需的基因,即 gap 基因、pol 基因和 env 基因,分别编码衣壳蛋白、聚合酶和包膜糖蛋白;其他为调节基因和附属基因,有的编码

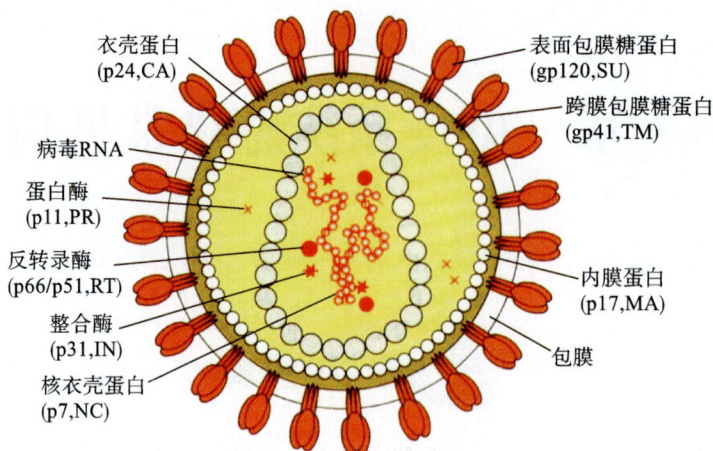

图 21-1　HIV 结构模式图

产物与疾病发展关系密切,如 nef 基因的产物为 Nef 蛋白,能改变 CD4$^+$ T 细胞信号转导途径,降低 MHC-I 类分子的表达等。

(三) 病毒的复制

HIV 包膜上 gp120 与易感细胞膜上特异受体 CD4 结合,病毒包膜与细胞膜发生融合,核衣壳进入细胞质内脱壳释放出 RNA 进行复制。首先病毒的逆转录酶以病毒 RNA 为模板,经逆转录产生互补的负链 DNA,形成 RNA：DNA 中间体。然后由 RNA 酶 H 水解去除中间体中的 RNA,再由负链 DNA 为模板合成正链 DNA,组成双链 DNA。该双链 DNA 穿过核膜进入细胞核,并整合到细胞染色体中,这种整合的病毒双链 DNA 即前病毒(provirus),呈潜伏状态。当前病毒活化后,在宿主细胞的 RNA 多聚酶作用下,转录形成病毒子代 RNA 并转译出子代病毒蛋白,子代 RNA 与子代病毒蛋白装配成核衣壳,并由宿主细胞膜获得包膜组成完整的有感染性的子代病毒。最后以出芽方式释放到胞外。

整合的病毒 DNA 可以非活化方式长期潜伏于宿主细胞内,随细胞分裂到达子代细胞,一旦被激活,即进入复制周期(图 21-2)。

(四) 培养特性

在体外,HIV 能感染 CD4$^+$ T 细胞和巨噬细胞。试验中常用新鲜分离的正常人 T 细胞或用患者自身分离的 T 细胞培养。恒河猴及黑猩猩可作为 HIV 感染的动物模型,但其感染过程和产生的症状与人类不同。

(五) 抵抗力

HIV 对理化因素的抵抗力较弱,加热或常用的消毒剂可将其灭活。含病毒的液体或血清 56 ℃加热 30 min 即失去感染性。冻干的血制品需 68 ℃加热 72 h 才能保证污染病毒的灭活。0.1%漂白粉、0.3% H$_2$O$_2$、70%乙醇或 0.5%来苏水处理 10～30 min 对病毒均有灭活作用。对污染的器皿煮沸 20 min、高压蒸汽灭菌 20 min 可灭活病毒。但在室温(20～22 ℃)下可保存活力 7 天。对紫外线及电离辐射有较强抵抗力。

二、致病性与免疫性

HIV 是艾滋病的病原体,以侵犯 CD4$^+$ T 细胞为主,造成细胞免疫功能缺损,并继发体液免疫功能缺损,引起一系列临床表现。

(一) 传染源与传播途径

艾滋病的传染源是 HIV 无症状携带者及艾滋病患者。HIV 无症状携带者是指血中 HIV 抗

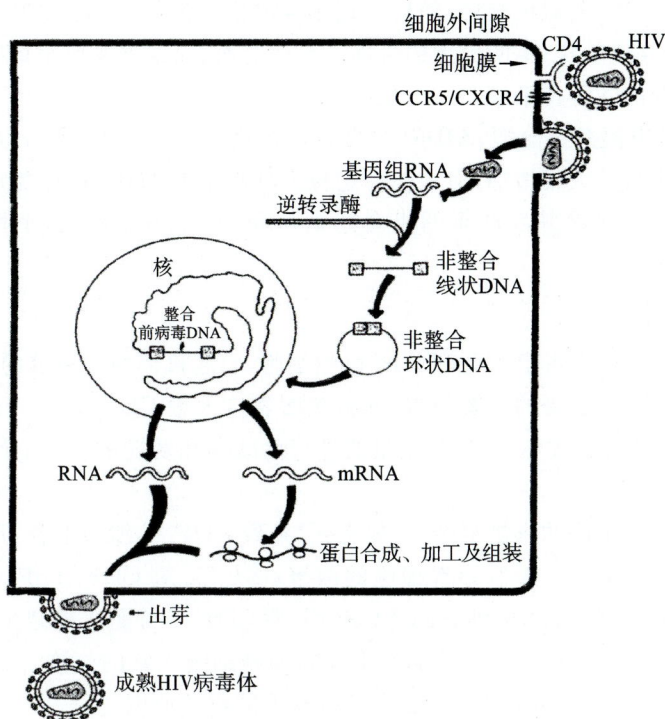

图 21-2　HIV 复制周期图

体或抗原阳性而无症状的感染者,是重要的传染源。HIV 主要存在于感染者的血液、精液及阴道分泌物中,主要的传播途径如下。

1. 性接触传播　HIV 的主要传播方式,在世界范围内,大约 75% 的 HIV 感染是通过性接触(包括异性间的和男男同性恋间的性接触)而传播的。

2. 血源传播　主要有以下几种方式。①静脉注射:静脉注射毒品者共用注射器是传播 HIV 的重要途径。②输血或血制品感染:经输注 HIV 阳性献血者的血液及输用未经杀灭病毒的血液制品都会使受血者感染。③献血员感染:主要原因是献血过程消毒不严格或防护不严格,特别是单采血浆后血细胞混合回输,造成献血员感染。④医源性感染:主要是指医疗器具消毒不严格或防护不严格,造成接受医疗服务者和医护人员感染 HIV。

3. 母婴传播　包括经胎盘、产道、哺乳等方式引起的传播。

（二）临床表现

AIDS 的潜伏期长,从感染 HIV 到发生 AIDS,历时 2～20 年不等(平均为 6～8 年)。美国疾病控制中心(CDC)将 HIV 感染到发展为典型 AIDS 分为 4 个时期,即急性感染期、无症状感染期(潜伏期)、艾滋病相关综合征、艾滋病(艾滋病完全型)。

1. 急性感染期　即 HIV 的原发感染,一般持续 1～2 周。HIV 初次感染人体后,即选择性地侵入 CD4$^+$T 细胞中大量增殖和扩散,引起发热、咽炎、淋巴结肿大、皮疹和黏膜溃疡等症状。历时数周后转入无症状感染期。

2. 无症状感染期　经过 3～4 个月后,机体对 HIV 的免疫已形成,但不能彻底清除病毒,病毒潜伏于细胞内低水平增殖形成慢性或持续感染状态。一般为 6～8 年,可达 20 年。患者一般无临床症状,或症状轻微,有无痛性淋巴结肿大。当机体受到各种因素的刺激,可激发潜伏的 HIV 大量增殖,慢性感染可迅速发展为艾滋病相关综合征。

3. 艾滋病相关综合征(AIDS-related complex, ARC)　随着 HIV 大量复制并造成机体免疫系统进行性损伤,各种症状开始出现。早期约 50% 的感染者有持续性低热、盗汗、全身倦怠、体

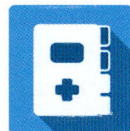

重下降、腹泻等前驱症状,酷似结核病;随后出现全身淋巴结肿大,口腔及阴道感染性炎症;反复出现多形性斑疹、疱疹或软疣;不明原因的骨髓衰竭伴贫血、白细胞及血小板减少;亦可表现为由于免疫功能低下引起的各种传染病。

4. 艾滋病(又称艾滋病完全型,AIDS)　约 50% 的感染者在感染后 7～8 年发展为艾滋病。此期患者血液中病毒数量大幅增加,血中能稳定检出高水平的 HIV,机体免疫功能严重受损,尤以细胞免疫缺陷为主。极易并发严重的机会感染与肿瘤,其预后不良,平均存活期为 12～18 个月。

(三)致病机制

HIV 主要感染 $CD4^+T$ 淋巴细胞和单核-巨噬细胞,引起机体免疫系统的进行性损伤。

$CD4^+T$ 细胞为 HIV 感染的主要细胞,细胞表面表达大量 CD4 分子。HIV 侵入细胞后,受感染的 $CD4^+T$ 细胞被溶解破坏,T 细胞数量的进行性减少和功能的丧失,导致机体的免疫功能缺陷。

HIV 损伤 $CD4^+T$ 细胞的机制复杂,主要有:①导致 $CD4^+T$ 细胞融合,形成多核巨细胞,多核巨细胞丧失正常分裂能力,最后导致细胞的溶解;②CTL 对 $CD4^+T$ 细胞的直接杀伤作用,HIV 抗体介导的 ADCC 作用,NK 细胞的杀伤作用,使 $CD4^+T$ 细胞大量减少;③诱导 $CD4^+T$ 细胞凋亡;④HIV 复制产生大量未整合的病毒 DNA,抑制细胞正常的生物合成;⑤HIV 可作为超抗原激活大量 $CD4^+T$ 细胞,亦是细胞死亡和免疫缺损的重要原因。

单核细胞和巨噬细胞亦能表达少量 CD4 分子。与 $CD4^+T$ 细胞不同,单核细胞和巨噬细胞可以抵抗 HIV 的溶细胞作用,故病毒可随细胞游走并向肺和脑等组织播散。感染的巨噬细胞丧失吞噬和诱发免疫应答的功能。HIV 亦可感染脑组织中的小神经胶质细胞和巨噬细胞,引起神经细胞的损伤。脑组织损伤的临床表现为痴呆等中枢神经系统症状。

(四)机体抗 HIV 免疫

HIV 的感染可诱导机体体液免疫和细胞免疫。HIV 感染 1～3 个月后机体即可检出 HIV 抗体,包括抗 gp120 等中和抗体,但中和活性较低,仅能中和血清中病毒或作用于表达病毒抗原的感染细胞,对于细胞内的前病毒无效。特异性细胞免疫应答,包括 ADCC 作用、CTL 和 NK 细胞反应等,特别是 CTL 对 HIV 感染细胞的杀伤和阻止病毒在细胞间的扩散有重要作用,但亦不能清除 HIV 潜伏感染的细胞。因此,一旦感染 HIV,患者将终身携带病毒。

三、实验室检查

检测 HIV 感染主要用于:①AIDS 的诊断;②指导抗病毒药物的治疗;③筛查和确认 HIV 感染者,以阻断 HIV 的传播。血清学(抗原和抗体)检测与病毒核酸检测是最普遍的 HIV 感染检测方法。

(一)抗体检测

由于 HIV 抗体在人体内感染后持续时间长,且其测定方法简单经济,因此成为最主要的 HIV 检测手段。多数感染者 6～12 周之内可检出抗体,如 HIV 核衣壳蛋白(p24)抗体或 HIV 包膜蛋白(gp41)抗体。常用 ELISA、化学发光或免疫荧光实验筛查 HIV 抗体阳性的感染者,阳性者须再进行确证试验。国际上公认的 HIV 抗体确证实验为免疫印迹实验。

(二)抗原检测

HIV 抗原 p24 出现时间早于 HIV 抗体,HIV 感染两周后出现病毒血症时即可检测到 HIV 抗原,因此对于 HIV 感染的窗口期,HIV 抗体检测不确定和 HIV 阳性母亲的婴儿的鉴别诊断常采用双抗体夹心法检测 HIV 抗原 p24。

AIDS 相关
恶性肿瘤

Note

（三）核酸检测

HIV 感染早期,可通过 HIV 核酸检测来增加检测的灵敏度,还可将其用于 HIV 遗传变异的检测及监控和预测病程。通常采用 RT-PCR 进行检测分析。

四、防治原则

（一）感染的预防

1. 阻断传播途径

（1）性传播的阻断和预防　①ABC 策略:联合国艾滋病规划署提出了"ABC 策略",即禁欲（abstinence）、忠诚性伴侣（being faithful）及使用安全套（condom）。②男性包皮环切术:内包皮是男性性传播感染 HIV 的最重要靶点,男性包皮环切能使 HIV 从女性传染给男性的比例降低 60% 左右。③使用杀微生物剂:此处的杀微生物剂特指一类含有抗 HIV 成分的凝胶、乳脂、栓剂、药膜、海绵或阴道环剂等,在性交前将其置入阴道或肛门,可阻止 HIV 通过阴道或直肠黏膜侵入人体。由于其使用可被女性所控制,因此成为女性自主预防 HIV 性传播的有效措施。

（2）血液传播的阻断和预防　推广一次性注射器和针头,严禁非法采血,并对血液、精液/卵子、器官的提供者进行严格筛选。严厉打击制毒贩毒,对吸毒成瘾者提供清洁的注射器和美沙酮替代维持等。

（3）母婴传播的阻断和预防　近年来,我国开展了 HIV 母婴传播的阻断干预活动,主要包括怀孕早期自愿接受检测,及时进行抗病毒治疗,选择性剖宫产,以及产后婴儿采用人工喂养并让婴儿服抗病毒药物等措施,通过以上措施可以有效地把母婴传播率控制在 4%～6% 以内。

2. 研发 HIV 疫苗　人类已为 HIV 疫苗奋斗了 20 余年,但迄今为止仍无重大突破。因此,HIV 疫苗已成为人类最难攻克的疫苗之一。

（二）病毒感染和艾滋病的治疗

1. 高效抗反转录病毒疗法　高效抗反转录病毒疗法（highly active antiretroviral therapy,HARRT）,即联合使用作用于 HIV 反转录酶和蛋白酶等不同作用机制的抗 HIV 的药物。该疗法可有效降低 HIV 病毒载量,延长艾滋病患者的生命,但也可诱导多重耐药病毒株的产生。

2. 整合酶抑制剂　HIV 整合酶是 HIV 复制所必需的 3 个基本酶之一,美国 FDA 已于 2007 年 10 月批准第一个整合酶抑制剂类药物拉替拉韦（raltegravir）进入临床使用。

3. HIV 进入抑制剂　HIV 进入抑制剂是继反转录酶抑制剂和蛋白酶抑制剂后的新一类抗 HIV 药物,包括融合抑制剂、辅助受体拮抗剂等。

4. 其他药物（HIV 功能性治愈药物的研发）　针对 HIV 潜伏库,有科学家提出了"先激后杀"策略,即通过特殊药物激活潜伏的 HIV,同时使用 HAART 来防止激活的 HIV 感染其他靶细胞,并使得激活的静息 T 细胞被免疫系统清除。但是,被激活的潜伏细胞如何被快速地清除,依然是个重要的挑战,一些能有效清除激活后潜伏细胞的新方法和新策略亟待研究和发展。

第二节　EB 病毒

EB 病毒（Epstein-Barr virus,EBV）是传染性单核细胞增多症和非洲儿童恶性淋巴瘤的病原体。EB 病毒在人群中感染十分普遍,我国 3～5 岁儿童 EBV 抗体阳性率达 90% 以上。

EB 病毒是一种嗜 B 细胞的人疱疹病毒,具有疱疹病毒典型的形态结构特征,对脂溶剂（如乙醚、氯仿等）敏感,不耐酸、不耐热。传染源主要为患者和隐性感染者。病毒主要通过唾液经接触

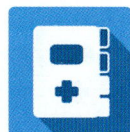

母亲感染 HIV 宝宝打疫苗有讲究

香港清除艾滋病新药研究

Note

传播,偶见经输血传播。幼儿感染后多数无明显症状,病毒潜伏于体内,终生带毒。青春期发生的原发感染约有 50％出现传染性单核细胞增多症。其临床表现为发热、咽炎、淋巴结炎、脾肿大、肝功能异常、外周血中单核细胞和异型淋巴细胞大量增多。急性期后,低热、疲劳可持续 6 个月之久,正常人预后良好,免疫缺陷患者可出现死亡。与 EB 病毒感染相关的疾病还有:①非洲儿童恶性淋巴瘤,又称 Burkitt 淋巴瘤(BL)。发生在中非等温热带地区,呈地方性流行。多见于 6 岁左右儿童,好发部位为颜面、腭部。②鼻咽癌,是与 EBV 密切相关的一种常见上皮细胞恶性肿瘤。40 岁以上多见。我国广东、广西、福建等南方省份为高发区。经研究发现 EB 病毒与鼻咽癌关系密切。

原发感染后,机体产生特异性中和抗体和细胞免疫应答。细胞免疫在病毒活化的监视和清除转化的 B 细胞中起主要作用,抗体亦可防止外源性 EBV 再感染,但不能完全清除细胞内潜伏的 EBV。当机体免疫力下降时,潜伏的 EBV 活化,形成再发感染。

采用免疫酶染色法或免疫荧光法检测 EB 病毒特异性抗体(VCA-IgA,EA-IgA)是鼻咽癌早期发现、早期诊断、预后监测及大规模普查的免疫学检查方法。若抗体滴度≥(1∶10)～(1∶5)或持续上升者,对鼻咽癌具辅助诊断意义。

预防 EBV 感染的疫苗正在研制中。阿昔洛韦的临床应用显示,在用药期间,能减少 EBV 从咽部排毒,但不能改善传染性单核细胞增多症的症状,对免疫缺陷患者中的 EBV 淋巴瘤治疗也无效。

第三节　人类嗜 T 细胞病毒

人类嗜 T 细胞病毒(human T lymphotropic viruses,HTLV)是 20 世纪 80 年代初从 T 淋巴细胞白血病患者的外周血淋巴细胞中分离出的一种人类逆转录病毒,分类上属于 RNA 肿瘤病毒亚科。HTLV 分 HTLV-Ⅰ和 HTLV-Ⅱ等 2 型。其中 HTLV-Ⅰ主要感染 CD4$^+$ T 细胞,是成人 T 淋巴细胞白血病(adult T cell leukemia,ATL)的病原体,另外亦能引起热带下肢痉挛性瘫痪和 B 细胞淋巴瘤。HTLV-Ⅱ则引起毛细胞白血病。

HTLV-Ⅰ主要通过输血、注射、性接触等方式传播,亦可经胎盘、产道和哺乳等途径传播。HTLV 感染多无临床症状,经长期潜伏,约有 1/20 的感染者发生急性或慢性成人 T 细胞白血病,主要表现为白细胞增高,全身淋巴结和肝、脾肿大,并发高钙血症及皮肤损伤等。

机体被 HTLV-Ⅰ感染后,可出现抗体和细胞免疫。细胞免疫可杀伤带有病毒抗原的靶细胞,但抗体的出现可下调病毒抗原的表达,影响细胞免疫清除感染的靶细胞,使感染细胞得以生存。

HTLV 感染的实验室诊断方法同 HIV。目前对 HTLV 感染尚无特异的预防措施。可采用逆转录酶抑制剂和 IFN-α 等药物进行综合治疗。

第四节　人类疱疹病毒 6、7 型

人类疱疹病毒 6 型(human herpes virus,HHV-6)是婴儿玫瑰疹的病原体,于 1986 年首次从淋巴增生性疾病患者的单核细胞培养物中分离到。HHV-6 主要感染 CD4$^+$ T 细胞,原发感染后常进入潜伏感染状态。HHV-6 原发感染主要发生于婴儿早期,原发感染引起幼儿急疹或称婴儿

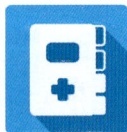

玫瑰疹。几乎所有的2岁以上的儿童都感染过 HHV-6,且大多数成人的唾液中含有此类病毒,60%～90%的儿童及成人血清中可查到 HHV-6 抗体。血清学特异性诊断常采用免疫荧光法或 ELISA 法检测标本中的抗原或抗体。迄今为止,尚无疫苗等有效预防措施。

人类疱疹病毒7型(human herpes virus,HHV-7)是1990年分离获得的新型疱疹病毒,形态结构与其他疱疹病毒相同。HHV-7 是一种普遍存在的人类疱疹病毒,主要潜伏在唾液腺和外周血单个核细胞中,可通过唾液进行传播。大多数健康成人抗体呈阳性。HHV-7 与幼儿急疹、脑炎、肝炎等疾病的相关性有待进一步证实。目前尚无有效的预防和治疗措施。

小　结

以上几种常见引起免疫系统感染的病毒中,HIV 和 HTLV 属逆转录病毒,通过血液、性接触、母婴等途径传播,主要感染 $CD4^+$ T 淋巴细胞,前者引起艾滋病,后者引起成人 T 细胞白血病及淋巴瘤等疾病;EBV、HHV-6 和 HHV-7 属疱疹病毒,在人群中感染均广泛可见,EBV 引起传染性单核细胞增多症及 Burkitt 淋巴瘤,并与鼻咽癌的发生密切相关,HHV-6 和 HHV-7 可引起幼儿急疹等。血清学(抗原和抗体)检测与病毒核酸检测是最普遍的检测方法。目前,病毒性疾病尚无特异性治疗药物,重在预防,疫苗正在积极研制中。

能 力 检 测

1. 艾滋病的传播方式有哪些? 如何预防艾滋病?
2. 简述艾滋病的临床表现。
3. 试述艾滋病的致病机制。

（许秀秀）

本章自测题

第二十二章　多脏器感染常见微生物

学习目标

掌握　多脏器感染常见病原微生物的致病性及防治原则。

熟悉　多脏器感染常见病原微生物的生物学特性和微生物检查。

了解　多脏器感染常见病原微生物的免疫性。

多脏器感染主要通过脉管系统,即心血管系统和淋巴系统来完成感染过程。引起脉管系统感染的病原微生物常见的主要有汉坦病毒、登革热病毒、埃博拉病毒、鼠疫耶尔森菌、布鲁菌属、立克次体、钩端螺旋体等。这些病原体在通过脉管系统播散全身的同时,还可侵入脏器小血管内皮细胞增殖,往往造成血管内皮细胞结构与功能损害,并导致多脏器组织损伤与功能紊乱,出现严重的全身症状。

第一节　多脏器感染常见的病毒

一、汉坦病毒

汉坦病毒(Hantaan virus)又名肾综合征出血热(HFRS)病毒,是流行性出血热的病原体。该病毒在分类上归属于布尼亚病毒科的汉坦病毒属。

汉坦病毒呈球形、椭圆形或多形态性,直径约为 120 nm。核酸类型为单股负链 RNA,分三个节段,有包膜。其易感动物有多种,主要为鼠类,如黑线姬鼠。根据中和试验结果可将本病毒分为 6 个血清型,即黑线姬鼠型、褐家鼠型、欧洲棕背鼠型、草原田鼠型、巴尔干姬鼠型和小家鼠型,我国流行的主要是前两型。

汉坦病毒对热(56 ℃,30 min)、酸(pH 值小于 3)、γ 射线等敏感,对各种脂溶剂也敏感。在 4～20 ℃较稳定,可长期维持其传染性,在鼠肺及肾内可存活 150～200 天。

汉坦病毒引起的肾综合征出血热的传染源主要是黑线姬鼠、家鼠和田鼠等。汉坦病毒在鼠体内增殖,随唾液、尿液、粪便排出而污染水、土壤和空气。通过呼吸道、消化道或接触病鼠排泄物等不同方式感染人。肾综合征出血热有明显的地域性和季节性,每年 10—12 月多见。

人被汉坦病毒感染后,经 1～2 周潜伏期,出现发热、出血及肾脏损伤为主的临床症状。典型临床病程可分为 5 期,即发热期、低血压期、少尿期、多尿期和恢复期。病死率为 3%～20%,一般为 5%左右。病死率高低除与病型不同、病情轻重有关外,还与治疗早晚、措施得当与否有很大关系。病后可获得持久免疫力,以体液免疫为主。

对肾综合征出血热的病理变化和发病机制尚未完全清楚。其病理改变以肾脏最为突出,主要表现为肾小球血管充血、出血,上皮细胞变性、坏死,肾间质水肿、出血和炎症细胞浸润等。其致病机制包括病毒对组织、细胞的直接作用和免疫病理反应的损伤作用。

病后机体可获持久免疫力,再次感染发病率较低。

微生物学检查主要有分离汉坦病毒及血清学检查。现也采用免疫荧光染色检测病毒培养细胞中的汉坦病毒抗原。灭鼠、防鼠是预防的关键,同时要加强饮食、环境卫生的管理,注意个人防护。目前我国使用灭活疫苗进行预防接种,安全可靠,2年保护率在90%以上。

二、新疆出血热病毒

新疆出血热病毒呈圆形或椭圆形,病毒结构和抵抗力与汉坦病毒相似。

新疆出血热是自然疫源性疾病,有明显的地区性和季节性,主要分布在有硬蜱活动的荒漠牧场。我国新疆塔里木盆地为本病的疫源地,羊、牛、马和骆驼等家畜以及子午沙鼠和塔里木兔等动物为病毒的储存宿主,硬蜱既是传播媒介又是储存宿主(图22-1)。人被蜱叮咬或通过皮肤伤口而感染,经5~7天的潜伏期而发病。以高热、皮肤黏膜出血点、便血、血尿和低血压休克等为主要临床症状。病后机体可获得较为持久的免疫力。

图 22-1 硬蜱结构模式图

实验室检查与汉坦病毒基本相同,其预防主要是避免与传染源及媒介昆虫接触,注射疫苗提高人群抵抗力。

三、埃博拉病毒

埃博拉病毒是埃博拉病毒性疾病的病原体。埃博拉病毒属于纤丝病毒科(filoviridae),主要通过与被感染者的体液(其中传染性最强的是血液)、粪便和呕吐物等发生密切接触而在人际间传播,临床主要表现为急性起病,发热、肌痛、出血、皮疹和肝肾功能损害,可并发有心肌炎、肺炎。本病主要流行于西非,宿主动物仍然未明,大多数认为是蝙蝠。发病无明显的季节性,人群普遍易感,无性别差异。

埃博拉病毒呈长短不一的线状体,为单股负链RNA病毒,有包膜(图22-2)。埃博拉病毒主要分为四个亚型:扎伊尔型(EBOV-Z),苏丹型(EBOV-S),科特迪瓦型(EBOV-C)及雷斯顿型(EBOV-R)。不同亚型的特性不同,其中扎伊尔型毒力最强,苏丹型次之,两者对人类和非人灵长类的致死率很高。

埃博拉病毒性疾病是一种多器官损害的疾病,主要影响肝、脾和肾。潜伏期为3~18天,临床主要表现为突然发病,有发热、剧烈头痛、肌肉关节酸痛,时而有腹痛;病程4~5天进入极期,发热持续,出现意识变化,如谵妄、嗜睡;病程6~7天可在躯干出现麻疹样斑丘疹并扩散至全身各部,数天后脱屑,以肩部、手心、脚掌多见;重症患者常因出血,肝、肾衰竭或严重的并发症死于病程第8~9天。急性期并发症有心肌炎、肺炎等。

目前对埃博拉病毒性疾病尚无特效治疗方法,一些抗病毒药如干扰素和利巴韦林无效,主要是采用支持和对症治疗,包括注意水、电解质平衡,控制出血;肾功能衰竭时进行透析治疗等。用恢复期患者的血浆治疗埃博拉病毒性疾病患者尚存在争议。本病病死率很高,可达50%~90%。

预防主要是隔离患者,对患者的分泌物、排泄物和使用过的物品要彻底消毒,医务人员需严格执行防护措施。现在许多国家如中国、美国、俄罗斯等都在积极研制相关的疫苗。

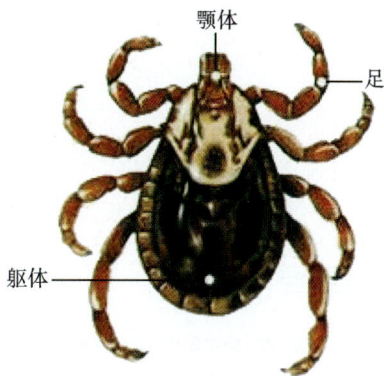

2014年西非埃博拉病毒疫情

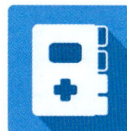

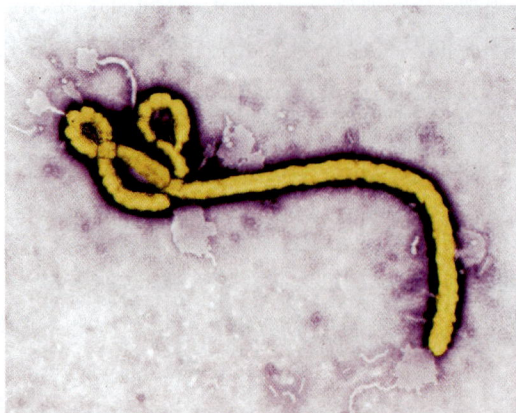

图 22-2　埃博拉病毒结构模式图

四、登革病毒

登革病毒(dengue virus)是登革热的病原体。登革病毒属于黄病毒科的黄病毒属,登革病毒主要通过伊蚊(图 22-3)等媒介昆虫传播,引起普通登革热、登革出血热和登革休克综合征。上述疾病在亚洲、非洲、南美洲的热带地区发病率呈上升趋势,在我国广东、海南和台湾等地也有发生。

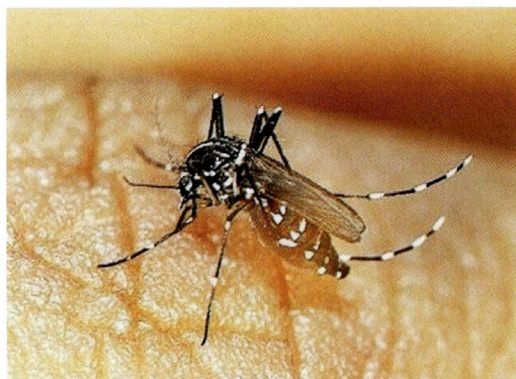

图 22-3　伊蚊

登革病毒颗粒呈球形,为单股正链 RNA 病毒,有包膜。根据抗原性不同,共有四个血清型,各型病毒间有抗原交叉。

人和猴是登革病毒的自然宿主,患者为主要传染源,经蚊叮咬而感染。引起发热、肌肉和关节剧痛(故俗称断骨热)、淋巴结肿大、皮肤出血及休克等症状。

病理变化与病毒感染的直接作用和免疫病理损伤作用密切相关。登革病毒感染引起的机体免疫以体液免疫为主。机体感染登革病毒后产生的同型免疫抗体可长期保持。

控制传播媒介、防止蚊虫叮咬是防治登革病毒感染的重要措施。

第二节　多脏器感染常见的细菌

一、鼠疫耶尔森菌

鼠疫耶尔森菌俗称鼠疫杆菌,是鼠疫的病原菌。鼠疫是一种自然疫源性烈性传染病,人类鼠

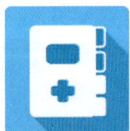

疫是通过带菌鼠蚤叮咬而受染,历史上曾有三次世界性大流行。目前,我国某些地区尚有鼠疫的散在发生。

鼠疫杆菌为革兰染色阴性球杆菌,卵圆形,两端钝圆并浓染。在陈旧性培养基或含 3%NaCl 的培养基上呈明显的多形性。有荚膜,无鞭毛,无芽孢。兼性厌氧,最适生长温度为 27~30 ℃,最适 pH 值为 6.9~7.2。在普通营养培养基上生长缓慢,在肉汤培养基中培养 48 h 后肉汤表面形成菌膜,稍加摇动菌膜呈"钟乳石"状下沉,此特征有一定鉴别意义。

鼠疫杆菌的抗原种类复杂,至少有 18 种,与毒力有关的主要有三种:①F1 抗原,为荚膜抗原,具有抗吞噬作用;②V/W 抗原,两种蛋白同时存在具有抗吞噬作用;③鼠毒素,为外毒素,能引起局部坏死和毒血症,不耐热,免疫原性强,经甲醛处理可制成类毒素。

对理化因素抵抗力弱。湿热 70~80 ℃ 10 min 或 100 ℃ 1 min 可被灭活,5%来苏或 5%苯酚 20 min 内可将痰液中鼠疫杆菌杀死,但在蚤粪和土壤中能存活 1 年以上。

鼠疫一般先在鼠类间流行,然后通过鼠蚤在啮齿类动物间传播,当大批鼠死亡之后,失去宿主的鼠蚤转向人群,引起人类鼠疫。主要的传播方式是鼠→蚤→人,当人患鼠疫后,可通过人蚤或呼吸道等途径引起人类鼠疫的流行,临床常见的类型有以下三种。

(1)腺鼠疫　主要表现为严重的急性淋巴结炎。侵犯的淋巴结多在腹股沟和腋下,引起局部的肿胀、化脓和坏死。

(2)肺鼠疫　原发性肺鼠疫多经呼吸道感染,也可由腺鼠疫或败血症鼠疫蔓延而致继发性肺鼠疫。表现为高热、寒战、咳嗽、胸痛、咯血、呼吸困难等,患者多因呼吸困难或心力衰竭而死亡。

(3)败血症型鼠疫　重症腺鼠疫或肺鼠疫的病原菌可侵入血液,导致败血症型鼠疫。此型最严重,患者体温可达 39~40 ℃,可发生休克和 DIC,皮肤黏膜有出血点及淤斑,病死率极高。患者死亡后皮肤常呈黑紫色,故有"黑死病"之称。

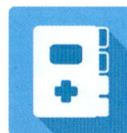

欧洲中世纪
"黑死病"

鼠疫耶尔森菌感染后机体能获得牢固免疫力,再次感染罕见。主要针对 F1、V/W 抗原的抗体。对疑似鼠疫的患者,应在服用抗菌药物前按不同病型采集淋巴穿刺液、痰液、血液等。鼠疫属于法定甲类传染病,鼠疫耶尔森菌的检查必须严格执行烈性传染病的病原菌管理规则,检材必须由专人送到有严格防护措施的专用实验室进行检测。

灭鼠、灭蚤可切断鼠疫传播环节,是消灭鼠疫的根本措施。对鼠疫患者应采取严密隔离措施,并立即向卫生防疫机构报告。加强国境、海关检疫。我国目前应用 EV 无毒株生产活疫苗,多用皮下、皮内或划痕接种,免疫力可维持 8~10 个月。应用抗生素治疗必须早期足量,链霉素、庆大霉素、磺胺类等药物均有效。

二、布鲁菌属

布鲁菌属(*Brucella*)是一类革兰阴性的短小球杆菌。对人致病的有牛布鲁菌、羊布鲁菌、猪布鲁菌和犬布鲁菌。哺乳类动物(如牛、羊、猪等)最易感染,常引起母畜传染性流产。人类通过与病畜接触或食用染菌肉类、乳制品等感染,引起布鲁菌病。我国流行的有羊、牛、猪三种布鲁菌病,其中以羊布鲁菌病常见。

布鲁菌无鞭毛,无芽孢,光滑型菌株有荚膜,革兰阴性,专性需氧,营养要求高,生长缓慢。抵抗力较强,在土壤、毛皮及病畜的脏器、分泌物、肉、乳制品中可生存数周甚至数月,对常用广谱抗生素较敏感。

布鲁菌的致病物质主要是内毒素、荚膜及透明质酸酶。通过皮肤、消化道、呼吸道、眼结膜等途径侵入人体,引起布鲁菌病。布鲁菌侵入人体后,即被吞噬细胞吞噬,由于本菌具有荚膜,能抵抗吞噬细胞分解,故能在细胞内寄生。同时可经淋巴管到达局部淋巴结,在其中生长繁殖形成感染灶。当布鲁菌在淋巴结中繁殖到一定数量后,突破淋巴结屏障侵入血液,出现发热等菌血症症

Note

状。布鲁菌随血流侵入肝、脾、淋巴结及骨髓等处,形成新的感染灶,血液中的布鲁菌逐渐消失,体温也随之恢复正常。布鲁菌在新的病灶中繁殖到一定数量时,再次进入血液,反复出现菌血症,导致体温升高。患者出现不规则的波浪式发热,故称波浪热。布鲁菌为细胞内寄生菌,抗菌药物及抗体等均不易进入细胞,因此,本病很难根治,易转为慢性,反复发作。

布鲁菌感染后,机体建立以细胞免疫为主的有菌免疫,对再次感染有较强的免疫力。

布鲁菌病急性期取血液标本,慢性期取骨髓标本,将材料接种于双相肝浸液培养基中,置 $5\%\sim10\%CO_2$ 环境中培养,4~7 天可长出菌落,根据菌落特点、细菌涂片镜检形态特点、生化反应、血清学试验进行鉴定。布鲁菌素试验可辅助诊断。

预防布鲁菌感染的根本措施在于加强病畜管理,切断传播途径和预防接种。对于急性期与慢性活动期患者,以链霉素与其他抗生素联合用药进行治疗。

第三节　多脏器感染常见的其他微生物

多脏器感染常见的其他微生物如表 22-1 所示。

表 22-1　多脏器系统感染常见的其他微生物

病　原　体	主要生物学特征	致　病　性	防治原则
钩端螺旋体	一端或两端成钩状,菌体呈 C、S 等字形,常用镀银染色法,被染成棕褐色。钩端螺旋体抵抗力弱,加热 60 ℃ 1 min 死亡	鼠类为主要传染源和储存宿主,感染后经淋巴系统或直接进入血液循环引起钩体血症,还可侵犯肝、肾、心、肺及中枢神经系统	做好灭鼠工作,加强病畜管理;保护好水源,避免与疫水接触;对疫区人群接种疫苗。治疗首选青霉素
普氏立克次体	多形态性,短杆形为主,与变形杆菌 OX19、OX2 有交叉抗原	储存宿主是患者,传播媒介是人虱,所致疾病为流行性斑疹伤寒	讲究卫生,灭体虱,预防用灭活疫苗,治疗药物为氯霉素和四环素
斑疹伤寒立克次体	同上	储存宿主是鼠,传播媒介是鼠蚤和鼠虱,所致疾病为地方性斑疹伤寒	讲究卫生,灭虱、灭蚤和灭鼠,接种疫苗预防,治疗同普氏立克次体
恙虫病立克次体	短杆状,平均长 1.2 μm,与变形杆菌 OXK 有交叉抗原	恙螨是寄生宿主、储存宿主和传播媒介,鼠也可作为传播媒介,所致疾病为恙虫病	防止恙螨幼虫叮咬,灭鼠除草,治疗同普氏立克次体

小　结

常见多脏器感染的病毒主要有汉坦病毒、新疆出血热病毒、登革病毒及埃博拉病毒等。

鼠疫是由鼠疫耶尔森菌感染引起的一种烈性传染病,死亡率极高。防治原则主要包括灭鼠、灭蚤,在流行区定期接种疫苗,发现患者应立即隔离。

布鲁菌是人畜共患病的病原体,人类主要通过接触病畜及其分泌物或被污染的畜产品感染布鲁菌,引起布鲁菌病。主要预防措施为消灭和控制家畜感染、切断传播途径和接种

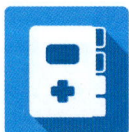

疫苗。

致病性钩端螺旋体有较强的侵袭力,能通过皮肤和黏膜侵入机体,引起人畜共患的钩端螺旋体病。

我国分布的主要致病立克次体有普氏立克次体、莫氏立克次体、恙虫病立克次体等,与变形杆菌某些菌株有共同抗原。

能力检测

1. 常见脉管系统感染的病原体有哪些? 有何致病特点?

2. 引起人类脉管系统感染的方式是什么? 传染源有哪些?

3. 2014 年西非出现严重的埃博拉病毒疫情,截至 2014 年底,全球范围内累计出现埃博拉确诊、疑似和可能感染病例 19031 例,其中 7373 人死亡。埃博拉病毒传播的传染源及其传播途径有哪些? 如何预防?

本章自测题

(陈文标)

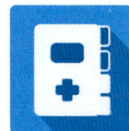

第二十三章 先天感染常见微生物

本章PPT

学习目标

掌握 先天感染常见的病原微生物的种类、先天感染的危害及预防措施。

熟悉 先天感染的病原学检查方法。

了解 常见先天感染的病原微生物的生物学特性。

妊娠期,尤其在妊娠早期,母体抵抗力降低,从而对病原微生物的易感性增加,也可能激活潜伏在体内的病毒。病原微生物通过垂直传播引起的宫内感染则有可能造成永久性的损害,包括胚胎死亡、流产、死产、各种先天畸形等。

常见的先天性致畸性病原微生物包括巨细胞病毒、风疹病毒、弓形虫、单纯疱疹病毒等,即TORCH综合征。此外,肝炎病毒、梅毒螺旋体、人类免疫缺陷病毒(HIV)、腮腺炎病毒、沙眼衣原体等,亦可通过胎盘、血行及产道感染胎儿,严重的也可引起胎儿发育不良。目前可以通过脐带穿刺检测病原体核酸或相关IgM抗体,也可通过羊水穿刺检测病原体DNA进行产前检查。

本章主要介绍引起先天感染的常见病毒。

第一节 先天感染常见的病毒

一、巨细胞病毒

巨细胞病毒(cytomegalovirus,CMV)是新生儿巨细胞包涵体病的病原体,还可引起传染性单核细胞增多症、肝炎、先天畸形等。

(一)生物学特性

CMV具有典型疱疹病毒的形态结构。该病毒在细胞中培养增殖缓慢,引起细胞病变的特点如下:细胞肿胀、核变大,形成巨细胞,核内有嗜酸性包涵体。

(二)致病性与免疫性

1. 传染源 多为患者及隐性感染者。人群中CMV感染非常普遍,60%~90%成人已有CMV抗体。病毒可随唾液、乳汁、尿液、精液、宫颈分泌物排出。

2. 传播途径 经密切接触、性接触、胎盘、产道、哺乳、输血和器官移植等途径传播。初次感染多在2岁以下,呈隐性感染。CMV感染后病毒长期潜伏于唾液腺、乳腺、肾、白细胞或其他腺体。

3. 所致疾病 当孕妇体内CMV经胎盘侵袭胎儿造成宫内感染时,可引起新生儿巨细胞包涵体病,患儿表现为肝脾肿大、黄疸、紫癜、溶血性贫血及神经系统损害,如小脑畸形、视神经萎缩、脉络膜视网膜炎等。严重宫内感染可致流产或死产。因机体免疫功能低下致使体内潜伏的CMV激活,易发生肺炎、食管炎、结肠炎、视网膜炎和脑膜脑炎。输入含有CMV的新鲜血液可

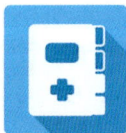
Note

引起输血后单核细胞增多症和肝炎。

近年研究发现在宫颈癌、前列腺癌、结肠癌等组织中有 CMV 的 DNA 序列存在,提示 CMV 具有致癌潜能,与这些肿瘤的发生有关。

4. 免疫性　机体的细胞免疫及 NK 细胞活性对抑制 CMV 感染的发生、发展有十分重要的作用。

二、风疹病毒

风疹病毒(rubella virus)是引起风疹的病原体。临床表现类似麻疹。风疹病毒感染除引起儿童和成人普通风疹以外,最严重的是经垂直传播导致先天畸形等先天性风疹综合征。

(一)生物学特性

风疹病毒为单正链 RNA 病毒,有包膜,呈球形,直径约为 60 nm,只有一个血清型,对热、脂溶剂和紫外线敏感。

(二)致病性与免疫性

人是风疹病毒的唯一自然宿主。风疹病毒经呼吸道感染,好发年龄为 6~10 岁。通常在 2 周左右的潜伏期后,出现发热和轻微的麻疹样出疹,伴耳后和枕下淋巴结肿大等。成人感染风疹病毒的症状较严重,除出疹外,还有关节炎和关节疼痛、血小板减少、出疹后脑炎等表现。最严重的危害是通过垂直传播引起胎儿先天性感染,易感性高的孕妇在孕期 20 周内感染风疹病毒对胎儿危害最大,一般妊娠时间越短,发生畸形的可能性越大,后果越严重。病毒通过影响胎儿细胞的正常生长、有丝分裂和染色体结构等,引起流产或死胎,还可能出现先天性风疹综合征,如先天性心脏病、先天性耳聋、白内障等,以及黄疸型肝炎、肺炎、脑膜炎等临床表现。风疹病毒自然感染后可获得持久免疫力,约 95% 以上的正常人血清中有保护性抗体,孕妇血清中的抗体可以保护胎儿免受风疹病毒的感染。

三、人类细小病毒 B19

人类细小病毒 B19 属于细小病毒科的红病毒属,是具有单股 DNA 基因组、形态最小的 DNA 病毒,自 20 世纪 70 年代被分离,80 年代被确定为病原体后,在 2005 年前一直被认为是已知唯一对人类致病的细小病毒。病毒呈球形,直径为 18~26 nm,衣壳为 20 面体对称,无包膜。对热、干燥、冻融以及去污剂等十分稳定。目前尚无有效地去除和灭活该病毒的方法。

细小病毒主要通过呼吸道和消化道黏膜,以及血液和胎盘感染与传播。B19 病毒感染的靶细胞是骨髓中分裂旺盛的红细胞系前体细胞。病毒通过对这些细胞的直接杀伤作用和免疫病理损伤而致病,主要与人类的传染性红斑(俗称"5 号病")、镰状细胞贫血患者的一过性再生障碍危象以及先天感染造成的自发性流产等有关。B19 病毒感染孕妇后,可以通过胎盘侵袭胎儿,杀伤红细胞系前体细胞,并引起胎儿严重贫血、流产或死亡。

机体感染 B19 病毒后,可产生特异性的 IgM 和 IgG 抗体。

四、常见先天感染的其他病原生物(表 23-1)

表 23-1　常见先天感染的病原微生物

微生物	主要先天畸形
弓形虫	脑积水、小头畸形、颅内钙化、神经系统缺陷、无脑儿、智力低下、脉络膜视网膜炎、血小板减少、肝脾肿大、黄疸失明
风疹病毒	白内障、耳聋、先天性心脏病、青光眼、视网膜炎、紫癜
巨细胞病毒	小头畸形伴智力低下、脉络膜视网膜炎、血小板减少、肝脾肿大、颅内钙化、听力减退、器官缺损、耳聋、唇腭裂
单纯疱疹病毒	皮肤黏膜损害、小头畸形、严重智力障碍、脉络膜视网膜炎、小眼

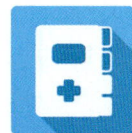

Note

续表

微生物	主要先天畸形
乙型肝炎病毒	肝损害、胆管闭锁
人类免疫缺陷病毒	免疫缺陷、小头畸形、头脸异常
梅毒螺旋体	头面部畸形、骨骼畸形、角膜炎、肝脾肿大等

第二节　先天感染的病原学检查及防治原则

一、病原学检查

先天感染病毒后常可产生特异性的抗体，故可用免疫学方法进行血清学检测。通过检测孕妇血液中的特异性 IgM 抗体可进行早期诊断。此外，检测胎儿羊水或绒毛膜中的病毒抗原或病毒核酸等可以进行产前诊断。

二、防治原则

由于对病毒感染性疾病缺乏特异性治疗方法，因此重在预防。主要通过接种疫苗进行预防，如对风疹抗体阴性的育龄妇女接种风疹减毒活疫苗预防风疹；而抗体阴性的孕妇，接触风疹患者后应立即注射大剂量丙种球蛋白进行紧急预防。但由于各方面原因，部分病毒尚无有效的疫苗，如巨细胞病毒、人类细小病毒 B19 等。因此，对育龄妇女进行孕前优生筛查、对孕妇进行孕期产前筛查在避免出生缺陷、保证优生优育方面就显得极为重要。

目前仍无有效的治疗方法，感染后一般采用传统抗病毒药物进行治疗。但若为孕期，用药则需注意药物的致畸作用。值得一提的是，孕期感染并不一定引起胎儿畸形，需结合感染时胎龄、病原体种类等因素考虑，并定期做 B 超检查。多主张在胎儿被证实为致畸病原体感染，或孕早期被感染时，作引产处理。如 B 超检查发现异常，也应立即引产。

小　　结

目前已证实可致畸的病原微生物有风疹病毒、单纯疱疹病毒、巨细胞病毒等。孕妇如果在孕早期感染了上述某一种微生物，即可能通过胎盘传给胎儿，引起胎儿先天性畸形。因此，对于怀孕妇女，应在妊娠 3 个月左右进行风疹病毒、巨细胞病毒、单纯疱疹病毒血清学监测，如发现有特异性 IgM 抗体阳性，应终止妊娠。另外，建议未生育的女性进行风疹血清学检测，如为风疹病毒 IgG 抗体阴性者，应进行主动免疫——接种风疹疫苗。接种疫苗前后两个月内禁止怀孕。

能　力　检　测

1. 简述造成先天感染常见的病原微生物的种类。
2. 如何对先天感染进行检查和诊断？
3. 试述先天感染的危害及预防措施。

（许秀秀）

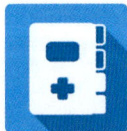

优生五项

本章自测题

Note

第三篇

人体寄生虫学

人体寄生虫学概述

寄生虫绪论 PPT

我国寄生虫病
的流行状况

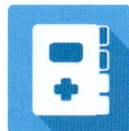

🔵 **学习目标**

掌握 寄生虫、宿主、感染阶段和寄生虫生活史的概念。

熟悉 寄生虫与宿主的相互作用特点、寄生虫感染的实验诊断方法。

了解 寄生虫的分类和寄生虫病流行的环节与防治原则。

人体寄生虫学(human parasitology)又称医学寄生虫学(medical parasitology),是研究与人体健康有关的寄生虫的形态结构、生长发育、繁殖规律,阐明寄生虫与人体和外界环境因素相互关系的一门科学,是预防医学和临床医学的基础课程。人体寄生虫学包括医学原虫学(medical protozoology)、医 学 蠕 虫 学 (medical helminthology)、医 学 节 肢 动 物 学 (medical arthropodology)。

一、人体寄生虫学的基本概念及其分类

(一)基本概念

1. 寄生 在生物界中两种不同的生物生活在一起,其中一种生物在其生命中的某一时期或终身与另一种生物有着密切关系的现象,称为共生(symbiosis)。根据它们之间的利害关系又将共生分为共栖、互利共生和寄生三种类型。其中:两种生物生活在一起,一方受益而另一方既不受益也不受害,称为共栖(commensalism);两种生物生活在一起,彼此受益,相互依赖,互为生存,称为互利共生(mutualism);两种生物生活在一起,一种生物从另一种生物获利(如摄取营养物质和居住场所)并生存,而另一种生物受害的现象称寄生(parasitism),其中获利的一方称为寄生虫(parasite),而受害的一方称为宿主(host)。

2. 宿主 宿主是指被寄生虫寄生并受到损害的人或动物。很多寄生虫在其由幼虫发育到成虫的过程中常需要一种或一种以上的宿主。例如,在华支睾吸虫的发育过程中,成虫寄生于人或猫、犬等哺乳动物肝胆管内。成虫产出虫卵并随粪便排出,虫卵入水,被豆螺或沼螺、涵螺等淡水螺吞食,在螺体内孵出毛蚴。毛蚴经胞蚴、雷蚴等无性生殖阶段发育,形成许多尾蚴。成熟尾蚴陆续自螺体逸出入水,遇到淡水鱼、虾,即可进入其体内发育为具有感染性的囊蚴。因此,根据寄生虫不同发育阶段所寄生的宿主不同,可将宿主分为以下几种类型。

(1)终宿主(definitive host) 指寄生虫的成虫或有性生殖期所寄生的宿主。如上例中的华支睾吸虫的成虫阶段寄生于人体的肝胆管,故人为其终宿主。

(2)中间宿主(intermediate host) 指寄生虫的幼虫或无性生殖期所寄生的宿主。但有些寄生虫在其发育过程中需要两个或两个以上的中间宿主,按其寄生的先后顺序依次分为第一中间宿主、第二中间宿主,以此类推。如上例中华支睾吸虫的第一中间宿主为豆螺或沼螺、涵螺,第二中间宿主为淡水鱼、虾。

(3)储存宿主(reservoir host) 又称保虫宿主。有些寄生虫除寄生于人体外,还可寄生于

Note

某些脊椎动物体内,并完成与人体内相同的生活过程,这些受染的脊椎动物是人体寄生虫病的重要传染源,在流行病学上称这些动物为储存宿主。在动物和人之间传播的寄生虫病称为人兽共患寄生虫病(parasitic zoonosis)。如上例中华支睾吸虫的成虫既可寄生于人,又可寄生于猫、犬等哺乳动物,猫、犬即为华支睾吸虫的储存宿主。

此外,某些寄生虫的幼虫侵入非正常宿主而不能发育为成虫,长期保持幼虫状态,当此幼虫有机会再进入正常终宿主体内后,才可继续发育为成虫,这种非正常宿主称为转续宿主(paratenic host,transport host)。

3.寄生虫的生活史 寄生虫完成一代生长、发育和繁殖的全过程及所需要的外界环境条件称为寄生虫的生活史(life cycle)。寄生虫种类繁多,生活史各异,大致分为两种类型。一种为直接型寄生生活,寄生虫的生活史中不需要转换宿主,即寄生虫在自然环境中发育至感染期后直接感染人或脊椎动物,如蛔虫、钩虫等。另一种为间接型寄生生活,寄生虫的生活史中需要转换宿主,即寄生虫在中间宿主体内发育后,再侵入终宿主完成其生活史,如丝虫、血吸虫等。

在寄生虫的生活史中,具有感染宿主能力的发育阶段称为感染阶段或感染期(infective stage)。

4. 寄生虫的繁殖方式 寄生虫的繁殖方式分有性生殖和无性生殖两种。有的寄生虫如溶组织内阿米巴原虫、阴道毛滴虫等其生活史中仅有无性生殖,有的寄生虫如蛔虫、钩虫等其生活史中仅有有性生殖,还有的寄生虫如疟原虫等则需要经有性和无性生殖两种繁殖方式的交替才能完成一代的发育,称为世代交替。

(二) 寄生虫的分类

在寄生生活中,某些逐渐失去自生生活能力,可长期或短暂地依附在另一种生物的体内或体表,获取营养并给该生物造成损害的低等动物称为寄生虫(parasite),即寄生虫是营寄生生活的低等动物。其中寄生于人体的寄生虫称为人体寄生虫或医学寄生虫。通常依照生物分类系统将它们分为以下几种类型。

1. 医学蠕虫 医学蠕虫(medical helminth)是指寄生于人体并致病的多细胞无脊椎动物,借助身体肌肉的收缩做蠕形运动的寄生虫。其中,如蛔虫、鞭虫、钩虫、丝虫等体形以圆柱形为主的称为线虫,如华支睾吸虫、姜片吸虫等体形扁平、两侧对称并有吸盘的称为吸虫,而体形较长呈带状,体分节,头部有吸盘或吸槽、小钩等附着器官的称为绦虫,如猪带绦虫、细粒棘球绦虫等。它们可寄居于人体的腔道或组织中引起寄生虫病。

2. 医学原虫 医学原虫(medical protozoon)是指寄生在人体并致病的单细胞真核生物。如:溶组织内阿米巴等以伪足运行的称为叶足虫;阴道毛滴虫等以鞭毛运动的称为鞭毛虫;结肠小袋纤毛虫等以纤毛运动的称为纤毛虫;疟原虫、弓形虫等寄居于组织细胞内并进行有性生殖和无性生殖的裂体增殖和(或)配子增殖,称为孢子虫。

3. 医学节肢动物 医学节肢动物(medical arthropods)指与人类健康有关的昆虫及其他节肢动物。根据它们的体形特征等分为昆虫纲(如蚊、蝇、蚤、虱等)、蛛形纲(如蜱、螨等)、甲壳纲(如虾、蟹等)和唇足纲(如蜈蚣等)。

需要注意的是,在临床上为便于对寄生虫防治工作的需要,也常采用人为的分类方法,如:根据寄生虫的寄生部位将其分为体外寄生虫(如蚤、虱等)、体内寄生虫、腔道寄生虫(如蛔虫等)、组织内寄生虫(如旋毛虫)等;按寄生虫对宿主的选择性分为专性寄生虫(如血吸虫)、兼性寄生虫(如粪类圆线虫)、偶然寄生虫(如某些蝇蛆)和机会致病寄生虫(如卡氏肺孢子虫);按寄生时间的长短分为长期性寄生虫(如蛔虫)和暂时性寄生虫(如蚤)等。

二、寄生生活对寄生虫形态与生理的影响

寄生虫在长期的寄生生活环境中,为适应这种生活方式,它在形态和生理上均可发生适应性

寄生虫生活
史模式图

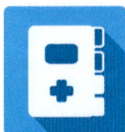

改变。

（一）形态结构及功能变化

1. 体形改变 寄生虫为适应寄生环境所发生的外形变化,如寄居在血管内的日本血吸虫体形为细长的圆柱状,寄居在淋巴管内的丝虫为细长丝状等。

2. 部分器官退化或消失 因有的寄生虫的寄居部位营养丰富、成分易于吸收,使得这些寄生虫的消化器官发生改变,如吸虫的消化器官中无肛门,而绦虫的消化器官则完全消失。

3. 部分器官功能增强 有些寄生虫寄居在宿主体内为逃避宿主自身防御功能对它的杀灭作用,则通过生殖器官功能的增强而繁衍大量的虫卵等来维持其在各种环境中种群的延续。如:蠕虫中的线虫虽然雌雄异体,但其生殖器官非常发达;而大部分的吸虫、绦虫除生殖器官发达外,还雌雄同体,简化了其交配环节等。

4. 部分新器官形成 有的寄生虫为更好地在寄居部位附着,则形成了某些特殊的器官。如吸虫有吸盘、绦虫则有小钩和吸槽等。

（二）生理功能的变化

1. 抗消化液作用 肠道内寄生的线虫(如蛔虫等),可分泌抗胃蛋白酶和胰蛋白酶,能抵抗宿主消化液对其的作用,从而保护虫体。

2. 改变代谢方式 寄生虫通过吞饮、吞噬或体表渗透等多种方式摄取营养物质;而有的寄生虫能根据寄居部位氧分压的高低进行有氧代谢和无氧酵解的代谢方式改变。

3. 增强生殖能力 体内寄生虫为维持其在各种环境中虫种的一定数量和种群的延续,其生殖能力大大增加,如1条雌性蛔虫每日产卵量可达24万个。

4. 产生特殊向性 某些寄生虫为尽快寻找到合适的宿主和适当的生存环境,可出现某些特殊的趋向性,如钩虫的丝状蚴有向温性、向湿性和向组织性。

三、寄生虫与宿主的相互作用

寄生虫侵入宿主体内后,寄生虫与宿主之间,一方面表现为寄生虫对宿主的损害作用,另一方面表现为宿主对寄生虫的免疫作用。双方相互作用的结果与寄生虫侵入机体的数量和部位、致病力的强弱、感染途径以及宿主的遗传因素、营养状态、免疫力高低等有关,可表现为清除寄生虫、带虫状态、寄生虫病等三种类型。第一种是宿主将寄生虫全部清除,并具有完全抵御再感染的能力;第二种是宿主清除部分寄生虫,并具有部分抵御再感染的能力,寄生虫在宿主体内存活,但宿主无明显的临床症状,这种状态称为带虫状态,该宿主称为带虫者(carrier),带虫者是最危险的传染源;第三种是寄生虫在宿主体内发育甚至大量繁殖,宿主出现明显的临床症状,称为寄生虫病患者。

（一）寄生虫对宿主的作用

1. 夺取营养 寄生虫在宿主体内寄生并夺取营养,可导致宿主营养不良或发育障碍,甚至免疫力降低而引起疾病。如蛔虫可引起宿主营养不良、钩虫可引起宿主贫血等。

2. 机械性损伤 寄生虫在侵入宿主或在宿主体内移行、寄生时,可对局部组织产生机械性刺激、压迫或堵塞、损伤等。如布氏姜片吸虫吸附后肠壁可造成肠壁损伤,蛔虫可引起肠道蛔虫症或肠梗阻,猪囊尾蚴可在脑内寄生引起脑囊虫病等。

3. 毒性作用与免疫损伤 寄生虫的代谢产物、分泌物、排泄物及死亡崩解产物对宿主均有毒性,可引起宿主的免疫病理损伤。如血吸虫卵内毛蚴分泌物引起周围组织肉芽肿等。

（二）宿主对寄生虫的作用

宿主对侵入的寄生虫可产生一系列的免疫防御反应,包括非特异性免疫(亦称固有免疫或先

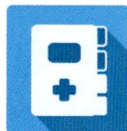

天性免疫)和特异性免疫(亦称适应性免疫或获得性免疫),两者相互协调,共同作用于寄生虫。通常情况下,宿主的免疫防御反应不能完成清除体内的寄生虫,而需要借助抗寄生虫药物才能杀灭体内的寄生虫。

1. 非特异性免疫 被寄生虫寄生的宿主可通过这种在长期的进化过程中逐渐建立起来的天然防御能力来抵抗寄生虫的感染。这种作用表现为:皮肤、黏膜和胎盘的屏障作用;吞噬细胞的吞噬作用;体液中的补体及溶酶体酶的作用等。

2. 特异性免疫 寄生虫抗原刺激宿主的免疫系统诱导产生特异性细胞免疫和体液免疫应答。这种特异性免疫应答作用在抗寄生虫感染中发挥重要的作用,大致表现如下。

(1)消除性免疫 指宿主感染某种寄生虫后所产生的特异性免疫,它既可消除体内寄生虫,又能完全抵抗再感染,称为消除性免疫。这种免疫现象在抗寄生虫感染中是比较少见的。

(2)非消除性免疫 指宿主感染寄生虫后产生了特异性免疫,但不能完全清除体内寄生虫,仅表现为在一定程度上能抵抗再感染,称非消除性免疫。当药物清除宿主体内的寄生虫后,获得性免疫逐渐消失。非消除性免疫是寄生虫感染中常见的免疫类型,也是宿主的免疫力与体内寄生虫共存的不完全免疫现象。如疟疾患者发作停止后,体内仍有低密度原虫,但人体能保持一定的保护性免疫力,对同种疟原虫再感染具有一定抵抗力,这种免疫状态称带虫免疫(premunition);而某些蠕虫(如血吸虫)感染时,机体所产生的免疫力对体内活的成虫无明显杀伤效应,但可杀伤再次入侵宿主的童虫,这种免疫状态称伴随免疫(concomitant immunity)。带虫免疫是寄生虫与宿主之间形成的一种平衡机制,寄生虫能在宿主体内逃脱免疫的作用,主要与其抗原变异及抗原伪装、寄生部位的隔离、抑制宿主免疫应答等因素密切相关。

(3)寄生虫性超敏反应 宿主机体针对寄生虫的各种抗原产生的特异性免疫,一方面表现为对再感染的免疫力;另一方面可使宿主产生 I ~ IV 型超敏反应引起机体的免疫病理损伤。如蠕虫感染可引起 I 型超敏反应、疟原虫引起的贫血为 II 型超敏反应、血吸虫可引起患者的肾小球肾炎为 III 型超敏反应、血吸虫卵引起的肉芽肿为 IV 型超敏反应等。在寄生虫感染中,有的寄生虫可同时引起不同型超敏反应,如血吸虫可同时引起 I 型、III 型、IV 型超敏反应。

四、寄生虫病的流行与防治原则

(一) 寄生虫病流行的基本环节

1. 传染源 被寄生虫感染并能引起传播的人或动物称为传染源,包括患者、带虫者、保虫宿主。其特征为体内有寄生虫存在并可排出其生活史中的某个发育阶段,且能在外界或另一宿主体内继续发育。

2. 传播途径 寄生虫从传染源传播到易感宿主的过程称为传播途径。其常见的传播途径和方式如下。

(1)经口感染 最常见的传播途径。寄生虫感染阶段污染了食物、饮水、手指、玩具等,被人误食后进入人体,如蛔虫和鞭虫的感染性虫卵等。

(2)经皮肤黏膜感染 寄生虫感染阶段直接侵入皮肤或黏膜而引起感染,如钩虫的丝状蚴。

(3)经媒介昆虫传播 有些寄生虫可通过吸血的节肢动物叮咬而侵入人体,如蚊子可传播疟原虫、丝虫,此类疾病称为虫媒病。

(4)接触感染 某些寄生虫通过直接或间接接触侵入人体,如阴道毛滴虫可通过性交直接接触或通过洗浴用具间接接触而感染。

(5)其他感染方式 如弓形虫的感染阶段经胎盘由母体传给胎儿引起弓形虫病、疟原虫可通过输血引起感染、感染了猪带绦虫的患者肠道内的孕节或虫卵可因肠逆蠕动反流入胃或十二指肠而引起猪囊尾蚴病。

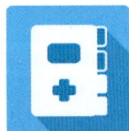

3. 易感人群　对某些寄生虫缺乏免疫力或免疫力低下的人群称为易感人群。人群普遍对人体寄生虫缺乏免疫力,多为易感者,尤其儿童、老人、孕妇及非流行区人群等。

(二)流行因素

影响寄生虫病流行的因素很多,主要包括自然因素、生物因素和社会因素。

1. 自然因素　不同种群的寄生虫的发育都需要适合的温度、湿度、雨量、光照等气候因素以及地理环境等,某地区流行的寄生虫的种类与其特定的自然因素有一定关系。这也决定了寄生虫病流行的地方性和季节性。如:血吸虫分布在长江以南地区,与中间宿主钉螺的地理分布一致;疟疾感染发生在按蚊大量滋生的季节及有利于蚊虫发育的我国南方地区。

2. 生物因素　寄生虫生活史中所涉及的中间宿主、媒介昆虫或媒介植物等生物因素直接影响某地区某种寄生虫病的流行。

3. 社会因素　政府对寄生虫病的重视程度、社会制度、经济状况、科学与文化发展、教育和医疗卫生与防疫保健水平以及人的生产方式和生活习惯等因素,对寄生虫病的流行都有一定程度的影响。

(三)寄生虫病的流行特点

1. 地方性　有的寄生虫病其分布和流行有明显的区域性。这种特点与当地气候条件、中间宿主或媒介昆虫或植物的地理分布、人的生产方式和生活习惯等因素密切相关。如棘球蚴病流行于我国西北的广大牧区,丝虫病主要流行于我国的长江流域及其以南地区,而华支睾吸虫病流行于习惯吃生鱼或未煮熟鱼的地区。

2. 季节性　有些寄生虫病的流行受季节的影响,具有明显的季节性。如:疟疾主要发生在南方地区按蚊活动活跃的夏、秋季;急性血吸虫病常发生在人们在农田生产或下水活动易接触疫水的夏季。

3. 自然疫源性　有的寄生虫最初仅在某些原始森林或荒漠地区的脊椎动物之间传播,这些地区称自然疫源地。当人偶然进入该地区时,则这些寄生虫可从脊椎动物通过一定途径传播给人,这种可在人与脊椎动物之间自然传播的寄生虫病称人兽共患寄生虫病(parasitic zoonosis),如肝吸虫病和弓形虫病等。

(四)寄生虫病的防治原则

寄生虫病的防治是一项艰巨、复杂和长期的任务,对寄生虫病流行的基本环节进行防控是防治寄生虫病的基本措施。

1. 控制或消灭传染源　普查普治带虫者、患者和保虫宿主。可通过隔离、治疗感染者,对流动人口做好监测,在流行区普查普治带虫者,控制流行区传染源的输入和扩散,消灭保虫宿主等措施达到控制或消灭传染源的目的。

2. 切断传播途径　针对不同寄生虫的传播途径,制订出相应的预防措施(如加强粪便和水源的管理、消灭中间宿主和媒介节肢动物等),切断其传播途径。

3. 保护易感人群　广泛开展健康教育,改变不良的饮食习惯,在生产、生活过程中注意提高个人防护意识或通过接种疫苗、预防服用抗寄生虫药物来保护易感者。

五、寄生虫感染的诊断方法

寄生虫感染的诊断包括临床诊断和实验室检查。

(一)临床诊断

对寄生虫病的诊断主要包括询问病史和CT、MRI超声波或造影等影像学的辅助诊断。

(二)实验室检查

1. 病原学诊断　在寄生虫病的诊断中,病原学诊断方法是首选,检查出寄生虫病原体是确

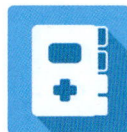

诊的依据。可根据寄生虫的种类、寄居部位及其在人体的发育阶段的不同采集相应的粪便、血液、痰液、阴道分泌物、尿液、组织活检或骨髓穿刺等标本，再选择适合检查该种寄生虫的经济、快速和检出率高的方法开展病原学检查。

2. 免疫学诊断　在寄生虫病流行病学研究以及有的寄生虫在感染的早期、轻度感染、单性感染（仅有雄性）、隐性感染或由于特殊的寄生部位而使病原学诊断无法实现时，可通过皮内试验和血清学试验的方法检测特异性抗体、循环抗原、免疫复合物、细胞因子等来辅助诊断寄生虫病。

3. 分子生物学诊断　分子生物学诊断方法常用的有 DNA 探针原位杂交法、聚合酶链反应（PCR）等。这些方法的特点是敏感性高，但操作烦琐、价格较高，使其在临床应用上受到一定限制。

在寄生虫感染的实验诊断中值得注意的是，由于医务人员在采集、保存、运送、检查和废弃物处理的过程中常需近距离接触患者的血液、分泌物、排泄物等含有活体寄生虫的生物危险因子的标本，因此要求医务人员应时刻树立生物安全意识，并做好个人防护。

🏥 小　结

在寄生生活中逐渐失去自生生活能力，可长期或短暂地依附在另一种生物的体内或体表，获取营养并给该生物造成损害的低等动物称为寄生虫。被寄生虫寄生并受到损害的人或动物称宿主，根据寄生虫在不同发育阶段所寄生的宿主可分为终宿主、中间宿主、储存宿主和转续宿主等。寄生虫完成一代生长、发育和繁殖的全过程及所需要的外界环境条件称为寄生虫的生活史。在寄生虫的生活史中，具有感染宿主能力的发育阶段称为感染阶段。

寄生生活对寄生虫可造成体形改变、部分器官退化或消失、部分器官功能增强和部分新器官形成，并具有抗消化液、改变代谢方式、增强生殖能力和产生特殊向性等生理功能的变化。同时，寄生虫对宿主的作用表现为夺取宿主的营养、机械性损伤以及虫体的代谢物和死亡崩解产物对宿主的毒性作用或造成宿主的免疫病理损伤。而宿主对寄生虫的作用则通过非特异性和特异性的免疫从而发挥抵抗寄生虫感染的作用。

寄生虫病的流行有三个基本环节包括传染源、传播途径和易感人群，并受自然因素、生物因素和社会因素的影响。针对寄生虫病流行的基本环节制订的防治原则包括控制或消灭传染源、切断传播途径和保护易感人群。寄生虫感染的诊断包括临床诊断和实验室检查，而病原学诊断是确诊寄生虫感染的主要方法。

🏥 能 力 检 测

1. 何谓寄生虫、宿主、感染阶段和寄生虫的生活史？试述宿主的类型。
2. 寄生虫对宿主的损害主要有哪些？
3. 寄生虫病的流行有哪些环节？其流行特点及防治原则如何？

（熊群英）

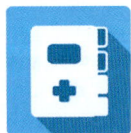

第二十四章　医学蠕虫

本章 PPT

案例分析

学习目标

掌握　医学蠕虫生活史。

理解　医学蠕虫的形态和致病性。

了解　医学蠕虫检查，流行及防治。

医学蠕虫（medical helminth）是寄生于人体的一类无骨骼、无甲壳和附肢，并能借肌肉伸缩而蠕动的多细胞无脊椎动物。由蠕虫引起的疾病称为蠕虫病（helminthiasis），其中多数为人兽共患寄生虫病。蠕虫的幼虫可在宿主体内存活和移行，造成局部或全身的病变，引起幼虫移行症（larva migrans）。

蠕虫生活史包括多个发育阶段，并需要不同的外界环境条件，根据寄生虫完成生活史是否需要中间宿主，可将蠕虫分为两大类型：在发育过程中不需要中间宿主的为直接型，其虫卵在外界环境中发育成具有感染性的虫卵或幼虫，经口或皮肤侵入终宿主，此类蠕虫称土源性蠕虫（geohelminth）。在发育过程中需要中间宿主的为间接型，其幼虫需在中间宿主体内发育为感染阶段才能感染终宿主，此类蠕虫称生物源性蠕虫（biohelminth）。前者生活史简单，多数线虫属土源性蠕虫，后者生活史复杂，所有吸虫、棘头虫、大部分绦虫和少数线虫属生物源性蠕虫。

蠕虫包括线虫、吸虫、绦虫以及棘头虫，与医学密切相关的主要是前三类。

第一节　线　虫

线虫（nematode）属于线形动物门的线虫纲（Class Nematoda）。寄生于人体的线虫，多数为肠道寄生虫，如钩虫、蛔虫、鞭虫、蛲虫等。少数为组织寄生虫，如丝虫。还有的为肠道兼组织寄生虫，如旋毛虫成虫寄生于肠道，幼虫寄生于肌肉。

虫体呈线状或圆柱状，不分节，雌雄异体，雌虫大于雄虫，雌虫尾部尖直，雄虫尾部向腹面卷曲或膨大成伞状。线虫消化系统完整，由口孔、口腔、咽管、中肠、直肠和肛门组成。雄性生殖系统属单管型，寄生于人体的多数雌性线虫均具有结构相同的两套生殖管道，属双管型。

线虫卵均无卵盖，虫卵的大小、形态、颜色、卵壳、内含物等因虫种而异，这些特点是病原诊断的重要依据。

线虫生活史基本过程分为虫卵、幼虫和成虫 3 个阶段。其发育过程可分为以下两种类型。

1. 直接发育型　发育过程中不需中间宿主，如钩虫、蛔虫、鞭虫、蛲虫等。

2. 间接发育型　发育过程中需中间宿主，如丝虫、旋毛虫等。

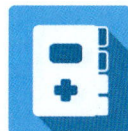

Note

一、似蚓蛔线虫

似蚓蛔线虫(*Ascaris lumbricoides*)简称蛔虫,成虫寄生于人体小肠,引起蛔虫病。

(一) 形态

1. 成虫 虫体呈长圆柱状,形似蚯蚓。体表有细横纹和两条白色的侧线。头端较钝,尾端较尖。活体呈粉红色,死后为灰白色。口孔位于虫体顶端,周围有 3 个唇瓣,排列呈品字形。雌虫长 20~35 cm,尾端尖直,生殖系统为双管型。雄虫长 15~31 cm,尾部向腹面卷曲,生殖系统为单管型(图 24-1)。

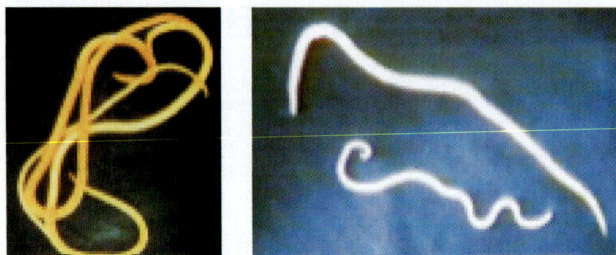

图 24-1 蛔虫成虫

2. 虫卵 蛔虫卵有受精与未受精之分(图 24-2)。两种虫卵的大小、形态、卵壳、内含物等均不同(表 24-1)。两种虫卵的蛋白质膜有时可脱落,脱蛋白质膜的虫卵无色,应注意与其他线虫卵区别。

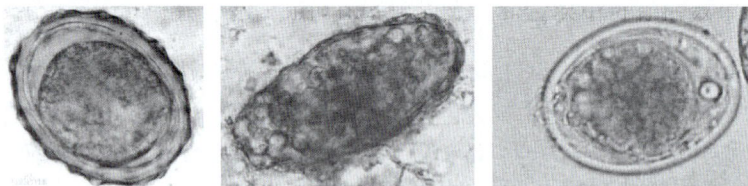

图 24-2 受精蛔虫卵和未受精蛔虫卵

表 24-1 两种蛔虫卵的鉴别

鉴别要点	受精蛔虫卵	未受精蛔虫卵
大小	(45~75) μm×(32~50) μm	(88~94) μm×(39~44) μm
形态	宽椭圆形	长椭圆形
卵壳	厚、透明	薄、透明
内含物	一个卵细胞、可见新月形空隙	充满屈光颗粒
蛋白质膜	凹凸不平、厚	凹凸不平、薄
颜色	深棕黄	棕黄

(二) 生活史

成虫寄生于人体小肠,以肠内半消化食物为营养。雌、雄成虫交配后雌虫产卵。一条雌虫每天产卵可达 24 万个。虫卵随宿主粪便排出体外,污染环境,受精卵在外界潮湿、荫蔽、氧气充足的环境中,在适宜的温度(21~30 ℃)条件下,约经 2 周,卵内细胞发育为幼虫,再经过 1 周,幼虫进行第 1 次蜕皮后,发育为感染期虫卵。

感染期虫卵被人误食后,在胃液、胰液及幼虫释放的孵化液作用下,在小肠内孵出幼虫,幼虫侵入肠壁,进入小静脉或淋巴管,经肝、下腔静脉、右心,到达肺,幼虫穿破肺泡毛细血管进入肺

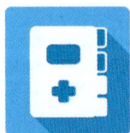

泡,在肺泡内约经 2 周的发育,进行 2 次蜕皮。然后,幼虫经支气管、气管到达咽部,被宿主吞咽入食管,经胃到小肠,在小肠内进行第 4 次蜕皮,经数周发育为成虫。自感染期虫卵进入人体到成虫产卵需 60～75 天,成虫寿命为 1 年左右(图 24-3)。

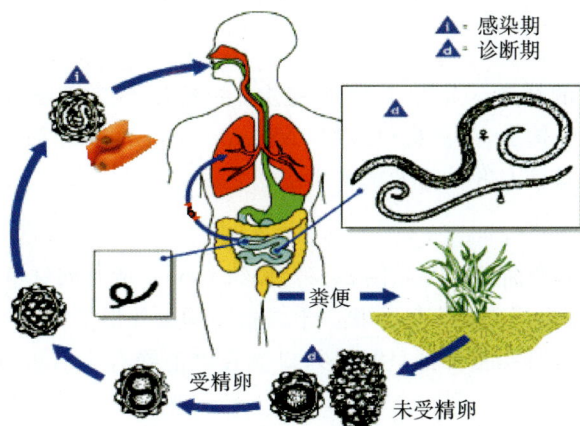

图 24-3　蛔虫形态及生活史

(三) 致病性

1. 蚴虫的致病性　蚴虫钻入肠壁,经肝、肺移行,在移行过程中可造成机械性损伤。同时幼虫发育、蜕皮、释放变应原,引起宿主超敏反应,受损伤最明显的是肺,可出现出血、水肿、细胞浸润等。临床表现为发热、咳嗽、哮喘、咳血痰、体温升高及嗜酸性粒细胞增高等,即蛔蚴性肺炎。严重感染者,幼虫还可侵入脑、肝、脾、肾和甲状腺等器官,引起异位寄生。

2. 成虫的致病性　成虫寄生于小肠,直接掠夺宿主的营养,损伤肠黏膜,不仅影响小肠的消化和吸收功能,还可导致肠黏膜炎性病变,从而引起一系列消化道症状。患者表现为食欲不振、消化不良、腹痛、腹泻或便秘等,儿童严重感染可出现发育障碍。

此外,成虫有窜扰、钻孔习性,若在机体发热、胃肠病变、饮食不当、驱虫药物剂量不当等因素刺激下,蛔虫可钻入开口于肠壁的各种管道,引起胆道蛔虫症、胰腺炎和阑尾炎等常见并发症。若大量成虫扭结成团堵塞肠管或蛔虫寄生部位的肠段蠕动障碍,可引起肠梗阻。严重者可穿通肠壁引起肠穿孔,导致腹膜炎。虫体代谢产物、分泌物常使患者出现荨麻疹、皮肤瘙痒症等Ⅰ型超敏反应及磨牙、惊厥等神经系统症状。

(四) 实验室检查

蛔虫的产卵量大,一般用粪便直接涂片法检查虫卵,可取得较好的效果。采用饱和盐水漂浮法或自然沉淀法,检出率更高。对粪便中查不到虫卵的疑似患者,可参考临床症状,试用药物驱虫进行诊断。

(五) 流行

蛔虫呈世界性分布,在温暖、潮湿和卫生条件差的地区,人群感染尤为普遍。我国蛔虫平均感染率为 44.91%,最高可达 71.12%,农村高于城市,儿童高于成人。

造成人群感染普遍的主要原因在于:①蛔虫生活史简单,不需要中间宿主;②蛔虫产卵量大及虫卵对外界因素抵抗力强;③不良的生产方式,如使用未经无害化处理的人粪施肥,不良的生活习惯,如随地大便使蛔虫卵污染环境;④饭前便后不洗手,生吃不洁的瓜果、蔬菜和食物等,易造成人群感染。

(六) 防治原则

蛔虫病的防治原则采用综合性措施:①对患者、带虫者进行驱虫治疗,是控制传染源的重要

蛔虫病并发症

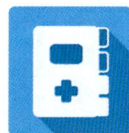

措施。常用驱虫药有阿苯达唑(肠虫清)、甲苯达唑。②加强粪便管理和粪便无害化处理,消灭苍蝇等,是切断传播途径不可忽略的措施。③加强健康教育,注意饮食卫生,纠正不良的生活习惯,防止食入感染期虫卵,减少感染机会,是保护易感人群的重要环节。

二、钩虫

钩虫是钩口科线虫的统称。寄生人体的钩虫,主要有十二指肠钩口线虫(*Ancylostoma duodenale*),简称十二指肠钩虫,美洲板口线虫(*Necator americanus*)简称美洲钩虫。成虫寄生于人体小肠引起钩虫病,该病是我国重要的寄生虫病之一。

(一) 形态

1. 成虫 虫体细长略弯曲(图24-4、图24-5),长约1 cm。活时肉红色,死后灰白色。雌虫大于雄虫,雌虫尾部尖直,雄虫尾部膨大呈伞状。十二指肠钩虫外形呈"C"形,口囊腹侧前缘有2对钩齿,交合伞略呈圆形。美洲钩虫外形呈"S"形,口囊腹侧前缘有1对板齿,交合伞呈扁圆形(表24-2)。

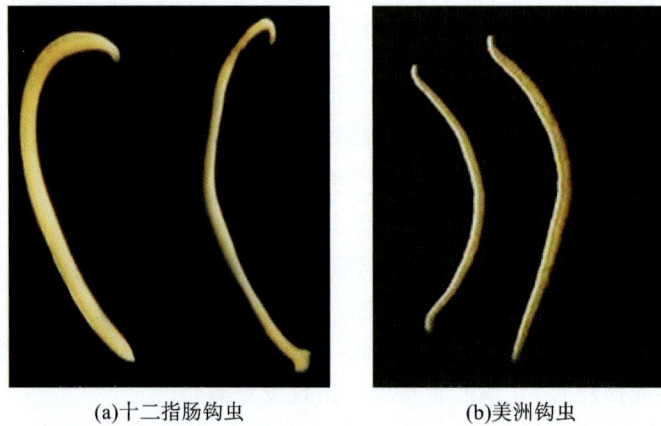

(a)十二指肠钩虫　　(b)美洲钩虫

图 24-4　两种钩虫成虫形态

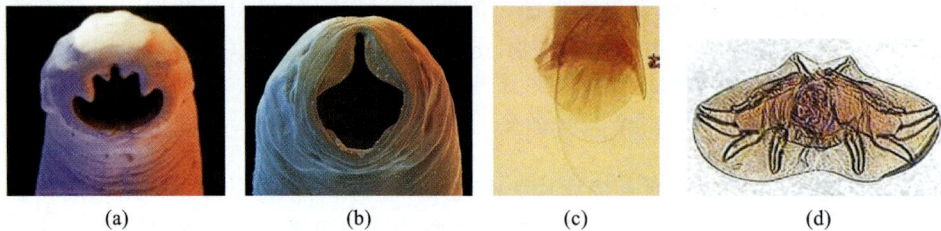

(a)　　(b)　　(c)　　(d)

图 24-5　两种钩虫成虫的口囊与交合伞

注:(a)、(c)为十二指肠钩虫的口囊与交合伞,(b)、(d)为美洲钩虫的口囊与交合伞。

表 24-2　两种钩虫成虫的鉴别要点

鉴 别 要 点	十二指肠钩虫	美 洲 钩 虫
体形	略呈"C"形	略呈"S"形
口囊	腹侧前缘有2对钩齿	腹侧前缘有1对板齿
交合伞	撑开时略呈圆形	撑开时略呈扁圆形

2. 虫卵 两种钩虫卵的形态相似,不易区别,均为椭圆形,大小为(56～76) μm×(36～40) μm,卵壳薄,无色透明,卵内细胞多为4～8个,卵壳与卵细胞之间有明显的环形空隙,应注意与脱蛋白质膜的蛔虫卵相区别(表24-3)。

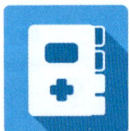

表 24-3　钩虫卵与脱蛋白质膜受精蛔虫卵的区别

鉴别要点	钩虫卵	脱蛋白质膜受精蛔虫卵
大小	(36～40) μm×(56～76) μm	(45～75) μm×(35～50) μm
卵壳	薄、透明	厚、透明
内含物	1 个卵细胞	4～8 个卵细胞

（二）生活史

十二指肠钩虫与美洲钩虫生活史基本相同。成虫寄生于人体小肠,借助口囊的钩齿或板齿咬附在肠黏膜上,以血液、组织液、肠黏膜为食,虫体成熟交配产卵,虫卵随粪便排出体外,在荫蔽、温暖、潮湿、氧气充足的土壤中,约经 1 天孵出幼虫,称为第一期杆状蚴。此期幼虫以细菌和有机物为营养,约经 2 天,进行第 1 次蜕皮,发育为第二期杆状蚴。再经 5～6 天,进行第 2 次蜕皮,成为丝状蚴,即钩虫的感染阶段(图 24-6)。

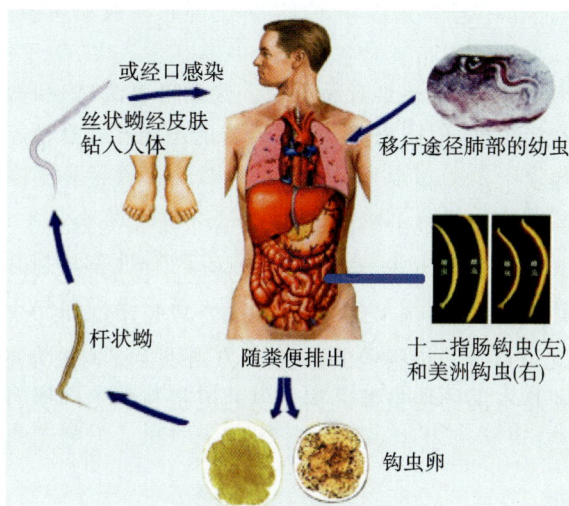

图 24-6　钩虫形态及生活史

丝状蚴有明显的向温、向湿及向上移行的特性,当与人体皮肤接触时,受到皮肤温度的刺激,活动力增强,依靠机械性穿刺和酶的作用,经毛囊、汗腺、皮肤破损处或较薄的指、趾间皮肤侵入人体。幼虫进入皮肤小血管或淋巴管,随血流经右心至肺,穿过肺毛细血管进入肺泡,借助于小支气管、支气管上皮纤毛的运动,向上移行至咽,再随吞咽至食管,经胃到达小肠定居。幼虫在小肠再经 2 次蜕皮后,逐渐发育为成虫。自丝状蚴侵入皮肤到成虫交配产卵,一般需要 5～7 周,每条十二指肠钩虫每日平均产卵 10000～30000 个,美洲钩虫 5000～10000 个。前者寿命可达 7年,后者寿命可长达 13～15 年。

此外,感染期蚴如被人吞食,少数未被胃酸杀死的幼虫可直接在肠腔内发育成熟。而自口腔和食管黏膜侵入血管的幼虫,仍循上述途径,再到达肠腔发育为成虫。还发现母体的幼虫通过胎盘侵入胎儿的现象。

猪、兔、小牛等动物可作为十二指肠钩虫的转续宿主,人若生食这些肉类,也有被感染的可能。

（三）致病性

钩虫病的临床表现可分为 3 期,即幼虫引起皮肤(黏膜)侵袭期、肺部移行期和成虫在肠道的寄生期。危害最严重的是成虫寄生于肠道引起患者的慢性失血。

1. 幼虫的致病性　丝状蚴侵入皮肤可引起钩蚴性皮炎。钻入处的局部皮肤有灼热、针刺、

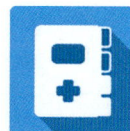

奇痒的感觉,继而可见充血斑点或丘疹,1～2 天内出现红肿、水疱,俗称"粪毒""着土痒",若继发细菌感染则形成脓疱。多见于与土壤接触的足趾、足背、手背、指(趾)间的皮肤。幼虫经皮肤感染,移行至肺,引起钩蚴性肺炎。虫体穿破微血管,可引起出血及炎症细胞浸润,患者出现咳嗽、咳血痰、发热等全身症状,重者可出现咯血、哮喘。

2. 成虫的致病性 成虫以口囊咬附于肠黏膜,造成肠壁散在性出血点及小溃疡,引起上腹不适及隐痛、恶心、呕吐、腹泻等消化道症状,患者食欲增加但体重减轻。

钩虫成虫以血液为食,吸血时分泌抗凝素,使咬伤部位黏膜伤口不易凝血而不断渗血,其渗血量与虫体的吸血量相当,即虫体吸血量越大,渗血量也越大,两者之间成正相关。此外,虫体有频繁更换咬附部位的习性。钩虫成虫的吸血活动和咬附伤口渗血导致人体长期慢性失血,铁和蛋白质不断丢失,出现缺铁性贫血。患者出现皮肤蜡黄、黏膜苍白、眩晕、乏力,严重时会引起心慌气促,甚至出现全身水肿、心包积液等贫血性心脏病的表现。

少数患者出现喜食生米、生豆、泥土、破布等异嗜症状,称为"异嗜症"。妇女可引起停经、流产等。婴儿钩虫病病死率高。儿童重度感染可引起严重贫血及发育障碍。

(四) 实验室检查

粪便直接涂片法检出率低,轻度感染者易漏检。钩蚴培养法、饱和盐水漂浮法检出率均高于直接涂片法。前者虽可鉴定虫种,但需培养 5～6 天才能出结果。因此,后者是诊断钩虫病感染的首选方法。

(五) 流行

钩虫病呈世界性分布,尤其多见于热带和亚热带地区。我国除少数西北地区外,各地均有分布,农村多于城市,南方高于北方。我国平均感染率为 17.17%,最高可达 60.90%(海南省),两种钩虫混合感染极为普遍,但北方以十二指肠钩虫为主,南方则以美洲钩虫为主。

带虫者和钩虫病患者是本病的传染源。钩虫病的流行与自然环境、种植作物、生产方式及生活条件等因素有密切关系。

(六) 防治原则

对钩虫病的防治原则采用综合性措施:①在流行区进行普查普治,是预防、控制钩虫病流行的重要措施;常用药物有阿苯达唑和甲苯达唑等。②加强粪便管理,使用无害化粪便施肥。③开展健康教育,加强个人防护,改良耕作方法,减少皮肤接触疫土的机会。

三、蠕形住肠线虫

蠕形住肠线虫(*Enterobius vermicularis*),又称蛲虫,成虫寄生于人体的回盲部,引起蛲虫病。

(一) 形态

成虫虫体细小,乳白色,线头状。体前端角皮膨大形成头翼,咽管末端膨大呈球形,称咽管球。雌虫长 8～13 mm,虫体中部膨大,尾部长而尖细,呈纺锤形。雄虫长 2～5 mm,虫体尾部向腹面卷曲(图 24-7)。

虫卵两侧不对称,一侧较平,另一侧略凸,形似柿核。大小为(50～60) μm×(20～30) μm。卵壳厚,无色透明。虫卵自虫体排出时,卵内含 1 个胚胎期幼虫。

图 24-7 蛲虫形态

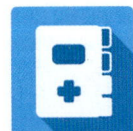

雄虫

雌虫

头翼

虫卵

成虫前端

(二) 生活史

成虫寄生于人体的回盲肠,以肠内容物、肠组织或血液

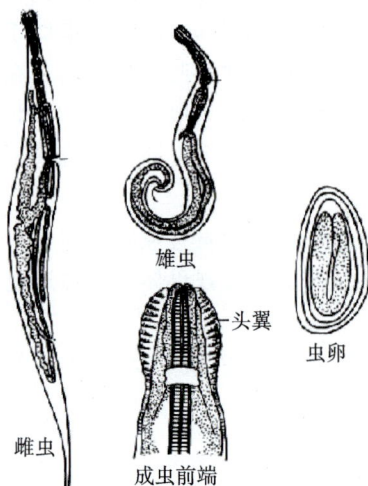

为食。雌、雄虫交配后，雄虫很快死亡，子宫内充满虫卵（5000～17000 个）的雌虫脱离肠壁，移行至直肠，当宿主睡眠时，可自肛门爬出体外。受体外温度及湿度变化和氧气刺激，在肛门周围大量产卵。雌虫产卵后多干枯死亡，少数可经肛门返回肠腔，或进入阴道、尿道等处，引起异位寄生。

虫卵在肛门附近，卵胚很快发育，约经 6h，卵壳内幼虫发育成熟，蜕皮后即为感染期卵。此期虫卵经口或随空气吸入等方式被人吞食后，在十二指肠内孵出幼虫，幼虫沿小肠下行，途中蜕皮 2 次，至回盲部再蜕皮 1 次发育为成虫。自吞食感染期虫卵至虫体发育成熟产卵，约需 1 个月，雌虫寿命一般为 2～4 周（图 24-8）。

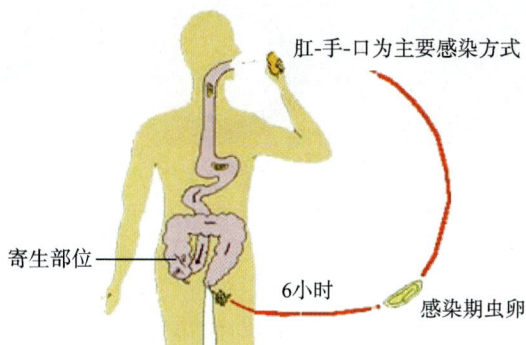

图 24-8　蛲虫生活史

（三）致病

由于蛲虫在肛门周围爬行、产卵，刺激肛门及会阴部皮肤，引起皮肤瘙痒，抓破后可引起继发感染。患者常有烦躁不安、失眠、夜间磨牙、食欲减退等症状。若钻入尿道、阴道、子宫、输卵管等处异位寄生，则可形成以虫体或虫卵为中心的肉芽肿病变，引起相应部位的炎症。

（四）实验室检查

透明胶纸法、棉签拭子法在肛周取材查虫卵，操作简便，检出率高，是目前最常用的检查方法，一般在清晨排便之前进行（由于蛲虫肠内寄生，肠外产卵，粪便查卵阳性率极低）。如在粪便中或夜间在患者肛门周围检获成虫，也可确诊。

（五）流行

蛲虫感染呈世界性分布，我国人群感染也较普遍，尤其在幼儿园等集体生活的儿童感染率更高。12 岁以下儿童蛲虫平均感染率为 23.61%，12 岁以上人群平均感染率为 11.95%。人是唯一的传染源。其传播方式有：肛门-手-口直接感染；感染期虫卵在外界抵抗力强，易造成接触感染和吸入感染。以上因素是造成人体自体外感染和相互感染的主要原因。

（六）防治原则

对蛲虫病的防治原则采用：①应对托儿所、幼儿园儿童定期普查普治，常用驱虫药物有阿苯达唑或甲苯达唑等。②加强健康教育，注意公共卫生与个人卫生，养成饭前便后洗手、不吸吮手指、勤剪指甲的良好卫生习惯。此外，定期清洗玩具，不穿开裆裤，也是防止蛲虫感染的重要措施。

四、旋毛形线虫

旋毛形线虫（*Trichinella spiralis*）简称旋毛虫，引起的旋毛虫病对人体的危害性很大，很多种动物可作为本虫的宿主，是人兽共患的寄生虫病之一。

蛲虫致病性

蛲虫病
病原检查

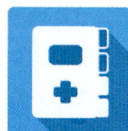

（一）形态

1. 成虫 微小，线状，虫体后端稍粗。雄虫大小为$(1.4\sim1.6)\times0.04$ mm；雌虫为$(3\sim4)\times0.06$ mm（图24-9）。

2. 幼虫 囊包位于宿主的横纹肌内，呈梭形，大小为$(0.25\sim0.5)\times(0.21\sim0.42)$ mm。一个囊包内通常含$1\sim2$条卷曲的幼虫，个别也有$6\sim7$条（图24-9）。

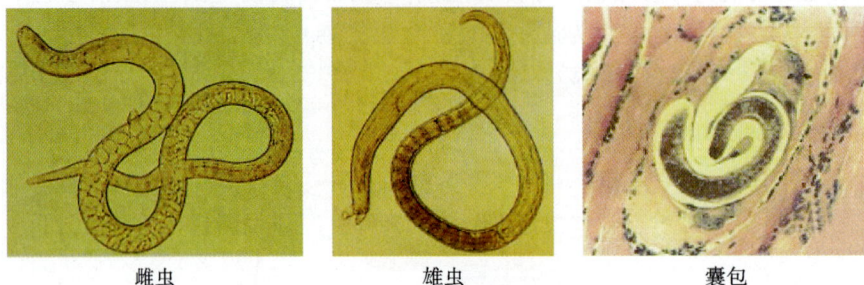

雌虫　　　　　　　　雄虫　　　　　　　　囊包

图 24-9　旋毛虫形态

（二）生活史

成虫寄生于小肠，主要在十二指肠和空肠上段；幼虫则寄生在横纹肌细胞内。旋毛虫完成生活史必须要更换宿主。当人或动物（猪、犬、猫等哺乳动物）食入了含活旋毛虫幼虫囊包的肉类后，在胃液和肠液的作用下，数小时内幼虫在十二指肠及空肠上段自囊包中逸出，并钻入肠黏膜内，经一段时间的发育再返回肠腔，在感染后的48h内发育为成虫。成虫一般可存活$1\sim2$个月，有的可活$3\sim4$个月。

雌、雄虫交配后，雄虫很快就死亡，雌虫子宫内的虫卵逐渐发育为幼虫。感染后的第$5\sim7$天，雌虫开始产出幼虫，每一条雌虫可产幼虫约1500条。幼虫侵入局部淋巴管或静脉后随淋巴和血循环到达各器官、组织，但只有到达横纹肌内的幼虫才能继续发育。侵入部位多是活动较多、血液供应丰富的肌肉，如膈肌、舌肌、咬肌、咽喉肌、胸肌、肋间肌及腓肠肌等处。约在感染后1个月，幼虫周围形成纤维性囊包，对新宿主具有感染力。如无进入新宿主的机会，半年后即自囊包两端开始出现钙化现象，幼虫逐渐失去活力、死亡，直至整个囊包钙化。但有时钙化囊包内的幼虫也可继续存活数年之久（图24-10）。

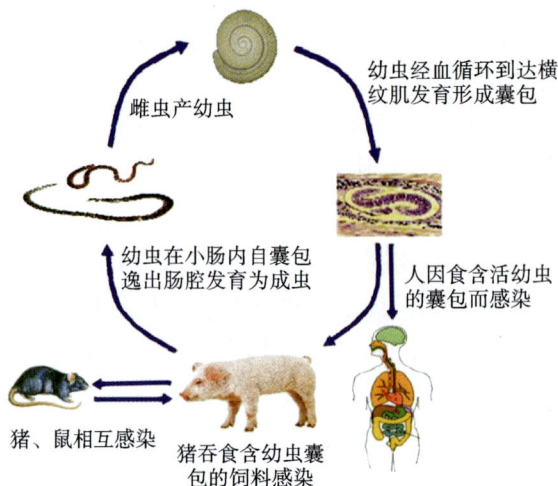

雌虫产幼虫

幼虫经血循环到达横纹肌发育形成囊包

幼虫在小肠内自囊包逸出肠腔发育为成虫

人因食含活幼虫的囊包而感染

猪、鼠相互感染

猪吞食含幼虫囊包的饲料感染

图 24-10　旋毛虫形态及生活史

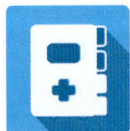

（三）致病

旋毛虫对人体致病的程度与食入幼虫囊包的数量及其感染力、幼虫侵犯的部位及机体的功能状态,特别是与人体对旋毛虫有无免疫力等因素关系密切。轻感染者可无明显症状,重者临床表现复杂多样,如不及时诊治,患者可在发病后 3～7 周内死亡。

旋毛虫的致病过程分为以下三期。

1. 侵入期　幼虫在小肠内自囊包脱出并发育为成虫的阶段,因主要病变部位发生在肠道,故亦可称此期为肠型期。由于幼虫及成虫对肠壁组织的侵犯,而引起十二指肠炎、空肠炎,局部组织出现充血、水肿、出血,甚至形成浅表溃疡。患者可有恶心、呕吐、腹痛、腹泻等胃肠症状,同时伴有厌食、乏力、畏寒、低热等全身症状,极易误诊为其他疾病。

2. 幼虫移行寄生期　因主要病变部位发生在肌肉,故又称为肌型期。由于幼虫移行时造成机械性损害及分泌物的毒性作用,可引起炎症反应。患者可出现急性临床症状,如急性全身性血管炎、水肿、发热和血中嗜酸性粒细胞增多等。幼虫大量侵入横纹肌后,引起肌纤维变性、肿胀、坏死,常表现为全身肌肉酸痛、压痛,尤以腓肠肌、肱二头肌、肱三头肌疼痛明显。部分患者可出现咀嚼、吞咽或发声障碍。急性期病变发展较快,严重感染的患者,可因广泛性心肌炎而导致心力衰竭,以及毒血症和呼吸系统伴发感染而死亡。

3. 囊包形成期　囊包的形成是由于幼虫的刺激,导致宿主肌组织由损伤到修复的结果。随着囊包的逐渐形成,急性炎症消失,患者的全身症状日渐减轻,但肌痛仍可持续数月。

旋毛虫的寄生可以诱发宿主产生保护性免疫力,尤其对再感染有显著的抵抗力。

（四）实验诊断

1. 病原诊断　常采用活检法,自患者腓肠肌或肱二头肌取样,经压片或切片镜检有无幼虫及囊包。

2. 免疫诊断　旋毛虫具有较强的免疫原性,因此免疫诊断有较大意义。一般多用幼虫制备抗原。

（五）流行

旋毛虫呈世界性分布,目前已知有百余种哺乳动物可自然感染旋毛虫病。

旋毛虫幼虫囊包的抵抗力较强,能耐低温,猪肉中囊包里的幼虫在 −15 ℃需储存 20 天才死亡,在腐肉中也能存活 2～3 个月。晾干、腌制、熏烤及涮食等方法常不能杀死幼虫,但在 70 ℃时多可将幼虫杀死。生食或半生食受染的猪肉是人群感染旋毛虫的主要方式,占发病人数的 90％以上。此外,生熟食物共用刀及砧板也可使人感染,成为传播因素。

（六）防治原则

加强卫生教育,加强肉类检查、牲畜检疫,改变食肉方式,不吃生的或未熟透的猪肉及野生动物肉是预防本病的关键。积极治疗患者,常用药物有阿苯达唑、甲苯咪唑等。

五、其他致病线虫

其他致病线虫如表 24-4 所示。

表 24-4　其他致病线虫

线虫种类	生物学特性	致　病　性	病原学诊断	防　治　原　则
丝虫	在蚊体内和人体内发育	寄生于淋巴系统的成虫和幼虫致病（急性期过敏和炎症反应、慢性期阻塞性病变）	查外周血液、乳糜尿、淋巴液	防蚊灭蚊

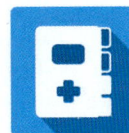

续表

线虫种类	生物学特性	致 病 性	病原学诊断	防 治 原 则
鞭虫	成虫形似马鞭,寄生于盲肠	不强,严重感染者头晕、腹痛、消瘦、贫血	粪便直接涂片法、沉淀法	同蛔虫
美丽筒线虫	寄生于口腔、咽、食管	咽喉痒感、声音嘶哑、吞咽困难、食管溃疡	黏膜处取虫体	不饮生水和不吃未熟食物
广州管圆线虫	成虫寄生于多种鼠类的肺动脉内。成虫线状,体表具微细环状横纹。头端钝圆,头顶中央有一小圆口,缺口囊	幼虫在人体侵犯中枢神经系统,引起嗜酸性粒细胞增多性脑膜脑炎或脑膜炎	免疫学检查阳性或从脑积液中查出幼虫或发育期雌性成虫或雄性成虫	不吃生或半生的螺类
粪类圆线虫	成虫寄生于小肠;感染阶段:丝状蚴(丝状型幼虫);感染途径:皮肤或黏膜	幼虫可侵入肺、脑、肝、肾等组织器官,引起粪类圆线虫病	从粪便、痰液、尿液或脑积液中检获幼虫或培养出丝状蚴	治疗粪类圆线虫病的驱虫药物有阿苯达唑或噻苯达唑、噻嘧啶
结膜吸吮线虫	主要寄生于犬、猫等动物眼结膜囊内,也可寄生于人眼	成虫寄生于人眼结膜囊内。寄居虫数目为1条,或数条,最多可达20余条,致结膜吸吮线虫病	用镊子或棉签自眼部取出虫体,置盛有生理盐水的平皿中,可见虫体蠕动,用显微镜检查虫体特征即可明确诊断	注意眼部清洁是预防感染的主要措施。治疗可用2%~15%可卡因或丁卡因溶液滴眼,虫体受刺激从眼角爬出,或用镊子取出

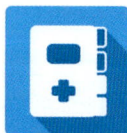

广州管
圆线虫病

🏥 小 结

　　寄生于人体的线虫的生活史类型分为直接发育型和间接发育型。似蚓蛔线虫、毛首鞭形线虫和蠕形住肠线虫的感染途径均为经口误食感染期虫卵。似蚓蛔线虫的致病主要是成虫引起的并发症,包括胆道蛔虫症、肠梗阻和肠穿孔,采用粪便的生理盐水直接涂片法查虫卵。毛首鞭形线虫的致病主要是成虫引起的腹部不适和营养不良等,采用粪便集卵法查虫卵。蠕形住肠线虫的致病主要是成虫在肛门外产卵引起的并发症,如尿道炎、阴道炎、会阴部瘙痒等,采用透明胶纸法查虫卵;钩虫的致病主要是成虫引起的严重贫血、腹部不适等,采用饱和盐水浮聚法查虫卵。人和动物因食入含有旋毛形线虫幼虫囊包的动物肉而发生感染,幼虫寄生在人和动物的肌肉中,引起高热、肌肉的剧烈疼痛等,致死率高。采用肌肉组织活检查幼虫囊包,多种动物可感染旋毛形线虫,因此旋毛形线虫病是人畜共患寄生虫病。丝虫成虫寄生在淋巴系统,丝虫幼虫称微丝蚴,寄生于血液系统,蚊是传播媒介。成虫引起慢性期阻塞性病变,对人危害严重,可采用外周血涂片检查微丝蚴。

能力检测

1. 在粪便中可检查到哪几种线虫卵？最适合的实验检查方法是什么？
2. 华支睾吸虫病的流行因素有哪些？如何预防？
3. 为什么说旋毛虫病是人畜共患寄生虫病？对人体的危害是什么？如何预防旋毛虫病？

第二节　吸　　虫

案例分析

吸虫(trematoda)属扁形动物门的吸虫纲(Class Trematoda)。寄生人体的吸虫，其生活史复杂，种类繁多，大小悬殊，形态各异，但基本结构特征及发育过程略同。

成虫呈叶状，舌状(除血吸虫外)；背腹扁平，两侧对称，有口、腹吸盘；消化系统不完整(无肛门)；生殖系统为雌雄同体(除血吸虫外)。虫卵均有卵盖(除血吸虫外)，其大小、形态、颜色、卵壳及内含物等因虫种不同而异。

生活史复杂，共同特点包括：①需经世代交替(有性生殖与无性生殖)；②生活史包括卵、幼虫(毛蚴、胞蚴、雷蚴、尾蚴、囊蚴、后尾蚴)、成虫三个发育阶段；③均需淡水螺为中间宿主；④均为生物源性蠕虫；⑤感染阶段均是囊蚴(除血吸虫外)，引起的疾病均为人兽共患寄生虫病。

一、华支睾吸虫

华支睾吸虫主要寄生在终宿主的肝胆管内，故又称肝吸虫，引起华支睾吸虫病(肝吸虫病)。

(一) 形态

1. 成虫　虫体背腹扁平，狭长，前端稍窄，后端钝圆，状似葵花子。虫体大小为(10～25) mm×(3～5) mm，半透明，口吸盘位于虫体最前端，腹吸盘位于虫体前端 1/5 处，口吸盘略大于腹吸盘。消化道包括口、咽、食道及沿虫体两侧伸至末端的两根肠支，无肛门。雌雄同体，子宫管状，盘曲于卵巢与腹吸盘之间，有一个分叶状的卵巢，受精囊呈椭圆形，睾丸 2 个，前后排列于虫体的后 1/3 处，呈分支状，故名华支睾吸虫(图 24-11)。

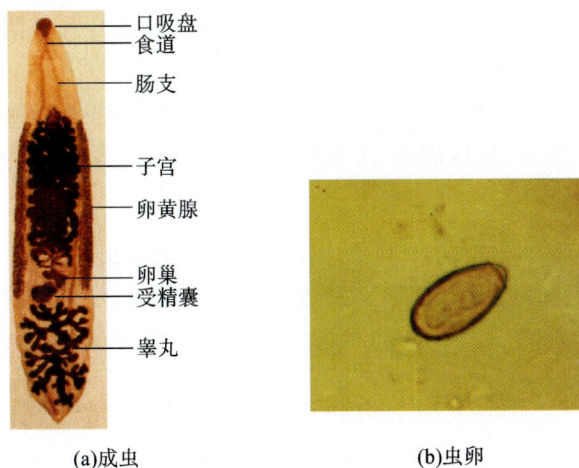

(a)成虫 口吸盘 食道 肠支 子宫 卵黄腺 卵巢 受精囊 睾丸　(b)虫卵

图 24-11　华支睾吸虫形态

2. 虫卵　黄褐色，大小平均为(27～35) μm×(11～20) μm，为人体常见蠕虫中虫卵最小的

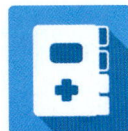

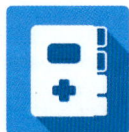

一种,低倍镜下形似芝麻粒,前端较窄,卵盖明显,卵盖两侧可见突起的肩峰,后端钝圆,有一疣状突起,内含成熟的毛蚴(图 24-11)。

(二)生活史

成虫寄生于人或猫、犬等哺乳动物肝胆管内,以肝胆管黏膜、分泌物和血细胞等为食。成虫产出的虫卵,随胆汁进入肠道,并随粪便排出体外。

虫卵入水,被第一中间宿主豆螺或沼螺、涵螺等淡水螺吞食,在螺体内孵出毛蚴。毛蚴 经胞蚴、雷蚴等无性生殖阶段,形成许多尾蚴。成熟尾蚴陆续自螺体逸出入水,遇到第二中 间宿主淡水鱼、虾,即可进入其体内发育为囊蚴。囊蚴是肝吸虫的感染阶段。

当终宿主(人)或保虫宿主(猫、狗等哺乳动物)食入含有活囊蚴的第二中间宿主(淡水鱼、虾)而感染。囊蚴经消化液作用后,后尾蚴在十二指肠脱囊而出,称为童虫,继而经胆总管进入肝胆管发育为成虫。从食入囊蚴到粪便中出现虫卵约需 1 个月,其寿命通常为 20~30 年(图 24-12)。

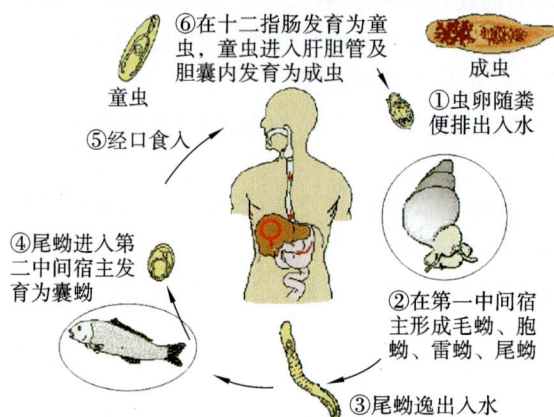

图 24-12 华支睾吸虫形态及生活史

(三)致病性

成虫寄生在人体肝胆管中,其病变程度因感染轻重而异,轻度感染或感染的初期病变并不明显。成虫的分泌物、代谢产物及虫体机械性刺激,引起肝胆管上皮细胞脱落、增生,管壁变厚,管腔变窄,周围纤维组织增生,导致肝吸虫病。

虫体数量较多时,还可导致管腔阻塞,引起胆汁淤滞。胆管扩张,表现为阻塞性黄疸;若合并细菌感染,则表现为胆管炎和胆囊炎。虫卵、死亡的虫体及其碎片和脱落的胆管组织,可构成结石的核心,引起胆石症。

儿童反复感染,可异致发育障碍。晚期患者常出现肝硬化,甚至肝癌。临床症状以疲乏、上腹不适、消化不良、腹痛、腹泻、肝区隐痛、头晕等较为常见,但许多感染者并无明显症状。

(四)实验室检查

直接涂片法操作虽简便,但检出率不高,同时,因华支睾吸虫卵小,容易漏检。常用沉淀法和改良加厚涂片法。必要时可做十二指肠引流查虫卵。此外,皮内试验(IDT)、间接血凝试验(IHA)和酶联免疫吸附试验(ELISA)等也可用于辅助诊断,其中 ELISA 是目前较为理想的免疫检测方法。

(五)流行

华支睾吸虫病主要分布于东南亚,我国除西北少数省、自治区尚未有报道外,其余 25 个省、市、自治区有不同程度的流行,全国平均感染率为 0.365%,感染率较高的省份是广东、广西、安徽、海南等。

华支睾吸虫病属人兽共患寄生虫病,其流行与传染源、粪便污染水源、中间宿主的存在、人们的饮食习惯、保虫宿主存在(如猫、狗、鼠类)有关。华支睾吸虫病的流行关键因素是当地人群有吃生的或未煮熟的鱼肉的习惯,如在广东,人们主要通过吃"鱼生""鱼生粥"或烫鱼片而发生感染,生熟食物合用刀及砧板也可使人感染。

（六）防治原则

华支睾吸虫病防治原则应采取以下措施:①加强健康教育,改进烹调方法,不吃生的鱼、虾,注意生熟炊具、食具分开;②加强粪便管理,防止未经无害化处理的人畜粪便污染水源,不在鱼塘上建厕所,结合农业生产治理鱼塘或用药物灭螺;③查治患者、病畜,目前应用最多的是吡喹酮和阿苯达唑,前者为首选。

二、日本血吸虫

寄生于人体的裂体吸虫(血吸虫)主要有 6 种,以日本血吸虫(*Schistosoma japonicum*)、曼氏血吸虫和埃及血吸虫的危害最大。我国只有日本血吸虫。血吸虫病在我国流行至少有 2100 年的历史,是 20 世纪 50 年代初我国五大寄生虫病之一。

（一）形态

1. 成虫　雌雄异体,圆柱状。雄虫白色,长 12～20 mm,从腹吸盘以下,虫体两侧向腹面卷曲形成抱雌沟。雌虫因肠管内充满消化后的血液,故虫体呈黑褐色,长 12～28 mm,雌虫常停留于雄虫的抱雌沟内,雌雄合抱(图 24-13)。

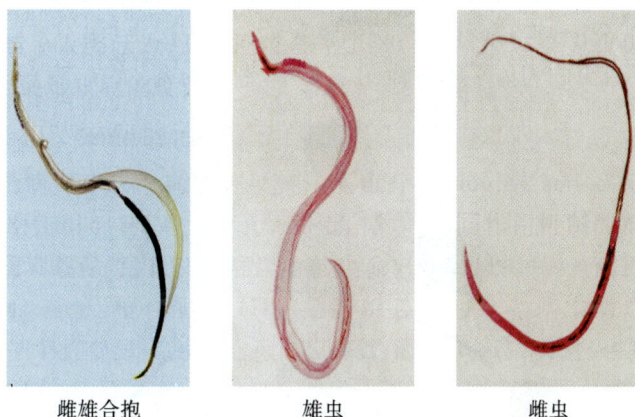

雌雄合抱　　　　雄虫　　　　雌虫

图 24-13　血吸虫成虫

2. 虫卵　椭圆形,大小为(74～106) μm×(55～80) μm,淡黄色,卵壳较薄,无卵盖,卵壳一侧有一小刺,因卵壳常附着有坏死的组织,故小刺不易看清。成熟虫卵内含有一毛蚴,毛蚴与卵壳之间有大小不等的油滴状分泌物(图 24-14)。

3. 毛蚴　静止时呈梨形,大小为 99 μm×35 μm,周身被有纤毛。

4. 尾蚴　分尾部和体部。尾部分叉,尾叉的长度小于尾干的 1/2 为尾蚴的特点。体部前端为头器,在头器中央有一个单细胞腺体,称为头腺。腹吸盘周围有 5 对单细胞腺体,为钻腺(穿刺腺)。

（二）生活史

成虫寄生于人及多种哺乳动物的门静脉-肠系膜静脉系统。雌虫在肠黏膜静脉末梢内产卵,卵随血流主要分布于肝及肠壁组织内,成熟卵内毛蚴的分泌物透过卵壳,使血管壁及周围的组织坏死,加上血管内的压力、腹内压的增加及肠蠕动,虫卵随坏死的组织溃入肠腔,随粪便排出体外。虫卵入水后,在适宜条件下,经 20～32 h 卵内毛蚴孵出。毛蚴在水中游动,钻入中间宿主钉

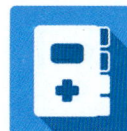

Note

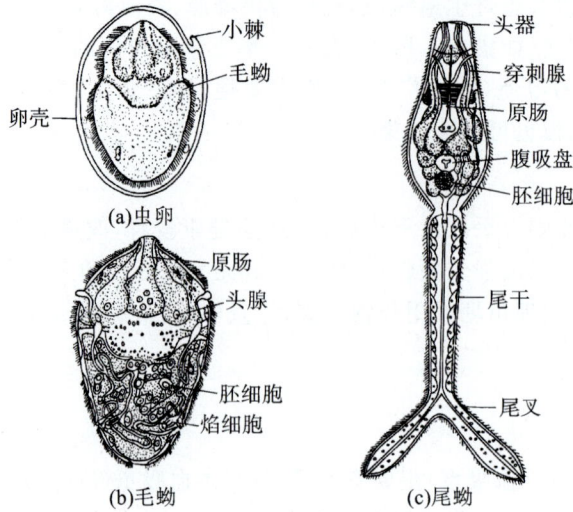

图 24-14　日本血吸虫卵、毛蚴和尾蚴

(a)虫卵　小棘　毛蚴　卵壳

(b)毛蚴　原肠　头腺　胚细胞　焰细胞

(c)尾蚴　头器　穿刺腺　原肠　腹吸盘　胚细胞　尾干　尾叉

螺的体内,经母胞蚴、子胞蚴阶段的发育和无性增殖,产生许多尾蚴。尾蚴从钉螺内逸出在水的表层游动,尾蚴为感染阶段。

人或哺乳动物与含尾蚴的水接触后,尾蚴经皮肤钻入体内,脱去尾部,发育为童虫。童虫穿入小静脉或淋巴管,随血液或淋巴液经右心、肺,穿过肺泡小血管到左心并分布到全身。大部分童虫再进入小静脉,顺血流入肝内门脉系统分支,童虫在此暂时停留继续发育。当性器官初步分化时,遇到异性童虫即开始合抱,并移行到肠系膜静脉发育为成虫(图24-8)。自尾蚴侵入人体到成熟产卵约需 24 天。成虫在人体平均寿命约 4.5 年,最长的有 40 余年(图 24-15)。

图 24-15　日本血吸虫形态与生活史

保虫宿主　门脉系统内成虫　虫卵入水　尾蚴钻入皮肤　虫卵　尾蚴悬浮水面　在钉螺体内发育成尾蚴　毛蚴　胞蚴

（三）致病性

血吸虫的尾蚴、童虫、成虫、虫卵均有致病作用,以虫卵为主。主要致病机制是血吸虫 各期都能产生抗原物质,引起病理性的免疫应答。

1. 尾蚴与童虫　尾蚴侵入宿主皮肤后可引起尾蚴性皮炎,表现为侵入部位出现瘙痒、丘疹。童虫在体内移行时,因机械性损伤而出现血管炎。

2. 成虫　在血管内寄生,引起静脉内膜炎。其代谢产物、分泌物、排泄物可引起免疫复合物病。成虫也可寄生于门静脉系统以外的其他部位,引起异位血吸虫病。

3. 虫卵　虫卵是日本血吸虫的主要致病阶段。在组织中沉积的虫卵成熟后,卵内的毛蚴释

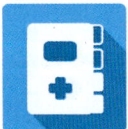

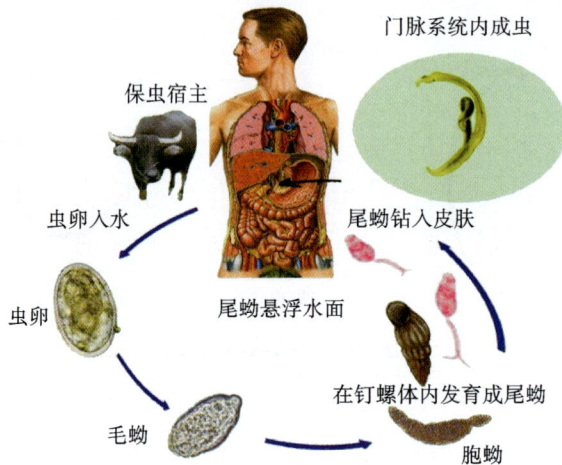

放可溶性抗原从卵壳的微孔渗到组织中，产生Ⅳ型超敏反应，形成虫卵肉芽肿，最终引起纤维化，主要病变部位在肝脏和肠壁。

根据临床表现可分急性、慢性和晚期血吸虫病。

1. 急性血吸虫病　常见于初次感染者，临床表现为发热、淋巴结及肝脾肿大、肝区压痛、腹痛、腹泻等症状。

2. 慢性血吸虫病　急性期未经治疗或治疗未愈及反复的轻度感染者，此期临床症状不明显，有的表现为慢性腹泻，肝肿大较为常见，脾常呈轻度肿大。

3. 晚期血吸虫病　虫卵肉芽肿使肝、肠发生纤维化。表现为门静脉高压、腹腔积液、巨脾、胃底静脉曲张等多种症状，患者常因合并上消化道出血、肝昏迷而死亡。儿童反复感染血吸虫，影响脑垂体的分泌功能，导致侏儒症。

（四）实验室检查

1. 病原学诊断　从粪便中查虫卵、毛蚴孵化以及取直肠黏膜活组织检查虫卵。粪便直接涂片法适用于重度感染或急性感染者，虫卵检出率低。毛蚴孵化法比直接涂片法检出率高。对慢性晚期患者适用直肠黏膜活检。

2. 免疫学诊断　方法有多种，各有其特点。检测抗体常用的如环卵沉淀试验（COPT）、IHA、ELISA等方法。

（五）流行与防治原则

日本血吸虫病流行于亚洲的中国、日本、菲律宾、印度尼西亚。我国的日本血吸虫病曾流行于长江流域及以南的湖北、湖南、江西、安徽、江苏、云南、四川、浙江、广东、广西、上海、福建等12个省（市、区）370个县（市），据新中国成立初期统计，全国有感染者1160万。经防治已取得了很大的成绩。到2003年底，已有5个省（市、区）达到消灭血吸虫病的标准，全国现有患者80余万人，防治任务仍然很艰巨。

日本血吸虫病的流行受自然因素和社会因素的影响，其流行环节包括：传染源为人和多种哺乳动物，以患者和病牛为主；虫卵入水的机会；中间宿主钉螺的存在；人畜接触疫水的机会。

钉螺为两栖淡水螺，多孳生于水流缓慢、土质肥沃、杂草丛生的地方。

在血吸虫病防治中社会因素起决定性的作用。提倡因地制宜，综合防治。包括控制传染源，查治患者、病牛，吡喹酮为首选治疗药物；控制和消灭钉螺；加强粪便管理；注意个人防护。

三、布氏姜片吸虫

布氏姜片吸虫简称姜片虫，是寄生于人或猪的小肠中的一种大型吸虫，引起姜片虫病。

（一）形态

成虫，椭圆形、肥厚，新鲜虫体呈肉红色，背腹扁平，形似姜片；长20～75 mm，宽8～20 mm，厚0.5～3 mm，为人体中最大的吸虫。口吸盘较小，腹吸盘靠近口吸盘后方，呈漏斗状，较大。睾丸两个，呈分支状排列。子宫盘曲在卵巢和腹吸盘之间（图24-16）。

虫卵，呈椭圆形，大小为(130～140) μm×(80～85) μm，为寄生于人体的蠕虫中最大的虫卵。淡黄色，卵壳薄，一端有不明显的卵盖。卵内含卵细胞一个，其余为卵黄细胞（图24-16）。

（二）生活史

成虫寄生在小肠，虫卵随粪便排出，入水后在适宜温度下发育成熟，孵出毛蚴。毛蚴侵入扁卷螺，经胞蚴、母雷蚴、子雷蚴后发育成尾蚴。尾蚴从螺体逸出，在水生植物（菱角、荸荠、茭白、水菜等）表面形成囊蚴。终宿主食入囊蚴后，在小肠内发育成为成虫，成虫寿命可达4年（图24-17）。

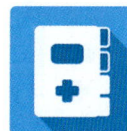

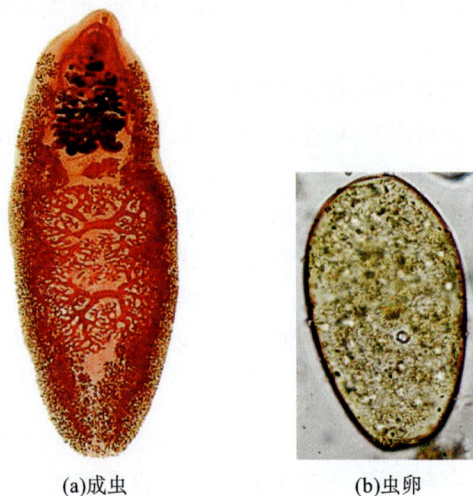

(a)成虫　　　　　(b)虫卵

图 24-16　布氏姜片吸虫

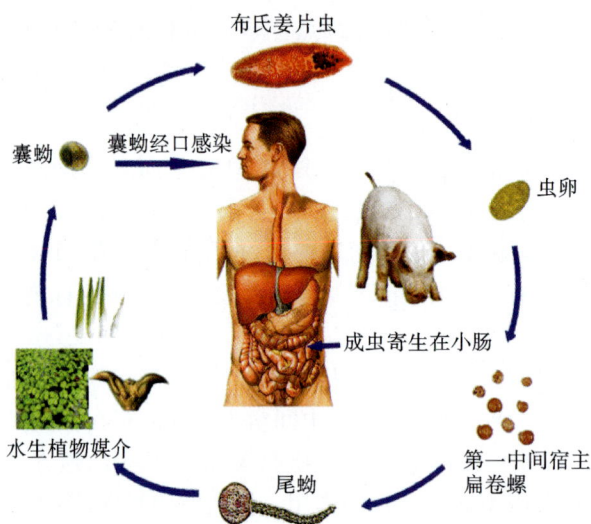

图 24-17　布氏姜片吸虫形态及生活史

（三）致病性

消化道症状：患者常出现腹痛和腹泻、营养不良、消化功能紊乱，还可有腹泻与便秘交替出现，甚至肠梗阻。严重感染的儿童可有消瘦、贫血、水肿、智力减退、发育障碍等。

少数重度感染者可因衰竭、虚脱而致死。

（四）实验诊断

粪便检查，检获虫卵是确诊姜片虫感染的依据。各种虫卵浓缩法可提高检出率。

（五）流行

本病主要流行于东南亚，在我国包括广东省在内的 19 个省、区有报道。该病的流行取决于流行区存在传染源、中间宿主与媒介，尤其是居民有生食水生植物的习惯。

（六）防治原则

加强粪便管理，防止人、猪的粪便通过各种途径污染水体；大力开展卫生宣教，勿生食未经刷洗及沸水烫过的水生植物；在流行区开展人和猪的姜片虫病普查普治工作，吡喹酮是首选药物；选择适宜的杀灭扁卷螺的措施。

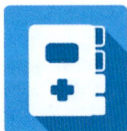

四、卫氏并殖吸虫

卫氏并殖吸虫是人体并殖吸虫的重要虫种之一,可引起肺型并殖吸虫病(肺吸虫病)。

(一) 形态

成虫的虫体肥厚,背侧略隆起,腹面扁平。活体呈红褐色,半透明。死后砖灰色,似半粒黄豆。呈椭圆形,体长 7.5～12 mm,宽 4～6 mm,厚 3.5～5.0 mm。口、腹吸盘大小略同。卵巢与子宫并列于腹吸盘之后,卵巢分叶,形如指状。睾丸分支,左右并列约在虫体后端 1/3 处(图24-18)。

虫卵呈金黄色,椭圆形,大小为(80～118) μm×(48～60) μm。卵盖大,常略倾斜,但也有缺盖者。卵细胞常位于正中央,另有 10 多个卵黄细胞。(图 24-18)。

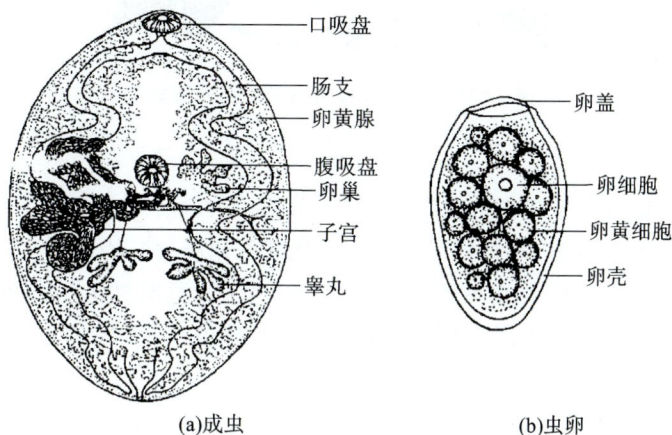

图 24-18 卫氏并殖吸虫成虫和虫卵

(a)成虫　　　　(b)虫卵

(二) 生活史

成虫主要寄生于人和食肉性哺乳动物(犬、猫、虎等)的肺,虫卵经气管随痰或吞入后随粪便排出。卵入水后,在适宜条件下发育成熟并孵出毛蚴。毛蚴在侵入川卷螺后发育,经过胞蚴、母雷蚴、子雷蚴的发育和无性增殖阶段,最后形成尾蚴。尾蚴从螺体逸出后,侵入淡水蟹或蝲蛄,在蟹和蝲蛄体内形成囊蚴。人吃了含有囊蚴的淡水蟹或蝲蛄而感染。也可因饮用带有囊蚴的生水而感染。

在小肠内,幼虫脱囊而出。童虫穿过肠壁进入腹腔,穿过膈经胸腔进入肺。最后在肺中形成虫囊。有些童虫亦可侵入其他器官(图 24-19)。

(三) 致病性

引起肺吸虫病。根据病变过程可分为急性期及慢性期。

1. 急性期 主要由童虫移行、游窜而引起。囊蚴脱囊后,童虫穿过肠壁、肝分别引起肠壁出血、肝的出血和坏死。全身症状可轻可重,重者发病急,毒性症状明显,如高热、腹痛、腹泻等。

2. 慢性期 童虫进入肺后引起的病变,大致可分为:脓肿期、囊肿期、纤维疤痕期。

肺吸虫病常累及多个器官,临床上可分:胸肺型、脑型、肝型、皮肤型及亚临床型等。以胸肺型为主,患者以咳嗽、胸痛、痰中带血或咳铁锈色痰为主要症状。

(四) 实验诊断

1. 病原诊断 ①痰或粪便虫卵检查:查获并殖吸虫虫卵可确诊。②活检:皮下包块或结节手术摘除可能发现童虫或典型的病理变化。

2. 免疫试验 皮内试验和酶联免疫吸附试验(ELISA)。

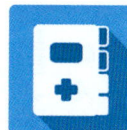

卫氏并殖吸
虫中间宿主

Note

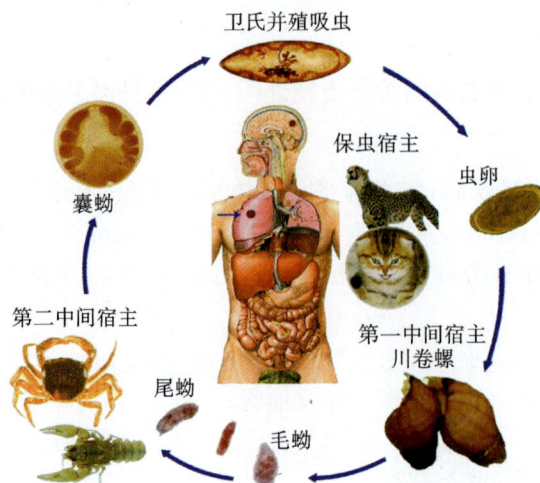

图 24-19　卫氏并殖吸虫形态及生活史

（五）流行

卫氏并殖吸虫广泛分布于包括广东在内的 23 个省、市、自治区。

疫区有生吃或半生吃溪蟹、蝲蛄的习惯。某些地区采用腌、醉、烤、煮等方式吃溪蟹。有感染的机会。东北地区的蝲蛄豆腐及蝲蛄酱中含有大量活囊蚴，危险性大。此外，食具被活囊蚴污染，中间宿主死亡，囊蚴脱落水中污染水源也有可能导致感染。

（六）防治原则

宣传教育是预防本病最重要的措施。不生吃溪蟹和蝲蛄，不饮用生水。常用治疗药物有硫双二氯酚和吡喹酮。

五、其他致病吸虫

其他致病吸虫如表 24-5 所示。

表 24-5　其他致病吸虫

线虫种类	生物学特性	致病性	病原学诊断	防治原则
肝片吸虫	成虫寄生在牛、羊及其他草食动物和人的肝脏、胆管内	摄取宿主的养分，引起营养状况恶化	粪便检查虫卵	药物首选硫双二氯酚
斯氏狸殖吸虫	生活史与卫氏并殖吸虫相似	在动物体内，虫体在肺、胸腔等处结囊、成熟、产卵，致病类似卫氏并殖吸虫	在皮下包块中检查幼虫	不生食淡水蟹，常用药物为吡喹酮、硫氯酚

💊 小　结

吸虫的生活史均为间接型，幼虫期复杂，幼虫的发育需要水环境。中间宿主为淡水螺，感染阶段大多为囊蚴，经口感染。日本血吸虫的感染阶段为尾蚴，可直接经皮肤侵入。寄生于人体的吸虫有华支睾吸虫、日本血吸虫、布氏姜片吸虫、卫氏并殖吸虫。斯氏狸殖吸虫只

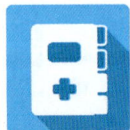

是幼虫阶段寄生于人体。所致疾病均为人畜共患病。华支睾吸虫寄生在肝胆管内,人因食入含有活囊蚴的淡水鱼虾而感染,引起胆管炎、胆囊炎以及肝硬化和肝癌等。日本血吸虫寄生在肠系膜静脉,人因接触疫水中尾蚴,尾蚴经皮肤侵入而感染,形成虫卵肉芽肿,虫卵肉芽肿的钙化和纤维化可引起肝硬化或肝癌。布氏姜片吸虫寄生在消化道,人因食入含有活囊蚴的水生植物而感染,引起以消化道症状为主的肠吸虫病。卫氏并殖吸虫主要寄生在肺部,也可寄生于多种器官组织,人可因食入含有活囊蚴的石蟹和喇蛄而感染,引起并殖吸虫病,以肺部症状为主,也可引起全身症状,是一种全身性寄生虫病,危害严重。以上四种吸虫均可在粪便中检查到虫卵,在痰中可检查到卫氏并殖吸虫虫卵。

能力检测

1. 人体是如何感染华支睾吸虫的?华支睾吸虫病的诊断方法有哪些?
2. 日本血吸虫成虫多寄生在宿主的肠系膜静脉,为什么在感染者的粪便中可以查到虫卵?

第三节　绦　　虫

绦虫(*Cestode*)属于扁形动物门的绦虫纲(Class *Cestoda*)。寄生人体的绦虫分属于多节绦虫亚纲的圆叶目和假叶目。

成虫背腹扁平,呈带状,分节,无消化系统,雌雄同体。头节有吸盘或吸槽,除鉴别虫种外,亦是驱虫疗效考核的重要依据。

圆叶目绦虫虫卵无卵盖,假叶目绦虫虫卵有卵盖。

生活史复杂,均需中间宿主,为生物源性蠕虫,成虫寄生于脊椎动物的消化道。绦虫的幼虫期统称为中绦期,其名称和形态因虫种不同而异,致病较成虫严重,且是寄生虫的感染阶段。

一、链状带绦虫

链状带绦虫(taenia solium),又称猪带绦虫、猪肉绦虫或有钩绦虫。成虫寄生于人体小肠内,引起猪带绦虫病。幼虫寄生于人或猪的肌肉及组织内,引起猪囊尾蚴病。

(一)形态

1. 成虫　虫体扁平,带状,乳白色,长 2~4 m。虫体由 700~1000 个节片组成,包括头节、颈部和链体。头节近似球形,直径为 0.6~1 mm,除有 4 个吸盘外,顶端上还有顶突,其上排列两圈小钩。颈部纤细,位于头节之后,与头节无明显界线,颈部具有生发功能。链体依次分为幼节、成节和孕节。幼节内部生殖器官未发育成熟。成节内均有发育成熟的雌、雄生殖器官各一套。孕节内仅有充满虫卵的子宫,子宫由主干向两侧分支,每侧 7~13 支(图 24-20)。

2. 虫卵　卵壳薄而透明,极易脱落。卵壳内为胚膜,球形,直径为 31~43 μm,胚膜呈棕黄色,其上有放射状条纹,内含一个球形的六钩蚴(图 24-21)。

3. 囊尾蚴　亦称囊虫,大小似黄豆,为乳白色半透明的囊状物,囊内充满透明液体,头节凹入囊内呈白色点状,其构造与成虫头节相似。

(二)生活史

人是本虫的唯一终宿主,成虫寄生于人体的小肠,头节固着于小肠壁上,通过体表吸收肠腔中的营养物质。末端孕节单片或多片从链体上脱落至肠腔,孕节及其释放的虫卵随粪便排出体外。

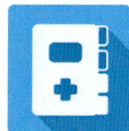

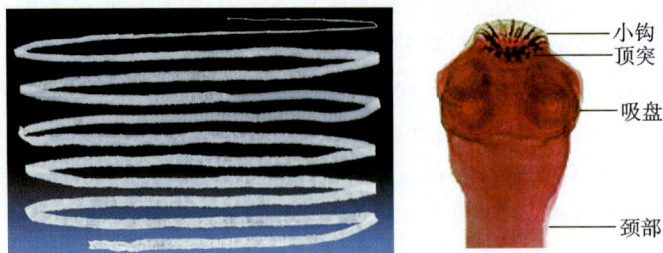

图 24-20　链状带绦虫成虫与头节形态

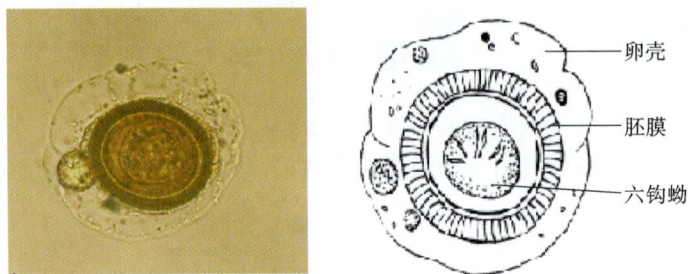

小钩
顶突
吸盘
颈部

图 24-21　链状带绦虫虫卵形态

卵壳
胚膜
六钩蚴

　　孕节或虫卵被中间宿主猪吞食,在小肠消化液的作用下,孵出六钩蚴并钻入肠壁血管或淋巴管,随血流到达宿主全身各部,尤以运动较多的肌肉,如肩、股、心、舌、颈等处为多。经 60～70 天发育为囊尾蚴。含有囊尾蚴的猪肉俗称"米猪肉"或"豆猪肉"。囊尾蚴是链状带绦虫的感染阶段。

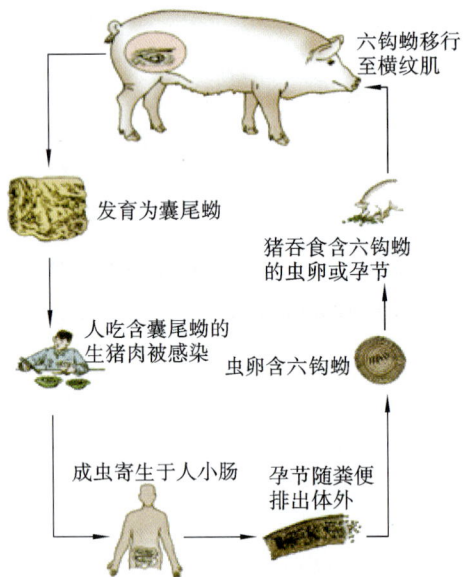

米猪肉

六钩蚴移行
至横纹肌
发育为囊尾蚴
人吃含囊尾蚴的
生猪肉被感染
成虫寄生于人小肠
猪吞食含六钩蚴
的虫卵或孕节
虫卵含六钩蚴
孕节随粪便
排出体外

图 24-22　链状带绦虫形态及生活史

　　人因误食生的或半生的含有活囊尾蚴的猪肉而感染。囊尾蚴在小肠内经胆汁的刺激,头节翻出,用吸盘和小钩附着在肠壁上,经 2～3 个月发育为成虫并排出孕节和虫卵。成虫寿命可长达 25 年。

　　人也可作为中间宿主被囊尾蚴寄生,引起囊尾蚴病。感染阶段是虫卵。人体感染囊尾蚴病的方式有 3 种:①误食他人粪便排出的虫卵污染的食物、水等而感染,即异体感染;②误食自己排出的虫卵而引起的再感染,即自体外感染;③患者消化道内成虫脱落的孕节或卵,因恶心、呕吐等肠逆蠕动反流至胃、十二指肠处而造成感染,即自体内感染。虫卵在肠内孵出六钩蚴,穿过肠壁随血流到达全身各处,约经 10 周,发育成囊尾蚴,囊尾蚴一般寄生在人体的皮下组织、肌肉、脑、眼、心、肝等处。囊尾蚴在人体寿命一般为 3～5 年,少数可达 15～17 年(图 24-22)。

(三) 致病性

　　成虫寄生于人体的小肠,引起猪带绦虫病。临床症状一般较轻,少数有上腹痛、腹泻、恶心、乏力、体重减轻等症状。

　　囊尾蚴的致病性较成虫严重,囊尾蚴可寄生于人体的多种器官与组织,在寄生部位造成占位性病变,危害程度因囊尾蚴的数量和寄生部位而不同。临床上依其主要寄生部位可分为以下几种类型。

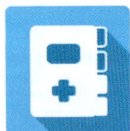

1. 皮下及肌肉囊尾蚴病　在皮下寄生可形成结节,多见于头部及躯干,硬度如软骨,多可活动,无压痛。寄生在肌肉者,可出现肌肉酸痛、发胀、肌肉痉挛等症状。

2. 脑囊尾蚴病　虫体压迫脑组织,引起的症状极为复杂(与脑内寄生部位、感染程度及宿主对寄生虫的反应性有关),以癫痫发作最为多见,其次是颅内压的增高和精神症状,表现为头痛、呕吐、失语、瘫痪等,严重者可致死。

3. 眼囊尾蚴病　囊尾蚴可寄生在眼的任何部位,轻者表现为视力障碍。当囊尾蚴一旦死亡,可导致玻璃体混浊、视网膜脱离,以及并发白内障、继发青光眼等终致眼球萎缩而失明。

（四）实验室检查

1. 猪带绦虫病的诊断　询问患者有无食"米猪肉"及大便排节片病史,对检获的孕节,计数子宫分支数目可鉴定虫种,也可用直接涂片法、饱和盐水漂浮法查患者粪便中的虫卵,但不能确诊(猪带绦虫、牛带绦虫卵在形态上难以区别)。

2. 囊尾蚴病的诊断　对囊尾蚴病的诊断,询问病史有一定意义。诊断方法应根据寄生部位选择。对皮肤和肌肉囊尾蚴病,可手术摘取皮下结节或浅部肌肉包块查囊尾蚴。眼囊尾蚴病用眼底镜检查多可见活动虫体。脑和深部组织的囊尾蚴病可用CT、磁共振等影像学检查。免疫学检查方法有IHA、ELISA等,对辅助诊断深部组织囊尾蚴病亦有重要价值。

（五）流行

链状带绦虫呈世界性分布。我国分布广泛,几乎遍及全国各地,主要分布于黑龙江、辽宁、吉林、山东、河北、河南等省,其中以黑龙江省感染率为最高。患者以青壮年为主,农村多于城市。

该病流行因素主要包括:①由于猪的饲养不当,如散养、连茅圈造成猪的感染;②人生食或半生食猪肉的不良饮食习惯;③不良的生产方式及卫生习惯,误食链状带绦虫卵感染猪囊尾蚴。

（六）防治原则

猪带绦虫病的综合防治措施包括:①积极治疗患者,猪带绦虫病多采用槟榔和南瓜子合剂驱虫,也可用吡喹酮、阿苯达唑。治疗猪囊尾蚴病可用吡喹酮、阿苯达唑等药物或手术摘除囊尾蚴;②科学养猪,管理好厕所、猪圈,控制人畜互相感染;③加强健康教育,注意个人卫生,不食生的或未熟透的猪肉;③加强肉类检疫,不出售"米猪肉"。

二、细粒棘球绦虫

细粒棘球绦虫(*Echinococcus granulosus*),又称包生绦虫。成虫寄生在犬的小肠内,幼虫(棘球蚴)寄生于人和多种食草类家畜的内脏,引起棘球蚴病或包虫病。

（一）形态

1. 成虫　成虫是绦虫中最小的虫种之一,体长2~7 mm,平均3.6 mm。除头节和颈部外,整个链体只有幼节、成节和孕节各一节,偶或多一节。头节略呈梨形,具有顶突和4个吸盘。顶突上有两圈大小相间的小钩共24~48个,呈放射状排列。顶突顶端有顶突腺,其分泌物可能具有抗原性。各节片均为狭长形。成节的结构与带绦虫略相似,睾丸45~65个,均匀地散布在生殖孔水平线前后方。孕节的子宫有不规则的分支和侧囊,含虫卵200~800个(图24-23)。

2. 虫卵　与猪、牛带绦虫卵基本相同,在光镜下难以区别。

3. 幼虫　幼虫即棘球蚴,为圆形囊状体,随寄生时间长短、寄生部位和宿主不同,直径可为不足一厘米甚至数十厘米。棘球蚴为单房性囊,由囊壁和囊内含物(生发囊、原头蚴、囊液等)组成。有的还有子囊和孙囊。囊壁外由宿主的纤维组织包绕。囊壁分两层,外层为角皮层(laminated layer),厚约1 mm,乳白色、半透明,似粉皮状,较松脆,易破裂。内层为生发层亦称胚层,紧贴在角皮层内,囊腔内充满囊液,亦称棘球蚴液。

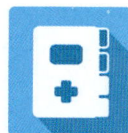

脑囊虫病

Note

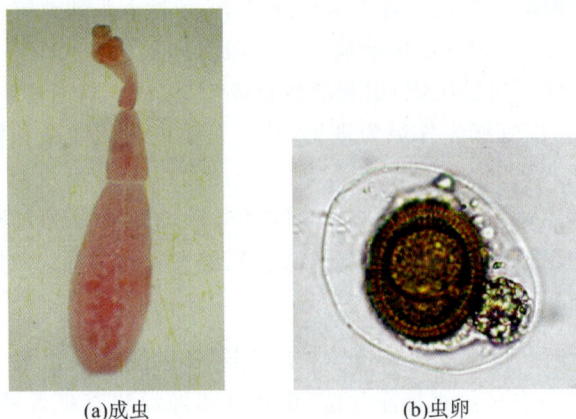

(a)成虫　　　　　　　　(b)虫卵

图 24-23　细粒棘球绦虫的形态

生发层(胚层)向囊内长出许多原头蚴,原头蚴呈椭圆形或圆形,大小为 170 μm×122 μm,为向内翻卷收缩的头节,其顶突和吸盘内陷,保护着数十个小钩。此外,还可见石灰小体等。原头蚴与成虫头节的区别在于其体积小和缺顶突腺。

生发囊也称为育囊,是具有一层生发层的小囊,直径约为 1 mm,由生发层的有核细胞发育而来。在小囊壁上生成数量不等的原头蚴,多者可达 30～40 个。原头蚴可向生发囊内生长,也可向囊外生长为外生性原头蚴。

子囊可由母囊(棘状蚴囊)的生发层直接长出,也可由原头蚴或生发囊进一步发育而成。子囊结构与母囊相似,其囊壁具有角皮层和生发层,囊内也可生长原头蚴、生发囊以及与子囊结构相似的小囊,称为孙囊。有的母囊无原头蚴、生发囊等,称为不育囊。

原头蚴、生发囊和子囊可从胚层上脱落,悬浮在囊液中,称为囊砂或棘球蚴砂。

（二）生活史

成虫寄生在犬科动物的小肠,借头节吸盘和顶突小钩附着于肠壁,靠体表吸收肠内营养物为食。卵和孕节随粪便排出体外。虫卵为感染阶段。

1. 在牛、羊体内发育　孕节被牛、羊等中间宿主吞食后,在消化液作用下,六钩蚴孵出,钻入肠壁,随血液循环到达肝、肺及其他器官发育为棘球蚴。

2. 在犬科动物体内的发育　含棘球蚴的牛、羊内脏被犬科动物(终宿主)吞食后,棘球蚴中的每一个原头蚴都可发育为一条成虫,在犬科动物小肠中寄生的成虫可多达数百甚至数千条。成虫寿命为 5～7 个月。

人因与有成虫寄生的狗接触,误食入包生绦虫卵而感染。虫卵进入人体后,经 3～5 个月,在肝、肺中发育为棘球蚴,人是中间宿主(图 24-24)。

（三）致病性

棘球蚴病俗称包虫病,棘球蚴对人体的危害以机械损害为主,严重程度取决于棘球蚴的体积、数量、寄生时间和部位。因棘球蚴生长缓慢,故往往在感染后 5～20 年才出现症状。原发的棘球蚴感染多为单个,继发感染常为多发,可同时累及几个器官。由于棘球蚴的不断生长,可压迫周围组织、器官,引起组织细胞萎缩、坏死,因此,棘球蚴病的临床表现极其复杂,常见症状如下。

1. 局部压迫和刺激症状　受累部位有轻微疼痛和坠胀感。如:累及肝脏可有肝区疼痛;累及肺部可出现呼吸急促、胸痛等呼吸道刺激症状;累及颅脑则引起头痛、呕吐甚至癫痫等;骨棘球蚴常发生于骨盆、椎体的中心和长骨的干骺端,可破坏骨质,易造成骨折或骨碎裂。位置表浅的棘球蚴可在体表形成包块,触之坚韧,压之有弹性,叩诊时有震颤感。若包块压迫门静脉可致腹腔积液,压迫胆管可致阻塞性黄疸、胆囊炎等。

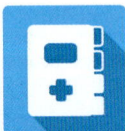

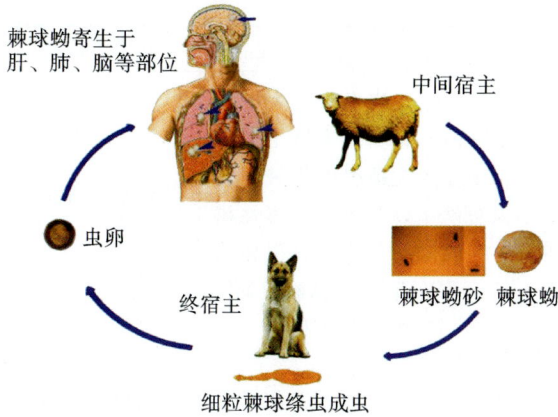

图 24-24　细粒棘球绦虫生活史

2. 过敏症状　常有荨麻疹、血管神经性水肿和过敏性休克等。

3. 中毒和胃肠功能紊乱　如食欲减退、体重减轻、消瘦、发育障碍和恶病质现象。

一旦棘球蚴囊破裂,可造成继发性感染。如肝棘球蚴囊破裂可进入胆道,引起急性炎症,出现胆绞痛、寒战、高热、黄疸等;若破入腹腔可致急性弥漫性腹膜炎。肺棘球蚴如破裂至支气管,可咳出小的生发囊、子囊和角皮碎片。囊液大量溢出可产生过敏性反应,如进入血液循环可引起严重的过敏性休克,甚至死亡。

（四）实验室检查

常用棘球蚴液制成的抗原进行皮内试验、间接血凝试验和酶联免疫吸附试验,以协助本病诊断。

（五）流行与防治

细粒棘球绦虫有较广泛的宿主适应性,分布遍及世界各大洲牧区,主要以犬和偶蹄类家畜之间循环为特点,在我国主要是绵羊-犬动物循环,牦牛-犬循环仅见于青藏高原和甘肃省的高山草甸和山麓地带。

在流行区应采取综合性预防措施,主要包括以下几方面。

（1）加强健康教育,宣传、普及棘球蚴病知识,提高全民的防病意识,在生产和生活中加强个人防护,避免感染。

（2）加强卫生法规建设和卫生检疫,强化群众的卫生行为规范,根除以病畜内脏喂犬和乱抛的陋习。加强对屠宰场和个体屠宰户的检疫,及时处理病畜内脏。

（3）定期为家犬、牧犬驱虫,以减少传染源。

棘球蚴病的治疗,首选外科手术,术中应注意务必将虫囊取尽并避免囊液外溢造成过敏性休克或继发性腹腔感染。对早期的小棘球蚴,可使用药物治疗,目前以阿苯达唑疗效较佳,也可使用吡喹酮、甲苯达唑等。

三、其他致病绦虫

其他致病绦虫如表 24-6 所示。

表 24-6　其他致病绦虫

线虫种类	生物学特性	致病性	病原学诊断	防治原则
肥胖带绦虫	成虫寄生于小肠,牛为中间宿主	绦虫病	粪便查孕节、肛门透明胶纸法易检出虫卵	注意个人卫生

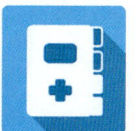

续表

线虫种类	生物学特性	致病性	病原学诊断	防治原则
微小膜壳绦虫	微小膜壳绦虫的生活史，既可以不经过中间宿主，又可以经过中间宿主而完成	成虫头节上的小钩和体表微毛对宿主肠壁的机械损伤以及虫体的毒性泌物所致。在虫体附着部位，肠黏膜发生坏死甚至溃疡	粪便中查虫卵和孕节	驱虫治疗可用吡喹酮
曼氏迭宫绦虫	成虫主要寄生在猫科动物，偶尔寄生人体	裂头蚴寄生人体引起曼氏裂头蚴病，危害远较成虫大	成虫感染可以用粪检虫卵以确诊。曼氏裂头蚴病则主要靠从局部检出虫体而做出诊断	不食生的或未煮熟的肉类，不饮生水，成虫感染可用吡喹酮、阿苯达唑等药驱除，裂头蚴主要靠手术摘除
阔节裂头绦虫	成虫主要寄生于犬科食肉动物，也可寄生于人，裂头蚴寄生于各种鱼类	多数感染者并无明显症状，仅间或有疲倦、乏力、四肢麻木、腹泻或便秘以及饥饿感、嗜食盐等较轻微症状	粪便中检获虫卵	驱虫可用吡喹酮
多房棘球绦虫	形态和生活史均与细粒棘球绦虫相似，但成虫主要寄生在狐，中间宿主是啮齿类或食虫类动物，幼虫期是多房棘球蚴	人泡球蚴病通常比细粒棘球蚴病更严重，病死率较高。肝泡球蚴病，可引起肝功能衰竭，或诱发肝硬化	同细粒棘球蚴的实验室检查	泡球蚴病的治疗主要靠手术。药物治疗可使用阿苯达唑、甲苯达唑和吡喹酮等

小　结

　　圆叶目绦虫成虫为背腹扁平的链状结构，虫体多由许多节片组成，头节、成节和孕节对于鉴别虫种有意义。生活史类型为间接型。

　　链状带绦虫成虫寄生在人体的小肠，可引起链状带绦虫病，人因误食猪囊尾蚴而感染。链状带绦虫囊尾蚴寄生在人体的各种组织中，引起猪囊尾蚴病或猪囊虫病，致病严重。人既是链状带绦虫的终宿主，又是中间宿主。

　　肥胖带绦虫成虫寄生在人体的小肠，引起肥胖带绦虫病，主要引起消化道症状，幼虫期为囊尾蚴，一般不寄生于人体。

　　细粒棘球绦虫的幼虫即棘球蚴，其寄生在人和多种食草动物的器官组织中，引起棘球蚴病，也称包虫病。对人危害严重。棘球蚴病是一种人畜共患病。

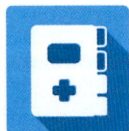

能力检测

1. 人是如何感染猪囊尾蚴病的？应如何进行该病的诊断与治疗？
2. 包虫病是如何感染的？为什么禁忌进行诊断性穿刺？

（熊群英）

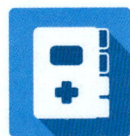

第二十五章　医学原虫

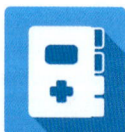

第一节　概　述

学习目标

掌握　原虫、世代交替概念。
熟悉　医学原虫的分类、形态结构、生理特点、生活史的基本形式。
了解　原虫的致病特点。

原虫（protozoan）是能独立完成生命活动中全部功能的单细胞原生生物。寄生性原虫有近万种，生活于动物体内或体表（如人体管腔、体液、组织）的致病或非致病性原虫统称为医学原虫（medical protozoan），有 50 多种。近年来，条件致病性原虫越来越受到人们的重视，如卡氏肺孢子虫、隐孢子虫和弓形虫等，可引起免疫缺陷患者的严重感染。

一、形态结构

原虫体积微小，大小为 2～200 μm，因虫种而异。可呈球形、卵圆形或不规则形等，由胞膜、胞质和胞核三部分构成。

（一）胞膜

包在虫体表面，使虫体保持一定的形状。参与原虫营养、排泄、运动、侵袭，以及逃避宿主免疫效应等生物学功能，具有很强的抗原性。

（二）胞质

主要由基质、细胞器和内含物等组成。大多数原虫有内质、外质两部分。外质透明，呈凝胶状，具有运动、摄食、营养、排泄和保护等功能；内质为溶胶状，含各种细胞器和内含物，也是细胞核所在处，是细胞代谢和营养储存的主要场所。原虫细胞质内有时可见多种内含物，如食物泡、糖原和拟染色体（营养储存小体）以及虫体代谢产物（如疟色素）等，特殊的内含物也可作为虫种的鉴别标志。

（三）胞核

由核膜、核质、核仁和染色质组成。寄生的原虫多数为泡状核，染色质少而呈颗粒状，分布于核质或核膜内缘，只含 1 个核仁，如溶组织阿米巴的细胞核。少数纤毛虫为实质核，核大而不规则，染色质丰富，常有 1 个以上核仁，如纤毛虫的细胞核。

二、生活史

根据医学原虫传播方式及其是否需要其他生物协助的不同,其生活史常分为以下两种类型。

(一) 直接发育型

生活史的完成只需要一种宿主,原虫通过人与人之间的直接接触或通过饮水、食物等而传播,前者如阴道毛滴虫,后者如阿米巴原虫。

(二) 转换宿主型

生活史的完成需一种以上的宿主,原虫在不同的宿主体内分别进行有性生殖和无性生殖。原虫可在人和其他脊椎动物之间传播,如刚地弓形虫;原虫在人和吸血节肢动物之间传播则称之为虫媒传播型,如疟原虫。

三、原虫的生理

医学原虫在生长繁殖中包括运动和繁殖等多种生理过程。

(一) 运动

能运动是原虫滋养体期的特点之一,运动方式主要取决于其所具有的运动细胞器类型,包括伪足运动、鞭毛运动和纤毛运动。无明显运动细胞器的原虫则以扭动或滑行的方式进行运动,如蚊体期的疟原虫在相应的蚊体内形成合子,其可做螺旋式的运动,穿入到蚊的肠上皮内。

(二) 繁殖

原虫的繁殖方式有无性生殖、有性生殖,或通过两者兼有的生殖方式进行增殖。

1. 无性生殖 分为二分裂、多分裂、出芽生殖等,其中二分裂为寄生性原虫最常见的增殖方式,如阴道毛滴虫。

2. 有性生殖 许多原虫的有性生殖过程是原虫正常生活史中的一个阶段,与无性生殖阶段交替进行。有性生殖分为较低级的接合生殖(conjugation)和较高级的配子生殖(gametogony)两种方式。其中接合生殖仅见于纤毛虫纲;配子生殖常为寄生性原虫有性世代的主要阶段,本身并无个体增加,如疟原虫在蚊体内进行配子生殖。

此外,有些原虫的正常生活史中具有无性生殖和有性生殖两种方式交替进行的世代交替生殖方式。如间日疟原虫在人体内进行无性生殖,而在蚊媒体内则进行有性生殖。

四、致病

寄生性原虫对人体的致病作用与其虫种、株系、寄生部位及宿主免疫状态等密切相关。原虫感染的致病作用,除其侵袭力与宿主应答水平之间相互作用而导致的机械性、化学性和生物性的一般损伤外,还常常表现为以下方面。

1. 增殖作用 增殖作用表现为破坏细胞,如恶性疟原虫增殖到每立方毫米 500 个以上才达到发热阈值。

2. 播散作用 如溶组织内阿米巴的滋养体可从其寄居部位(如结肠壁的溃疡病灶)侵入血管,并随血流到达肝、肺、脑等重要脏器引起病变等。

3. 机会致病 如弓形虫、卡氏肺孢子虫、隐孢子虫等在感染免疫功能正常的机体时,机体并不表现出临床症状,它们暂时处于隐性感染状态。但当机体抵抗力下降(如极度营养不良等)或免疫功能不全(如长期应用糖皮质激素、长期接受免疫抑制剂治疗的患者或晚期肿瘤患者,以及免疫缺陷或艾滋病患者等)时,这些原虫的繁殖能力和致病力会增强,导致机体出现明显的临床症状,甚至危及生命。

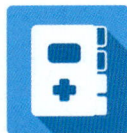

Note

小 结

在自然界中原虫的种类繁多,分布广泛,多营自生或腐生生活,少数营寄生生活。其中医学原虫有 50 多种,寄生于人体各类管腔、体液、组织或细胞内,可引起致病或非致病。原虫的基本结构由胞膜、胞质和胞核三部分构成。原虫的生活史类型分为直接发育型和转换宿主型。根据原虫的运动细胞器有无和类型,可将其分为鞭毛虫、根足虫、纤毛虫和孢子虫四大类。

原虫是单细胞真核动物,虫体微小,能完成生命活动的全部生理功能,如运动、营养与代谢和繁殖等。繁殖方式包括无性生殖、有性生殖,或两者兼有的方式。原虫通过增殖作用、播散作用和机会致病等机制致病。

第二节　根　足　虫

学习目标

掌握　溶组织内阿米巴对人体的危害。

熟悉　溶组织内阿米巴的形态特征及常用实验诊断方法。

了解　溶组织内阿米巴的流行与防治原则。其他致病阿米巴对人体的危害,流行与防治原则。

根足虫亦称为叶足虫,属肉足鞭毛门的叶足纲,形态特征为具有叶状伪足的运动器官,大多数寄生于人体的消化道和其他腔道内,以二分裂法繁殖。生活史多数有滋养体期和包囊期。常见的根足纲原虫有溶组织内阿米巴、结肠内阿米巴、哈氏内阿米巴、微小内蜒阿米巴、布氏嗜碘阿米巴、齿龈内阿米巴及致病性自生生活阿米巴等,其中主要的致病原虫为溶组织内阿米巴,少数营自生生活的阿米巴偶然可以侵入人体,引起严重疾病。

一、溶组织内阿米巴

溶组织内阿米巴(*Entamoeba histolytica schaudinn*,1903)亦称痢疾阿米巴,主要寄生于人体的结肠,引起肠阿米巴病,并可随血流或直接扩散至肝、肺、脑、皮肤等处引起肠外阿米巴病。

(一) 形态

1. 滋养体　滋养体的形态特征为有叶状伪足,形态多变。在铁苏木素染色镜检中,大滋养体大小常在 $12\sim60$ μm,外形不规则,内质、外质分界明显。内质颗粒小而均匀,呈淡蓝黑色,外质收缩,不着色或色泽很浅,胞质内含食物泡及吞噬的红细胞被染成蓝黑色,内质含 1 个典型泡状细胞核,1 个核仁,核仁与核膜之间隐约可见网状核纤维。而生活在肠腔中的小滋养体,胞质中不含红细胞,内质、外质分界不明显,核与大滋养体相似(图 25-1)。

2. 包囊　呈圆球形,直径为 $10\sim20$ μm,内含 1~4 个泡

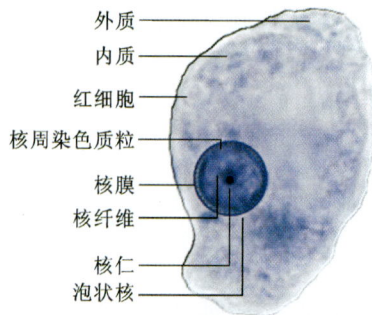

外质
内质
红细胞
核周染色质粒
核膜
核纤维
核仁
泡状核

图 25-1　溶组织内阿米巴滋养体
(铁苏木素染色,100×)

阿米巴滋养体
显微镜下活动
视频

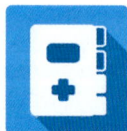

Note

状细胞核。未成熟包囊含有核 1～2 个，有块状糖原（在染色过程中被染液溶解形成糖原泡）及短棒状拟染色体，拟染色体的形态具有虫种鉴别意义（图 25-2(a)）。成熟包囊有 4 个核，糖原块和拟染色体多已消失。核为泡状核，与滋养体相同但稍小（图 25-2(b)）。

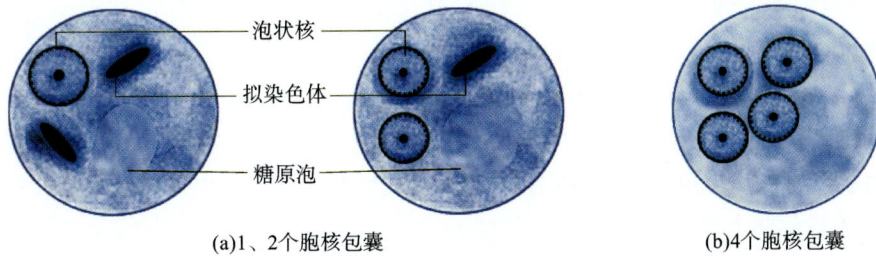

(a)1、2个胞核包囊　　　　(b)4个胞核包囊

图 25-2　溶组织内阿米巴胞核包囊（铁苏木素染色）

（二）生活史

生活史包括包囊和滋养体两个阶段，感染期为四核包囊。当宿主经口摄入被含 4 核包囊（感染阶段）粪便污染的食品或饮水时，通过胃和小肠，在回肠末端或结肠的碱性环境和肠内消化酶的作用下，囊壁变薄，囊内虫体运动活跃，随即脱囊而出形成含 4 核的囊后滋养体，摄食细菌及消化的食物，以二分裂方式增殖，形成 8 个较小的小滋养体，在结肠内以宿主肠黏液、细菌及已消化的食物为营养，虫体继续发育并以二分裂方式增殖。增殖的小滋养体在肠中下移的过程中，因受脱水或环境变化等原因的刺激而形成包囊，经两次分裂形成 4 核包囊，随粪便排出体外（图 25-3）。

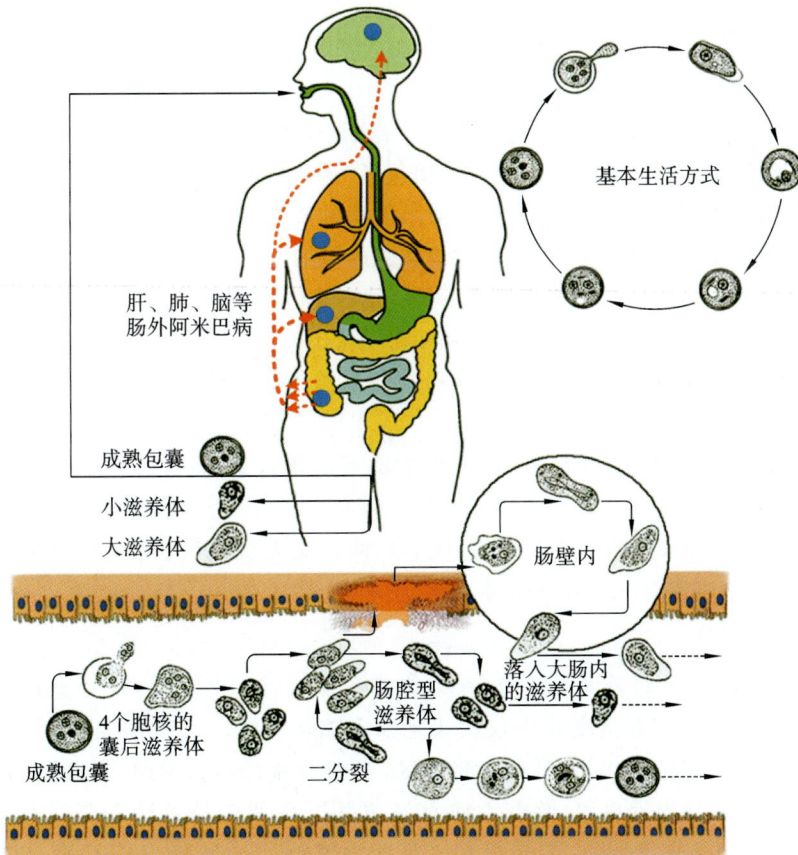

图 25-3　溶组织内阿米巴生活史

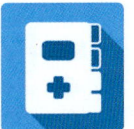

包囊可在外界生存并保持感染性达数日甚至一月,但在干燥环境中很快死亡。当宿主因饮酒、食物中毒、营养不良等原因致肠功能失常,滋养体可侵入肠黏膜,吞噬红细胞和组织细胞,破坏、溶解肠壁组织,引起肠壁溃疡。侵入肠组织的滋养体可随血流移行至肝、肺、脑重要脏器或其他部位引起肠外阿米巴病。

（三）致病

宿主感染溶组织内阿米巴后,潜伏期为几天到几个月,甚至一年。人被感染后可表现为无症状的带虫感染和阿米巴病,临床上将阿米巴病分为肠阿米巴病和肠外阿米巴病两种类型。

1. 带虫状态 亦称带虫者,占感染者的 90% 以上。在无症状带虫者的正常粪便中可排出大量包囊,成为流行病学上的重要传染源。

2. 肠阿米巴病(intestinal amoebiasis) 包括阿米巴痢疾、肠炎、阿米巴肿、阿米巴性阑尾炎等,其中多数为阿米巴痢疾,好发于回盲部,也易累及阑尾、乙状结肠和升结肠,偶可累及回肠。典型的阿米巴痢疾表现为腹痛伴里急后重、急性腹泻,粪便为呈褐色果冻状的黏液脓血便,有特别腥臭味。但大多表现为亚急性或慢性迁延性肠炎,可伴有腹胀、消瘦、贫血等,严重者出现肠穿孔。

3. 肠外阿米巴病(extraintestinal amoebiasis) 包括阿米巴肝、肺、脑脓肿及皮肤阿米巴病等。其中以阿米巴肝脓肿最多见,肝穿刺可见"鱼子酱"状或"巧克力色"状脓液,可检出滋养体。肠阿米巴病的患者体内侵入肠黏膜下的大滋养体可侵入门静脉系统并随血流扩散至肝脏,好发于肝右叶,大多起病缓慢,有弛张热、肝肿大、肝区痛及进行性消瘦、贫血和营养性水肿等。偶尔肝脓肿可穿入心包,或随血流进入脑或直接感染皮肤及泌尿生殖器引起相应部位的脓肿或溃疡。阿米巴肺脓肿常继发于阿米巴肝脓肿,患者有胸痛、发热、咳嗽和咳"巧克力酱"样痰等症状。阿米巴脑脓肿可出现中枢神经系统的症状和体征,患者病程进展迅速,死亡率高。

（四）实验室检查

溶组织内阿米巴的实验诊断主要包括病原学诊断、免疫学诊断。

1. 病原学诊断 包括显微镜检测滋养体和包囊、体外培养法。

（1）生理盐水涂片法 粪检仍是诊断肠阿米巴病的最有效手段。这种方法可以检出活动的滋养体,一般在稀便或脓血便中多见,常伴黏集成团的红细胞和少量白细胞。滋养体在受到尿液、水等作用后会迅速死亡,故应注意快速检测、标本保温和防止尿液等污染。某些抗生素、致泻药或收敛药、灌肠液等均可影响虫体生存和活动,从而影响检出率。

（2）碘液涂片法 对慢性腹泻患者及成形粪便以检查包囊为主,可做碘液染色以显示包囊的胞核,同时进行鉴别诊断。

（3）体外培养 培养法在诊断和保存虫种方面有重要意义,且比涂片法敏感。培养物常为粪便或脓肿抽出物。

2. 免疫学诊断 常采用间接血凝试验(IHA)、间接荧光抗体试验(IFA)和酶联免疫吸附试验(ELISA)检测患者血清中的特异性抗体。

（五）流行与防治

1. 流行分布 阿米巴病呈世界性分布,以热带和亚热带地区高发,每年全球有数万人死于阿米巴病,其重要性在人体寄生虫病中仅次于疟疾和血吸虫病。在我国,据统计人群感染率在 1‰～2‰ 之间,主要分布在西北、西南和华北地区,其中西藏、云南、贵州、新疆、甘肃等地感染率较高,人群中的感染多数为带虫者,带虫者约 10% 发病。粪便中持续带包囊的包囊携带者(带虫者及慢性阿米巴痢疾患者)为主要传染源。人类对溶组织内阿米巴均易感,以旅游者多见。人体主要由于摄入被含有包囊粪便所污染的食物、饮用水而感染,蝇或蟑螂亦可携带包囊造成传播。

碘液涂片法查
包囊视频

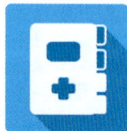

2. 防治原则

（1）加强卫生宣传教育　注意个人卫生及饮食卫生，饭前便后洗手，不喝生水，生吃的蔬菜瓜果应先洗净，消灭蝇、蟑螂等媒介昆虫。

（2）管理粪便及饮用水源　患者和带虫者所排粪便要消毒处理。注意保护饮用水源，防止粪便污染。

（3）治疗患者　对急性阿米巴病患者，应首选甲硝唑进行治疗，症状消失后应继续使用喹碘仿治疗。慢性患者可用甲硝咪唑加喹碘仿进行治疗。

二、其他人体寄生阿米巴

人体肠道内寄生的阿米巴除了溶组织内阿米巴外，均为肠腔共栖型原虫，在正常情况下这类阿米巴对机体不具有致病性。这些阿米巴原虫与溶组织内阿米巴有相同或相似的形态特点，尤其是结肠内阿米巴（图25-4、图25-5）和哈门氏内阿米巴常在粪便检查中见到，因此在粪便检查时应注意区别。

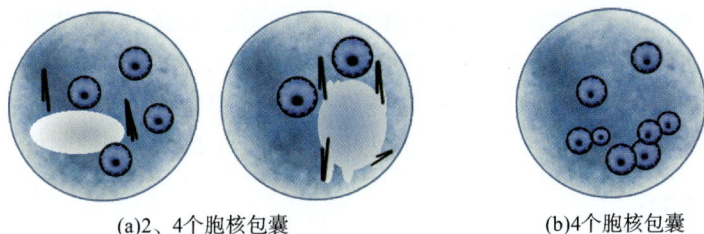

(a)2、4个胞核包囊　　(b)4个胞核包囊

图 25-4　结肠内阿米巴（铁苏木素染色）

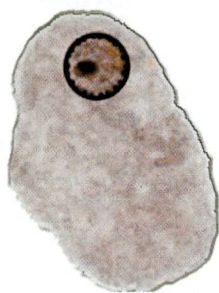

图 25-5　结肠内阿米巴滋养体（铁苏木素染色）

小　　结

叶足虫纲中仅溶组织内阿米巴为致病原虫，其生活史有滋养体和包囊两个时期，成熟的含4个胞核包囊为感染阶段。虫体主要寄生于结肠，引起阿米巴痢疾，并可随血流侵入其他器官，引起肠外阿米巴病，主要有肝脓肿、肺脓肿和脑脓肿。病原学检查发现滋养体或包囊为确诊依据。卡氏棘阿米巴和福氏耐格里阿米巴是自由生活的阿米巴，可侵入人体的中枢神经系统或其他器官，引起严重损害甚至死亡。

能力检测

1. 简述溶组织内阿米巴的形态特征。
2. 简述溶组织内阿米巴的生活史特点。

其他人体寄生
阿米巴形态

其他人体
寄生阿米巴
鉴别要点

如何治疗
肠阿米巴病

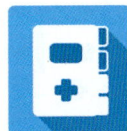

Note

3. 如何诊断溶组织内阿米巴的感染？
4. 简述溶组织内阿米巴对人体的主要危害。

第三节　鞭　毛　虫

学习目标

掌握　阴道毛滴虫、杜氏利什曼原虫对人体的危害。
熟悉　阴道毛滴虫、杜氏利什曼原虫的形态特征及实验诊断的主要方法。
了解　阴道毛滴虫、杜氏利什曼原虫的流行与防治原则。

鞭毛虫在自然界分布广，种类多，常见人体寄生的鞭毛虫有 10 余种，其中对人体危害较大的有杜氏利什曼原虫、阴道毛滴虫和蓝氏贾第鞭毛虫等。

鞭毛虫是以鞭毛作为运动细胞器的原虫，营寄生生活的鞭毛虫主要寄生在宿主的消化道、泌尿道、血液和组织内，以渗透或吞噬、胞饮的方式摄食，以二分裂方式进行繁殖。

一、阴道毛滴虫

阴道毛滴虫（trichomonas vaginalis）主要是寄生在人体阴道和泌尿道内，引起女性滴虫性阴道炎和尿道炎、男性的尿道炎和前列腺炎等的性传播疾病。

（一）形态

滋养体呈梨形或椭圆形（图 25-6），大小为(10～30) μm×(5～15) μm，无色透明，有折光性。椭圆形泡状细胞核位于虫体前 1/3 处，胞核上缘有 5 个排列成环状的基体，由此发出 4 根前鞭毛和 1 根后鞭毛。虫体外侧前 1/2 处细胞质向外隆起形成波动膜，其外缘与向后延伸的后鞭毛相连。

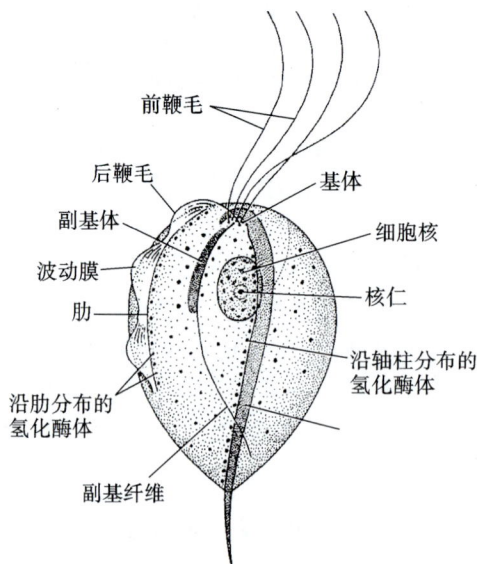

图 25-6　阴道毛滴虫

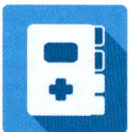

（二）生活史

阴道毛滴虫的生活史简单,仅有滋养体期,以二分裂方式繁殖。滋养体是本虫的感染阶段,也是致病阶段,通过直接或间接接触的方式在人群中传播。滋养体主要寄生于女性阴道后穹隆,偶可侵入尿道。男性感染者一般寄生于尿道、前列腺,也可侵犯睾丸、附睾及包皮下组织。

（三）致病

大多数虫株的致病力较低,宿主虽有阴道毛滴虫的感染,但无临床症状或症状不明显。小部分虫株可引起明显的滴虫性阴道炎,常见症状为外阴瘙痒或烧灼感、白带增多,以泡沫状最为典型,有臭味。当伴有细菌感染时,白带呈脓液状或为粉红色黏液状。偶见滴虫侵及尿道时,患者可有尿急、尿频、尿痛等症状。男性感染者一般无症状而呈带虫状态,常使配偶连续反复感染,也可引起尿道炎和前列腺炎。据报道,阴道毛滴虫可通过产道引起胎儿感染。同时,有观点认为阴道毛滴虫与不育不孕症和宫颈肿瘤的发生有关。

（四）实验室检查

阴道后穹隆分泌物、尿液沉淀物或前列腺液中查到阴道毛滴虫为确诊依据。常用方法是用生理盐水直接涂片法、涂片染色镜检法及培养法查滋养体,冬天要注意保温和迅速检验。

（五）流行

阴道毛滴虫呈世界性分布,各地的感染率不同。传染源为患者和带虫者。传播途径包括直接传播(性接触)和间接传播,性接触是主要的传播方式。间接传播是通过使用公共浴池、浴具、游泳池、脚盆、脚布、坐式马桶等传播。

（六）防治原则

开展普查普治,对无症状的带虫者和患者要及时治疗,尤其夫妇双方必须同时治疗方可根治。常用口服药物为甲硝唑。局部治疗可用滴维净。阴道保持酸性环境效果较好,可用1∶5000高锰酸钾溶液冲洗阴道。开展卫生宣传教育,提倡在公共浴室使用淋浴、蹲厕,严格对公共用具进行消毒,同时注意个人卫生和经期卫生。

二、蓝氏贾第鞭毛虫

蓝氏贾第鞭毛虫(giardia lamblia),主要寄生于人和哺乳动物的十二指肠,可引起以腹泻和消化不良为主要症状的贾第虫病,本病多见于儿童和旅游者,又称"旅游者腹泻"。

（一）形态

1. 滋养体　无色透明,呈半个纵切倒置的梨形,大小为$(9.5\sim21)\ \mu m \times (5\sim15)\ \mu m$。背部隆起,腹面前半部向内凹陷形成吸盘,两个泡状细胞核平列在吸盘。在两细胞核之间有纵贯虫体的一对轴柱,不伸出体外,连接尾鞭毛。虫体有前侧鞭毛、后侧鞭毛、腹侧鞭毛和尾鞭毛各1对。

2. 包囊　为椭圆形,囊壁较厚,大小为$(8\sim14)\ \mu m \times (7\sim10)\ \mu m$。碘液染色后虫体呈黄绿色,囊壁与虫体间有明显的空隙。未成熟包囊内有2个胞核,成熟包囊有4个胞核,囊内可见轴柱、鞭毛、丝状物等。

（二）生活史

包括滋养体和包囊两个阶段。包囊在外界抵抗力较强,人因摄入被4核包囊污染的食物或水而感染。包囊在十二指肠脱囊后形成2个滋养体(图25-7)。滋养体是致病阶段,主要寄生于十二指肠,有时也可在胆囊内。如滋养体落入肠腔,可随肠内容物到达回肠下段或结肠,由于肠内环境的改变,滋养体分泌囊壁形成包囊,滋养体和包囊均可随粪便排出体外。一般在成形粪便中发现包囊,在稀便中可发现滋养体。

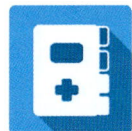

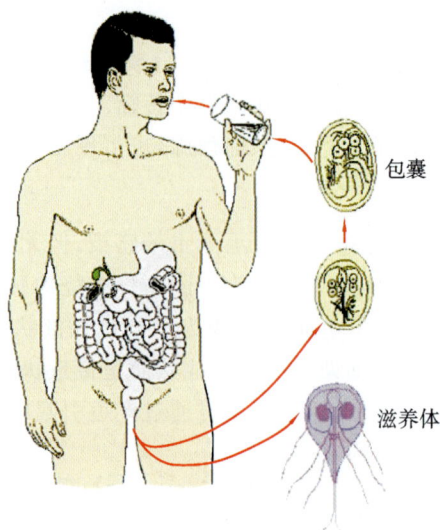

图 25-7　蓝氏贾第鞭毛虫生活史示意图

（三）致病

滋养体是主要致病阶段，借其吸盘吸附在肠黏膜上，造成黏膜充血、水肿、溃疡，使肠道功能失调，影响营养吸收。同时虫体也与宿主竞争营养，造成宿主营养不良。典型患者表现为以腹泻为主的吸收不良综合征。腹泻，为水样便，量多、恶臭、无脓血，含较多脂肪颗粒。若虫体寄生于胆道或胆囊内，可引起胆道系统的炎症。

（四）实验室检查

1. 粪便检查　生理盐水涂片法查稀便中活的滋养体；经碘液染色查成形粪便中的包囊。由于包囊排出有间歇性，因此应隔日检查，连查 3 次以上为宜。

2. 十二指肠引流法检查　用于粪便检查多次阴性，临床上又怀疑为该病时，可引流十二指肠液，查滋养体。

（五）流行

蓝氏贾第鞭毛虫呈世界性分布，在我国分布也广泛，各地感染率为 $0.48\% \sim 10\%$。本病的传染源为粪便内含有包囊的带虫者或患者。人或动物因食入被包囊污染的水或食物而感染，其中水源传播是主要途径。

（六）防治原则

开展普查普治，对带虫者和患者要及时治疗，常用药物有甲硝唑（灭滴灵）和阿苯达唑、氯硝唑等。加强卫生宣传，合理处理人和动物宿主的粪便，保护水源，注意个人卫生、饮水卫生。

三、杜氏利什曼原虫

杜氏利什曼原虫在我国主要引起黑热病。本虫的生活史包括前鞭毛体及无鞭毛体。前鞭毛体寄生于白蛉的消化道内，无鞭毛体寄生于人或哺乳动物的单核-巨噬细胞内。当雌性白蛉叮咬受感染的人或动物时，血液或皮肤内含无鞭毛体的巨噬细胞被吸入蛉胃，无鞭毛体逐渐发育成前鞭毛体，并集聚在蛉口腔和喙。当白蛉叮咬健康人，前鞭毛体侵入人体，部分进入巨噬细胞内寄生，转变为无鞭毛体。无鞭毛体在巨噬细胞内繁殖，使其大量破坏增生，临床表现为发热、贫血以及肝脾肿大、淋巴结肿大等。常用骨髓穿刺查无鞭毛体作为确诊依据。杜氏利什曼原虫的防治原则是查治患者，杀灭病犬，消灭白蛉。

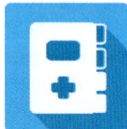

小　结

寄生于人体的鞭毛虫主要有阴道毛滴虫、蓝氏贾第鞭毛虫和杜氏利什曼原虫,以鞭毛为运动细胞器。阴道毛滴虫引起以性传播为主的滴虫性阴道炎和尿道炎,但是间接传播也不容忽视。蓝氏贾第鞭毛虫寄生于人体十二指肠,引起"旅游者腹泻",也可寄生于胆道或胆囊内,引起胆道系统的炎症。杜氏利什曼原虫通过白蛉传播,引起黑热病。主要表现为贫血、肝脾肿大。实验诊断以骨髓穿刺为主。

能力检测

1. 简述阴道毛滴虫的致病机制。如何诊断滴虫性阴道炎?如何进行预防?
2. 杜氏利什曼原虫的传播媒介是什么?如何感染人类?对人体主要的危害是什么?
3. 简述蓝氏贾第鞭毛虫的致病机制。如何进行防治?

第四节　孢　子　虫

学习目标

掌握　疟原虫对人体的危害。

熟悉　疟原虫红细胞内期的形态特征。刚地弓形虫对人体的危害。

了解　疟疾和弓形虫病的流行与防治原则。隐孢子虫、卡氏肺孢子虫和结肠小袋纤毛虫对人体的主要危害。

孢子虫为单细胞原生生物,皆营寄生生活。孢子虫没有明显运动细胞器,生活史复杂,需一个或两个宿主。常见的致病虫种包括疟原虫、刚地弓形虫和卡氏肺孢子虫。

一、疟原虫

疟原虫(malaria parasite)主要寄生于人和多种哺乳动物,少数寄生于鸟类和爬行类动物,所致疾病是疟疾。寄生于人体的疟原虫共有 4 种,包括间日疟原虫、恶性疟原虫、三日疟原虫和卵形疟原虫。我国流行的主要是间日疟原虫和恶性疟原虫,其他两种少见。

疟原虫生活史动画视频

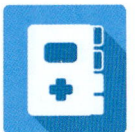

(一)形态

四种疟原虫在红细胞内的发育可以分为四个发育阶段,分别为环状体、滋养体、裂殖体和配子体。下面以间日疟原虫为例来描述各期在薄血膜中的形态特征(姬氏或瑞氏染液染色)。

1. 环状体(ring form)　又称小滋养体,胞质呈淡蓝色,呈环状,较大。中央有一个空泡,一个红色细胞核位于细胞质一侧。

2. 晚期滋养体(trophozoite)　又称大滋养体,虫体变大,伸出伪足呈多种形态,胞质中出现少量疟色素和空泡;胞核大小、形态、位置不定。受染红细胞开始胀大,并出现染成淡红色的小点,称薛氏小点。

3. 裂殖体(schizont)　虫体继续增大,空泡消失,细胞核开始分裂成 2～10 个,细胞质不分

Note

裂,疟色素分布不均匀,为未成熟裂殖体。细胞核继续分裂到12～24个,细胞质也随之分裂,疟色素集中成堆,称为成熟裂殖体。

4. 配子体(gametocyte) 分成雄配子体和雌配子体。雄配子体细胞质呈蓝色而略带红色,细胞核疏松,淡红色,常位于中央。雌配子体较大,细胞质呈蓝色,细胞核小而结实,呈深红色,常偏于一侧。四种疟原虫红细胞内期的形态特征如表25-1所示。

表 25-1 四种疟原虫红细胞内期的形态特征

	间日疟原虫	恶性疟原虫	三日疟原虫	卵形疟原虫
环状体	呈指环状,约为红细胞直径的1/3,有1个红色胞核,红细胞内只寄生1个原虫	环状,约为红细胞直径的1/5。有1～2个胞核,红细胞内寄生2个或2个以上原虫	与间日疟原虫相似	与间日疟原虫相似
晚期滋养体	虫体变大,有伪足和空泡,形状不规则,有疟色素	虫体小,圆形,疟色素集中一团。外周血中不易发现	呈圆形或带状,颗粒状的疟色素分布在虫体边缘	虫体似三日疟原虫,但较大;疟色素似间日疟原虫,但较细
未成熟裂殖体	虫体继续增大,空泡消失,核分裂成2～4个,细胞质不分裂,疟色素开始集中	外周血中不易发现。虫体似晚期滋养体,但核开始分裂	呈圆形或带状,空泡消失,核开始分裂,疟色素集中较迟	呈圆形或卵圆形,核分裂成多个,疟色素数量少且集中较迟
成熟裂殖体	核分裂到12～24个,胞质也随之分裂,疟色素集中成堆	外周血中不易发现。裂殖子8～36个,疟原素集中成团	裂殖子6～12个,常为8个,排成环;疟色素多集中在中央	似三日疟原虫,但疟色素多集中在中央或一侧
雄配子体	略大于正常红细胞,胞质呈蓝色而略带红色,胞核疏松居中	腊肠形,胞质蓝而略带红色;胞核疏松居中	与间日疟原虫基本相同,稍小	似三日疟原虫,但稍大
雌配子体	较大,占满胀大的红细胞,胞核小而结实,常偏于一侧	新月形,胞质为蓝色,胞核致密居中	与间日疟原虫基本相同,稍小	似三日疟原虫,但稍大
被寄生红细胞的变化	除环状体外,其余各期均胀大,出现薛氏小点	正常或略缩小,常见茂氏小点	正常,偶见齐氏小点	略胀大,环状体期开始出现薛氏小点,但较间日疟原虫粗大

(二) 生活史

四种疟原虫的生活史基本相同,下面以间日疟原虫为例叙述其生活史如图25-8所示。

1. 在人体内的发育 分为肝细胞内的裂体增殖(红细胞外期)和红细胞内的裂体增殖及配子体形成(红细胞内期)的两个发育过程。

(1)红细胞外期 当雌性按蚊叮咬人体时,蚊唾液腺内子孢子随唾液进入人体血液循环,侵入肝细胞内。子孢子在肝细胞内进行裂体增殖,形成多个裂殖子。裂殖体发育成熟后胀破肝细

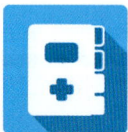

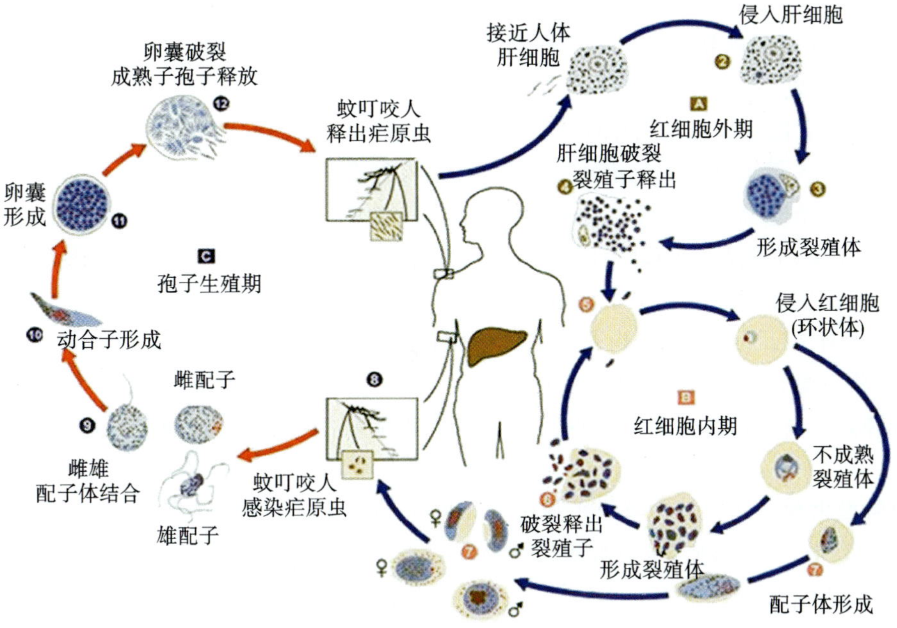

图 25-8　疟原虫的生活史示意图

胞,裂殖子释出。一部分裂殖子入血并侵入红细胞内继续发育,其余被巨噬细胞吞噬而清除。

目前认为间日疟原虫和卵形疟原虫的子孢子具有遗传学上不同的两种类型,即速发型子孢子和迟发型子孢子。速发型子孢子侵入肝细胞后迅速发育。而迟发型子孢子进入肝细胞后发育慢,经过休眠期后,才开始红细胞外期裂体增殖。

(2)红细胞内期　侵入红细胞内的裂殖子,很快发育成环状体、晚期滋养体和裂殖体。被寄生的红细胞破裂后,释放出裂殖子,一部分被吞噬细胞吞噬,另一部分裂殖子侵入健康的红细胞,重复裂体增殖过程。

经过几代红细胞内期的裂体增殖后,部分裂殖子侵入红细胞后不再进行裂体增殖,而发育为雌、雄配子体,开始疟原虫的有性生殖。

2. 在蚊体内的发育　当按蚊叮咬感染者时,红细胞内各期疟原虫均可随血液进入蚊体内,但是只有雌、雄配子体可以在蚊胃成活并进一步发育成雌、雄配子。

发育成熟的雌、雄配子结合(受精)成为合子,合子变长,能活动,成为动合子后,穿过胃壁,在蚊胃弹性纤维膜下形成卵囊。继而形成大量细长、梭形的子孢子。子孢子能主动钻出卵囊壁或胀破卵囊后散入蚊子血液循环。只有进入蚊唾液腺的子孢子才具有感染性,并随按蚊叮咬侵入人体,开始红细胞外期的发育。

(三)致病

红细胞内期是疟原虫主要的致病阶段。肝细胞虽有损害,但是一般无明显症状。

1. 潜伏期　潜伏期是指子孢子侵入人体到疟疾发作之前所需的时间。潜伏期的长短取决于疟原虫的种类,也与感染疟原虫数量、侵入部位及机体免疫力有关。潜伏期的长短一般恶性疟为 7~27 天,三日疟为 18~25 天,卵形疟为 11~16 天,间日疟短为 11~25 天,长为 6~12 个月,甚至 2 年,这与速发型子孢子和迟发型子孢子在肝细胞的发育时间有关。

2. 疟疾发作　发作是由于成熟裂殖子胀破红细胞,裂殖子和疟原虫的代谢产物、残余和变性的血红蛋白及红细胞碎片等一并进入血液循环,刺激下丘脑的体温调节中枢,引起发热。典型的疟疾发作表现为周期性寒战、高热和出汗退热三个连续阶段。

疟疾的周期性与疟原虫的红细胞内期裂体增殖周期一致。间日疟间隔 48 h 发作一次,恶性疟间隔36～48 h发作一次,三日疟间隔72 h发作一次。但初发时可能由于疟原虫在肝细胞发育不同步,会使不同时间内裂殖子胀破红细胞,因此使得发作周期不典型。

3. 再燃与复发

(1)再燃　急性疟疾患者发作停止后,若无再次感染,仅由体内残存的少量红细胞内期疟原虫在一定条件下大量增殖又引起疟疾的发作,称疟疾再燃。

(2)复发　经过治疗或患者自身的免疫力作用,红细胞内期疟原虫全部被杀死,发作自行停止,在无重新感染的情况下,经过一段时间的潜伏期,又出现疟疾发作,称疟疾的复发。复发的原因是由于肝细胞内的迟发型子孢子结束休眠后进行裂体增殖而引起的。

4. 贫血　疟疾反复发作后,由于大量红细胞被破坏,脾巨噬细胞功能亢进,导致骨髓中红细胞的生成障碍及免疫病理损伤,引起贫血。

5. 脾肿大　由于机体受到疟原虫及其代谢产物的刺激,使肝脾充血和巨噬细胞增生,引起脾肿大。

6. 凶险型疟疾　指血液中查见疟原虫又排除了其他疾病的可能性而表现典型临床症状者,如脑型疟、肾衰竭、重症贫血、水电解质失衡、黄疸、高热等。其中常见的是脑型疟。

(四)实验室检查

1. 病原学检查　从患者外周血中查见红细胞内期疟原虫为确诊疟疾的依据。检查方法为厚、薄血膜检查法。自患者的耳垂或指尖采血制成厚、薄血膜,经姬氏或瑞氏染色液染色、镜检,查找疟原虫。

2. 免疫学诊断　常用方法有间接血凝试验和酶联免疫吸附试验等。多用于疟疾流行病学调查、检测及筛选输血对象。

(五)流行

疟疾呈世界性分布,间日疟原虫主要分布在温带地区,恶性疟原虫主要分布在热带和亚热带地区,特别是非洲。我国除西北、西南高寒干燥地区外,疟疾遍布全国。间日疟主要流行于长江流域以南平原和黄淮下游一带,恶性疟主要见于长江以南山区,特别是在海南省和云南省的南部山区较为多见,三日疟在我国少见,卵形疟罕见。

外周血中有雌、雄配子体的现症患者和带虫者均为传染源。传播媒介是按蚊,我国主要的传疟按蚊是中华按蚊、嗜人按蚊、微小按蚊和大劣按蚊。人群对疟原虫普遍易感。疟疾的流行与温度、雨量等自然因素和政治、经济、文化、卫生水平及人类的社会活动等社会因素有关。

(六)防治原则

1. 治疗患者　抗疟药物种类很多,可针对疟原虫生活史各期有针对性地选用。如杀灭红细胞外期疟原虫裂殖体及休眠子的药物有伯氨喹和乙胺嘧啶;杀灭红细胞内期增殖期的药物有氯喹及羟基哌喹、青蒿素及蒿甲醚等;杀灭配子体的药物有伯氨喹。

2. 保护易感人群　在疟疾流行季节,对流行区的人群和进入流行区的无免疫力的人群进行预防用药。近年来,对疟疾疫苗的研制也受到各国的普遍重视。

3. 防蚊灭蚊　减小蚊幼虫滋生地。

二、刚地弓形虫

刚地弓形虫简称弓形虫,寄生在人体和多种动物的有形核细胞内,引起人兽共患的弓形虫病,也是一种重要的机会致病寄生虫。

(一)形态

弓形虫在宿主体内有多个发育时期,包括卵囊、配子体、滋养体、包囊和裂殖体,常见有以下

中国科学家
屠呦呦获诺
贝尔生理学
或医学奖

如何治疗疟疾

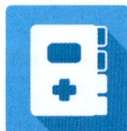

Note

三种。

1. 滋养体 呈月牙形。经姬氏染剂或瑞氏染剂染色后胞质呈蓝色,胞核呈紫红色,位于虫体中央稍后。

2. 包囊 呈圆形或椭圆形,外有一层坚韧而有弹性的囊壁,囊内含有数个到数百个滋养体,因相对静止或缓慢增殖,称为缓殖子。

3. 卵囊 刚从猫粪排出的卵囊呈圆形或椭圆形,具有双层光滑透明囊壁,内含 2 个孢子囊,孢子囊内含有 4 个子孢子。

（二）生活史

1. 中间宿主内的发育 人和其他动物吃入成熟的卵囊、包囊、假包囊后,子孢子、缓殖子和速殖子都可以侵入肠黏膜,并随血管和淋巴管进入到全身的有核细胞内,进行无性增殖,形成假包囊。细胞胀破后速殖子又侵入到新的组织反复繁殖。免疫功能正常的宿主,可使速殖子转化为缓殖子,并形成囊壁围绕四周,成为包囊。

2. 终宿主内的发育 猫科动物吃入成熟的卵囊、包囊、假包囊后,卵囊内的子孢子、滋养体都可以侵入小肠绒毛的上皮细胞,发育为裂殖体。经几代裂体增殖后,部分裂殖体可发育为配子体进而发育为雄雌配子,配子结合形成合子,合子四周形成囊壁而发育为卵囊。卵囊被释放到肠腔,随粪便排出体外,逐渐发育成熟(图25-9)。

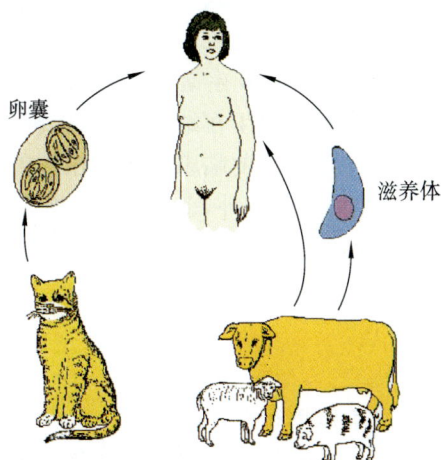

图 25-9 弓形虫的生活史

（三）致病

弓形虫的致病作用与虫株毒力、宿主免疫状态有关。临床上分为先天性和获得性两大类。先天性弓形虫病主要通过胎盘传播,可引起胎儿的流产、死胎和畸形。妊娠后期感染可引起脑积水、小脑畸形及脉络膜视网膜炎等。获得性弓形虫病常表现为淋巴结肿大、脑炎、脑膜炎、精神异常、眼病、心肌炎等,特别在机体患有艾滋病及恶性肿瘤时伴发弓形虫病的机会明显增多,属机会致病寄生虫。

（四）实验室检查

病原学检查查找速殖子或包囊的检出率低,一般采用血清学检查方法,检测患者血清中弓形虫的抗体。

（五）流行

弓形虫病呈全球性分布,人群感染率相当普遍。弓形虫病的传染源为猫科动物,感染阶段包括卵囊、包囊、假包囊和滋养体。可以经口、胎盘、损伤的皮肤黏膜、输血等传播,其中以经口传播为主。人群普通易感,尤其是婴幼儿、胎儿以及免疫功能低下的人群。

（六）防治原则

及时治疗患者和带虫者,治疗首选药物为乙胺嘧啶,多与磺胺类药物联合应用。防止猫粪污染,不吃未熟的肉类及乳品,强化食品检疫,怀孕前、后避免接触宠物,定期进行弓形虫常规检查。

三、隐孢子虫和卡氏肺孢子虫

隐孢子虫和卡氏肺孢子虫均是机会致病寄生虫,所致疾病为人畜共患病,常伴发于艾滋病及

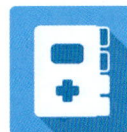

恶性肿瘤。

隐孢子虫主要寄生于宿主小肠上皮细胞内。生活史简单,不需要转换宿主,主要经粪-口途径感染。隐孢子虫在消化道黏膜上皮寄生并大量繁殖,造成黏膜细胞受损,引起严重、顽固的腹泻。

卡氏肺孢子虫也称肺孢子虫,广泛寄生于人类和多种动物的肺组织内。一般认为,卡氏肺孢子虫经呼吸道传播,健康人感染卡氏肺孢子虫多为隐性感染。但在免疫力差的人群可引起肺孢子虫肺炎。

第五节 纤 毛 虫

纤毛虫是以纤毛作为运动细胞器的原虫。虫体借纤毛以螺旋形旋转方式前进。多数纤毛虫营自生生活,少数寄生在动物的消化道内,与医学有关的仅有结肠小袋纤毛虫。

结肠小袋纤毛虫是人体最大的寄生原虫。该虫寄生于人体结肠内,其生活史中有滋养体期和包囊期。包囊经口误食而感染,在胃肠道脱囊而逸出滋养体,滋养体寄生在结肠,可迅速繁殖,一定条件可侵入肠黏膜,造成肠黏膜溃疡,患者可表现出类似阿米巴痢疾的临床症状。在繁殖过程中,由于肠道内环境的改变,滋养体分泌囊壁形成包囊,并随粪便排出体外,也有可能在外界成囊。结肠小袋纤毛虫的防治原则与溶组织内阿米巴相同。

小 结

疟原虫是疟疾的病原体,按蚊是其传播媒介。其生活史包括在人体内和蚊体内两个阶段。疟原虫在红细胞内进行裂体增殖引起红细胞的破坏,是主要的致病阶段。病原学检查方法有厚、薄血膜检查法。刚地弓形虫终宿主是猫及猫科动物,中间宿主包括人和动物。以经口传播为主。人群普通易感,尤其是婴幼儿、胎儿以及免疫功能低下的人群。隐孢子虫和卡氏肺孢子虫均是机会致病寄生虫,所致疾病为人兽共患的寄生虫病,常伴发于艾滋病及恶性肿瘤。

能 力 检 测

1. 简述疟疾的发作与红细胞内期裂体增殖的关系。

2. 病原学诊断疟疾时应取什么病材? 用什么方法? 间日疟原虫和恶性疟原虫分别能查到哪些时期?

3. 刚地弓形虫感染广泛流行的原因是什么? 人感染弓形虫的方式和途径有哪些?

(黄培健)

本章自测题

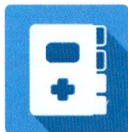

Note

第二十六章　医学节肢动物

学习目标

掌握　医学节肢动物对人体的危害。
熟悉　医学节肢动物的生态、变态及昆虫纲、蛛形纲常见虫种所致的危害。
了解　医学节肢动物的防治原则。

第一节　概　　述

医学节肢动物(medical arthropod)是指与医学有关,可通过寄生、吸血、骚扰、螫刺和毒害、致病及传播病原体等方式危害人类健康的节肢动物。

一、节肢动物的主要特征及分类

医学节肢动物的主要特征是虫体左右对称,分节,体表由坚韧的外骨骼组成,有成对的分节附肢。医学节肢动物主要有昆虫纲、蛛形纲、甲壳纲、唇足纲。其中,昆虫纲和蛛形纲 在医学上有更为重要的意义(表26-1)。

表 26-1　重要节肢动物的形态特点和种类

分类	足	触角	头、胸、腹三者关系	主 要 种 类
昆虫纲	3 对	1 对	界限分明,有翅或无翅	蚊、蝇、蚤、虱、白蛉、蟑螂、臭虫等
蛛形纲	成虫 4 对,幼虫 3 对	无	不分明(合为一体),无翅	硬蜱、软蜱、疥螨、尘螨、蠕形螨、恙螨等
甲壳纲	5 对	2 对	分头胸和腹两部	蟹、蛄、剑水蚤等
唇足纲	1 对/体节	1 对	由头及若干形态相似体节组成	蜈蚣

二、节肢动物的生态与变态

生态即节肢动物与周围环境各种因素(如温度、湿度、地理、季节等)的相互关系。周围环境因素对节肢动物的滋生、活动、食性、栖息、季节消长和越冬等起重要作用。了解生态对控制或消灭医学节肢动物及其所传播的疾病具有重大意义。

变态是指从幼虫发育为成虫所经历的一系列变化(如外部形态、内部结构、生理功能、生活习性及行为本能)的总和。根据生活史中是否有蛹期可分为全变态和半变态。凡经卵、幼虫、蛹、成

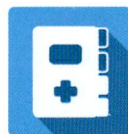

虫4个发育时期,各期形态和生活习性完全不同,称全变态或完全变态,如蚊、蝇的发育。凡经过卵、若虫、成虫3个发育时期称半变态或不完全变态,如虱、蟑螂等的发育。

三、医学节肢动物对人体的危害

医学节肢动物对人体的危害分为直接危害和间接危害,后者更为重要。

(一) 直接危害

直接危害是指节肢动物本身损害人体健康,包括以下几个方面。

1. 骚扰和吸血 吸血昆虫如蚊、虱、蚤、臭虫等常常袭击、叮刺吸血,骚扰人们正常的工作和睡眠。

2. 螫刺和毒害 某些节肢动物具有毒腺、毒毛或者毒液,螫刺人体后,不仅使局部红肿、剧痛,甚至还可引起全身症状,如蜈蚣、蝎子、松毛虫的毒液及毒毛引起皮炎等;硬蜱叮刺后的唾液可使宿主出现蜱瘫痪。

3. 寄生 有些节肢动物的成虫或幼虫寄生于人体而致病,如:疥螨寄生于皮内引起疥疮;蠕形螨寄生引起蠕形螨病;粉螨等侵入肺、肠、尿路引起肺螨病、肠螨病和尿螨病;蝇类幼虫寄生于胃肠、尿道、眼等部位引起相应部位的疾病,称为蝇蛆病。

4. 超敏反应 节肢动物的分泌物、代谢产物等为异性蛋白,可引起超敏反应,如蚊、蜱叮刺宿主可引起Ⅰ型超敏反应。尘螨的排泄物、分泌物和死亡虫体的分解产物是变应原,吸入后可引起过敏性哮喘和过敏性鼻炎等。

(二) 间接危害

许多节肢动物能携带病原体,传播疾病,这种危害称为间接危害。传播疾病的节肢动物称为传播媒介。由节肢动物传播的疾病称虫媒病。节肢动物传播疾病的方式有如下两种。

1. 机械性传播 病原体在节肢动物体内或体表,不经过发育或不繁殖即能感染人体,节肢动物体只起运载和传递作用。如蝇、蟑螂可传播痢疾、伤寒和霍乱等疾病。

2. 生物性传播 病原体必须在节肢动物体内发育和(或)繁殖后才传播给人。如蚊传播疟疾、丝虫病等。通常根据病原体在节肢动物体内的发育与繁殖情况,将病原体与节肢动物媒介的关系分为以下4类。①发育式:病原体形态改变,无数量增加,如丝虫的微丝蚴发育为感染期丝状蚴;②繁殖式:病原体无形态改变,有数量增加,如鼠疫耶尔森菌在蚤体内的繁殖,登革热病毒在伊蚊体内的繁殖;③发育繁殖式:病原体的形态、数量均发生变化,如疟原虫配子体在蚊体内发育繁殖形成成千上万的子孢子;④经卵传递式:如乙型脑炎病毒在蚊媒中经卵传递到下一代,并使之具有感染性。我国常见的传病媒介与传播的病原性疾病如表26-2所示。

表 26-2　我国常见的传播媒介与重要的虫媒病

传 播 媒 介	虫　媒　病
蚊	疟疾、班氏丝虫病与马来丝虫病、流行性乙型脑炎、登革热
蝇	结膜吸吮线虫病,消化道、呼吸道、眼部和皮肤传染病(细菌、病毒、寄生虫)
蟑螂	东方毛圆线虫病,美丽筒线虫病,缩小膜壳绦虫病,机械性传播消化道疾病(细菌、病毒、寄生虫)
蚤	鼠疫、鼠型斑疹伤寒、微小膜壳绦虫病、缩小膜壳绦虫病、犬复孔绦虫病
虱	虱媒回归热、流行性斑疹伤寒、莱姆病、蜱媒回归热、Q热
蜱	森林脑炎、新疆出血热等
革螨	流行性出血热、森林脑炎
恙螨	恙虫病

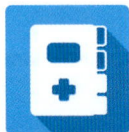

四、医学节肢动物的防治原则

医学节肢动物的防治是预防和控制虫媒病感染及流行的一项重要措施,应贯彻综合性防制的原则,即从病媒节肢动物与生态环境和社会条件的整体观出发,坚持安全、有效、经济、简便的原则,因时、因地制宜,对防治的对象,综合采用合理的手段和有效方法(环境治理、物理防治、化学防治、生物防治、遗传防治及法规防治)组成一套系统的防治措施,其中环境防治最重要,它是医学节肢动物防治的治本措施。

第二节　常见医学节肢动物

在节肢动物中,与医学关系较密切的是昆虫纲和蛛形纲,其主要种类、生活史、滋生地、对人体危害等见表 26-3、表 26-4。甲壳纲中与医学有关的种类,如淡水蟹、淡水虾、蝲蛄、剑水蚤等分别作为并殖吸虫、华支睾吸虫、曼氏迭宫绦虫的中间宿主。

表 26-3　昆虫纲常见虫种及特征

虫种	生活史	滋生地	栖息场所	危害	防治
按蚊	全变态	河水、稻田、芦苇塘等	阴暗、潮湿及不通风的地方;树洞、花丛、家具后面等处	吸血、骚扰;传播丝虫病、疟疾	控制消除滋生地、杀灭幼虫,防治成蚊
库蚊	全变态	污水坑等		吸血、骚扰;传播丝虫病、乙型脑炎	
伊蚊	全变态	树洞积水等		吸血、骚扰;传播登革热、黄热病、乙型脑炎	
白蛉	全变态	洞穴、住房、厕所、畜舍等墙缝中	阴暗无风处:墙边、洞穴、畜舍、土洞、住房等	吸血、骚扰;传播黑热病、皮肤利什曼病、皮肤黏膜利什曼病	控制消除滋生地、药物杀灭成虫、幼虫
蝇	全变态	粪便、垃圾、植物及动物的腐烂物	天花板、电线、悬挂空中的绳索	骚扰、蝇蛆病;传播结膜吸吮线虫病、痢疾、伤寒、霍乱、肠道蠕虫病、肺结核、脊髓灰质炎等	控制消除滋生地,消灭蝇蛆,冬季灭蛹、杀灭成蝇
人头虱	半变态	毛发丛内;内衣缝、皱褶	与滋生地相同	吸血、骚扰	注意个人卫生,煮沸内衣,药物灭虱
人体虱				吸血、骚扰;传播流行性斑疹伤寒、战壕热	
耻阴虱		阴部、会阴毛丛内		吸血、骚扰	

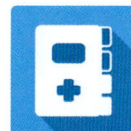

续表

虫种	生活史	滋生地	栖息场所	危害	防治
蚤	全变态	动物巢穴、屋角、墙缝、土坑尘土中	宿主的毛丛内、巢穴和居室内	吸血、骚扰、潜蚤病；传播鼠疫、鼠型斑疹伤寒、绦虫病（犬复孔、缩小及微小膜壳绦虫）	消灭滋生地，保持环境卫生，灭鼠，药物灭蚤
臭虫	半变态	室内墙壁、地板缝隙中、草垫、床上各种缝隙等	与滋生地相同	吸血、骚扰；可能传播Q热、乙型肝炎等	注意居室卫生，水煮、日光曝晒灭虫，杀虫剂杀虫
蜚蠊	半变态	多栖居野外，少数隐藏于室内厨房、壁橱、食品柜、灶墙等处缝隙中	与滋生地相同	携带多种病原体，机械性传播细菌、病毒、寄生虫，还可作为美丽简线虫、缩小膜壳绦虫等的中间宿主	保持室内卫生，药物杀虫

表 26-4 蛛形纲常见虫种及特征

虫种	变态	滋生地	栖息场所	危害	防治
硬蜱与软蜱	半变态	草丛和灌木丛、牧场、动物窝巢、洞穴、住房、畜舍等	与滋生地相同	叮咬、吸血；局部炎症、蜱瘫痪；传播森林脑炎、新疆出血热、鼠疫、布氏杆菌病等	消除滋生地、牧场隔离或轮牧，清理性畜圈舍，药物杀虫，个人防护
恙螨	半变态	潮湿、多草荫蔽处；小溪旁、水塘、树林、草地	与滋生地相同	幼虫叮刺：皮炎；传播恙虫病	消除滋生地、搞好环境卫生，灭鼠，药物杀虫、个人防护
革螨	半变态	枯枝烂叶下、草丛和土壤中、禽类粪堆，仓库储品中	多数在宿主体表，少数寄生于体内；体外分：巢栖型、毛栖型	革螨性皮炎；传播流行性出血热、森林脑炎、地方性斑疹伤寒、Q热、立克次体痘	灭鼠、清理鸽巢和禽舍，药物杀虫、个人防护
疥螨	半变态	寄生于人和哺乳动物皮内	与滋生地相同	各期虫体寄生于人体的薄嫩皮肤处，引起疥疮	药物治疗，沸水烫洗衣物、卧具，不直接接触患者，不使用其衣服、卧具等
蠕形螨	半变态	寄生于人、哺乳动物的毛囊和皮脂腺	与滋生地相同	寄生于皮脂腺发达的皮肤处引起毛囊炎，与酒糟鼻、痤疮、脂溢性皮炎等皮肤病有关	药物治疗，避免直接接触，不使用患者毛巾、枕巾等

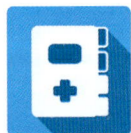

小　结

　　医学节肢动物是指与医学有关，可通过寄生、吸血、骚扰、螫刺、毒害、致病及传播病原体等方式危害人类健康的节肢动物。主要有昆虫纲、蛛形纲、甲壳纲、唇足纲。其中昆虫纲和蛛形纲在医学上有更为重要的意义。医学节肢动物对人体的危害分为直接危害和间接危害。直接危害是节肢动物本身对人体造成的直接损害，包括骚扰和吸血、螫刺和毒害、寄生、超敏反应等。间接危害是医学节肢动物携带病原体在人与人之间或人与动物之间传播疾病。凡能传播病原体的节肢动物称为病媒节肢动物或传播媒介，由其传播的疾病称虫媒病。节肢动物传播疾病的方式有机械性传播和生物性传播。生物性传播对人体危害更大。

能 力 检 测

1. 名词解释：医学节肢动物、全变态、虫媒病、机械性传播、生物性传播、蝇蛆病。
2. 消灭蚊可防治哪些疾病？
3. 消灭苍蝇可防治哪些疾病？
4. 消灭蟑螂可防治哪些疾病？

本章自测题

（黄培健）

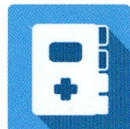

主要参考文献

ZHUYAOCANKAOWENXIAN

[1] 肖纯凌,赵富玺.病原生物学和免疫学[M].6版.北京:人民卫生出版社,2009.

[2] 陈淑增,邱丹缨.疾病学基础(护理专业适用)[M].北京:高等教育出版社,2011.

[3] 陈淑增,杨翀,邱丹缨.病原生物学与免疫学[M].2版.武汉:华中科技大学出版社,2016.

[4] 徐志凯,郭晓奎.医学微生物学[M].北京:人民卫生出版社,2014.

[5] 李凡,徐志凯.医学微生物学[M].8版.北京:人民卫生出版社,2013.

[6] 刘燕明.免疫学与病原生物学[M].北京:中国中医药出版社,2008.

[7] 罗晶,马萍.医学免疫学与病原生物学[M].2版.上海:上海科学技术出版社,2013.

[8] 白慧玲,王进,王爱华.医学免疫学与病原生物学[M].3版.郑州:郑州大学出版社,2008.

[9] 李兰娟,任红.传染病学[M].8版.北京:人民卫生出版社,2013.

[10] 曹雪涛.医学免疫学[M].6版.北京:人民卫生出版社,2013.

[11] 安云庆,姚智.医学免疫学[M].3版.北京:北京大学医学出版社,2013.

[12] 白惠卿,安云庆,鲁凤民.医学免疫学与微生物学[M].5版.北京:北京大学医学出版社,2014.

[13] 李兰娟,任红.传染病学[M].8版.北京:人民卫生出版社,2013.